의학영상
신호 및 시스템

Jerry L. Prince | Jonathan M. Links 공저 김동윤 | 남상희 | 서종범 | 이봉수 | 이정한 공역

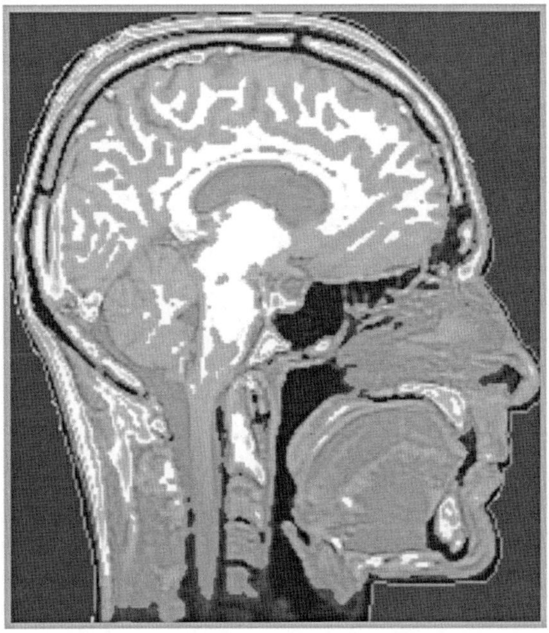

PEARSON

홍릉과학출판사

서문

본 교재는 존스 홉킨스 대학에서 14년간 의학 영상시스템과목 강의를 통하여 개발되었다. 초기의 강의는 개론과목으로 시작하였는데, 그 후 상호 흥미와 관련성에 따라 의학 영상에서 신호와 시스템을 강조하는 과목으로 발전하였다.

본 교재는 기본적인 관점에서 신호처리를 다루며, 방사선학의 중요한 영상 양식인:투영 방사선술, X-선 단층촬영술, 핵의학 영상, 초음파 영상 및 자기공명 영상을 다룬다. 본 교재의 독자들은 대부분의 공학 교과과정의 대학교 2학년 과정에서 취급하는 신호 및 시스템과 기초 확률에 관한 내용을 숙지하고 있음이 요구된다. 또한 1학년 교과과정의 물리, 화학 및 수학 과목에 관한 지식이 요구된다.

본 교재는 주요 개념에 따라 단원을 나누었다. 1부는 기본적인 영상 원리를 소개하였다. 1장에서는 의학 영상시스템의 소개, 2장은(2차원 신호를 강조한) 신호 처리의 개관, 3장은 화질에 대하여 서술하였다. 의학 영상시스템의 이론 설명은 연속 신호를 강조하여 서술하였으나, 샘플링과 시스템 구현에서는 이산 신호를 다루었다. 해상도, 잡음, 대조도 및 인공물을 포함한 화질문제는 일반적인 내용으로 취급하였지만, 각 장에서 소개되는 영상 양식에 따라 관련 내용을 서술하였다.

2부는 방사선 영상에서의 핵심 영상 양식들을 다룬다. 4장에서는 이온화 방사선의 발생 및 검출과 인체에서의 효과를 포함한 방사선 물리를 다룬다. 5장은 흉부 X-선과 형광경 시스템을 포함한 투영 방사선을 다룬다. 다른 장에서와 같이 영상 양식의 이해에 필요한 물리와 생물학적 내용을 포함한 신호에 초점을 두며 영상 양식의 분석에 필요한 모델을 제공한다. 5장에서는 의학 영상의 기초인 투영 방사선 영상에 필요한 수학을 다룬다. 6장은 X-선 전산화 단층촬영에서 투영 영상에 관한 수학적 모델과 기구적 성질을 설명하고 의학 영상에서의 영상 재구성을 소개한다. 전산화 단층촬영은 인체에 대한 투영 영상이 아닌 실제 단면

(인체의 단층 영상) 영상을 만든다.

3부는 핵의학 영상장비에서의 영상 양식들과 관련된 물리적 현상을 다룬다. 7장은 주로 방사성 특성에 주안점을 두면서 핵의학 영상의 물리를 서술한다. 핵의학 영상에서 주요 영상 양식들은 8장과 9장에서 다루어지는데 8장은 평면 섬광기를 9장은 방출 전산화단층을 설명한다.

4부는 초음파 영상을 설명한다. 10장에서는 음파에 대한 물리적 성질을 설명하며, 11장은 초음파 영상장비에서의 다양한 모드에 대하여 서술한다. 5부는 자기공명 영상장비를 설명한다. 12장은 자기공명 영상장비와 관련된 물리적 성질을 다루며, 13장은 다양한 자기공명 영상기법들에 대하여 서술한다.

본 교재를 상급학년/대학원생들에 대한 의학 영상시스템 과목으로 사용할 경우 1학기용으로 적합하다. 1학기용 교재로 사용할 경우 몇 부분은 제외하고 강의를 진행하기를 권한다. 2학기용 교재로 사용할 경우 1부에서 3부는 첫 번째 학기에 4부와 5부는 두 번째 학기에 강의하기를 권한다. 이 경우 현재 개발되는 있는 연구 내용을 보충자료로 더 사용할 수도 있다.

의학 영상 과목의 내용들은 매우 시각적이다. 비록 신호와 시스템이 수학적으로 모델링될 수 있지만, 시각화함으로써 더 잘 이해할 수 있다. 그러므로 본 교재에서는 많은 영상과 도식을 사용하였다. 일부는 교육 목적으로 설명과 예제문제로 사용하였다. 나머지는 학습의욕 유발과 토론과 학습을 위한 관심 특징들을 나타내기 위해 사용하였다. 의학 영상의 중요한 내용들을 설명하기 위하여 영상을 포함한 생물학적으로 관련된 예제들을 특별히 제시하였다.

본 교재를 제작하기 위해 많은 학생, 동료 연구원, 조교들의 도움이 있었다. 연습문제와 해답을 작성하기 위하여 Xiao Han, Li Pan 및 Vijay Parthasarathy이 LaTeX과 CVS 교정은 Aaron Carass가 도와주었다. 특히 많은 예제와 문제를 만든 Xiaodong Tao에 고마움을 표한다. 본 교재의 몇몇 부분에 대한 조언과 제안을 한 Rama Chellappa, Brian Caffo 와 Sarah Ying에게 감사를 드린다. 본 교재를 만들 수 있게 하고, 초기 교재에서 한 장을 작성한 William R. Brody에게도 감사를 드린다. 마지막으로 존스 홉킨스 대학에서 처음 같이 강의를 하고 본 교재의 초기 원고에 도움을 준 Elliot R. McVeigh와 John I. Goutsias에 고마움을 표한다.

Jerry L. Prince
Jonathan M. Links

차례

PART

기본 영상 원리 1

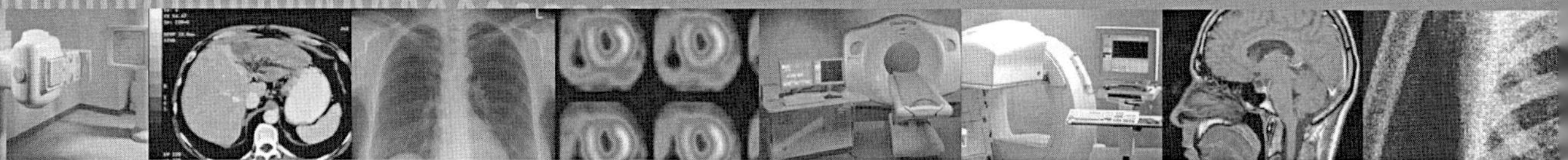

개요

인체의 내부는 어떤 모양을 가지고 있을까? 그 대답은 내부의 모습은 그것은 어떻게 보느냐 하는 것에 따라 다르다. 인체의 내부를 보는 가장 직접적인 방법은 수술을 통하여 직접 관찰하는 것이다. 보다 개선된 방법은 빛을 "투과시켜" 인체 내부의 영상을 디스플레이 장치로 보내 주는 내시경을 사용하는 방법이다. 이 두 가지 방법은 직접 광학적 영상을 제공하지만 인체 내부에 무언가를 삽입하기 위해서는 절개가 필요하다. 이러한 침습적인 방법은 인체에 손상이나 외상을 야기할 수 있다.

의학 영상의 장점은 인체 내부를 수술이나 내시경보다 덜 침습적으로 인체의 내부를 볼 수 있다는 점이다. 어떤 경우에는 즉 자기공명 영상(MRI)과 초음파 영상의 경우 이제까지 알려진 바로는 완전히 비침습적이고 위험이 없다. 다른 경우에는 즉 투영 방사선 영상법, X-선 컴퓨터단층 영상법(CT)과 핵의학 영상법의 경우 비침습적인 영상방법이지만 방사선 조사량에 따른 위험을 수반한다.

기본적으로 의학 영상방법들은 인체의 내부를 보기 위하여 물리적인 장치를 삽입하거나 인체를 절단하지 않는다. 아마도 가장 중요한 점은 이러한 영상화 방법들은 육안으로 볼 수 없는 물체를 볼 수 있게 한다는 것이다. 예를 들어, 기능 자기공명 영상법(fMRI)은 장기의 관류나 혈류 영상을 볼 수 있게 하며, 양전자 방출단층 영상법(PET)은 신진대사나 수용체와 결합한 영상을 제공한다. 다르게 표현하면 여러 가지 영상방법들은 각기 다른 방법으로

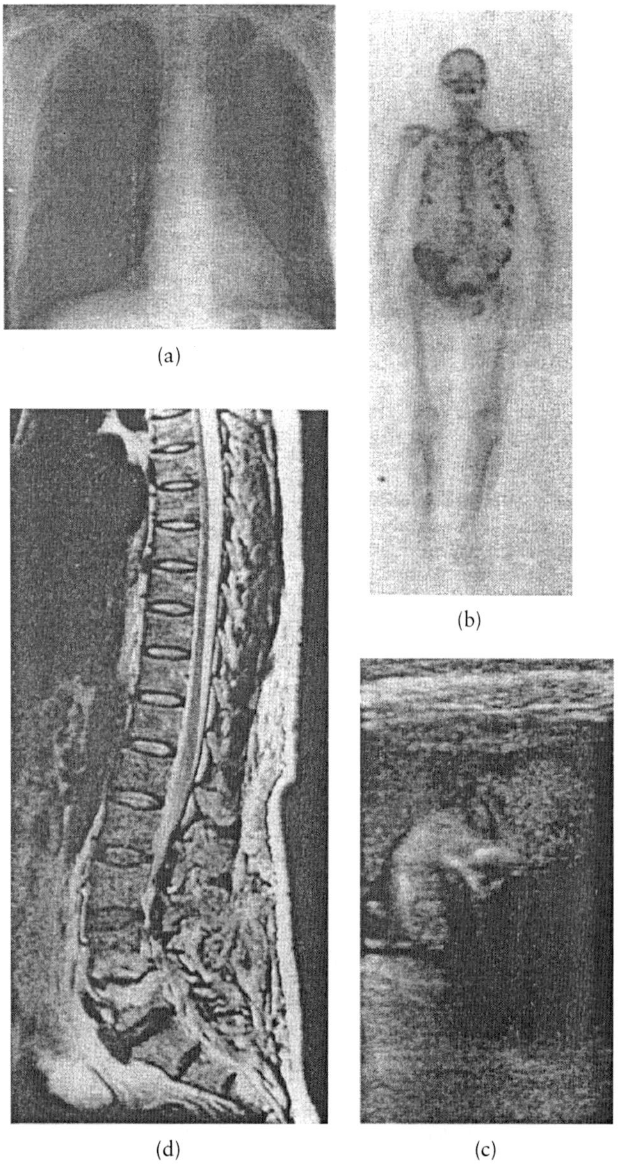

(a) (b) (d) (c)

그림 I.1 **본 교재에서 설명한 4개의 주요 의학 영상 신호** (a)인체를 통과 X-선 투과, (b)인체 내부로부터 방출된 감마선, (c)초음파 반사 신호 및 (d)핵 자기공명유도. 해당되는 의학 영상 기법은 투과방사선 영상법, 평면섬광 영상법, 초음파 영상법 및 자기공명 영상법이다.

인체의 내부를 투시한다. 즉, 각 방법에서 신호들은 모두 다르며 다른 방법으로 알 수 없는 정보를 나타낸다. 각 장비에서의 영상은 서로 다른 영상기법을 가지며, 발생되는 신호들은 본질적으로 다르다. 이것은 인체의 내부는 어떤 모양을 가지고 있을까라는 처음 시작의 질문으로 돌아가게 한다. 그 대답은 영상은 측정된 관심 신호에 따른다.

본 교재에서는 신호와 시스템 방법을 사용하여 오늘날 방사선 영상법에서 가장 널리 사용되는 영상법들을 분석하고 설명하고자 한다. 우리는 다음 질문에 답하고자 한다: 영상은 어떻게 생겼으며 왜 그렇게 되었을까? 의학 영상 물리학은 인체 조직의 어떤 파라미터를 영상화하고자 한다. 예를 들면, 초음파 영상에서는 각 조직에서의 반사계수를 X-선 단층 영상에서는 선 감약 계수를, 그리고 자기공명 영상에서 수소 양성자 밀도를 영상화하는 것이다. 인체 내부의 "신호들"로 생각되는 이러한 물리적 파라미터들은 영상시스템의 입력 신호를 나타낸다. 의학 영상에서 환자에게서 발생되는 물체나 신호들은 주어진 영상기법을 관리하는 물리적 과정에 따른다. 따라서 환자는 다른 "물체"나 "신호"들의 전체적인 효과를 나타낸다. 어떤 의학 영상을 고려할 때, 영상기법에서 환자로부터의 신호를 만드는 데 기초한 물리학의 이해로부터 시작하는 것이 중요하다. 따라서 본 교재의 각 부는 첫 번째 장에서는 의학 영상에 관련된 물리학을 서술하고 나머지 장들은 각 분야에서 특정 물리적 과정을 서술하도록 구성하였다.

어떤 의료 영상시스템의 처음 출력은 초음파 시스템에서의 반사 에코 신호, 컴퓨터 단층촬영 시스템에서의 X-선 세기, MRI 시스템에서 RF 신호와 같은 물리적 측정에 기초한다. 의학 영상시스템에서 최종 출력은 측정된 신호로부터 영상을 만드는 영상 재구성 과정을 통하여 만들어진다. 의학 영상시스템의 전체적인 성능은 인체 내부 영상화에 필요한 물리적 파라미터의 공간적 분포를 얼마나 잘 영상화하는 가에 따른다. 해상도, 잡음, 대조도, 기하학적 왜곡 및 인공물들은 영상 화질을 연구하는 데 중요하게 고려될 사항이다. 궁극적으로, 의료 영상의 임상적 유용성은 영상화질과 파라미터 자체에 포함된 의학적 정보에 의존한다.

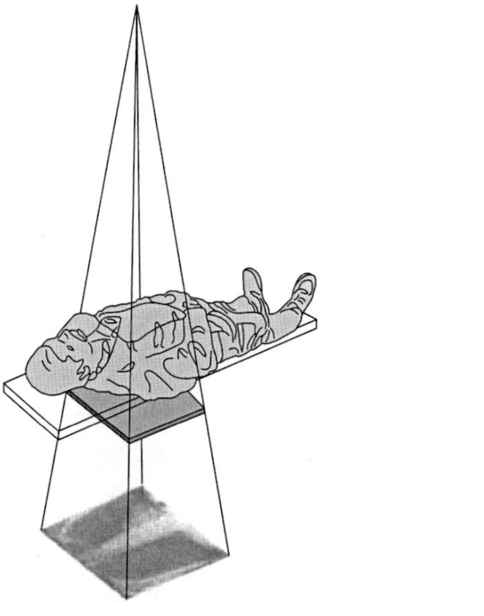

그림 I.2 인체를 투과한 2차원 투영의 형성 이 경우 X-선이 환자를 투과하여 방사선 영상을 만든다.

그림 I.1은 본 교재에서 다룬 네 개의 주요 의료 영상 신호인 (1) 인체를 투과한 X-선, (2) 인체 내부로부터 방출된 감마선, (3) 초음파 반사파, (4) 자기공명유도 영상을 보여 준다. II부에서는 X-선 투과 신호를 이용한 영상기법을, III부에서는 방출 감마선을 이용한 영상기법을, IV부에서는 초음파 신호를, V부에서는 핵 자기공명으로부터의 신호를 사용한 자기공명 영상을 다룬다. 네 개의 특정 영상기법들이 그림 I.1에 있으며, 이는 (1) 투영 방사선 영상, (2) 평면 섬광 영상, (3) 초음파 영상, (4)자기공명 영상이다.

그림 I.1의 (a)와 (b)는 3차원 인체에 대한 2차원 투영 영상을 보여 준다. 투영 영상은 그림 I.2에 예시된 과정처럼 인체의 "그림자" 영상에 대한 2차원 영상이다. 그림 I.1(c)와 (d)는 인체 내부의 단면 영상이다. 그림 I.3은 단면 영상의 3가지 표준 방향인 횡단면, 관상면 과 시상면을 보여 준다(그림 I.1(d)는 시상 단면이고, 반면 그림 I.1(c)는 경사 단면으로 세 가지 표준 방향중의 하나는 아니다).

그림 I.4는 또 다른 단면 영상을 보여 준다. 각 영상은 머리와 몸 방향에 수직이며 뇌를 지나는 횡단에 대한 영상들이다. 각 영상들은 다른 영상기법들로부터 얻어진 것이다. (1)전산화 단층촬영 영상, (2)자기공명 영상 및 (3)양전자 방출 영상이다. 비록 영상들은 뇌의 단면 영상이지만, 발생된 신호가 모두 다르므로 엄격히 말하면 영상들은 모두 다른 영상들이다. 이제까지 우리는 모든 영상기법과 관련된 공통적인 신호처리 개념을 공부하였고, 영상기법에 따라 독특히 나타나는 영상을 설명하기 위한 물리적 차이에 대한 기초를 설명하였다. 의학에서는 이러한 영상들의 서로 다른 특성을 이용한다.

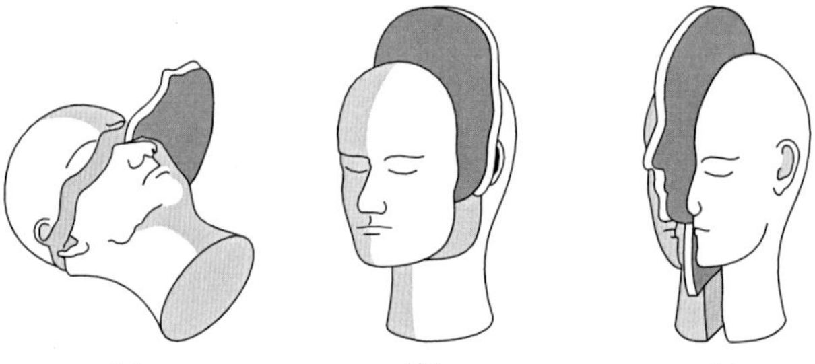

(a) (b) (c)

그림 I.3 단면의 세 가지 표준 방향: (a)횡단면, (b)관상면, (c)시상면

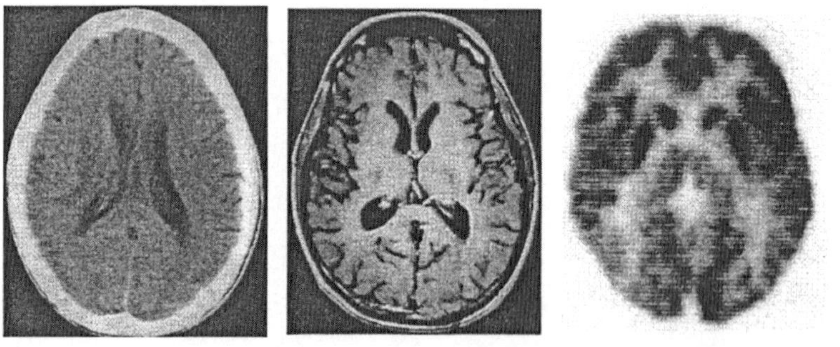

(a) (b) (c)

그림 I.4 세 가지의 영상기법으로부터 뇌를 지나는 횡단면 영상: (a)전산화 단층촬영 영상, (b)자기공명 영상, (c)양전자 방출 단층촬영 영상

CHAPTER

1 서론

본 교재에서는 신호와 시스템을 사용하여 의학 영상의 특성을 설명하고자 한다. 개요에서 설명한 것처럼 관심을 가지는 다양한 신호가 존재하며, 이러한 신호들은 여러 가지 질환에 대한 환자들에서의 생리학적 의학적 중요성으로부터 유래한다. 이러한 신호들은 의학 영상기법을 통하여 영상으로 변환된다. 본 장에서는 이러한 영상기법의 특성을 공부하고자 한다.

1.1 의학 영상의 역사

처음 만들어진 의학 영상은 1895년 12월 Wilhelm Conrad Roentgen의 부인의 손에 대한 방사선 영상이다. 뢴트겐은 Crook관(오늘날 X-선 관의 전신)을 사용한 실험을 하고 있었는데, 그는 실험에서 “새로운 종류의 광선”(X-선)이 방출되어 광학적으로 차폐된 필름을 감광시키는 것을 발견하였다. 그의 발견이 의학계에 큰 영향을 줄 것이라는 것이 뢴트겐에게는 즉각적이고 명백하였다. 실제로 두 달 후인 1896년 2월에 임상에서 X-선을 사용하였다. 그 후 X-선은 널리 사용되었고 정적과 동적(형광경) 기법들이 개발되었다. 여기서 정적기법은 순간적으로 영상을 촬영하는 것이고, 반면 동적기법은 일정 시간에 걸쳐 연속된 영상을 촬영하는 것이다.

과거 수십 년간 평면(2차원 투영) 방사선 영상법이 유일한 의료 영상이었다. 마침내 방사선 영상법은 투과 전산화 단층촬영법과 단면 영상촬영법으로 확장되었다. Godfrey Hounsfield는 영국 EMI사에서 1972년 최초의 컴퓨터 단층촬영 스캐너를 만들었다. 그는 10년 전 미국의 Allan Cormack이 개발한 영상 재구성을 위한 수학적 방법을 사용하였다. Hounsfield와 Cormack은 1979년 의학분야에서 노벨상을 공동 수상하였다. 많은 방사선과 의사들은 컴퓨터 단층촬영 스캐너를 뢴트겐의 최초 X-선 발견 이후 의료 영상분야에서 가장 중요한 개발이라고 생각한다.

X-선의 발견으로부터 방사선 사진술이 시작된 것처럼 핵의학은 1896년 Antoine Henri Becquerrel의 방사능의 발견에 기인한다. 초기에는 방사성 핵종은 의학 영상보다는 암 치료에 사용되었다. 생리학적 연구를 하기 위하여 사용한 방사성 트레이서의 개념은 1923년 George de Hevesy가 사용하였으며, de Hevesy는 핵의학의 아버지로 간주된다. 방사성 추적자는 관심부분의 생물학적 합성을 모방한 방사능을 표지한 약품이다. 방사능의 분포는 약품의 분포를 뜻한다. 방사성 추적자를 이용한 초기 연구에서는 인체 여러 부위에서의 방사능 분포를 개략적으로 측정하기 위하여 전통적인 비영상 방사선 검출기가 사용되었다. 1949년 UCLA의 Benedict Cassen은 선형 스캐너라는 최초의 핵의학 영상시스템을 개발하였다. 현대의 앵거 섬광 카메라는 1952년 UC Berkeley의 Hal Anger에 의해 개발되었다. 핵의학 영상에서 가장 보편적으로 사용되는 방사성 핵종인 테크네튬-99m은 Perrier와 Emilio Segre에 의해 1937년 발견되었으며, 1961년부터 핵의학 분야에 사용되었다.

매질 내에서의 음향파에 의한 상호작용은 공기에서 소리의 전파에 관하여 100년 전에 John Rayleigh경에 의해 최초로 알려졌다. 현대의 초음파 영상 장비는 제2차 세계대전에서 해군에서 사용한 음파 기술에 근간을 둔 것이다. 초기의 의학 영상 응용분야는 뇌 영상에 집중되었다. 초음파 영상 기술은 1960년에 A 모드에서 B 모드 스캔으로 발전되어 현재는 M 모드와 2차원 심지어 3차원 도플러 모드로 발전되었다.

Felix Bloch과 Edward Purcell에 의해 자기공명 영상의 핵자기공명 현상이 알려졌으며, 이 둘은 1952년 노벨 물리학상을 수상하였다. 이후 Richard Ernst에 의해 확장 발전되어 1991년 노벨 화학상을 수상하였다. Raymond Damadian은 1973년 자기공명 영상이 의학분야에 사용될 수 있다는 현상을 발표하였고, 뒤이어 Paul Lauterbur도 같은 내용의 현상을 발표하였다. Lauterbur는 자기공명 영상에서의 중요한 방법을 개발한 Peter Mansfield 와 2003년 노벨 의학상을 공동 수상하였다.

1.2 물리적 신호

본 교재에서는 환자로부터 나오는 다른 물리적 신호의 검출과 이를 의학 영상으로 변환하는 것에 대하여 설명하고자 한다. 실제 이런 신호들은 4가지의 과정으로부터 나온다.

- 인체를 통과한 X-선(컴퓨터 단층촬영과 투영 방사선 영상)
- 인체 내 방사성 추적자들부터 방출된 감마선(핵의학 영상)

- 인체 내에서 반사된 초음파(초음파 영상)
- 자기장 내에서 스핀의 세차운동(자기공명 영상)

방사선 사진술, 컴퓨터 단층촬영 스캔, 핵의학 및 자기공명 영상은 전자기파 에너지를 사용한다. 전자기 에너지 혹은 전자기파는 직각을 이루는 전기파와 자기파로 구성되어 있다. 파장과 주파수는 서로 역비례하며 주파수와 에너지는 비례한다. 전자기파 스펙트럼은 직류에서 우주선까지의 주파수로 구성되어 있으며 전자기파 스펙트럼의 일부분만이 의학 영상에 사용된다. 긴 파장에서 — 즉, 1 옹스트롬 이상 — 의 대부분 전자기 에너지는 인체 내에서 많은 감쇠가 발생하여 인체를 투과할 수 없게 되어 외부 검출이 어렵다. 파장이 10^{-2} 옹스트롬 이하인 파장은 에너지가 너무 높아 검출이 어렵다.

본 교재에서는 에너지 단위로 전자볼트를 사용하는데 1 전자볼트는 전자 하나가 1 볼트를 얻는 데 필요한 에너지이다. 에너지가 25keV에서 500keV인 에너지를 갖는 파장의 전자기 방사선을 주로 다루고자 한다.

초음파 영상은 음파를 사용하며 감쇠와 검출과정은 위의 방법과 유사하다. 수 밀리미터보다 긴 파장은 그 보다 짧은 파장보다 감쇠가 심하여 충분한 영상해상도를 얻을 수 없다. 의학 영상에서 이상적인 초음파 주파수 "윈도우"는 1-20 MHz이다. 여기서, 1 Hz = 1 사이클/초이다.

자기공명 영상 신호는 수소 원자 — 즉, 양성자 — 의 핵 세차운동(팽이의 회전과 유사한 운동)에서 발생된다. 큰 자기장 내에 양성자를 두고, 즉 스핀 시스템, 환자 주위의 전선으로 RF 전류를 흐르게 하면 양성자의 스핀이 발생한다. 이런 스핀 시스템이 RF 주파수(64 MHz가 대표적임)로 세차운동을 하지만, 주된 신호의 소오스는 라디오파가 아니라 같거나 다른 와이어 코일 내 전류의 파라데이의 유도에 의한 것이다.

1.3 영상기법

본 교재에서 다루고자 하는 의학 영상은 투영 방사선 영상, 전산화 단층 영상, 핵의학 영상, 초음파 영상 및 자기공명 영상이다. 영상기법은 열거된 영상 중의 하나이다. 본 절에서는 이러한 영상기법 중에서 가장 공통된 영상기법에 대하여 간단한 설명을 하고자 한다.

투영 방사선 영상, 전산화 단층촬영 영상 및 핵의학 영상은 모두가 이온화 방사선이다. 처음 두 개는 X-선이 인체를 투과할 때 인체의 조직들에 따라 X-선의 감쇠가 다른 점을 이용하여 이를 영상화에 사용한 것이다. 이런 기법은 인체를 투과한 에너지를 사용하므로 투과 영상기법이라고 한다. 핵의학 영상에서는 방사성 성분이 인체 내에 주사된다. 이러한 화합물 혹은 추적자는 인체 내 장기나 다른 영역에 선택적으로 이동하여 화합물의 밀도에 따른 감마선을 방출한다. 핵의학 영상법은 방사성 선원이 인체 내에서 방사선을 방출하기 때문에 방출 영상기법이다.

초음파 영상은 고주파수의 음파를 발사하고 인체 내의 구조물들로부터 되돌아오는 신호를 수신한다. 이 방법은 영상을 만들기 위하여 음향적인 반사를 이용하기 때문에 반사 영상기법이다. 마지막으로, 자기공명 영상은 수소 원자의 핵인 양성자의 특성을 영상화하기 위하여 고강도의 자기장과 라디오파를 사용한다. 이 기법은 핵자기공명 특성을 사용하기 때문에 자기공명 영상이라 한다.

1.4 투영 방사선 영상법

투영 방사선 영상법에는 다음과 같은 영상기법이 있다:

- 일상적인 진단 방사선 영상법에는 흉부 X-선, 형광투시법, 유방 X-선 촬영 및 동 단층촬영(컴퓨터 단층촬영이 아닌 단층촬영법)이 있다.
- 디지털 방사선 사진술에는 필름이 아닌 디지털 형태로 기록되는 모든 일상적인 진단 방사선 영상법의 영상들이 포함된다.
- 혈관 촬영법에는 일반적인 혈관 촬영법과 심장혈관 촬영법이 있는데 이 시스템은 인체 동맥과 혈관들을 영상화한다.
- 신경방사선학은 두개골과 경추의 정밀한 연구를 위한 특별한 X-선 시스템이다.
- 이동형 X-선 촬영장치는 응급 차량이나 수술실을 위하여 설계된 소형 단위이다.

이상의 모든 영상기법은 3차원 사물의 투영을 2차원 영상신호로 나타내기 때문에 "투영" 방사선 영상법이라 한다.

위에서 설명한 시스템의 공통 요소는 X-선 관이다. 5장에서 공부할 X-선 관은 균일한 세기의 "콘빔(원뿔 형태의 빔)" 형태의 X-선 펄스를 만든다. 이 펄스가 인체를 통과하고 조직들에 의하여 감쇠된다. 인체에 투과되어 나오는 X-선 세기는 일정하지 않게 된다 — 인체 내부의 조밀한 부분(뼈와 같은)에서는 그림자가 만들어진다. X-선을 빛으로 변환시키는 신틸레이터를 사용하면 X-선 세기의 분포가 나타난다. 최종적으로 신틸레이터로부터의 빛이 필름, 카메라 혹은 반도체 검출기에 의하여 획득된다.

투영 방사선 영상법에서 가장 보편적인 영상기법은 흉부 X-선이다: 그림 1.1(a)에 있다. 여기서 X-선 관은 오른편에 있으며, 신틸레이터와 필름은 왼편에 있다. 방사선 기사는 납으로 차폐된 왼편 끝의 콘솔(console)에 위치하며 창을 통하여 내부를 볼 수 있게 되어 있다. 전형적인 흉부 X-선 영상은 그림 1.1(b)이다. 이 영상은 척추, 심장을 보여 주고 있으며, 많은 다른 특징들은 훈련된 방사선 의사에 의해 식별되고 해석되어진다. 영상에서의 주된 특징은 인체 내의 다른 깊이에 위치한 구조물들이 겹쳐져(포개어져) 2차원 영상으로 표현된다는 것이다. 예를 들면, 그림 1.1(b)에서 흉부영상에서 앞과 뒤의 늑골을 볼 수 있다. 이는

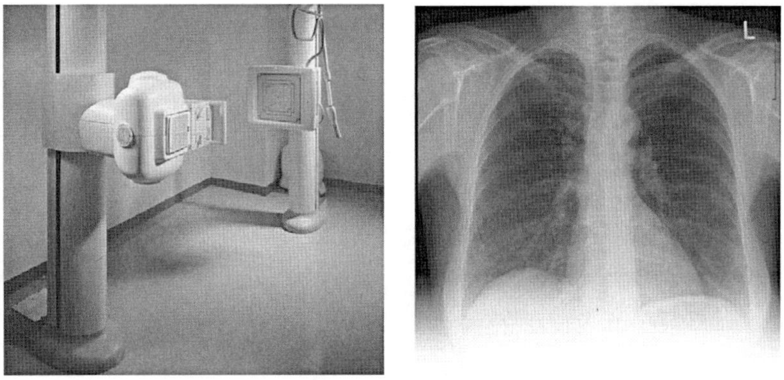
(a) (b)

그림 1.1 (a) 흉부 X-선 장치, (b) 흉부 X-선 영상

투영 영상의 특징이며, 모든 투영 방사선 영상에서의 공통된다. 3차원 인체에서의 2차원 단면 영상, 실제적인 단면영상은 투영 방사선 영상법의 어떤 영상기법에서도 얻을 수 없다. 투영 방사선 영상에 대한 자세한 내용은 5장에서 서술된다.

1.5 컴퓨터 단층촬영

투영 방사선 영상법에서와 같이 컴퓨터 단층촬영은 X-선을 사용한다. 사용되는 X-선은 3차원 콘빔 형태의 X-선이 아니라, 시준(즉, 기하학적으로 퍼지는 것을 제한함)되어 2차원 "팬빔" 형태를 갖도록 하였다. 인체의 2차원 단면내의 조직을 투과한 X-선의 그림자가 만들어지고, 많은 수의 작은 검출기에 의해 투과된 X-선이 검출된다. 이러한 측정된 값들 투영은 X-선 관과 검출기의 수많은 각도에서 수집되어지고 — 이때 X-선 관과 검출기는 고정된 환자 주위를 회전한다 — 단면 영상은 이 투영 값들로부터 계산된다.

컴퓨터 단층촬영에서 영상기법을 구분한다면, 단면 컴퓨터 단층촬영, 나선형 컴퓨터 단층촬영, 3차원 영상에서 매우 중요한 방법으로 최근에 각광받는 다중 단면 컴퓨터 단층촬영 이다. 나선형 컴퓨터 단층촬영에서 X-선 관과 검출기는 큰 원형으로 회전을 하고 환자는 회전하는 원 중심으로 계속적으로 이동한다. 환자의 입장에서 보면, X-선 관이 나선형으로 움직이므로 나선형이라 부른다. 이 기법의 중요성은 빠르게 3차원 데이터를 얻을 수 있다는 점이며, 전체 인체를 스캔하는 1분 정도가 소요될 것으로 추정된다. 다중 단면 컴퓨터 단층촬영에서는 3차원 형태의 환자에 대한 2차원 투영을 구성하기 위하여 원뿔 형태의 X-선 데이터를 신속히 얻기 위하여 여러 줄의 검출기를 사용한다. X-선 선원과 검출기(초당 1~2회전)의 빠른 회전으로 다중 단면 컴퓨터 단층촬영은 매우 빠른(거의 실시간) 3차원 영상화를 가능

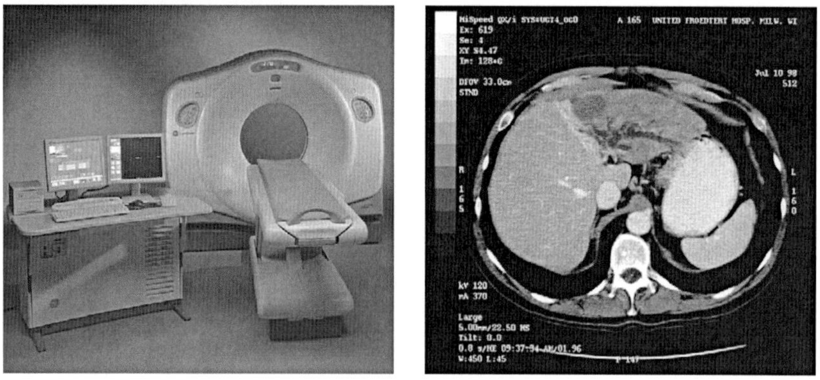

(a) (b)

그림 1.2 (a) 컴퓨터 단층촬영 스캐너, (b)간을 지나는 컴퓨터 단층촬영 단면 영상

하게 하였다.

전형적인 컴퓨터 단층촬영 스캐너는 그림 1.2(a)에 있다. 그림의 중앙에 환자가 눕는 위치에 통을 볼 수 있다. 왼편 TV 모니터 뒤로 환자용 침대가 있다. 통 내부에는 X-선 관과 검출기들이 위치한다. 갠트리는 이런 부품들을 포함하고 있으며 환자 주변을 빠르게 회전할 수 있게 만들어졌다. 전면에 있는 컴퓨터 콘솔화면과 키보드는 환자 데이터 입력과 영상을 관찰하는 데 사용된다. 컴퓨터 단층촬영 영상은 필름이나 종이에 출력될 수 있지만 컴퓨터 단층촬영 영상은 측정된 투영으로부터 계산되어지기 때문에 영상은 디지털 데이터이다. 그림 1.2(b)의 컴퓨터 단층촬영 영상은 1초 내에 얻어진 데이터로 구성한 간의 단면 영상이다. 전산화 단층촬영법은 6장에서 자세히 다룰 예정이다.

1.6 핵의학 영상

핵의학 영상은 적당한 방사선 물질이 인체 내에 있을 때만 영상을 만들 수 있다는 점에서 다른 의학 영상기법들과 구분이 된다. 주사, 섭취 혹은 흡입으로 인체에 주입되는 방사선 물질은 감마선을 방출하는 방사선 핵종으로 분자들이 레벨된 생화학적으로 활성화된 약품의 양을 추적한다. 이를 소위 방사성 트레이서라 하며, 생물학적 운반체 분자의 인체 내에서 자연적으로 소모되는 정도에 따라 인체 내를 이동한다. 예를 들면, 방사성 요오드는 갑상선 기능을 연구하는 데 사용된다. 핵의학 영상은 인체 내 방사성 트레이서의 국부적인 농도를 나타낸다. 이런 농도는 인체 내 생리적 행태와 밀접한 관련이 있으므로 핵의학 영상은 기능영상을 나타낸다. 반면 컴퓨터 단층촬영과 자기공명 영상은 해부학적 혹은 구조적인 영상법이다.

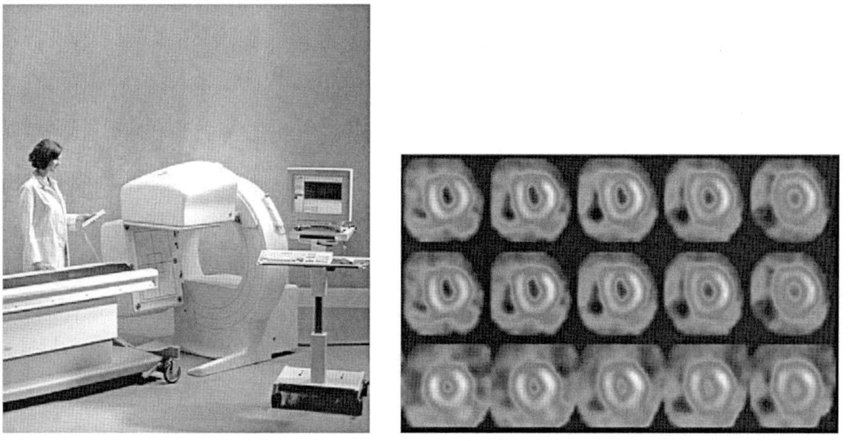

(a) (b)

그림 1.3 (a)단일 광자방출 컴퓨터 단층촬영 스캐너, (b)단일 광자방출 컴퓨터 단층촬영 심장 스캔의 연속 영상

핵의학 영상에는 세 가지의 영상기법이 있다: 일반 방사선 동위원소 영상법 혹은 섬광 계수법, 단일 광자방출 컴퓨터 단층촬영(SPECT) 및 양전자 방출 단층촬영(PET)이 있다. 일반 방사선 동위원소 영상법과 단일 광자방출 컴퓨터 단층촬영은 앵거 카메라라고 하는 특별한 2차원 감마선 섬광 검출기를 사용한다. 이 카메라는 투영 방사선 영상과 컴퓨터 단층촬영에서처럼 단순히 총체적인 광선의 세기를 검출하는 것이 아니라 하나의 X-선과 감마선을 검출하도록 설계되었다. 일반적인 방사선 동위원소 영상법에서 검출기 배열은 투영 방사선에서 섬광기/필름 구조와 유사하다. 이 방법의 복잡성은 방출효과와 인체 조직에 의하여 방해받고 감쇠 효과를 결합하여 감쇠에 의하여 혼합된 방사성 트레이서의 3차원 분포(우리가 알고자 하는)의 2차원 투영을 만드는 것이다.

단일 광자방출 컴퓨터 단층촬영과 양전자 방출 단층촬영은 인체의 단면 영상을 만든다. 단일 광자방출 컴퓨터 단층촬영은 앵거 카메라를 환자 주변에 회전시키면서, 영상을 재건하기 위하여 전산화 단층촬영법에서 사용한 방법을 사용한다. 앵거 카메라는 2차원 영상이고, 단일 광자 방출 컴퓨터 단층촬영은 3차원 영상법이다. 일반 방사선 동위원소 영상법과 단일 광자 방출 컴퓨터 단층촬영에서는 하나의 방사성 원자가 붕괴하여 하나의 감마선을 만들고 이를 감마 카메라가 사용한다. 그러나 양전자 방출 단층촬영에서는 하나의 방사성 핵종의 붕괴는 하나의 양전자를 만들고 이는 즉시 소멸(전자를 만나서)하면서 서로 다른 방향으로 두 개의 감마선을 만든다. 양전자 방출 단층촬영 스캐너는 검출기들이 부착된 링의 반대방향 검출기로부터 동시 발생 검출을 찾고 소멸이 발생한 점들을 연결하는 선을 결정한다.

단일 광자 방출 컴퓨터 단층촬영 스캐너는 그림 1.3(a)에 보여진다. 윗 부분이 앵거 카메라이며 테이블 위에 누운 환자 주변을 회전할 수 있게 되어 있다. 테이블은 카메라 방향으로 움직이거나(나선형 단층 스캔용), 정지된 카메라 방향(전신 표준 투영 스캔용)으로 이동할 수 있다. 그림 1.3(b)에 있는 단일 광자방출 컴퓨터 단층촬영 영상들은 심장에서 심근으로 가는 혈류를 다양한 공간적 위치에서 심장 스캔을 한 것이다. 핵의학 영상에 대한 자세한 설명은 7장부터 9장까지 서술되어 있다.

1.7 초음파 영상

초음파 영상은 고주파수의 음파의 반복적인 버스터(burst)를 하는 전기-음향 전극을 사용한다. 이러한 펄스들이 인체의 연조직에 반사되어 전극으로 돌아온다. 펄스들이 반사되어 돌아오는 시간은 반사체의 위치(깊이) 정보를 주고, 반사된 펄스의 세기는 반사체의 강도력 정보를 준다. 신속히 연속적으로 전극와 음향빔을 이동하고 스캐닝함으로써 실시간으로 연조직의 단면 영상을 만들 수 있다. 초음파 영상시스템은 상대적으로 저렴하며 일반적으로 사용되는 영상보다 세기가 낮으며 비침습적이다. 그러므로 초음파 영상시스템은 널리 보편적으로 사용되고 있다. 초음파 영상시스템은 주로 해부학적 영상을 관찰하도록 설계되었으며, 비교적 낮은 화질을 가지고 있지만 실시간으로 다양한 영상에 사용될 수 있다.

초음파 영상시스템은 몇 가지의 영상기법을 제공한다.

- A-모드 영상은 1차원 신호를 만들며 영상을 구성하지는 못한다. 그러나 이 모드는 빠르거나 미묘하게 움직이는 미세한 정보를 제공한다(예를 들면, 심장 판막의 움직임).
- B-모드 영상은 해부학적 횡단면 영상이다. 전극 배열 방식에 따라 각기 다른 형태의 영상

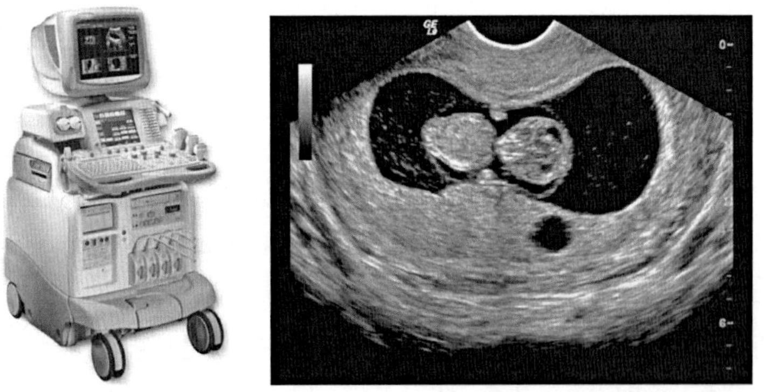

(a) (b)

그림 1.4 (a) 초음파 스캐너, (b) 11개월 된 인간 배아의 초음파 영상

을 제공한다.

- M-모드 영상은 연속적인 A-모드 신호와 밝기가 변조되어 CRT상에 디스플레이 된다. M-모드는 해부학적 영상이라기 보다는 심장 판막과 같은 시간에 따른 변이를 측정하여 나타내는 중요한 영상이다.
- D-모드 영상은 움직이는 물체에서 발생되는 주파수와 위상의 변화특성(순찰차가 접근 할 때는 사이렌이 높은 주파수가 되고 멀어져 갈 때는 낮은 주파수가 되는 것 같은)을 사용하여 이를 칼라로 코드화한다. 도플러는 가장 보편적으로 사용되는 음향모드이다. 스피커를 통한 연속적인 주파수 변이는 시각적 디스플레이로 불가능한 움직임에 대한 청각적 분석이 필요로 하다.

초음파 영상시스템은 그림 1.4(a)에 있다. 초음파 시스템은 가격이 저렴할 뿐만 아니라 소형이고, 대부분의 시스템에는 바퀴가 있어 침대 옆과 같이 어디나 갈 수 있다. 케이블로 연결된 두 개의 전극이 보여지는데 하나만 사용된다. 검사의 필요에 따라 주파수와 형태가 다른 전극이 사용된다. 초음파 영상은 그림 1.4(b)이며 11주된 태아를 보여 주고 있다. 배 모양(pear-shaped)의 영역은 양수이다. 태아는 배낭 내에 있는 흐린 물체이다. 초음파 영상에서의 결모양은 "스팩클"로 잡음의 한 종류이다. 초음파 영상에 대한 자세한 설명은 10장과 11장에 있다.

1.8 자기공명 영상

자기공명(MR) 스캐너는 핵자기공명 특성을 영상화한 것이다. 강한 자기장 내에서 수소원자의 핵 — 양성자 — 은 자기장과 평행하려고 한다. 인체 내에는 수많은 수소 원자가 있으므로 이 같은 현상은 인체의 순자화를 만든다. 이렇게 "작은 자화된" 부분을 자기장 방향으로 기울게 함으로써 인체 내의 영역을 선택적으로 여기할 수 있게 한다. 양성자가 자기장 방향으로 기울어짐으로써 팽이같이 세차운동을 한다. 양성자는 하전입자이므로 이 세차운동은 안테나에서 감지될 수 있는 무선주파수를 만든다.

MR 스캐너는 매우 적응성이 있는 영상장치이므로 동작에는 몇 가지 모드가 있다. 가장 보편적인 동작 모드는 다음과 같다.

- 표준 MRI는 펄스 시이컨스(연속적인 다른 여기 펄스)를 사용한다.
- 에코평면 영상(EPI)은 실시간 영상을 만들기 위해서 특별한 방법을 사용한다.
- 자기공명분광 영상은 수소원자 이외의 다른 핵을 사용한다.
- 기능 MRI(fMRI)는 뇌의 혈중 산소도에 따른 영상을 만들기 위해 산소를 감지할 수 있는 펄스 시이컨스를 사용한다. 높은 국부적인 혈중 산소도는 뇌 활동도의 증가를 나타내므로, 뇌의 기능을 측정할 수 있게 한다.

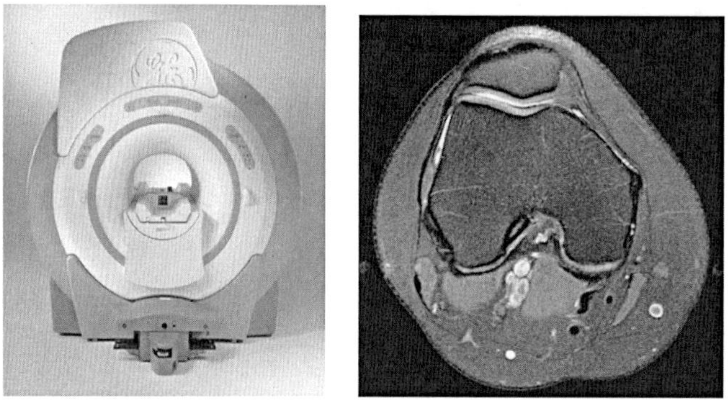

(a) (b)

그림 1.5 (a) 자기공명 스캐너, (b) 인간 무릎의 자기공명 영상

본 교재에서는 표준 MRI만 다룬다.

MR 스캐너는 그림 1.5(a)에 보여진다. 그림 중앙의 둥근 통속에는 2 테슬라의 초전도 자석이 있다. 구멍 내에서의 자계세기는 기하학적으로 정확한 영상화를 위하여 균일하다. 그림 1.5(b)의 MR 영상은 사람 무릎의 단면을 보여 준다. 자세한 자기공명 영상은 12장과 13장에서 다룬다.

1.9 요약 및 핵심 개념

임상에서 방사선과 의사들은 의학 영상에서 특별한 패턴을 관찰한다. 이러한 패턴은 영상기법과 환자에 따라 다르다. 가능한 정확하고 유용한 영상을 얻는 것이 의학 영상시스템을 개발하는 공학자과 과학자의 몫이며 이런 시스템은 각 영상기법의 물리적 특성에 따른다. 본 장에서는 독자들이 꼭 이해해야 할 주요 개념은 아래와 같다.

1. 의학 영상은 인체 구조와 기능을 영상화하는 비침습적인 방법을 사용한다.
2. 각 기법과 방법들은 영상기법에 따라 다르다.
3. 주요 영상기법은 투영 방사선 영상법, 전산화 단층촬영법, 핵의학 영상법, 초음파 영상법 및 자기공명 영상법이다.
4. 관심 신호는 영상기법과 특정 영상 파라미터에 따라 다르다.
5. 방사선과 의사들은 영상기법과 특정 영상 파라미터 및 건강한 환자와 질병이 있는 환자에서 예상되는 신호의 차이에서의 특정 영상 패턴을 관찰하도록 훈련 받는다.

▣ 참고문헌

- Bushberg, J. T., Seibert, J. A., Leidholdt, E. M., and Boone, J. M. *The Essential Physics of Medical Imaging*, 2nd ed. Philadelphia: Lippincott Williams and Wilkins, 2002.
- Cho, Z.-H., Jones, J. P., and Singh, M. *Foundations of Medical Imaging*. New York. Wiley, 1993.
- Macovski, A. *Medical Imaging Systems*. Englewood Cliffs, NJ: Prentice Hall, 1983.
- Shung, K. K., Smith, M. B., and Tsui, B. M. W. *Principles of Medical Imaging*. San Diego, CA: Academic Press, 1992.

CHAPTER

2 신호와 시스템

2.1 서론

신호와 시스템은 의학 영상시스템을 모델링하기 위한 기본 개념이다. 신호는 하나 혹은 그 이상의 독립변수에 대한 수학적 함수이며, 다양한 물리적 과정을 모델링할 수 있다. 시스템은 신호에 반응하여 새로운 신호를 만든다. 이러한 것은 어떻게 물리적 과정(신호)이 자연적인 환경 내에서 바뀌며 어떻게 의학 영상기기에서 새로운 신호(영상)를 만드는가를 모델링하는 데 유용하다. 본 장은 의학 영상시스템을 모델링하는 데 필요한 도구들에 초점을 맞추어 신호 및 시스템 이론을 소개하고자 한다.

신호는 3가지로 분류할 수 있다: (1)연속성 (2)이산성 및 (3)복합형. 연속적인 신호는 연속적인 값의 범위 내에서 독립변수의 함수이다. 예를 들면, 컴퓨터 단층촬영인 경우 인체 내 단면적에서의 X-선 감쇠 분포는 두 개의 공간 좌표를 표시하는 독립 실수 변수 x와 y의 함수 $f(x, y)$를 사용하여 수학적으로 모델링할 수 있다. 물리적 과정은 일반적으로 연속적인 신호로 모델링할 수 있다. X-선 필름 영상은 연속 신호로 모델화 될 수 있다.

이산형 신호는 이산값을 가지는 독립변수의 함수이다. 이러한 신호는 이산적인 값을 가지는 물리적 과정을 모델링하는 데 사용된다. 예를 들면, 방사성 붕괴과정에서 광자의 도착시간은 도착시간의 이산적인 시퀀스 — 이산 신호 — 이다. 이산 신호는 연속 신호를 표현하는 데도 사용될 수 있다. 예를 들면, 위에 서술한 X-선 감쇠 분포 $f(x, y)$는 독립 이산 변수 m과 n으로 컴퓨터에서 함수 $f_d(m, n)$으로 표시할 수 있다.

마지막으로 혼합 신호는 연속적인 변수와 이산적인 변수의 함수이다. 이런 형태의 신호는 어떤 의학 영상시스템에서도 얻을 수 있다. 예를 들면, 전산화 단층 영상 촬영법에서 신호 $g(\ell, \theta_k)$, $k = 1, 2, \ldots$,는 물체를 통과하는 평행 혹은 팬 빔 형태 X-선에 기인한다. 변수 ℓ은 물체의 중심으로부터 특정 X-선과의 거리를 나타내며, θ_k는 기준 좌표 시스템(6장 참조)에 대한 X-선의 상대적인 각도를 나타낸다.

전술한 신호 분류에 기반하여 시스템도 분류할 수 있다. 예를 들면, 연속-연속시스템은 연속적인 신호에 대해 연속적인 신호를 출력하는 시스템으로 연속-이산 시스템은 연속적인 신호에 이산적인 신호를 출력하는 시스템으로 분류할 수 있다. 예를 들면, 아날로그-디지털 변환기는 연속적인 입력 신호에 대해 샘플링과정을 거쳐 이산적인 신호를 출력한다.

본 교재에서는 1차원(1D), 2차원(2D) 및 3차원(3D) 신호 및 시스템을 다룬다. 본 장에서는 주로 2차원 신호 및 시스템을 다루고자 한다. 이를 1차원으로 줄이거나 3차원 신호로 확장하는 것은 대부분의 경우 간단한 문제이다. 모든 경우에 입력 신호(영상시스템으로 들어가는)는 환자로부터 나오는 것이고, 출력 신호는 영상시스템으로부터 나오는 신호이다. 의학 영상시스템에서의 목적은 입력 신호에 충실한 출력 신호를 만드는 것이다.

2.2 신호

연속 신호 f는 2개의 독립 실수 변수 x와 y로 다음과 같이 정의된다.

$$f(x, y), \qquad -\infty \le x,\ y \le \infty \tag{2.1}$$

이 신호는 두 가지 다른 방법으로 표현될 수 있다. 두 독립변수 x와 y의 함수로 신호를 표시하거나 (x, y)에서의 값에 비례하는 빛의 세기나 밝기로 디스플레이하는 것이다. 그림 2.1은 이를 보여 주고 있다. 첫 번째 그림은 점 (x, y)에 대한 $f(x, y)$를 함수 혹은 신호라 한다. 두 번째 그림은 f를 영상이라 하고 (x, y)를 "picture element"로부터 파생된 화소(pixel)라 한다. 화소와 유사하게 3차원에서는 "volume element"로부터 파생된 복셀(voxel)이라 한다. 이것은 그림 2.2에 표시되어 있다. 그림 2.1(a)는 수학적 계산에서 편리한 반면 그림 2.1(b)는 사람들의 관찰에 유용한다. 따라서 본 교재에서는 2차원 화소-기반 표현법을 사용하고자 한다.

많은 특별한 신호가 종종 본 교재에서 사용된다. 이런 신호에는 점 임펄스, 콤과 샘플링 함수, 선 임펄스, 직사각형과 싱크 함수 및 지수와 정현파 함수가 있다. 또한 신호들을 보다 쉽게 분석에 사용하기 위하여 다른 신호들과 구분이 되는 특성들이 있다. 분리성과 주기성은 공통된 특성이다. 지금부터 특별한 신호와 특성에 대하여 서술하겠다.

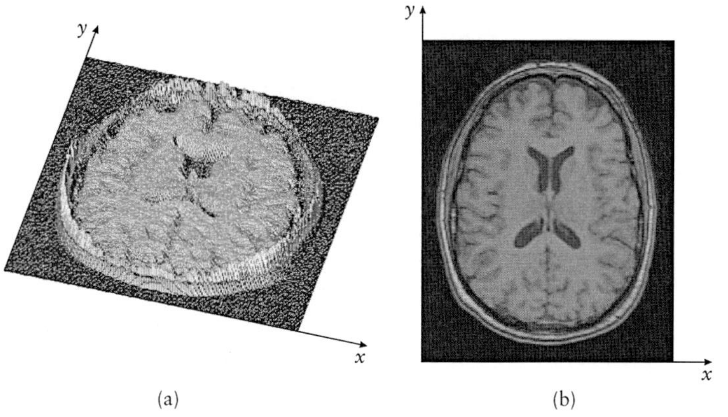

그림 2.1 두 가지 다른 방법으로 신호를 시각화 한 것 (a) 함수적인 그림, (b) 영상 디스플레이

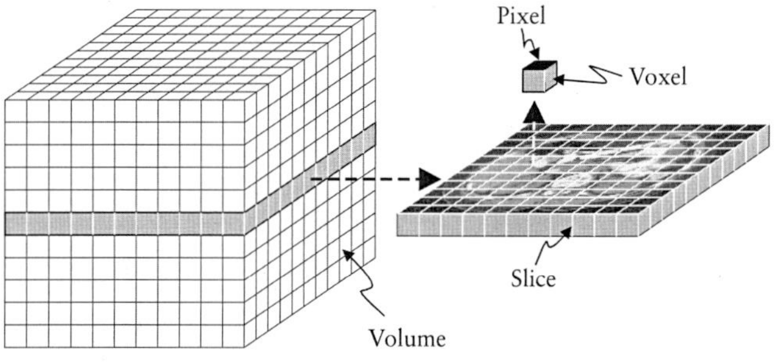

그림 2.2 3D 물체를 2D로 나타낸 것 3D 물체는 복셀의 집합으로 표현된다; 2D 영상은 화소로 구성되어 있다. 본 예제에서 영상은 3D 물체를 지나는 단면이다.

2.2.1 점 임펄스

영상시스템 해상도 특성을 표현하는 데 사용되는 점 선원의 개념을 수학적으로 모델링하는 것은 의학 영상에서 매우 유용하다. 예를 들면, 선원은 매우 작지만 방사선 영상에서는 매우 크게(흐려져서 나타남) 나타날 때 시스템의 해상도는 낮다고 말한다. 해상도에 대한 정확한 정의는 3장에서 소개된다.

1차원 신호에서 점 선원의 개념인 1-D점 임펄스, $\delta(x)$는 다음 두 가지 특성을 가진다.

$$\delta(x) = 0 , \quad x \neq 0 \tag{2.2}$$

$$\int_{-\infty}^{\infty} f(x)\delta(x)\, dx = f(0) \tag{2.3}$$

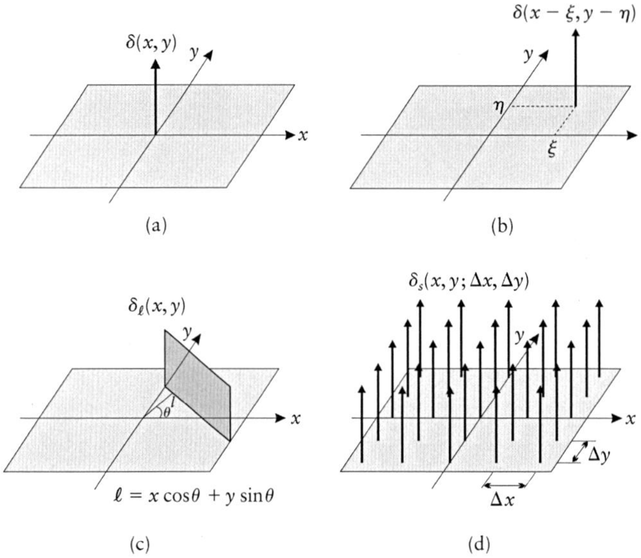

그림 2.3 신호는 점 임펄스로부터 얻어 진다: (a) 점 임펄스 $\delta(x, y)$, (b) 이동된 점 임펄스 $\delta(x - \xi, y - \eta)$, (c) 선 임펄스 $\delta_\ell(x, y)$과 (d) 샘플링 함수 $\delta_s(x, y; \Delta x, \Delta y)$

다른 교재에서는 점 임펄스를 델타함수, 디랙 함수 혹은 임펄스 함수라 한다. 점 임펄스는 일반적인 함수라 하기 보다는 적분을 통하여 다른 신호와 작용한다. 점 선원은 무한소의 폭을 가지고 면적은 1인 것으로 모델링할 수 있는데 이는 식 (2.3)에서 $f(x) = 1$로 하면 구할 수 있다.

2-D 점 임펄스, $\delta(x, y)$(또한 2-D 임펄스 함수, 2-D 델타 함수, 혹은 2-D 디랙 함수)는 다음과 같은 특성이 있다.

$$\delta(x, y) = 0\,, \quad (x, y) \neq (0, 0) \tag{2.4}$$

$$\int_{-\infty}^{\infty}\int_{-\infty}^{\infty} f(x, y)\delta(x, y)\, dx\, dy = f(0, 0) \tag{2.5}$$

2-D 점 임펄스(또한 일반적 의미에서 함수가 아님)는 점 선원으로 (0,0)에 위치하며 무한소의 폭과 단위 체적을 가진 것으로 모델링할 수 있다. 그림 2.3(a)는 이러한 개념을 보여주고 있다.

식 (2.5)에서 점 임펄스는 $f(x, y)$에 점 임펄스를 곱함으로써, 점(0,0)에서 $f(x, y)$의 값을 "선택하고" 모든 공간에서 적분을 한다. 그림 2.3(b)에서와 같이 델타 함수를 위치 (ξ, η)로 이동—즉, $\delta(x - \xi, y - \eta)$—하였다고 가정하자. 식 (2.5)에 변수 변환을 하면 다음 식이 된다.

$$f(\xi, \eta) = \int_{-\infty}^{\infty} \int_{-\infty}^{\infty} f(x, y)\delta(x - \xi, y - \eta)\, dx\, dy \tag{2.6}$$

점 임펄스의 중요한 특성은 이동 특성이다.

예제 2.1 점 임펄스가 (ξ, η)점로 이동하였다고 하자. 즉, $\delta(x - \xi, y - \eta)$이다.

문제 이동한 임펄스와 $f(x, y)$의 곱으로 정의되는 "함수"의 특성은 무엇인가?

해답 $g(x, y) = f(x, y)\delta(x - \xi, y - \eta)$이다. $(x, y) \neq (\xi, \eta)$일 때, $\delta(x - \xi, y - \eta)$는 0이다. 즉,

$$g(x, y) = 0, \qquad (x, y) \neq (\xi, \eta)$$

$(x, y) = (\xi, \eta)$일 때, 이동된 함수는 정의가 되지 않는다(값이 무한대가 되기 때문이다). 따라서 $g(\xi, \eta)$도 또한 정의되지 않는다. 그러나 식 (2.6)으로부터 $g(x, y)$ — 체적 — 의 적분은 $f(\xi, \eta)$이 된다. 그러므로 $g(x, y)$는 체적 $f(\xi, \eta)$가지며 위치 (ξ, η)에 위치한 점 임펄스 함수이다. 혹은

$$g(x, y) = f(\xi, \eta)\delta(x - \xi, y - \eta) \tag{2.7}$$

이다. 이 결과로부터 점 임펄스 함수와 어떤 함수의 곱은 점 임펄스 함수의 위치에서의 함수 값과 같은 체적을 갖는 점 임펄스 함수가 됨을 알 수 있다.

본 교재에서 사용될 점 임펄스 함수의 다른 두 개의 특성은 다음과 같다. 점 임펄스의 비례축소(scaling) 특성은

$$\delta(ax, by) = \frac{1}{|ab|}\delta(x, y) \tag{2.8}$$

마지막으로, 점 임펄스 함수가 우 함수(even function)라는 사실을 사용하면

$$\delta(-x, -y) = \delta(x, y) \tag{2.9}$$

이는 식 (2.8)에서 $a = b = -1$을 대입함으로써 얻을 수 있다.

2.2.2 선 임펄스

의학 영상장비를 교정할 때, 점 형태의 물체보다 선 형태의 물체를 사용하는 것이 더 편할 때가 있다. 예를 들면, 투영 방사선 사진술에서 해상도를 평가할 때 작은 구슬을 사용하는 것보다 선을 사용하는 것이 더 쉽다. 이러한 이유로, 선 선원에 대한 수학적 모델을 사용하고자 한다.

다음과 같이 정의되는 점들의 집합을 생각해 보자

$$L(\ell, \theta) = \{(x, y) \,|\, x\cos\theta + y\sin\theta = \ell\} \tag{2.10}$$

$L(\ell, \theta)$는 단위 법선이 x축에 대하여 θ만큼 기울어져 있고, 원점에서 단위 법선 방향으로 ℓ만큼 떨어진 선이다. 그림 2.3(c)에서 이를 보여 주고 있다.

선 $L(\ell, \theta)$과 관련된 선 임펄스 $\delta_\ell(x, y)$는 아래와 같다.

$$\delta_\ell(x, y) = \delta(x\cos\theta + y\sin\theta - \ell) \tag{2.11}$$

이 신호는 그림 2.3(c)에 예시되어 있고 $L(\ell, \theta)$선상으로 "퍼져 있는" 1D 임펄스 함수이다.

2.2.3 콤(comb)과 샘플링 함수

이동된 점 임펄스[식 (2.6)의 이 중 적분에 있는]의 사용법들을 공부하였고, 한 점에서의 함수 값을 선택할 수 있었다. 거의 모든 영상 기법에서 한 점에서의 값이 아니라, 샘플링 과정을 통하여 그리드 혹은 행렬형태의 값을 선택하여야 한다. 전체적으로 행렬 형태의 값으로 관찰되는 의학 영상을 나타낸다. 예를 들면, 컴퓨터 단층촬영 영상은 일반적으로 1024 × 1024 행렬 형태의 CT 계수를 가지는데 이는 인체 단면의 선 감약 계수라는 물리적 파라미터를 나타낸다. 자기공명 영상은 일반적으로 256 × 256 행렬 값을 가지고, 이는 조직에서의 몇 가지 핵자기공명 특성을 나타낸다.

수학적으로 샘플링 특성을 기술하기 위한 첫 번째 단계로 콤 함수를 소개한다.

$$\text{comb}(x) = \sum_{n=-\infty}^{\infty} \delta(x - n) \tag{2.12}$$

콤 함수는 샤(shah) 함수로도 알려져 있다. 콤 함수는 이 함수를 구성하는 이동된 점 임펄스의 집합체가 빗살 모양을 닮았기 때문에 그렇게 불린다. 2D에서 콤 함수는 다음과 같다.

$$\text{comb}(x, y) = \sum_{m=-\infty}^{\infty} \sum_{n=-\infty}^{\infty} \delta(x - m, y - n) \tag{2.13}$$

콤 함수에서 점 임펄스를 x 방향으로 Δx, y 방향으로 Δy 거리에 위치시키는 것은 신호 샘플링(2.8절 참조)을 설명하는 데 편리하다. 이는 다음과 같이 정의된 샘플링 함수 $\delta_s(x, y; \Delta x, \Delta y)$를 만든다.

$$\delta_s(x, y; \Delta x, \Delta y) = \sum_{m=-\infty}^{\infty} \sum_{n=-\infty}^{\infty} \delta(x - m\Delta x, y - n\Delta y) \tag{2.14}$$

점 임펄스에 식 (2.8)의 스케일링 특성을 사용하면 샘플링 함수가 다음과 같이 콤 함수와 관련되어 있다.

$$\delta_s(x, y; \Delta x, \Delta y) = \frac{1}{\Delta x \Delta y} \mathrm{comb}\left(\frac{x}{\Delta x}, \frac{y}{\Delta y}\right) \tag{2.15}$$

샘플링 함수는 그림 2.3(d)에서와 같이 $-\infty < m, n < \infty$ 평면에서 점 $(m\Delta x, n\Delta y)$에 의한 점 임펄스들의 시퀀스이다. 샘플링 함수의 개념은 이산화 — 연속 신호를 이산 신호로 처리하는 과정 — 를 이해하는 데 중요하다.

2.2.4 직사각형과 싱크 함수

의학 영상시스템에서 자주 사용되는 두 함수는 직사각형과 싱크 함수이다. 직사각형 함수는

$$\mathrm{rect}(x, y) = \begin{cases} 1, & \text{for } |x| < \frac{1}{2} \text{ and } |y| < \frac{1}{2} \\ 0, & \text{for } |x| > \frac{1}{2} \text{ or } |y| > \frac{1}{2} \end{cases} \tag{2.16}$$

이며, 여기서 $|x| = 1/2$, $|y| \le 1/2$ 혹은 $|x| \le 1/2$, $|y| = 1/2$에서의 값은 존재하지 않는다. 이런 값들이 필요하면, 1/2을 사용한다. 직사각형 함수는 유한한 크기의 에너지 신호이며, 전체 에너지가 1이고, 점(0,0)을 중심으로 한 단위 정사각형인 신호의 모델이다.

$$f(x, y)\, \mathrm{rect}\left(\frac{x - \xi}{X}, \frac{y - \eta}{Y}\right) \tag{2.17}$$

점 (ξ, η)를 중심으로 폭이 X이고, 높이가 Y이며 나머지는 0인 $f(x, y)$의 일부 신호를 선택하기 위하여 식 (2.17)의 곱하기 연산을 사용할 수 있다.

2D 직사각형 함수는 두 개의 1D 직사각형 함수의 곱으로 표현 할 수 있다.

$$\mathrm{rect}(x, y) = \mathrm{rect}(x)\, \mathrm{rect}(y) \tag{2.18}$$

여기서,

$$\text{rect}(x) = \begin{cases} 1, & \text{for } |x| < \dfrac{1}{2} \\ 0, & \text{for } |x| > \dfrac{1}{2} \end{cases} \tag{2.19}$$

1D 직사각형 함수는 그림 2.4(a)에 있다.

싱크 함수는 다음과 같다.

$$\text{sinc}(x, y) = \begin{cases} 1, & \text{for } x = y = 0 \\ \dfrac{\sin(\pi x)\sin(\pi y)}{\pi^2 xy}, & \text{otherwise} \end{cases} \tag{2.20}$$

싱크 함수는 전체 에너지가 단위인, 유한 에너지 신호이다. 최대값은 1이며, 점(0,0)에서 최대값을 얻을 수 있다. 싱크 함수는 두 개의 1D 싱크 함수의 곱으로 표현 할 수 있다.

$$\text{sinc}(x, y) = \text{sinc}(x)\,\text{sinc}(y) \tag{2.21}$$

$$\text{sinc}(x) = \frac{\sin(\pi x)}{\pi x} \tag{2.22}$$

1D 싱크 함수는 그림 2.4(b)에 표시되어 있다. 이 함수는 주엽과 몇 개의 부엽으로 구성되어 있는데, 부엽은 x의 값이 증가함에 따라 0으로 수렴한다. 점 $x = \pm 1, \pm 2, \ldots$ 에서 0이 되며, 양수와 음수 값이 번갈아 일어난다.

직사각형 함수와 싱크 함수는 본래 연속적인 영상을 이산형 영상으로 표현하는 데 있어

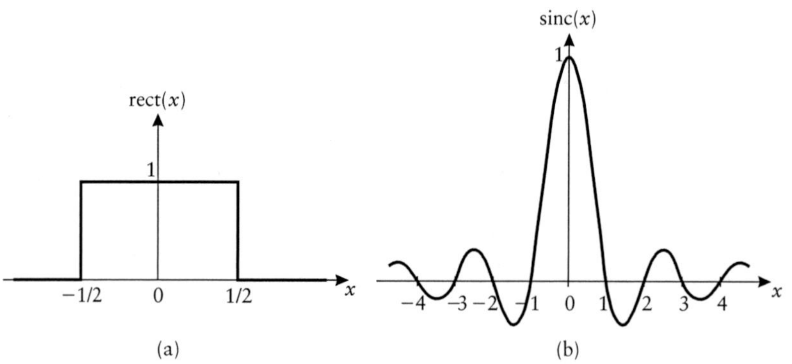

그림 2.4 (a) 1D 직사각형 함수 rect(x)와 (b) 1D 싱크 함수 sinc(x)

서 유한한 폭의 화소에 대한 영향을 이해하는 데 매우 중요한 함수이다.

2.2.5 지수 및 정현파 함수

또 다른 연속 신호는 복소 지수 신호이며, 다음과 같다.

$$e(x, y) = e^{j2\pi(u_0x+v_0y)} \tag{2.23}$$

여기서, u_0와 v_0는 실수 값이며, $j^2 = -1$이다. 이 파라미터는 기본 주파수라 하고, 단위는 x와 y의 단위의 역수이다. 예를 들면, x와 y의 단위가 mm이면, u_0와 v_0의 단위는 mm^{-1}이다.

복소 지수 신호는 두 개의 정현파 신호를 이용하여 실수부와 허수부로 분해할 수 있다.

$$s(x, y) = \sin[2\pi(u_0x + v_0y)] \quad \text{and} \quad c(x, y) = \cos[2\pi(u_0x + v_0y)] \tag{2.24}$$

실제로

$$\begin{aligned} e(x, y) &= e^{j2\pi(u_0x+v_0y)} \\ &= \cos[2\pi(u_0x + v_0y)] + j\sin[2\pi(u_0x + v_0y)] \\ &= c(x, y) + js(x, y) \end{aligned} \tag{2.25}$$

반면 정현파 신호는 아래 식과 같이 두 개의 복소 지수 신호로 표현할 수 있다.

$$s(x, y) = \sin[2\pi(u_0x + v_0y)] = \frac{1}{2j}e^{j2\pi(u_0x+v_0y)} - \frac{1}{2j}e^{-j2\pi(u_0x+v_0y)} \tag{2.26}$$

$$c(x, y) = \cos[2\pi(u_0x + v_0y)] = \frac{1}{2}e^{j2\pi(u_0x+v_0y)} + \frac{1}{2}e^{-j2\pi(u_0x+v_0y)} \tag{2.27}$$

기본 주파수 u_0, v_0는 각각 x와 y축 방향에서 정현적으로 진동하는 움직임에 영향을 미친다. 예를 들면, u_0의 값이 작으면 x축 방향으로 늦은 진동이 일어나고, 반면 큰 값을 가지면 빠른 진동이 일어난다. 그림 2.5가 이를 예시한다.

지수 신호의 개념은 자기공명 영상의 이해와 영상 재구성에 사용되는 퓨리에 분석에 특히 유용하다.

2.2.6 가분 신호

가분(separable) 신호는 연속 신호의 또 다른 부류이다. 신호 $f(x, y)$가 다음 식과 같이 두 개의 1D 신호 $f_1(x)$와 $f_2(x)$로 표현되면 가분 신호이다.

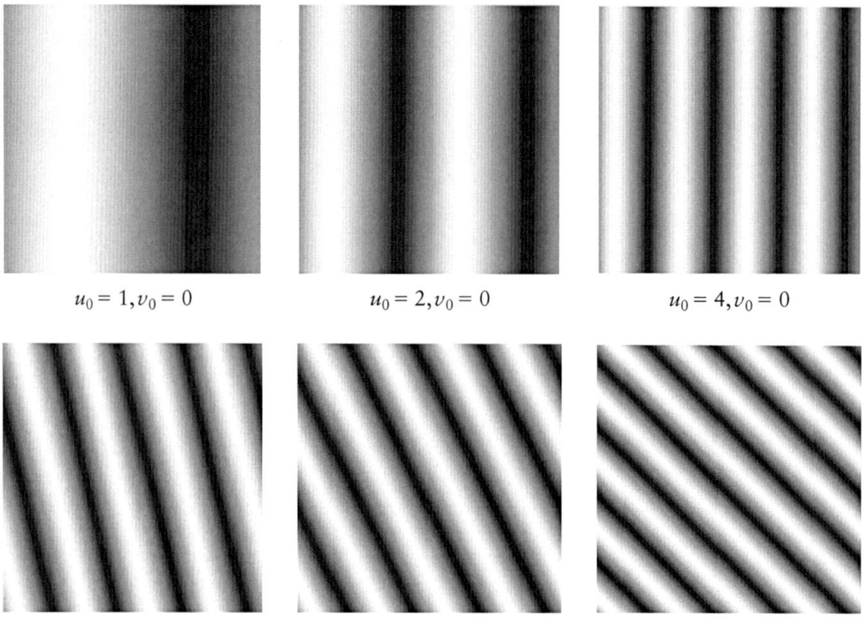

$u_0 = 1, v_0 = 0$ $u_0 = 2, v_0 = 0$ $u_0 = 4, v_0 = 0$

$u_0 = 4, v_0 = 1$ $u_0 = 4, v_0 = 2$ $u_0 = 4, v_0 = 4$

그림 2.5 여러 가지 기본 주파수에서 6개의 정현파 신호 $s(x, y) = \sin[2\pi(u_0x + v_0y)]$, $0 \le x, y \le 1$ 작은 값은 늦은 진동이 해당 방향에서 일어나고, 반면 큰 값은 빠른 진동이 일어난다.

$$f(x, y) = f_1(x)f_2(y) \tag{2.28}$$

두 개의 독립변수 x, y의 함수인 2D 가분 신호는 두 개의 1D 신호의 곱으로 분리되어질 수 있는데 그중 하나는 x의 함수이고, 다른 하나는 y의 함수이다. 점 임펄스는 $\delta(x, y) = \delta(x)\delta(y)$로 표현되기 때문에 가분 신호이다. 식 (2.18)과 (2.21)부터 직사각형 함수와 싱크 함수도 가분 신호이다.

가분 신호는 x와 y방향으로 독립적인 변화를 하는 신호만 모델링할 수 있다는 점에서 제한적이다. 그러나 가분 신호가 적당한 사용처인 경우가 있다. 중요한 사실은 가분 신호에서의 연산은 순수 2D 신호의 연산보다 훨씬 단순하며, 가분 신호에서 2D 연산은 연속적인 1D 연산으로 표현할 수 있다.

2.2.7 주기 신호

신호 $f(x, y)$는 아래와 같은 두 개의 양수 상수 X, Y가 존재하면 주기 신호이다.

$$f(x, y) = f(x + X, y) = f(x, y + Y) \tag{2.29}$$

여기서, X와 Y는 각각 x와 y 방향에서의 신호 주기이다. 식 (2.29)로부터 주기 신호는 직각 윈도우 $0 \le x < X$, $0 \le y < Y$ 내에 있는 주기 신호임을 알 수 있다. 샘플링 함수 [식 (2.14)]는 주기 $X = \Delta x$와 $Y = \Delta y$인 주기 신호이며, 반면 지수와 정현파 신호[식 (2.23), (2.24)]는 $X = 1/u_0$와 $Y = 1/v_0$인 주기 신호이다.

2.3 시스템

연속-연속(혹은 단순히 연속) 시스템은 입력 연속 신호 $f(x, y)$를 출력 연속 신호 $g(x, y)$로의 변환 $\mathcal{S}$로 정의된다. 그림 2.6이 예시이며, 점 임펄스에 대한 시스템 $\mathcal{S}$의 반응을 그린 것이다. 일반적으로

$$g(x, y) = \mathcal{S}[f(x, y)] \tag{2.30}$$

여기서 시스템 $\mathcal{S}$의 입-출력 식은 알려져 있다. 표시법을 다르게 하면, $\mathcal{S}[f(x, y)]$의 값은 신호 $f(x, y)$ 전체를 $\mathcal{S}$로 변환한 후 얻어진 신호의 점 (x, y)에서의 값이다. 식 (2.30)의 중요성은 입력 신호 f와 영상시스템 $\mathcal{S}$의 특성을 알고 있다면 영상시스템의 출력을 예상할 수 있다는 것이다.

식 (2.30)는 일반적인 표현이라 실제 시스템에 유용하지 않다. 특별한 응용분야에서 $\mathcal{S}$에 대한 많은 선택이 있을 경우, 어느 식이 더 적합한지가 문제이다. $\mathcal{S}$에 대한 선택이 유용하기 위해서는 수학적으로 이를 다루기 쉬워야 한다. 어떤 단순화한 가정을 만족하는 변환 $\mathcal{S}$를 사용하여 얻은 시스템을 고려하여 시스템 선택을 제한하는 것이 필요하다. 물론 어떤 시스템 $\mathcal{S}$의 선택도 실제 사물의 상태를 정확하게 묘사해야 한다.

2.3.1 선형시스템

단순화한 가정은 시스템의 선형성이다. 입력 신호가 신호들의 가중치 합으로 구성될 때, 출

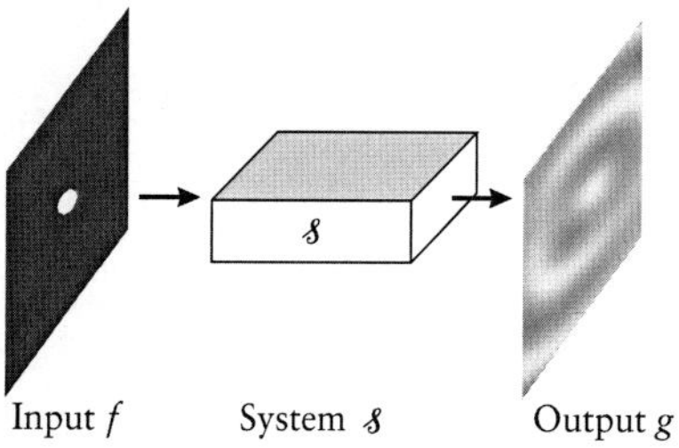

그림 2.6 점 임펄스에 대한 연속시스템의 응답

력 신호 또한 각 개개의 입력 신호들에 대한 시스템 응답의 가중치 합으로 구성된다면, 이 시스템은 선형시스템이다. 좀 더 정확히 표현하면, 입력 신호의 어떤 조합 $\{f_k(x, y), k = 1, 2, \ldots, K\}$과 가중치들의 어떤 조합 $\{w_k, k = 1, 2, \ldots, K\}$에 대하여 아래 식을 만족할 때 이를 선형시스템이라 한다.

$$\mathcal{S}\left[\sum_{k=1}^{K} w_k f_k(x,y)\right] = \sum_{k=1}^{K} w_k \mathcal{S}\left[f_k(x,y)\right] \tag{2.31}$$

선형성 가정은 시스템을 수학적으로 다루기 쉽고 유용한 특성들을 사용할 수 있게 하여 시스템을 상대적으로 단순화하게 한다. 그러므로 본 교재에서 사용되는 선형성은 매우 중요한 가정이다.

실제에서 선형 가정은 얼마나 타당한가? 선형시스템은 의학 영상에 기초를 이루는 물리적 현상의 좋은 수학적 접근법인가? 많은 의학 영상시스템은 근사적으로 선형임이 드러났다. 이것은 실제에서 신호의 전체적인 효과에 의한 영상은 각 신호에 의한 각 영상의 합과 동일하다는 것을 뜻하며, 이를 다음에서 다루고자 한다.

2.3.2 임펄스 응답

임의의 입력 신호 $f(x, y)$에 선형시스템이 어떻게 반응하는지를 조사하고, 선형성이 시스템을 쉽게 다룰 수 있다는 사실을 보여 주고자 한다. 그러나 이런 조사를 진행하기 전에 점 임펄스에 의한 시스템 $\mathcal{S}$의 출력을 먼저 생각하는 것이 좋을 것 같다. 입력 $\delta_{\xi\eta}(x, y) = \delta(x - \xi, y - \eta)$(즉, (ξ, η)에서의 점 임펄스)에 대한 시스템 $\mathcal{S}$의 출력을 $h(x, y; \xi, \eta)$라 하자. 이 경우

$$h(x, y; \xi, \eta) = \mathcal{S}[\delta_{\xi\eta}(x, y)] \tag{2.32}$$

일반적인 경우 출력은 4개의 독립 변수에 따르므로 이는 4차원 신호이다. 출력 $h(x, y; \xi, \eta)$는 시스템 $\mathcal{S}$의 점 확산 함수(PSF) 혹은 임펄스 응답 함수로 알려져 있다.

$\mathcal{S}$를 선형시스템이라 가정하고, $f(x, y)$가 $\mathcal{S}$에 대한 임의의 입력 신호라 하면, $g(x, y)$는 출력 신호이고 다음과 같다.

$$
\begin{aligned}
g(x,y) &= \mathcal{S}[f(x,y)] && \text{[식 (2.30)]} \\
&= \mathcal{S}\left[\int_{-\infty}^{\infty}\int_{-\infty}^{\infty} f(\xi,\eta)\delta(x-\xi, y-\eta)\, d\xi\, d\eta\right] && \text{[식 (2.6)]} \\
&= \int_{-\infty}^{\infty}\int_{-\infty}^{\infty} \mathcal{S}\left[f(\xi,\eta)\delta_{\xi\eta}(x,y)\right]\, d\xi\, d\eta && \text{[식 (2.31)]}
\end{aligned}
$$

$$= \int_{-\infty}^{\infty} \int_{-\infty}^{\infty} f(\xi, \eta) \mathcal{S}[\delta_{\xi\eta}(x, y)] \, d\xi \, d\eta \qquad [\text{식 (2.31)}]$$

$$= \int_{-\infty}^{\infty} \int_{-\infty}^{\infty} f(\xi, \eta) h(x, y; \xi, \eta) \, d\xi \, d\eta \qquad [\text{식 (2.32)}] \qquad (2.33)$$

그러므로 점 확산 함수가 $h(x, y; \xi, \eta)$인 선형시스템 $\mathcal{S}$에 대한 입-출력 관계는 아래와 같다.

$$g(x, y) = \int_{-\infty}^{\infty} \int_{-\infty}^{\infty} f(\xi, \eta) h(x, y; \xi, \eta) \, d\xi \, d\eta \qquad (2.34)$$

식 (2.34)의 적분은 중첩 적분이다. 이 식은 점 확산 함수 $h(x, y; \xi, \eta)$에 대한 선형시스템 특성을 기술 한다. 즉, 어떤 주어진 입력 신호에 대한 출력을 계산하기 위해서는 선형시스템의 점 확산 함수를 꼭 알아야 한다.

실제 식 (2.34)는 임의의 그러나 알려진 입력 $f(x, y)$에 대한 출력 $g(x, y)$의 계산을 용이하게 한다. 만약 점 확산 함수 $h(x, y; \xi, \eta)$가 모든 $(x, y; \xi, \eta)$에 대해 알려져 있으면, 이 계산은 식 (2.34)의 이중 적분으로부터 구할 수 있다. 그러나 실제에서 모든 $(x, y; \xi, \eta)$에 대하여 점 확산 함수를 안다는 것은 엄청나게 많은 일이 필요하다. 왜냐하면 $h(x, y; \xi, \eta)$가 분석적으로 알려져 있다는 것은 실제적인 관심이 없는 제한된 환경에서만 가능하거나 $h(x, y; \xi, \eta)$가 실험적으로 측정되어 숫자로 저장되어 있다는 것은 $h(x, y; \xi, \eta)$의 4차원 특성으로 인하여 실제적이지 않기 때문이다. 그러므로 시스템 S에 추가적인 조건을 부가한 단순화가 필요하다.

2.3.3 이동 불변성

추가적인 단순화 가정은 이동 불변성이다. 입력 신호의 임의 이동이 출력에도 똑같은 이동으로 발생되면 시스템 $\mathcal{S}$는 이동 불변이다. 수학적으로,

$$f_{x_0 y_0}(x, y) = f(x - x_0, y - y_0) \qquad (2.35)$$

만약 입력 신호 $f(x, y)$가 점 (x_0, y_0)로 이동하면,

$$g(x - x_0, y - y_0) = \mathcal{S}[f_{x_0 y_0}(x, y)] \qquad (2.36)$$

여기서, $g(x, y)$는 식 (2.30)에 주어져 있다. 그러므로 이동된 입력 신호에 대한 이동 불변시스템의 출력은 실제로 같은 양 만큼 이동된 입력에 대한 시스템의 출력과 같다.

이동 불변성은 선형성을 의미하거나 필요로 하지 않는다: 어떤 시스템은 이동 불변이지만 선형이지 않거나 혹은 그 반대일 수도 있다. 그러나 만일 선형시스템 $\mathcal{S}$가 이동 불변이고,

$$h(x,y) = \mathcal{S}[\delta(x,y)] \tag{2.37}$$

이면

$$\mathcal{S}[\delta_{\xi\eta}(x,y)] = h(x-\xi, y-\eta) \tag{2.38}$$

이 경우, 점 확산 함수는 2D 신호이다. 그러므로 선형시스템에 이동 불변성을 부가함으로써 점 확산 함수의 차원을 반으로 줄일 수 있다.

실제의 경우 이는 이동-불변시스템의 관점에서 점 확산 함수는 모두 같다는 것을 의미한다. 한 점에서 점 확산 함수를 측정하면 시야 내에서 모든 점에서 점 확산 함수가 같다고 생각할 수 있다. 이런 측정은 극히 작은 점 물체(점 임펄스를 모방한)와 식 (2.37)을 사용함으로써 구할 수 있는데 이것은 점 물체의 영상이 점 확산 함수라는 것을 의미한다.

선형이고 이동 불변인 시스템 $\mathcal{S}$는 선형 이동 불변(LSI) 시스템이다. $\mathcal{S}$가 선형 이동 불변 시스템이면, [식 (2.32), (2.34) 및 (2.38) 참조]

$$g(x,y) = \int_{-\infty}^{\infty}\int_{-\infty}^{\infty} f(\xi,\eta)h(x-\xi, y-\eta)\, d\xi\, d\eta \tag{2.39}$$

혹은, 단순히

$$g(x,y) = h(x,y) * f(x,y) \tag{2.40}$$

식 (2.39)와 (2.40)은 각각 컨볼루션 적분과 컨볼루션 식이라 한다. 컨볼루션은 신호와 시스템 이론에서 중요한 역할을 한다. 본 교재에서는 선형시스템만 다룬다. 영상시스템을 선형 이동 불변시스템으로 다룸으로써 시스템의 분석을 매우 간단히 할 수 있으며 대부분의 경우 실제에 사용할 수 있을 만큼 정확하다.

예제 2.2

입-출력 식이 아래와 같은 연속시스템에서

$$g(x,y) = 2f(x,y) \tag{2.41}$$

문제 시스템은 선형이고 이동 불변인가?

해답 입력 $\sum_{k=1}^{K} w_k f_k(x,y)$에 대한 시스템의 출력을 $g'(x,y)$이라고 하면,

$$g'(x,y) = 2\left(\sum_{k=1}^{K} w_k f_k(x,y)\right)$$

$$= \sum_{k=1}^{K} w_k 2 f_k(x, y)$$

$$= \sum_{k=1}^{K} w_k g_k(x, y) \tag{2.42}$$

여기서 $g_k(x, y)$는 입력 $f_k(x, y)$에 대한 시스템의 출력이다. 그러므로 시스템은 선형이다. 반면 $g'(x, y)$가 입력 $f(x - x_0, y - y_0)$에 대한 시스템의 출력이면,

$$g'(x, y) = 2f(x - x_0, y - y_0) = g(x - x_0, y - y_0) \tag{2.43}$$

이 시스템은 이동-불변이다.

예제 2.3

입-출력 식이 다음과 같은 연속시스템에서

$$g(x, y) = xyf(x, y) \tag{2.44}$$

문제 이 시스템은 선형이고 이동 불변인가?

해답 $g'(x, y)$이 입력 $\sum_{k=1}^{K} w_k f_k(x, y)$에 대한 시스템의 출력이면,

$$g'(x, y) = xy \left(\sum_{k=1}^{K} w_k f_k(x, y) \right)$$

$$= \sum_{k=1}^{K} w_k xy f_k(x, y)$$

$$g'(x, y) = \sum_{k=1}^{K} w_k g_k(x, y) \tag{2.45}$$

여기서 $g_k(x, y)$는 입력 $f_k(x, y)$에 대한 시스템의 출력이다. 그러므로 시스템은 선형이다. 반면 $g'(x, y)$가 입력 $f(x - x_0, y - y_0)$에 대한 시스템의 출력이면, 이때 $x_0 \neq 0$이고 $y_0 \neq 0$이면,

$$g'(x, y) = xyf(x - x_0, y - y_0)$$

$$\neq (x - x_0)(y - y_0)f(x - x_0, y - y_0)$$

이고, 시스템은 이동 불변이 아니다.

$$g(x, y) = xyf(x, y) \tag{2.46}$$

2.3.4 선형 이동 불변시스템의 연결

선형 이동 불변시스템이 독립적으로 존재하거나 혹은 다른 선형 이동 불변시스템과 연결되어 있을 수 있다. 일반적으로 두 가지의 연결이 있는데 이는 (1)직렬 연결과 (2)병렬 연결이다.

그림 2.7은 등가 "단일" 선형 이동 불변시스템과 점 확산 함수가 $h_1(x, y)$와 $h_2(x, y)$를 가진 두 개의 선형 이동 불변시스템의 두 개의 등가 직렬연결을 보여 주고 있다. 이 경우 다음과 같은 관계가 성립한다.

$$\begin{aligned} g(x,y) &= h_2(x,y) * [h_1(x,y) * f(x,y)] \\ &= h_1(x,y) * [h_2(x,y) * f(x,y)] \\ &= [h_1(x,y) * h_2(x,y)] * f(x,y) \end{aligned} \tag{2.47}$$

그리고

$$h_1(x,y) * h_2(x,y) = h_2(x,y) * h_1(x,y) \tag{2.48}$$

식 (2.47)과 (2.48)은 각각 컨볼루션의 두 가지 특성인 결합과 교환특성을 보여 준다. 교환특성으로부터 $g(x, y) = h(x, y) * f(x, y) = f(x, y) * h(x, y)$이고,

$$\begin{aligned} g(x,y) &= \int_{-\infty}^{\infty}\int_{-\infty}^{\infty} f(\xi,\eta)h(x-\xi, y-\eta)\, d\xi\, d\eta \\ &= \int_{-\infty}^{\infty}\int_{-\infty}^{\infty} h(\xi,\eta)f(x-\xi, y-\eta)\, d\xi\, d\eta \end{aligned} \tag{2.49}$$

그림 2.8은 등가 "단일" 선형 이동 불변시스템과 점 확산 함수가 $h_1(x, y)$와 $h_2(x, y)$를 가진 두 개의 선형 이동 불변시스템의 등가 병렬연결을 보여 주고 있다. 이 경우

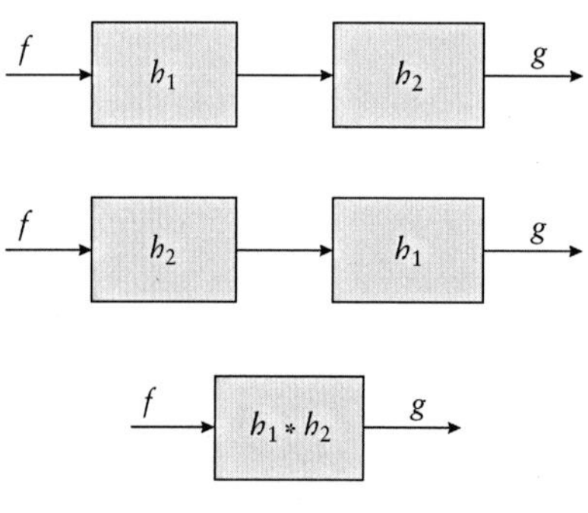

그림 2.7 두 개의 선형 이동 불변시스템의 직렬 연결

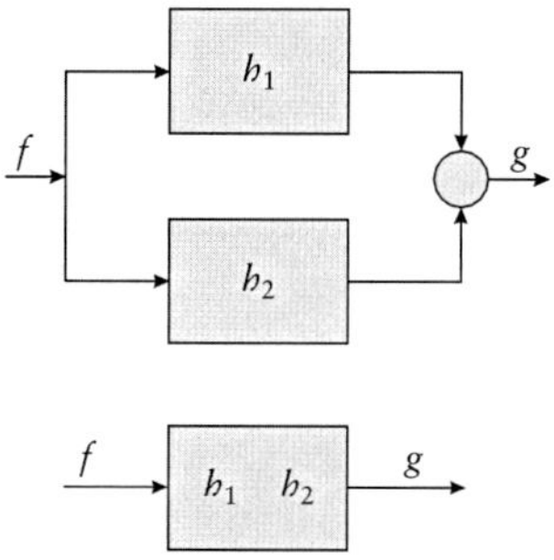

그림 2.8 두 개의 선형 이동 불변시스템의 병렬 연결

$$g(x,y) = h_1(x,y) * f(x,y) + h_2(x,y) * f(x,y)$$
$$= [h_1(x,y) + h_2(x,y)] * f(x,y) \quad (2.50)$$

위의 관계식은 컨볼루션의 분배 특성을 보여 준다.

선형 이동 불변시스템과 관련된 결합, 교환 및 분배 특성은 시스템 분석을 단순화 한다(이것이 의학 영상시스템을 선형 이동 불변시스템으로 다루고자 하는 이유이다!).

예제 2.4

가우시안 점 확산 함수를 가지며 직렬로 연결된 두 개의 선형 이동 불변시스템을 생각해 보자

$$h_1(x,y) = \frac{1}{2\pi\sigma_1^2} e^{-(x^2+y^2)/2\sigma_1^2} \quad \text{and} \quad h_2(x,y) = \frac{1}{2\pi\sigma_2^2} e^{-(x^2+y^2)/2\sigma_2^2} \quad (2.51)$$

여기서 σ_1과 σ_2는 양의 상수이다.

문제 이 시스템의 점 확산 함수는 무엇인가?

해답 이 연결은 임펄스 응답이 $h(x,y)$인 하나의 선형 이동 불변시스템과 등가이고, 아래와 같다.

$$h(x,y) = h_1(x,y) * h_2(x,y)$$
$$= \int_{-\infty}^{\infty}\int_{-\infty}^{\infty} h_2(\xi,\eta) h_1(x-\xi, y-\eta)\, d\xi\, d\eta$$
$$= \frac{1}{4\pi^2\sigma_1^2\sigma_2^2} \int_{-\infty}^{\infty}\int_{-\infty}^{\infty} e^{-(\xi^2+\eta^2)/2\sigma_2^2} e^{-[(x-\xi)^2+(y-\eta)^2]/2\sigma_1^2}\, d\xi\, d\eta$$

$$= \frac{1}{4\pi^2\sigma_1^2\sigma_2^2}\int_{-\infty}^{\infty} e^{-\xi^2/2\sigma_2^2-(x-\xi)^2/2\sigma_1^2}\,d\xi$$

$$\int_{-\infty}^{\infty} e^{-\eta^2/2\sigma_2^2-(y-\eta)^2/2\sigma_1^2}\,d\eta \tag{2.52}$$

그러나

$$\int_{-\infty}^{\infty} e^{-\xi^2/2\sigma_2^2-(x-\xi)^2/2\sigma_1^2}\,d\xi = e^{-x^2/2(\sigma_1^2+\sigma_2^2)}\int_{-\infty}^{\infty} e^{-\frac{\sigma_1^2+\sigma_2^2}{2\sigma_1^2\sigma_2^2}\left\{\xi-[\sigma_2^2/(\sigma_1^2+\sigma_2^2)]x\right\}^2}\,d\xi$$

$$= e^{-x^2/2(\sigma_1^2+\sigma_2^2)}\int_{-\infty}^{\infty} e^{-\frac{\sigma_1^2+\sigma_2^2}{2\sigma_1^2\sigma_2^2}\tau^2}\,d\tau$$

$$= \frac{\sqrt{2\pi}\,\sigma_1\sigma_2}{\sqrt{\sigma_1^2+\sigma_2^2}}\,e^{-x^2/2(\sigma_1^2+\sigma_2^2)} \tag{2.53}$$

여기서

$$h(x,y) = \frac{1}{2\pi(\sigma_1^2+\sigma_2^2)}\exp\left\{\frac{-(x^2+y^2)}{2(\sigma_1^2+\sigma_2^2)}\right\} \tag{2.54}$$

식 (2.53)의 두 번째 식을 얻기 위하여, 변수 $\xi-[\sigma_2^2/(\sigma_1^2+\sigma_2^2)]x$를 τ로 대체하고; 세 번째 식을 얻기 위하여 다음 관계식을 사용하였다.

$$\int_{-\infty}^{\infty} e^{-a^2\tau^2}\,d\tau = \frac{\sqrt{\pi}}{a}, \quad \text{for } a \neq 0 \tag{2.55}$$

계산된 점 확산 함수도 가우시안이다.

2.3.5 가분시스템

가분시스템은 선형 이동 불변시스템에서 중요한 부류이다. 가분 신호처럼 점 확산 함수가 $h(x, y)$를 가진 2D 선형 이동 불변시스템이 다음과 같이 점 확산 함수가 $h_1(x)$과 $h_2(y)$인 1D 시스템으로 표현되면 이 시스템은 가분시스템이다.

$$h(x,y) = h_1(x)h_2(y) \tag{2.56}$$

2D 가분시스템은 하나는 x 방향이고 다른 하나는 y 방향인 두 개의 1D 시스템의 직렬연결로 구성된다. 그러므로 2D 가분시스템에서 컨볼루션 적분 식 (2.39)는 다음과 같이 두 개의

간단한 1D 컨볼루션으로 계산할 수 있다.

- $w(x, y)$는 모든 y에 대하여 다음 계산으로 구할 수 있다.

$$w(x,y) = \int_{-\infty}^{\infty} f(\xi, y) h_1(x-\xi)\, d\xi$$

- $g(x, y)$는 모든 x에 대하여 다음 계산으로 구할 수 있다.

$$g(x,y) = \int_{-\infty}^{\infty} w(x, \eta) h_2(y-\eta)\, d\eta$$

실제로,

$$\begin{aligned}
\int_{-\infty}^{\infty} w(x,\eta) h_2(y-\eta)\, d\eta &= \int_{-\infty}^{\infty} \left[\int_{-\infty}^{\infty} f(\xi,\eta) h_1(x-\xi) d\xi \right] h_2(y-\eta)\, d\eta \\
&= \int_{-\infty}^{\infty} \int_{-\infty}^{\infty} f(\xi,\eta) h_1(x-\xi) h_2(y-\eta)\, d\xi\, d\eta \\
&= \int_{-\infty}^{\infty} \int_{-\infty}^{\infty} f(\xi,\eta) h(x-\xi, y-\eta)\, d\xi\, d\eta \text{ [식 2.9]} \\
&= h(x,y) * f(x,y) = g(x,y) \qquad (2.57)
\end{aligned}$$

첫 단계는 모든 y에 대하여 $w(x, y)$를 얻기 위하여 y를 고정하고, 영상 $f(x, y)$를 1D 신호로 취급하여 점 확산 함수 $h_1(x)$와 컨볼루션한다. 두 번째 단계는 x를 고정하고, $w(x, y)$를 1D 신호로 취급하여 점 확산 함수 $h_2(y)$와 컨볼루션한다. 그림 2.9는 다음 식과 함께 2D 가우시안 점 확산 함수를 영상과 컨볼루션한 결과를 보여 주고 있다.

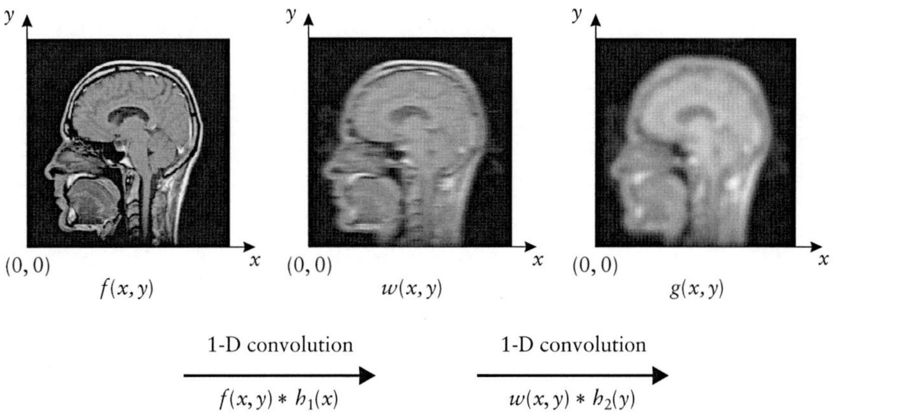

그림 2.9 두 개의 1D 단계를 연속적으로 사용한 2D 가분시스템의 출력 계산

$$h(x, y) = \frac{1}{2\pi\sigma^2} e^{-(x^2+y^2)/2\sigma^2} \tag{2.58}$$

그림 2.9에서 사용된 $\sigma = 4$이며, 두 개의 1D 가우시안의 직렬연결 형태이다. 점 확산 함수는 가분형이며,

$$h_1(x) = \frac{1}{\sqrt{2\pi}\sigma} e^{-x^2/2\sigma^2} \text{ 이고,} \quad h_2(y) = \frac{1}{\sqrt{2\pi}\sigma} e^{-y^2/2\sigma^2} \tag{2.59}$$

실제에서 하나의 2D 연산보다는 두 개의 연속적인 1D 연산을 수행하는 것이 더 빠르므로(더 쉬우므로) 가분의 개념은 (적용 가능할 경우) 매우 편리하다.

2.3.6 안정 시스템

의학 영상시스템에서 안정성은 중요한 특성이다. 비공식적으로 어떤 입력에 대해서도 발산하지 않는 출력이 만들어지면 의학 영상시스템은 안정적이다. 비록 시스템 안정성을 특성화하기 위하여 많은 방법이 있지만, 여기서는 제한입력 제한출력 안정성만 고려한다. 입력의 크기가 아래 식과 같이 제한적일 때

$$\text{모든 } (x, y)\text{에 대하여,} \quad |f(x, y)| \le B < \infty \tag{2.60}$$

어떤 크기 B에 대하여 아래와 같은 유한 크기 B'가 존재하면

$$\text{모든 } (x, y)\text{에 대하여,} \quad |g(x, y)| = |h(x, y) * f(x, y)| \le B' < \infty \tag{2.61}$$

이 경우 출력도 제한적이면, 이런 시스템은 제한된 입력 제한된 출력(BIBO) 안정 시스템이다. 다음 식과 같이 점 확산 함수가 절대 적분가능하면 선형 이동 불변시스템은 제한입력 제한출력 안정 시스템이다.

$$\int_{-\infty}^{\infty} \int_{-\infty}^{\infty} |h(x, y)| \, dx \, dy < \infty \tag{2.62}$$

실제로 안정한 의학 영상시스템을 설계하는 것은 매우 중요하다. 불안정 시스템의 출력은 비록 입력의 크기가 작아도 무한히 커질 수 있다. 이것은 의학 영상시스템의 정확성과 진단 유용성에 크게 영향을 미치므로 바람직한 일이 아니다. 실생활에서 많은 시스템은 안정하다. 그러나 의학 영상시스템을 설계할 때, 식 (2.62)를 만족하지 않는 대안적인 안정 점 확산 함수를 사용하여 모델링하고자 하는 경우가 종종 있다. 이런 경우는 6장의 전산화 단층 촬영법에서 서술된다.

2.4 퓨리에 변환

컨볼루션 식이 선형 이동 불변시스템에서 입력과 출력의 관계를 표현하는 방법이지만 이런 관계를 나타내는 다른 방안(등가적인)이 있다: 이는 퓨리에 변환이다. 퓨리에 변환은 다른 관점에서 어떻게 신호와 시스템이 상호 작용하는지를 보여 주며, 시스템의 분석과 구현을 위한 다른 도구이다.

신호를 점 임펄스[식 (2.6)과 (2.33) 참조]로 분해하여 컨볼루션 식 (2.40)을 얻었다. 신호를 분해하는 다른 방법은 복소 지수 신호를 이용하는 것이다. 만약

$$F(u,v)=\int_{-\infty}^{\infty}\int_{-\infty}^{\infty} f(x,y)e^{-j2\pi(ux+vy)}\,dx\,dy \tag{2.63}$$

이면,

$$f(x,y)=\int_{-\infty}^{\infty}\int_{-\infty}^{\infty} F(u,v)e^{j2\pi(ux+vy)}\,du dv \tag{2.64}$$

식 (2.63)에서 신호 $F(u, v)$는 $f(x, y)$의 2D 퓨리에 변환이고, 식 (2.64)에서의 신호 분해는 2D 역 퓨리에 변환이다. 퓨리에 변환과 역 퓨리에 변환을 표기하기 위하여 다음 표기법을 사용하고자 한다.

$$F(u,v)=\mathcal{F}_{2D}(f)(u,v) \quad \text{and} \quad f(x,y)=\mathcal{F}_{2D}^{-1}(F)(x,y) \tag{2.65}$$

첨자"2D"는 퓨리에 변환이 2D인 것을 나타낸다.

퓨리에 변환과 역 변환을 사용하기 전에 식 (2.63)과 식 (2.64)의 적분이 존재함을 보이자. 이런 적분이 존재하기 위한 충분조건은 신호 $f(x, y)$가 연속적이고, 유한한 개수의 불연속 점이 있으며 절대 적분 가능해야 한다. 실제의 경우 이런 조건들은 거의 항상 만족한다.

식 (2.64)는 퓨리에 변환은 신호 $f(x, y)$가 복소 지수 $e^{j2\pi(ux+vy)}$와 세기 $F(u, v)$로 분해됨을 보여 준다. 변수 u와 v는 각각 신호 $f(x, y)$의 x와 y(공간) 방향의 주파수이다. 퓨리에 변환 $F(u, v)$는 종종 $f(x, y)$의 스펙트럼이라 간주된다. 왜냐하면

$$e^{j2\pi(u_0x+v_0y)}=\cos[2\pi(u_0x+v_0y)]+j\sin[2\pi(u_0x+v_0y)] \tag{2.66}$$

퓨리에 변환는 다른 주파수에서 신호 $f(x, y)$의 정현적인 구성에 대한 정보를 제공한다. 퓨리에 변환과 지수와 정현 신호는 2.5.5절에서 다룬다.

실제에서 각 정현 주파수에서 선형 이동 불변시스템의 작용을 분리하여 고려하게 된다. 선형 이동 불변시스템의 일반적인 특성은 신호의 퓨리에 변환을 고려하여 임의의 신호에 대한 작용을 수행한다.

일반적으로 퓨리에 변환은 비록 $f(x, y)$가 실수일지라도 복소수 값을 가지는 신호이다. 퓨

표 2.1 Basic Fourier transform pairs

신호	퓨리에 변환
1	$\delta(u, v)$
$\delta(x, y)$	1
$\delta(x - x_0, y - y_0)$	$e^{-j2\pi(ux_0 + vy_0)}$
$\delta_s(x, y; \Delta x, \Delta y)$	$\mathrm{comb}(u\Delta x, v\Delta y)$
$e^{j2\pi(u_0 x + v_0 y)}$	$\delta(u - u_0, v - v_0)$
$\sin[2\pi(u_0 x + v_0 y)]$	$\frac{1}{2j}[\delta(u - u_0, v - v_0) - \delta(u + u_0, v + v_0)]$
$\cos[2\pi(u_0 x + v_0 y)]$	$\frac{1}{2}[\delta(u - u_0, v - v_0) + \delta(u + u_0, v + v_0)]$
$\mathrm{rect}(x, y)$	$\mathrm{sinc}(u, v)$
$\mathrm{sinc}(x, y)$	$\mathrm{rect}(u, v)$
$\mathrm{comb}(x, y)$	$\mathrm{comb}(u, v)$
$e^{-\pi(x^2+y^2)}$	$e^{-\pi(u^2+v^2)}$

리에 변환에서는 크기와 위상을 분리하여 다루는 것이 보편적이다.

$$|F(u, v)| = \sqrt{F_R^2(u, v) + F_I^2(u, v)} \tag{2.67}$$

그리고

$$\angle F(u, v) = \tan^{-1}\left(\frac{F_I(u, v)}{F_R(u, v)}\right) \tag{2.68}$$

여기서, $F_R(u, v)$와 $F_1(u, v)$는 각각 $F(u, v)$이 실수부와 허수부이다.[즉, $F(u, v) = F_R(u, v) + jF_1(u, v)$], 이 경우

$$F(u, v) = |F(u, v)|\, e^{j\angle F(u,v)} \tag{2.69}$$

크기 $|F(u, v)|$와 위상 $\angle F(u, v)$는 각각 크기 스펙트럼과 위상 스펙트럼이라 한다. 또한 크기 스펙트럼의 제곱 $|F(u, v)|^2$는 전력 스펙트럼이라 한다. 크기와 위상 스펙트럼은 $f(x, y)$를 유일하게 결정하는 데 필요하다.

신호와 이에 대한 퓨리에 변환에 대해 몇 개의 예를 보자. 표 2.1에는 기본적인 퓨리에 변환쌍이 요약되어 있다.

예제 2.5

점 임펄스 $\delta(x, y)$가 있다고 하자.

문제 퓨리에 변환은 무엇인가?

해답 식 (2.63)으로부터

$$\begin{aligned}\mathcal{F}_{2D}(\delta)(u,v) &= \int_{-\infty}^{\infty}\int_{-\infty}^{\infty}\delta(x,y)e^{-j2\pi(ux+vy)}\,dx\,dy\\ &= \int_{-\infty}^{\infty}\int_{-\infty}^{\infty}\delta(x,y)e^{-j2\pi(u0+v0)}\,dx\,dy\ [\text{식 } (2.7)]\\ &= \int_{-\infty}^{\infty}\int_{-\infty}^{\infty}\delta(x,y)\,dx\,dy = 1 \qquad [\text{식 } (2.5)]\end{aligned} \tag{2.70}$$

이 경우 크기 스펙트럼은 1이고, 위상 스펙트럼은 0이다. 그러므로 점 임펄스의 퓨리에 변환은 크기가 1로 모든 주파수에서 동일한 값을 갖는다.

예제 2.6

복소 지수 신호가 다음과 같다.

$$f(x,y) = e^{j2\pi(u_0x+v_0y)} \tag{2.71}$$

문제 퓨리에 변환은 무엇인가?

해답 식 (2.63)으로부터

$$\begin{aligned}\mathcal{F}_{2D}(f)(u,v) &= \int_{-\infty}^{\infty}\int_{-\infty}^{\infty}f(x,y)e^{-j2\pi(ux+vy)}\,dx\,dy\\ &= \int_{-\infty}^{\infty}\int_{-\infty}^{\infty}e^{j2\pi(u_0x+v_0y)}e^{-j2\pi(ux+vy)}\,dx\,dy\\ &= \int_{-\infty}^{\infty}\int_{-\infty}^{\infty}e^{-j2\pi[(u-u_0)x+(v-v_0)y]}\,dx\,dy\\ &= \delta(u-u_0, v-v_0)\end{aligned} \tag{2.72}$$

여기서 마지막 단계는 다음을 사용하였는데

$$\int_{-\infty}^{\infty}\int_{-\infty}^{\infty}e^{-j2\pi(ux+vy)}\,dx\,dy = \delta(u,v) \tag{2.73}$$

이것은 복소 지수 함수와 점 임펄스와의 관계이다. 이 경우 크기 스펙트럼은 주파수 (u_0, v_0)에 위치한 점 임펄스이고, 반면 위상 스펙트럼은 0이다. $u_0 = v_0 = 0$일 때, 복소 지수 함수는 모든 (x, y)에서 단위 크기의 신호, $f(x, y) = 1$이며, 이 경우 식 (2.72)는 단위 크기의 신호의 퓨리에 변환은 주파수 (0, 0)에서의 점 임펄스임을 뜻한다.

공간에서의 단면이 극히 균일하지 않은 점 임펄스는 균일한 주파수 성분(즉, 크기 스펙트럼이 일정한 값)을 가진다. 반면 공간에서 변하지 않는 일정한 신호는 주파수 (0, 0)만 갖는 스펙트럼을 가진다. 이러한 극한 신호 형태는 일반적인 특성을 나타낸다. 공간에서 천천히 변하는 신호는 주로 낮은 주파수에 집중된 스펙트럼 성분을 가지며, 반면 빠르게 변하는 신호는 높은 주파수를 중심으로 한 스펙트럼 성분을 가진다. 그림 2.10은 이를 보여 주고 있는데, 여기서 공간 변이가 감소하는(왼쪽에서 오른쪽) 3개의 영상에서 고 주파수 성분이 감소한다. 크기 스펙트럼 $|F(u, v)|$는 디스플레이 장치의 범위를 벗어나므로 2D 함수 $\log(1 + |F(u, v)|)$를 사용하여 디스플레이하였다.

1D 신호의 퓨리에 변환과 역 변환은 식 (2.63)과 (2.64)에서 2차원 중 하나를 제거함으로써 구할 수 있다. $-\infty \leq x \leq \infty$ 구간에서 1D 신호 $f(x)$는

$$F(u) = \mathcal{F}_{1D}(f)(u) = \int_{-\infty}^{\infty} f(x)e^{-j2\pi ux}\,dx \tag{2.74}$$

이고

$$f(x) = \mathcal{F}_{1D}^{-1}(F)(x) = \int_{-\infty}^{\infty} F(u)e^{j2\pi ux}\,du \tag{2.75}$$

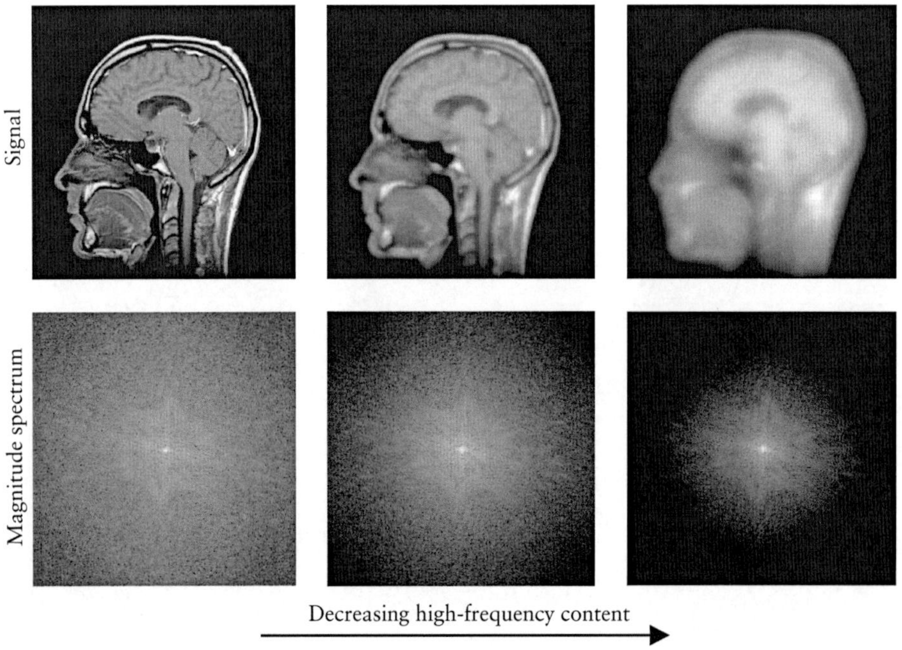

그림 2.10 공간 변화의 감소에 따른 세 가지 영상(왼편에서 오른편으로)과 관련 진폭 스펙트럼 [$\log(1 + |F(u, v)|)$을 사용하여 그림]

여기서, 첨자 "1D"는 퓨리에 변환이 1차원임을 나타낸다.

예제 2.7

1D 직사각형 함수가 다음과 같다.

$$\mathrm{rect}(x) = \begin{cases} 1, & \text{for } |x| < \frac{1}{2} \\ 0, & \text{for } |x| > \frac{1}{2} \end{cases} \tag{2.76}$$

문제 퓨리에 변환은 무엇인가?

해답 식 (2.74)로부터

$$\begin{aligned} \mathcal{F}_{1D}(\mathrm{rect})(u) &= \int_{-\infty}^{\infty} \mathrm{rect}(x) e^{-j2\pi ux}\, dx \\ &= \int_{-1/2}^{1/2} e^{-j2\pi ux}\, dx \\ &= \frac{1}{j2\pi u} e^{-j2\pi ux}\Big|_{-1/2}^{1/2} \\ &= \frac{1}{\pi u} \frac{e^{j\pi u} - e^{-j\pi u}}{2j} \\ &= \frac{\sin(\pi u)}{\pi u} = \mathrm{sinc}(u) \end{aligned} \tag{2.77}$$

식 (2.77)을 유도하기 위하여 $f(x)$가 단일 값을 가지고, 제한된 크기이며 구간 $[a, b]$에서 적분 가능하면 모든 $a \le x \le b$에서 $dF(x)/dx = f(x)$인 함수 가 존재한다는 사실을 이용하면

$$\int_a^x f(\xi)\, d\xi = F(\xi)\Big|_a^x = F(x) - F(a) \tag{2.78}$$

그러므로 직사각형 함수의 1D 퓨리에 변환은 싱크 함수이다(그 반대도 성립한다).

2.5 퓨리에 변환의 특성

퓨리에 변환은 몇 가지 유용한 특성을 만족한다. 대부분은 이론과 응용에서 계산을 간단하게 하는 데 사용된다. 이번 절은 이 가운데서 가장 중요한 특성들을 다루고자 한다. 표 2.2를 참조하시오.

표 2.2 퓨리에 변환쌍의 특성

특성	신호	퓨리에 변환
	$f(x, y)$	$F(u, v)$
	$g(x, y)$	$G(u, v)$
Linearity	$a_1 f(x, y) + a_2 g(x, y)$	$a_1 F(u, v) + a_2 G(u, v)$
Translation	$f(x - x_0, y - y_0)$	$F(u, v)e^{-j2\pi(ux_0 + vy_0)}$
Conjugation	$f^*(x, y)$	$F^*(-u, -v)$
Conjugate symmetry	$f(x, y)$ is real-valued	$F(u, v) = F^*(-u, -v)$
		$F_R(u, v) = F_R(-u, -v)$
		$F_I(u, v) = -F_I(-u, -v)$
		$\|F(u, v)\| = \|F(-u, -v)\|$
		$\angle F(u, v) = -\angle F(-u, -v)$
Signal reversing	$f(-x, -y)$	$F(-u, -v)$
Scaling	$f(ax, by)$	$\frac{1}{\|ab\|} F\left(\frac{u}{a}, \frac{v}{b}\right)$
Rotation	$f(x \cos\theta - y \sin\theta, x \sin\theta + y \cos\theta)$	$F(u \cos\theta - v \sin\theta, u \sin\theta + v \cos\theta)$
Circular symmetry	$f(x, y)$ is circularly symmetric	$F(u, v)$ is circularly symmetric
		$\|F(u, v)\| = F(u, v)$
		$\angle F(u, v) = 0$
Convolution	$f(x, y) * g(x, y)$	$F(u, v)G(u, v)$
Product	$f(x, y)g(x, y)$	$F(u, v) * G(u, v)$
Separable product	$f(x)g(y)$	$F(u)G(v)$
Parseval's theorem	$\int_{-\infty}^{\infty}\int_{-\infty}^{\infty} \|f(x, y)\|^2\, dx\, dy = \int_{-\infty}^{\infty}\int_{-\infty}^{\infty} \|F(u, v)\|^2\, du dv.$	

2.5.1 선형성

두 신호 $f(x, y)$와 $g(x, y)$의 퓨리에 변환이 각각 $F(u, v)$와 $G(u, v)$이면,

$$\mathcal{F}_{2D}(a_1 f + a_2 g)(u, v) = a_1 F(u, v) + a_2 G(u, v) \tag{2.79}$$

여기서 a_1과 a_2는 상수이다. 이 특성은 임의의 개수의 신호에 대한 선형 조합에 적용될 수 있다.

2.5.2 이동성

신호 $f(x, y)$의 퓨리에 변환이 $F(u, v)$이고,

$$f_{x_0 y_0}(x, y) = f(x - x_0, y - y_0) \tag{2.80}$$

이면,

$$\mathcal{F}_{2D}(f_{x_0y_0})(u,v) = F(u,v)e^{-j2\pi(ux_0+vy_0)} \tag{2.81}$$

이때

$$\left|\mathcal{F}_{2D}(f_{x_0y_0})(u,v)\right| = |F(u,v)| \tag{2.82}$$

이고,

$$\angle\mathcal{F}_{2D}(f_{x_0y_0})(u,v) = \angle F(u,v) - 2\pi(ux_0+vy_0) \tag{2.83}$$

이다. 그러므로 신호 $f(x, y)$의 이동은 크기 스펙트럼에는 영향을 미치지 않고, 위상 스펙트럼은 각 주파수 (u, v)에서 일정한 위상 $2\pi(ux_0 + vy_0)$을 뺀 것과 같다.

2.5.3 켤레와 켤레 대칭성

$F(u, v)$가 복소수 값을 가진 신호 $f(x, y)$의 퓨리에 변환이면,

$$\mathcal{F}_{2D}(f^*)(u,v) = F^*(-u,-v) \tag{2.84}$$

여기서 $*$는 켤레 복소수을 나타낸다. 이것은 퓨리에 변환의 켤레 특성이다. f가 실수일 때, 퓨리에 변환은 켤레 특성을 보여 주며, 다음과 같이 정의된다.

$$F(u,v) = F^*(-u,-v) \tag{2.85}$$

이 경우 $F(u, v)$의 실수부 $F_R(u, v)$와 크기 스펙트럼 $|F(u, v)|$은 대칭인 함수이고, 반면 허수부 $F_I(u, v)$와 위상 스펙트럼 $\angle F(u, v)$는 비대칭 함수이다.

$$F_R(u,v) = F_R(-u,-v) \quad \text{and} \quad F_I(u,v) = -F_I(-u,-v) \tag{2.86}$$

$$|F(u,v)| = |F(-u,-v)| \quad \text{and} \quad \angle F(u,v) = -\angle F(-u,-v) \tag{2.87}$$

그림 2.10에 있는 3개의 스펙트럼은 원점을 중심으로 대칭이다.

2.5.4 비례축소

$F(u, v)$가 신호 $f(x, y)$의 퓨리에 변환이면,

$$f_{ab}(x,y) = f(ax,by) \tag{2.88}$$

여기서 a와 b는 0이 아닌 상수이고, 이때

$$\mathcal{F}_{2D}(f_{ab})(u,v) = \frac{1}{|ab|}F\left(\frac{u}{a},\frac{v}{b}\right) \tag{2.89}$$

$a = b = -1$이라 두면, 신호 $f(-x, -y)$의 퓨리에 변환은 $F(-u, -v)$가 된다. 공간에서의 신호를 반대로 하면, 이에 대한 퓨리에 변환도 반대가 된다.

예제 2.8

대부분 의학 영상시스템의 검출기들은 다른 크기와 위치에 있는 직사각형 함수로 모델링될 수 있다.

문제 비례축소되고 이동된 직사각형 신호의 퓨리에 변환을 구하시오.

$$f(x,y) = \mathrm{rect}\left(\frac{x-x_0}{\Delta x},\frac{y-y_0}{\Delta y}\right)$$

해답 직사각형 함수의 퓨리에 변환은 싱크 함수이다:

$$\mathcal{F}_{2D}(\mathrm{rect})(u,v) = \mathrm{sinc}(u,v)$$

$f(x, y)$는 직사각형 함수가 Δx와 Δy만큼 비례축소되고 (x_0, y_0)이동한 함수이다. 퓨리에 변환의 비례축소 특성을 이용하면,

$$\mathcal{F}_{2D}\left\{\mathrm{rect}\left(\frac{x}{\Delta x},\frac{y}{\Delta y}\right)\right\} = \Delta x\Delta y\,\mathrm{sinc}(\Delta xu,\Delta yv)$$

이동 특성을 이용하면,

$$\mathcal{F}_{2D}(f)(u,v) = \Delta x\Delta y\,\mathrm{sinc}(\Delta xu,\Delta yv)e^{-j2\pi(ux_0+vy_0)}$$

가 된다.

2.5.5 회전

$f_\theta(x, y)$를 다음과 같은 신호로 정의한다.

$$f_\theta(x,y) = f(x\cos\theta - y\sin\theta, x\sin\theta + y\cos\theta) \tag{2.90}$$

$f_\theta(x, y)$는 $f(x, y)$를 원점 (0, 0)을 중심으로 θ만큼 회전한 신호이다. $f(x, y)$의 퓨리에 변환을 $F(u, v)$라 하면

$$\mathcal{F}_{2D}(f_\theta)(u,v) = F(u\cos\theta - v\sin\theta, u\sin\theta + v\cos\theta) \quad (2.91)$$

$f(x, y)$가 θ만큼 회전하면, 이에 해당하는 퓨리에 변환도 θ만큼 회전한다.

2.5.6 컨볼루션

$F(u, v)$와 $G(u, v)$가 각각 $f(x, y)$와 $g(x, y)$의 퓨리에 변환이라고 하면, 컨볼루션 $f(x, y) * g(x, y)$의 퓨리에 변환은 각 퓨리에 변환을 곱한 것과 같다:

$$\mathcal{F}_{2D}(f * g)(u,v) = F(u,v)G(u,v) \quad (2.92)$$

컨볼루션 정리라고 알려진 이 특성은 공간 (f)과 주파수 (F) 영역 사이를 연결하는 기본적이고 편리한 연결고리를 제공한다.

예제 2.9

컨볼루션 정리는 공간 영역에서 수행하기 어려운 두 신호의 컨볼루션을 계산하는 데 사용된다.

문제 다음과 같은 두 신호 $f(x, y)$와 $g(x, y)$가 아래와 같을 때 $f(x, y) = \mathrm{sinc}(Ux, Vy)$이고, $g(x, y) = \mathrm{sinc}(Vx, Uy)$이며 $0 < V \leq U$이다. 컨볼루션 $f(x, y) * g(x, y)$를 구하시오.

해답 표 2.1로부터

$$\mathcal{F}_{2D}\{\mathrm{sinc}(x,y)\} = \mathrm{rect}(u,v)$$

퓨리에 변환의 비례축소 특성을 사용하면,

$$F(u,v) = \mathcal{F}_{2D}(f)(u,v) = \frac{1}{UV}\mathrm{rect}\left(\frac{u}{U}, \frac{v}{V}\right)$$

이고,

$$G(u,v) = \mathcal{F}_{2D}(g)(u,v) = \frac{1}{UV}\mathrm{rect}\left(\frac{u}{V}, \frac{v}{U}\right)$$

이다. $f(x, y)$와 $g(x, y)$의 컨볼루션은

$$\begin{aligned} f(x,y) * g(x,y) &= \mathcal{F}_{2D}^{-1}\{F(u,v)G(u,v)\} \\ &= \mathcal{F}_{2D}^{-1}\left\{\frac{1}{(UV)^2}\mathrm{rect}\left(\frac{u}{U}, \frac{v}{V}\right)\mathrm{rect}\left(\frac{u}{V}, \frac{v}{U}\right)\right\} \\ &= \mathcal{F}_{2D}^{-1}\left\{\frac{1}{(UV)^2}\mathrm{rect}\left(\frac{u}{V}, \frac{v}{V}\right)\right\} \end{aligned}$$

$$= \frac{1}{U^2}\mathcal{F}_{2D}^{-1}\left\{\frac{1}{V^2}\,\mathrm{rect}\left(\frac{u}{V},\frac{v}{V}\right)\right\}$$
$$= \frac{1}{U^2}\,\mathrm{sinc}\,(Vx, Vy)$$

2.5.7 곱

두 신호 $f(x, y)$와 $g(x, y)$의 퓨리에 변환을 각각 $F(u, v)$와 $G(u, v)$라 하면 $f(x, y)g(x, y)$의 퓨리에 변환은 두 퓨리에 변환의 컨볼루션과 같다:

$$\begin{aligned}\mathcal{F}_{2D}(fg)(u,v) &= F(u,v) * G(u,v)\\ &= \int_{-\infty}^{\infty}\int_{-\infty}^{\infty} G(\xi,\eta)F(u-\xi, v-\eta)\,d\xi\,d\eta\end{aligned} \tag{2.93}$$

2.5.8 가분 곱

f가 다음과 같은 가분 신호

$$f(x, y) = f_1(x)f_2(y) \tag{2.94}$$

이면,

$$\mathcal{F}_{2D}(f)(u, v) = F_1(u)F_2(v) \tag{2.95}$$

이다. 여기서

$$F_1(u) = \mathcal{F}_{1D}(f_1)(u) \qquad \text{and} \qquad F_2(v) = \mathcal{F}_{1D}(f_2)(v) \tag{2.96}$$

은 각각 $f_1(x)$와 $f_2(y)$의 1D 퓨리에 변환이다. 그러므로 가분 신호의 퓨리에 변환 또한 가분 신호이다. 이 경우 2D 가분 신호 $f(x, y)$의 퓨리에 변환은 $f_1(x)$와 $f_2(y)$의 1D 퓨리에 변환을 각각 곱함으로써 구할 수 있다.

2.5.9 파스발의 정리

신호 $f(x, y)$의 퓨리에 변환을 $F(u, v)$라 하면,

$$\int_{-\infty}^{\infty}\int_{-\infty}^{\infty} |f(x,y)|^2\,dx\,dy = \int_{-\infty}^{\infty}\int_{-\infty}^{\infty} |F(u,v)|^2\,du\,dv \tag{2.97}$$

이것이 파스발의 정리이다. 이 정리는 공간 영역에서에서 신호 $f(x, y)$의 전체 에너지는 주파수 영역에서의 전체 에너지와 같다는 것이다. 다르게 표현하면, 퓨리에 변환(역 변환도 같음)은 에너지를 보존하는("단위 이득") 변환이다.

2.5.10 가분성

2D 신호 $f(x, y)$의 퓨리에 변환 $F(u, v)$는 두 개의 1D 퓨리에 변환을 사용하여 다음과 같이 계산할 수 있다:

- 모든 y에 대하여 $r(u, y)$를 계산한다. $r(u,y) = \int_{-\infty}^{\infty} f(x,y)e^{-j2\pi ux}\,dx$
- 모든 u에 대하여 $F(u, v)$를 계산한다. $F(u,v) = \int_{-\infty}^{\infty} r(u,y)e^{-j2\pi vy}\,dy$

실제로,

$$
\begin{aligned}
\int_{-\infty}^{\infty} r(u,y)e^{-j2\pi vy}\,dy &= \int_{-\infty}^{\infty}\left[\int_{-\infty}^{\infty} f(x,y)e^{-j2\pi ux}\,dx\right]e^{-j2\pi vy}\,dy \\
&= \int_{-\infty}^{\infty}\int_{-\infty}^{\infty} f(x,y)e^{-j2\pi(ux+vy)}\,dx\,dy \\
&= F(u,v) \qquad (2.98)
\end{aligned}
$$

첫 단계는 y를 고정시키고, $f(x, y)$를 1D 신호로 취급하여 $r(u, y)$의 1D 퓨리에 변환을 계산한다. 두 번째 단계는 u를 고정시키고, $r(u, y)$를 1D 신호로 취급하여 이에 대한 1D 퓨리에 변환을 계산한다. 그림 2.11은 이에 대한 예시이다. 1D 퓨리에 변환이 2D 퓨리에 변환

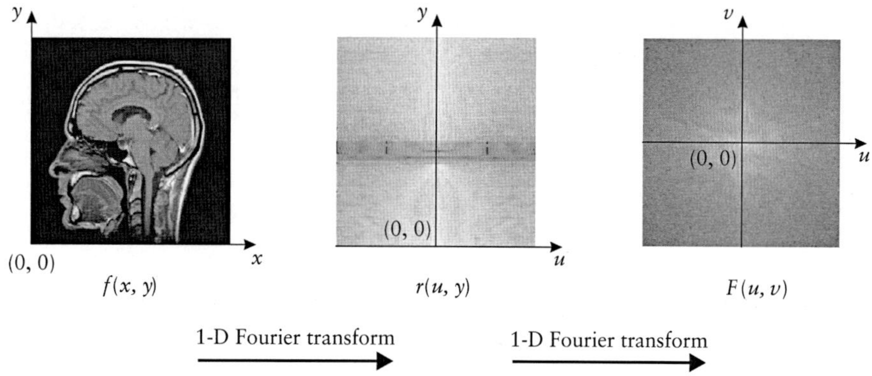

그림 2.11 1D 퓨리에 변환을 연속으로 사용한 2D 퓨리에 변환의 계산

보다 간단하다는 것을 주목하라. 그러므로 이 기법은 2D 퓨리에 변환(혹은 역 변환)을 수행할 때 강력히 추천하는 방법이다.

2.6 전달 함수

선형 이동 불변시스템과 시스템의 점 임펄스에 대한 응답에 대한 논의로부터 선형 이동 불변시스템 $\mathcal{S}$의 점 확산 함수 $h(x, y)$를 결정하기 위해서는 점 임펄스에 대한 시스템의 출력을[식 (2.37) 참조] 관찰해야 한다는 것이 명백해졌다. 점 임펄스를 어떤 (u, v) 대하여 식 (2.64)로 분해하기 위하여 복소 지수 신호 $e^{j2\pi(ux+vy)}$로 대체하고자 한다. 컨볼루션 적분 식 (2.39)를 사용한 결과, 다음 식을 얻을 수 있고,

$$\begin{aligned} g(x,y) &= \int_{-\infty}^{\infty}\int_{-\infty}^{\infty} e^{j2\pi(u\xi+v\eta)}h(x-\xi, y-\eta)\, d\xi\, d\eta \\ &= \int_{-\infty}^{\infty}\int_{-\infty}^{\infty} h(\xi,\eta)e^{j2\pi[u(x-\xi)+v(y-\eta)]}\, d\xi\, d\eta \\ &= \left[\int_{-\infty}^{\infty}\int_{-\infty}^{\infty} h(\xi,\eta)e^{-j2\pi(u\xi+v\eta)}\, d\xi\, d\eta\right] e^{j2\pi(ux+vy)} \\ &= H(u,v)e^{j2\pi(ux+vy)} \end{aligned} \tag{2.99}$$

여기서

$$H(u,v) = \int_{-\infty}^{\infty}\int_{-\infty}^{\infty} h(\xi,\eta)e^{-j2\pi(u\xi+v\eta)}\, d\xi\, d\eta \tag{2.100}$$

이고, 식 (2.99)의 두 번째 줄에 식 (2.49)를 사용하였다. 식 (2.99)에서 출력은 입력에 $H(u, v)$를 곱한 것과 같다는 것을 알 수 있다.

식 (2.63)과 식 (2.100)으로부터 $H(u, v)$는 점 확산 함수 $h(x, y)$의 퓨리에 변환임을 알 수 있다. $H(u, v)$는 선형 이동 불변시스템 $\mathcal{S}$의 전달 함수이다. $H(u, v)$는 시스템 $\mathcal{S}$의 주파수 응답 혹은 광 전달 함수(OTF)로도 알려져 있다. $H(u, v)$가 주어질 경우 역 퓨리에 변환으로 점 확산 함수가 유일하게 결정되므로 전달 함수가 선형 이동 불변시스템 특성을 결정한다:

$$h(x,y) = \int_{-\infty}^{\infty}\int_{-\infty}^{\infty} H(u,v)e^{j2\pi(ux+vy)}\, du\, dv \tag{2.101}$$

전달 함수는 퓨리에 변환의 컨볼루션 특성 때문에 선형 이동 불변시스템의 반응을 연구하는 데 매우 중요한 도구이다. 전달 함수 $H(u, v)$를 갖는 선형 이동 불변시스템 $\mathcal{S}$에 대한 입

력 $f(x, y)$의 출력 $g(x, y)$는 식 (2.40)과 식 (2.92)로부터 계산되며 다음과 같다.

$$G(u, v) = H(u, v)F(u, v) \tag{2.102}$$

여기서, $F(u, v)$와 $G(u, v)$는 각각 $f(x, y)$와 $g(x, y)$의 퓨리에 변환과 같다. 이 식은 컨볼루션 식 (2.40)보다 훨씬 간단하며 선형 이동 불변시스템 반응을 연구하는 다른(보다 간단한) 방법이다.

예제 2.10 점 확산 함수 $h(x, y) = \delta(x - x_0, y - y_0)$인 이상적인 시스템이 있다고 할 때

문제 시스템의 $H(u, v)$가 무엇인가? 입력 신호 $f(x, y)$에 대한 시스템의 출력 $g(x, y)$는 무엇인가?

해답 시스템의 전달 함수는

$$\begin{aligned} H(u, v) &= \mathcal{F}\{h(x, y)\} \\ &= \mathcal{F}\{\delta(x - x_0, y - y_0)\} \\ &= e^{-j2\pi(ux_0 + vy_0)} \end{aligned}$$

입력 신호 $f(x, y)$에 대한 출력은 이동된 형태로 $f(x - x_0, y - y_0)$가 된다. 이는 델타함수의 이동 특성으로부터 얻어진다. 전달 함수를 사용하여 이를 증명해 보자.

입력 신호 $f(x, y)$의 퓨리에 변환은 $F(u, v) = \mathcal{F}(f)(u, v)$이다. 출력 신호 $g(x, y)$의 퓨리에 변환은

$$\begin{aligned} G(u, v) &= F(u, v)H(u, v) \\ &= F(u, v)e^{-j2\pi(ux_0 + vy_0)} \end{aligned}$$

퓨리에 변환의 이동 특성을 적용함으로써 입력 신호 $f(x, y)$가 (x_0, y_0)로 이동된 것에 대하여 $g(x, y) = \mathcal{F}^{-1}(G)(x, y)$를 구할 수 있다.

퓨리에와 주파수 공간에서 서로 다른 주파수의 사인파(sine wave)로서 물체를 표현하고자 한다. 의학 영상에서 이와 같은 파형은 공간에서의 주파수-공간 주파수이다. 낮은 공간 주파수는 영상에서 천천히 변화하는 신호를 나타내고 높은 공간 주파수는 국부적(즉, 영상에서 구조물의 가장자리 부분)으로 변하는 신호를 나타낸다.

예를 들면, 전달 함수 $H(u, v)$가 다음과 같은 선형 이동 불변시스템 $\mathcal{S}$에 대하여

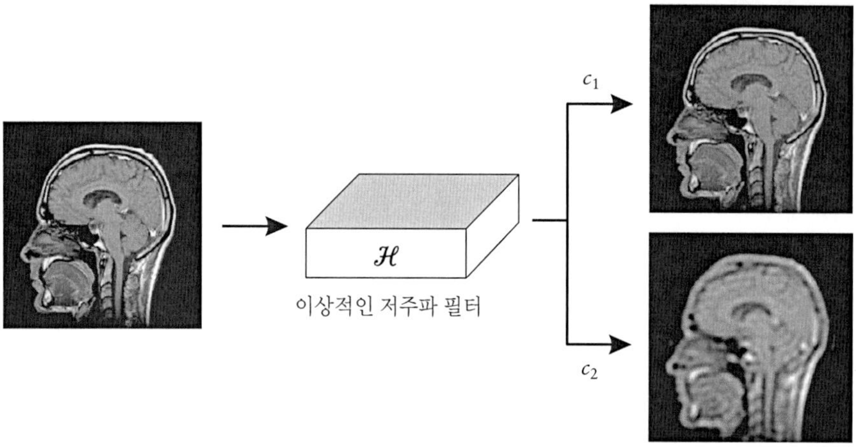

그림 2.12 차단 주파수 $c(c_1 > c_2)$의 두 개의 값에 대한 이상적 저역 통과 필터의 응답

$$H(u,v) = \begin{cases} 1, & \text{for } \sqrt{u^2+v^2} \le c \\ 0, & \text{for } \sqrt{u^2+v^2} > c \end{cases} \tag{2.103}$$

차단 주파수가 c인 이상적인 저주파 통과 필터가 있다. 식 (2.102)와 (2.103)으로부터,

$$G(u,v) = \begin{cases} F(u,v), & \text{for } \sqrt{u^2+v^2} \le c \\ 0, & \text{for } \sqrt{u^2+v^2} > c \end{cases} \tag{2.104}$$

그러므로 입력 스펙트럼에서 $\sqrt{u^2+v^2} > c$인 공간 주파수 (u, v)가 제거될 것 이다. 이런 시스템에 입력 신호를 가하면 미세한 세부 신호(세부 신호는 주로 고 주파수 스펙트럼 성분을 가짐)는 제거된 평활화된 신호를 얻게 된다. 평활화되는 정도는 c의 값에 따르며, 적은 c 값은 더 많은 평활화를 가져온다. 이는 그림 2.12에 나타나 있다. 대부분의 영상시스템은 어느 정도 저역 통과 필터 특성을 가지는 것으로 모델링된다.

여기서 지적하고자 하는 것은 일반적으로 컨볼루션 식 (2.40)의 구현은 공간 영역[식 (2.39)의 이중 적분을 계산하는 방식]에서 행해지지 않고 주파수 영역에서 식 (2.102)를 사용한다. 이렇게 하는 주된 이유는 식 (2.102)에 대한 빠른 컴퓨터 구현이 가능한 효율적인 알고리듬(고속 퓨리에 변환 혹은 FFT)이 있기 때문이다.

2.7 원형 대칭과 핸켈 변환

의학 영상시스템의 성능은 시스템에 대한 환자의 방향과는 무관하다. 이러한 방향에 대한 독립성은 어떤 신호, 특히 점 확산 함수에 대한 원형 대칭성에 기인한다. 2D 신호 $f(x, y)$는 다음 조건을 만족하면 원형 대칭성이 있는 것으로 정의된다.

$$\text{모든 } \theta\text{에 대하여,} \quad f_\theta(x, y) = f(x, y) \tag{2.105}$$

여기서, $f_\theta(x, y)$는 $f(x, y)$의 회전된 신호이다.[식 (2.90) 참조] 식 (2.91)로부터 $\mathcal{F}_{2D}(f_\theta)(u, v)$ 또한 원형 대칭이다. $f(x, y)$가 원형 대칭이면 x와 y에 대하여 우함수이고, $F(u, v)$는 u와 v에 대하여 우함수이다. 또한 $F(u, v)$는 실수이므로;

$$|F(u, v)| = F(u, v) \quad \text{and} \quad \angle F(u, v) = 0 \tag{2.106}$$

원형 대칭인 함수 $f(x, y)$는 반경에 대한 함수로 표시할 수 있다. 즉,

$$f(x, y) = \mathrm{f}(r) \tag{2.107}$$

여기서 $r = \sqrt{x^2 + y^2}$이다. 이 경우 $F(u, v)$가 원형 대칭이므로, $F(u, v)$는 다음을 만족한다.

$$F(u, v) = \mathrm{F}(q) \tag{2.108}$$

여기서 $q = \sqrt{u^2 + v^2}$이다. 함수 $f(r)$과 $F(q)$는 퓨리에 변환된 2D 함수를 나타내는 1D 함수들이다. $f(r)$과 $F(q)$의 관계는 다음과 같다(문제 2.19 참조).

$$F(q) = 2\pi \int_0^\infty \mathrm{f}(r) J_0(2\pi qr)\, r\, dr \tag{2.109}$$

여기서, $J_0(r)$은 0차 일종 베셀 함수이다. n차 1종 베셀 함수는 다음과 같다.

$$J_n(r) = \frac{1}{\pi} \int_0^\pi \cos(nr - r\sin\phi)\, d\phi, \quad n = 0, 1, 2, \ldots, \tag{2.110}$$

그러므로

$$J_0(r) = \frac{1}{\pi} \int_0^\pi \cos(r\sin\phi)\, d\phi \tag{2.111}$$

식 (2.109)는 헨켈 변환이고, 다음과 같이 표시한다.

$$F(q) = \mathcal{H}\{f(r)\} \tag{2.112}$$

역 헨켈 변환은 순 변환과 같다.

$$f(r) = 2\pi \int_0^\infty F(q) J_0(2\pi qr)\, q\, dq \tag{2.113}$$

어떤 2D 신호가 원형 대칭이면, 그 신호의 퓨리에 변환을 헨켈 변환으로부터 구할 수 있다.

표 2.3 헨켈 변환쌍

신호	헨켈 변환
$\exp\{-\pi r^2\}$	$\exp\{-\pi q^2\}$
1	$\delta(q)/\pi q = \delta(u, v)$
$\delta(r-a)$	$2\pi a J_0(2\pi a q)$
$\text{rect}(r)$	$\frac{J_1(\pi q)}{2q}$
$\text{sinc}(r)$	$\frac{2\,\text{rect}(q)}{\pi\sqrt{1-4q^2}}$
$\frac{1}{r}$	$\frac{1}{q}$

몇 가지 헨켈 변환쌍이 표 2.3에 있다.

표 2.1에서 2D 가우시안 함수의 퓨리에 변환은

$$\mathcal{F}\left\{e^{-\pi(x^2+y^2)}\right\} = e^{-\pi(u^2+v^2)} \tag{2.114}$$

그 자신이 2D 가우시안 함수이다. 가우시한 함수는 원형 대칭이므로, $r^2 = x^2 + y^2$과 $q^2 = u^2 + v^2$을 대입하면, 헨켈 변환 쌍을 얻을 수 있다.

$$\mathcal{H}\left\{e^{-\pi r^2}\right\} = e^{-\pi q^2} \tag{2.115}$$

가우시안 함수는 의학 영상시스템에서 고유한 흐린 영상에 대한 좋은 모델이며, 본 교재에서는 이 함수의 퓨리에(혹은 헨켈) 변환을 많이 사용한다.

단위 크기 원반은, 다음과 같이 정의되며,

$$f(r) = \text{rect}(r) \tag{2.116}$$

원형 대칭 함수의 다른 예이다. 단위 크기 원반의 헨켈 변환은(문제 2.20 참조) 다음과 같다.

$$\mathcal{H}\{\text{rect}(r)\} = \frac{J_1(\pi q)}{2q} \tag{2.117}$$

여기서 J_1은 1차 1종 베셀함수이다(식 (2.110) 참조). 퓨리에 변환에서 직사각형 함수와 싱크 함수 사이의 특별한 관계와 같이 소위 징크(jinc) 함수는 다음과 같이 정의된다.

$$jinc(q) = \frac{J_1(\pi q)}{2q} \tag{2.118}$$

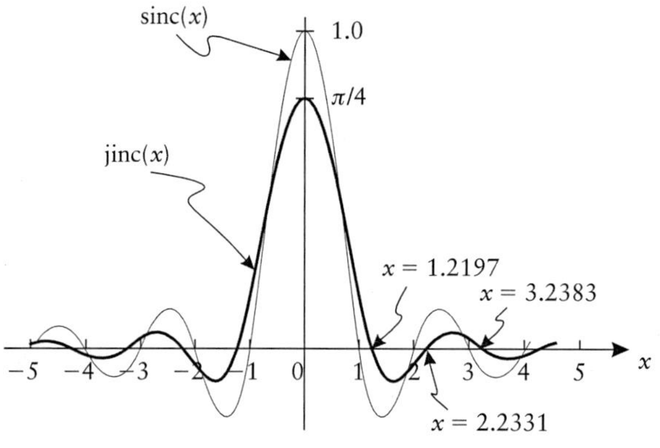

그림 2.13 1D 징크와 싱크 함수

그러므로 직사각형 함수와 징크 함수는 헨켈 변환 쌍을 만든다.

그림 2.13은 싱크 함수와 비교하기 위하여 징크 함수를 그렸다. 싱크와 같이 징크 함수도 원점에서 최대값이 되는 주엽을 가진다(그림 2.13 참조).

$$jinc(0) = \frac{\pi}{4} \tag{2.119}$$

$x \to \infty$일 경우 값이 0이 된다. 처음 몇 개의 0은 다음과 같은 위치에서 일어난다.

$$jinc(1.2197) = 0 \tag{2.120a}$$

$$jinc(2.2331) = 0 \tag{2.120b}$$

$$jinc(3.2383) = 0 \tag{2.120c}$$

징크 함수는 최대값의 절반인 값을 $x = 0.70576$에서 가진다.

헨켈 변환의 비례축소 정리는 퓨리에 변환으로부터 유도된다. 먼저 원형 대칭성을 유지하기 위하여 a와 b가 같아야 하므로 $a = b$로 두자. 식 (2.89)로부터

$$\mathcal{H}\{f(ar)\} = \frac{1}{a^2}\mathrm{F}(q/a) \tag{2.121}$$

예제 2.11

어떤 의학 영상시스템에서 공간 해상도가 ϱ_0보다 작은 물체만 영상화할 수 있다.

문제 반경이 ϱ_0인 원반 내의 일정한 공간 주파수를 가지는 함수는 무엇이며, 그 역 퓨리에 변환은 무엇인가?

해답 반경이 ϱ_0인 원반은 원형 대칭 함수이고, 직사각형 함수 rect(q)의 축소된 형식으로 다음과 같다.

$$F(q) = rect\left(\frac{q}{2\varrho_0}\right)$$

역 헨켈 변환은 순 헨켈 변환과 같으므로,

$$jinc(r) = \mathcal{H}^{-1}\{rect(q)\}$$

헨켈 변환의 비례축소 정리, 식 (2.121)는 다음과 같다.

$$\begin{aligned} f(r) &= \mathcal{H}^{-1}\left\{rect\left(\frac{q}{2\varrho_0}\right)\right\} \\ &= 4\varrho_0^2\, jinc(2\varrho_0 r) \end{aligned}$$

2.8 샘플링

컴퓨터를 사용하여 연속적인 신호를 전자적으로 감지하고, 저장하고, 처리하기 위해서는 이를 숫자들로 변환하여야만 한다. 이산화 혹은 샘플링이라고 부르는 이 과정은 대표적인 신호값만 선택하고 나머지는 버린다는 것을 의미한다. 이를 수행하기 위한 많은 방법들이 있다. 본 교재에서는 소위 직사각형 샘플링 방법을 사용하고자 한다. 이 방법에 따르면 2D 연속 신호가 2D 직사각형 그리드의 꼭지점에 있는 2D 연속 신호의 값을 가지는 이산신호로 대체된다. 보다 정확히 표현하면, 2D 연속 신호 $f(x, y)$가 주어지면 아래와 같이 직사각형 샘플링으로 2D 이산 신호를 만든다.

$$f_d(m, n) = f(m\Delta x, n\Delta y), \qquad \text{for } m, n = 0, 1, \ldots. \tag{2.122}$$

식 (2.122)에서 Δx와 Δy는 각각 x와 y방향의 샘플링 간격이다. 그림 2.14은 이 과정에 대한 예시이다. $f_d(m, n)$은 이산적인 점 $(m\Delta x, n\Delta y)$에서 2D 연속 신호 $f(x, y)$의 값이다. 역수 $1/\Delta x$와 $1/\Delta y$는 각각 Δx와 Δy의 샘플링 주파수이다. 그림 2.14에 있는 것처럼 이런 샘플링 함수는 앞에서 설명한 콤(comb)과 샘플링 함수와 같은 역할을 한다.

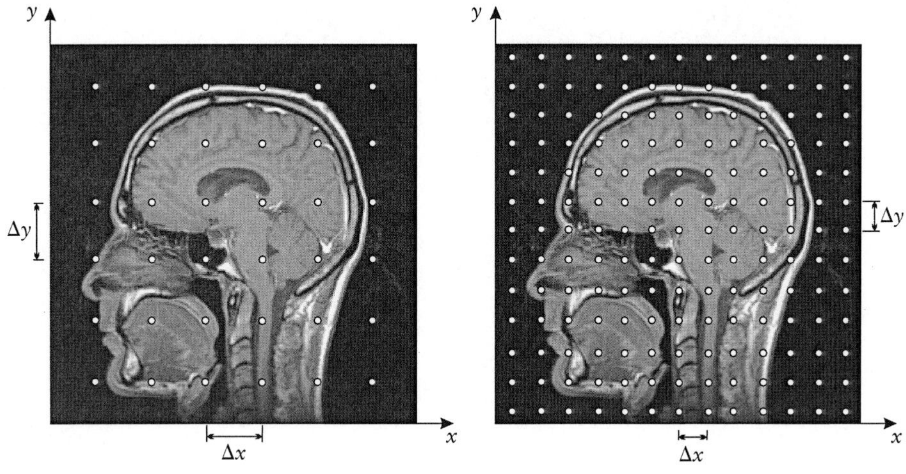

그림 2.14 거칠고 미세한 직사각형 샘플링 함수 거친 샘플링은 적은 샘플수를 가지지만, 이로부터 본래의 연속 신호를 재건할 수 없다.

이상적으로는 가능한 적은 수의 샘플만 가지고자 한다. 이 방법은 검출기의 수(혹은 단일 검출기에 의해 필요한 스캐닝 시간)를 최소화하고 신호의 저장과 이에 따른 신호처리 요구 사항들을 줄일 수 있다. 다음과 같은 질문을 하자: 2D 연속 신호 $f(x, y)$가 주어졌을 때, 식 (2.122)에 의해 얻어진 2D 이산 신호 $f_d(m, n)$로부터 $f(x, y)$가 재건되기 위한 Δx와 Δy의 최대값은 무엇인가? 그림 2.14에 예시된 것처럼 미세한 샘플링보다 큰 샘플링을 하고자 한다. 그러나 (극단적인 경우)하나의 샘플만을 선택할 경우, 일반적으로(신호가 상수를 갖지 않는다면) 연속 신호를 나타내기 위해서 충분하지 않다는 것은 명백한 사실이다.

연속 신호에 대해 너무 적은 수로 샘플링을 하면 고 주파수가 저 주파수로 "잘못되는" 앨리어싱에 의해 잘못된 신호가 된다. 너무 적은 수로 샘플된 신호는 이렇게 이산화된 신호로부터 원 영상의 재건이 어렵다. 연속 신호로의 재건도 앨리어싱에 의해 잘못된 신호가 될 수 있다. 이러한 인공물에 의한 시각적 모양은 신호의 스펙트럼에 따르는데, 일반적으로 신호에 존재하지 않는 새로운 패턴으로 나타난다. 이러한 패턴의 공간 주파수는 실제보다 낮지만 영상 내에 있는 다른 공간 주파수에 비해서는 상대적으로 높다. 이러한 현상의 예가 그림 2.15에 있다. 의학 영상시스템에서 앨리어싱이 없는 샘플링은 매우 중요하다.

2.8.1 샘플링 신호 모델

천천히 변하는 신호는 빨리 변하는 신호보다 적은 수의 샘플로부터 재건될 수 있을 것이다. 그리고 빨리 변하는 신호는 빠른 신호의 변화가 있는 영역에서 보다 더 미세한 샘플링이 필요하다. 공간에서의 신호의 변화는 주파수 성분과 직접적으로 관련되어 있으므로 다루고자

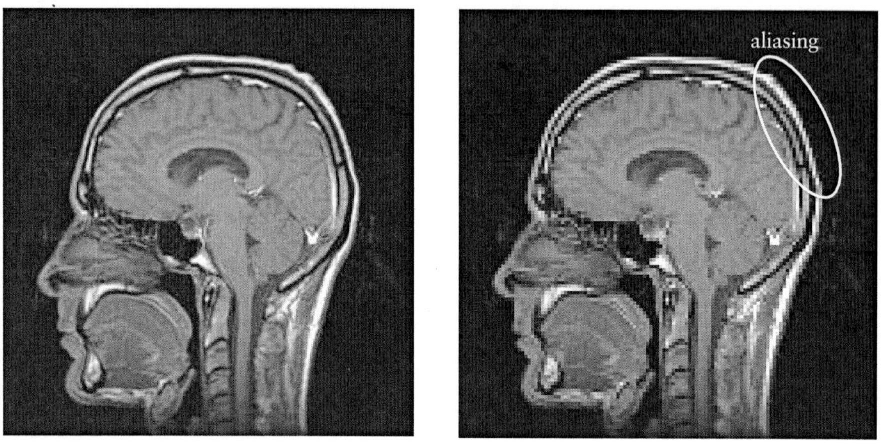

(a) (b)

그림 2.15 (a) 원 영상, (b) 엘리어싱이 있는 샘플된 신호

하는 신호의 주파수 성분과 샘플링 주기 Δx와 Δy에 대한 정확한 값은 직접적으로 연관되어 있다. 여기서, 이러한 내용을 수학적으로 증명하고 Δx와 Δy의 타당한 값을 선택하기 위한 방법을 유도하고자 한다. 이를 위해 식 (2.13)에 주어진 콤 함수와 이와 밀접한 관계가 있는 식 (2.14)의 샘플링 함수를 사용하고자 한다.

연속 신호에 샘플링 함수를 곱하면,

$$\begin{aligned} f_s(x, y) &= f(x, y)\delta_s(x, y; \Delta x, \Delta y) \\ &= \sum_{m=-\infty}^{\infty}\sum_{n=-\infty}^{\infty} f(x, y)\delta(x - m\Delta x, y - n\Delta y) \quad [\text{식 } (2.14)] \\ &= \sum_{m=-\infty}^{\infty}\sum_{n=-\infty}^{\infty} f(m\Delta x, n\Delta y)\delta(x - m\Delta x, y - n\Delta y) \quad [\text{식 } (2.7)] \\ &= \sum_{m=-\infty}^{\infty}\sum_{n=-\infty}^{\infty} f_d(m, n)\delta(x - m\Delta x, y - n\Delta y) \end{aligned} \tag{2.123}$$

여기서 마지막 단계에서 식 (2.122)를 사용했다. 이산 신호 $f_d(m, n) = f(m\Delta x, n\Delta y)$가 주어지면, 샘플링 주기 Δx와 Δy에 관계없이 연속 신호 $f_s(x, y)$를 얻을 수 있다. 만약 $f_s(x, y)$로부터 $f(x, y)$를 재건할 수 있으면, $f(x, y)$는 $f_d(m, n)$로부터 재건될 수 있다. 여기에서 중요한 점은 샘플링 효과를 이해하기 위해서는 연속 신호 $f_s(x, y)$와 $f(x, y)$의 관계를 관찰하는 것이다.

$f_s(x, y)$는 두 신호의 곱이므로, 이에 대한 퓨리에 변환은 두 함수의 퓨리에 변환의 컨볼루션이다. 이는 퓨리에 변환의 곱하기 특성 식 (2.93)의 결과이다. 그러므로

$$
\begin{aligned}
F_s(u,v) &= F(u,v) * \mathrm{comb}(u\Delta x, v\Delta y) \\
&= F(u,v) * \sum_{m=-\infty}^{\infty} \sum_{n=-\infty}^{\infty} \delta(u\Delta x - m, v\Delta y - n) \quad [\text{식 (2.13)}] \\
&= \frac{1}{\Delta x \Delta y} F(u,v) * \sum_{m=-\infty}^{\infty} \sum_{n=-\infty}^{\infty} \delta(u - m/\Delta x, v - n/\Delta y) \quad [\text{식 (2.8)}] \\
&= \frac{1}{\Delta x \Delta y} \sum_{m=-\infty}^{\infty} \sum_{n=-\infty}^{\infty} F(u,v) * \delta(u - m/\Delta x, v - n/\Delta y) \\
&= \frac{1}{\Delta x \Delta y} \sum_{m=-\infty}^{\infty} \sum_{n=-\infty}^{\infty} \Bigg[\int_{-\infty}^{\infty} \int_{-\infty}^{\infty} \\
&\qquad F(\xi,\eta)\delta(u - m/\Delta x - \xi, v - n/\Delta y - \eta)\, d\xi\, d\eta \Bigg] \\
&= \frac{1}{\Delta x \Delta y} \sum_{m=-\infty}^{\infty} \sum_{n=-\infty}^{\infty} F(u - m/\Delta x, v - n/\Delta y) \quad [\text{식 (2.6)}]
\end{aligned}
\tag{2.124}
$$

여기서, 샘플링 함수의 퓨리에 변환은 표 2.1로부터 다음 식과 같다.

$$\mathcal{F}_{2D}(\delta_s(x,y;\, \Delta x, \Delta y)) = \mathrm{comb}(u\Delta x, v\Delta y) \tag{2.125}$$

식 (2.124)로부터 $f_s(x, y)$의 퓨리에 스펙트럼 $F_s(u, v)$는 $f(x, y)$의 스팩트럼 $F(u, v)$를 모든 m과 n에 대하여 $(m\Delta x, n\Delta y)$로 이동하고 이동된 각 주파수 성분에 $\Delta x\Delta y$를 나눈 후 모두 합하여 계산할 수 있다. 그림 2.16에 예시되어 있다. 이동된 스펙트럼 $F_s(u, v)$가 겹치지 않으면 $f(x, y)$의 원 스펙트럼 $F(u, v)$, 즉 $f(x, y)$ 자신의 신호가 스펙트럼 가운데 하나를 "선택"하기 위하여 $f_s(x, y)$를 필터링함으로써 재건할 수 있다. 그림 2.16(b)에 어두운 상자로 윤곽선이 그려진 것처럼 통상적으로 원점에 중심을 둔 스펙트럼을 획득하기 위하여 저역통과 필터[식 (2.103) 참조]를 사용한다.

2.8.2 나이퀴스트 샘플링 정리

$F_s(u, v)$의 스펙트럼이 겹치지 않기 위해서는 $f(x, y)$의 스팩트럼이 직사각형 주파수 영역 밖에서는 0이 되어야 한다. 그런 신호를 대역 제한된 신호라 한다. 만약 $f(x, y)$의 x와 y방향에서 가장 높은 주파수가 각각 U와 V라고 하면,

$$\Delta x \le \frac{1}{2U} \text{ 이고, } \Delta y \le \frac{1}{2V} \tag{2.126}$$

스펙트럼 $F(u, v)$는 스펙트럼 $F_s(u, v)$로부터 재건될 수 있다. 이 경우 $f(x, y)$는 $f_s(x, y)$로부터 즉 샘플 $f_d(m, n)$로부터 재건된다.

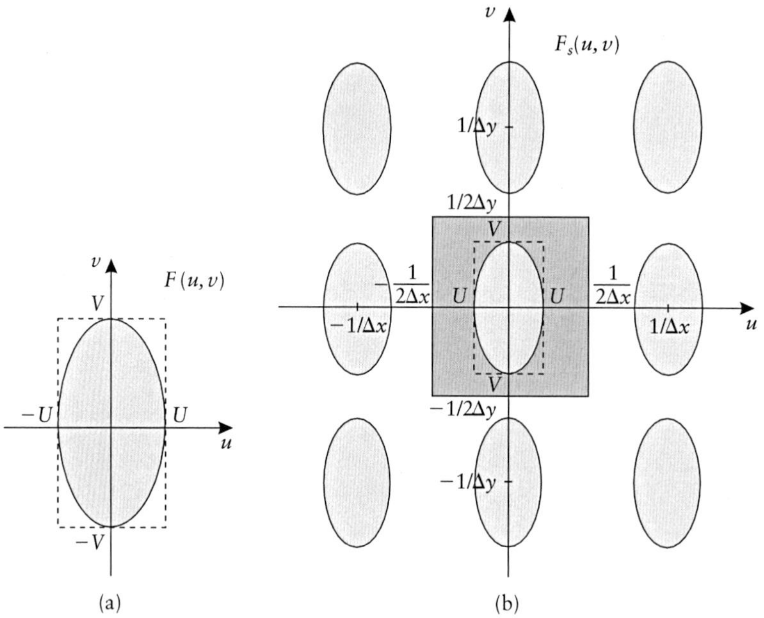

그림 2.16 (a) 차단 주파수가 U, V이고 대역 제한된 연속 신호 $f(x, y)$의 스펙트럼 $F(u, v)$, (b) 샘플링 주기 $\Delta x < 1/2U$, $\Delta y < 1/2V$로 $f(x, y)$를 샘플링하여 얻어진 $f_s(x, y)$의 스펙트럼 $F_s(u, v)$. 이 경우, $F_s(u, v)$로부터 $F(u, v)$를 완전히 재건할 수 있다. 스펙트럼 $F(u, v)$는 밝은 그레이 영역 밖은 0이고, 영역 내부의 하나의 값만 가진다.

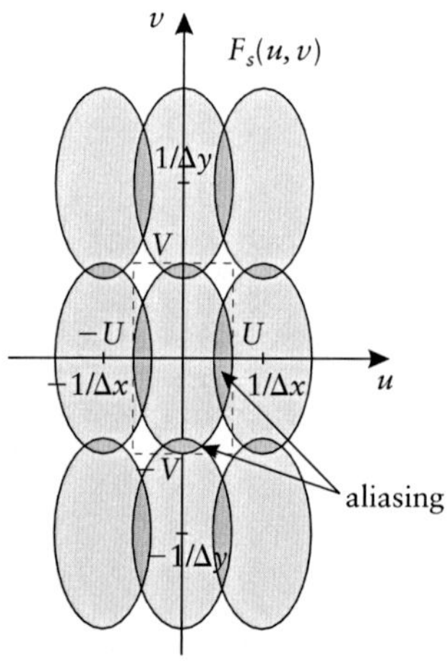

그림 2.17 그림 2.16(a)의 스펙트럼을 가진 2D 연속 신호 $f(x, y)$를 샘플링주기 $\Delta x > 1/2U$, $\Delta y > 1/2V$로 샘플링하여 얻은 $f_s(x, y)$의 스펙트럼 $F_s(u, v)$이다. $f_s(x, y)$에 엘리어싱이 발생된다.

만약 $\Delta x > 1/2U$ 혹은 $\Delta y > 1/2V$ 경우, $F_s(u, v)$ 내에서 $F(u, v)$의 "높은"주파수가 겹쳐지고 앨리어싱이 발생된다. 앨리어싱은 그림 2.17에 예시되어 있다. 이 경우 스펙트럼 $F(u, v)$는 스펙트럼 $F_s(u, v)$로부터 재건되지 않는다. 그러므로 $f(x, y)$는 샘플신호인 $f_d(m, n)$로부터 재건되지 않는다.

요약하면, 다음과 같은 중요한 결과를 얻었다. 차단 주파수 U와 V를 가진 대역 제한된 신호 $f(x, y)$는 샘플링 주기 Δx와 Δy가 $\Delta x \leq 1/2U$이고 $\Delta y \leq 1/2V$인 조건을 만족하면 샘플링된 신호 $f_d(m, n) = f(m\Delta x, n\Delta y)$로부터 유일하게 결정될 수 있다.

이것을 샘플링 정리(혹은 발명자의 이름을 따라 나이퀴스트 샘플링 정리)라 한다. 앨리어싱을 피하기 위하여 Δx와 Δy의 허용된 최대값은 아래 식과 같다.

$$(\Delta x)_{\max} = \frac{1}{2U} \text{ 이고, } \quad (\Delta y)_{\max} = \frac{1}{2V} \tag{2.127}$$

이는 나이퀴스트 샘플링 주기이다.

앞에서 설명한 것으로부터 앨리어싱이 없는 샘플링을 위해서는 대역 제한된 연속 신호가 되어야 한다. 식 (2.127)로부터 앨리어싱이 없는 샘플링에 요구되는 최소한의 샘플수는 차단 주파수 U와 V에 직접적으로 비례한다. 이는 작은 U와 V값으로 특성화 되는 천천히 변하는 영상은 큰 U, V값으로 특성화되어 빨리 변하는 영상보다 적은 수의 샘플들이 필요하다. 앞서 설명에서 왜 샘플이 충분히 많지 않으면 고주파 잡음이 발생되는지를 이해할 수 있게 될 것이다: 앨리어싱된 퓨리에 변환에서 고주파 성분의 겹침은 인위적으로 고주파 성분을 증가시키기 때문이다.

2.8.3 비 앨리어싱 필터

의학 영상시스템에서 필요한 검출기의 수와 화질사이에는 직접적인 관련이 있다. 많은 샘플을 얻는 것은 일반적으로 높은 영상 해상도를 얻지만 제품 가격이 비싸지거나 데이터 획득 시 많은 시간이 소모된다. 샘플의 수를 줄이면 영상에 원하지 않는 인공물이 만들어지는 앨리어싱이 발생된다. 대안은 먼저 연속 신호에 저역 통과 필터링하고 그 후 작은 수의 샘플링을 하는 것이다. 이 경우 영상은 앨리어싱에 의한 인공물보다는 흐려짐에 의해 화질이 저하되는데 이것이 일반적으로 선호하는 방법이다. 이런 저역 통과 필터를 비 앨리어싱 필터라 하고 샘플링하기 전에 사용된다.

비 앨리어싱 필터는 의학 영상장비에서 고유한 부분이다. 대부분의 의학 영상시스템은 점 샘플러가 아니라 적분기이기 때문이다. 즉, 대부분의 영상장비는 점의 배열로부터 신호를 샘플하는 것이 아니라 국부적으로 연속적인 신호를 적분한다. 그러므로 샘플링 함수 $\delta_s(x, y; \Delta x, \Delta y)$를 연속 신호 $f(x, y)$에 곱하는 샘플링 모델은 통상적으로 정확하지 않다. 국부적인 적분은 검출기의 점 확산 함수 $h(x, y)$와 $f(x, y)$와의 컨볼루션으로 모델링할 수 있다. 이 경우 샘플링 과정은 수학적으로 다음과 같이 모델링될 수 있다.

$$f_d(m, n) = f_s(m\Delta x, n\Delta y) \tag{2.128}$$

$$f_s(x, y) = [h(x, y) * f(x, y)]\, \delta_s(x, y; \Delta x, \Delta y) \tag{2.129}$$

적분기는 저역 통과 과정이므로, 앞에서 설명한 비 앨리어싱 필터 접근법과 공통점이 있다: 연속 신호 $f(x, y)$는 먼저 점 확산 함수 $h(x, y)$로 저역 통과 필터링이 되고 이로부터 샘플링에 의해 $f_d(m, n)$을 얻는다.

화소는 이산 영상에서의 점 샘플값이라기 보다는 면적에 대한 값을 나타낸다. 이런 경우 이산화 자체는 원 신호[식 (2.14)]와 직사각형 함수[식 (2.16)]의 컨볼루션으로 모델링되어야 한다.

예제 2.12 x 와 y방향에서의 샘플링 주기가 Δ인 의학 영상시스템이 있다.

문제 샘플링에서 앨리어싱이 일어나지 않기 위해서 영상에서 허용된 가장 높은 주파수는 무엇인가? 점 확산 함수가 직사각형 함수인 비 앨리어싱 필터가 사용되고 이에 대한 전달 함수의 부엽들(side lobes)을 무시하면, 직사각형 함수의 폭은 얼마인가?

해답 양 방향으로 샘플링 주기가 Δ이다. 나이퀴스트 샘플링 정리로부터 영상에 포함된 주파수가 $1/2\Delta$이상이면, 앨리어싱이 일어난다. 그러므로 영상에서 허용되는 가장 높은 주파수는 $1/2\Delta$이다.

만약 비 앨리어싱 필터가 사용되면 샘플링될 영상의 가장 높은 주파수는 필터의 차단 주파수이다(여기서, 필터의 전달 함수가 차단 주파수 밖에서 0이라 가정한다). 본 예제에서 비 앨리어싱 필터는 직사각형 함수로 모델링된다. 전달 함수는 싱크 함수(차단 주파수가 변하지 않으므로 직사각형 함수의 크기는 무시한다)로 주어졌다.

$$H(u, v) = \mathrm{sinc}(\Delta_x u, \Delta_y v)$$

여기서 Δx와 Δy는 각각 x와 y방향의 필터 폭이다.

$H(u, v)$의 부엽(side lobe)을 무시하면 필터의 차단 주파수는 싱크 함수가 첫 번째 0이 되는 $1/\Delta_x$와 $1/\Delta_y$이다. 주어진 샘플링 주기 Δ에 대해 다음을 만족해야 한다.

$$\frac{1}{\Delta_x} \le \frac{1}{2\Delta} \quad \text{와} \quad \frac{1}{\Delta_y} \le \frac{1}{2\Delta}$$

이는 다음과 같다.

$$\Delta_x \ge 2\Delta \text{ 와 } \quad \Delta_y \ge 2\Delta$$

2.9 요약 및 핵심 개념

본 교재에서 의학 영상시스템의 이해와 분석을 위해 신호와 시스템 접근법을 사용하였다. 신호는 물리적 과정을 모델링하였고, 시스템은 원 신호로부터 어떻게 의학 영상시스템이 새로운 신호(우리의 경우는 영상)를 만들어 내는지를 모델링하였다. 본 장에서 꼭 이해해야한 주요 개념은 다음과 같다:

1. 신호는 수학적인 함수로 연속적, 이산적 혹은 혼합적일 수 있다.
2. 점 임펄스 혹은 임펄스 함수는 시스템의 응답을 특징짓기 위하여 사용하였으며, 이때 시스템의 응답을 임펄스 응답이라 한다.
3. 콤(comb)과 샘플링 함수, 직사각형(rect)과 싱크 함수 및 지수와 정현파 신호들은 영상시스템을 특성을 결정하고 표현하기 위하여 사용하였다.
4. 입력 신호가 신호들의 모음일 때 시스템의 응답이 입력 신호 각각에 대한 응답의 합이면 이 시스템은 선형시스템이다.
5. 입력 신호가 임의로 이동되었을 때 출력도 동일한 이동이 발생하면, 이 시스템은 이동 불변시스템이다.
6. 1D 신호의 곱으로 표시되면 이 신호는 가분형이다.
7. 퓨리에 변환은 신호를 각기 다른 주파수, 크기 및 위상을 가진 정현파들의 합으로 표시한다.
8. 임펄스 응답과 유사한 퓨리에 공간의 함수가 전달 함수이다.
9. 선형 이동 불변시스템의 출력은 입력과 임펄스 응답의 컨볼루션이다. 퓨리에 공간에서는 입력의 퓨리에 변환과 전달 함수의 곱이다.
10. 연속 신호는 샘플링 혹은 이산화에 의하여 디지털로 나타내어지기 위하여 이산 신호로 변환된다.
11. 앨리어싱(aliasing)은 연속 신호에 대해 충분하지 못한 샘플링을 하였을 때 발생되며, 이 결과로 디지털 영상에 인공물을 만들어 낸다.

▣ 참고문헌

- Bracewell, R. N. *Two-Dimensional Imaging*. Englewood Cliffs, NJ: Prentice Hall, 1995.
- Gonzalez, R. C., and Woods, R. E. *Digital Image Processing*, 2nd ed. Upper Saddle River, NJ: Prentice Hall, 2002.
- Macovski, A. *Medical Imaging Systems*. Englewood Cliffs, NJ: Prentice Hall, 1983.
- Oppenheim, A. V., Willsky, A. S., and Nawad, S. H. *Signals and Systems*, 2nd ed. Upper Saddle River, NJ: Prentice Hall, 1997.

▣ 연습문제

신호와 특성

2.1 다음 신호들이 가분형인지 아닌지를 결정하고, 그 이유를 설명하라.

(a) $\delta_s(x, y) = \sum_{m=-\infty}^{\infty} \sum_{n=-\infty}^{\infty} \delta(x - m, y - n)$.

(b) $\delta_l(x, y) = \delta(x \cos\theta + y \sin\theta - l)$.

(c) $e(x, y) = \exp\{j2\pi(u_0 x + v_0 y)\}$.

(d) $s(x, y) = \sin[2\pi(u_0 x + v_0 y)]$.

2.2 다음 신호들이 주기 신호인지 아닌지를 결정하고, 그 이유를 설명하라.

(a) $\delta(x, y)$.

(b) $\mathrm{comb}(x, y)$.

(c) $f(x, y) = \sin(2\pi x)\cos(4\pi y)$.

(d) $f(x, y) = \sin(2\pi(x + y))$.

(e) $f(x, y) = \sin(2\pi(x^2 + y^2))$.

(f) $f_d(m, n) = \sin\left(\frac{\pi}{5}m\right)\cos\left(\frac{\pi}{5}n\right)$.

(g) $f_d(m, n) = \sin\left(\frac{1}{5}m\right)\cos\left(\frac{1}{5}n\right)$.

2.3 아래와 같은 유한한 크기 $-X \le x \le X$, $-Y \le y \le Y$; $X, Y < \infty$를 가진 직사각형 윈도를 가진 함수 f의 에너지를 구하라.

$$E_{XY} = \int_{-X}^{X}\int_{-Y}^{Y} |f(x, y)|^2\, dx\, dy,$$

여기서, f는 복소수 값을 가지며 $|\cdot|$는 복소수의 크기이다. 전체 에너지는 아래와 같이 정의된다.

$$E_\infty = \lim_{X\to\infty}\lim_{Y\to\infty} E_{XY}.$$

신호의 전력은 다음과 같이 정의되며,

$$P_{XY} = \frac{1}{4XY}\int_{-X}^{X}\int_{-Y}^{Y} |f(x, y)|^2\, dx\, dy = \frac{E_{XY}}{4XY}$$

전체 전력은 다음과 같다.

$$P_\infty = \lim_{X\to\infty}\lim_{Y\to\infty} P_{XY}.$$

문제 2.1의 신호에 대하여 E_∞와 P_∞를 구하라.

시스템과 특성

2.4 어떤 시스템이 두 개의 LSI 시스템의 직렬연결로 구성되어 있다. 이 시스템이 LSI임을 보이고 식 (2.47)과 (2.48)을 이용하여 증명하라.

2.5 어떤 LSI 시스템이 BIBO 안정을 위한 필요충분조건이 시스템의 PSF가 절대 적분 가능함을 보여라.

2.6 $g(x, y) = f(x, -1) + f(0, y)$인 시스템이 아래 특성이 있는지를 보여라.

(a) 선형성

(b) 이동 불변성

2.7 아래와 같은 입-출력 관계를 가지는 시스템에 대하여, (1) 선형성 혹은 (2) 이동 불변성을 가지는지를 보여라.

(a) $g(x, y) = f(x, y)f(x - x_0, y)$.

(b) $g(x, y) = \int_{-\infty}^{\infty} f(x, \eta)d\eta$.

2.8 아래와 같은 PSF를 가지는 시스템에 대하여 각 시스템의 안정성을 결정하라.

(a) $h(x, y) = x^2 + y^2$.

(b) $h(x, y) = \exp\{-(x^2 + y^2)\}$.

(c) $h(x, y) = x^2\exp\{-y^2\}$.

2.9 다음과 같은 입-출력 관계를 가지는 1D 시스템이 있다.

$$g(x) = f(x) * f(x),$$

여기서, $*$는 컨볼루션을 표시한다.

(a) 출력 $g(x)$를 $f(x)$의 함수로 하는 적분식으로 표시하라.

(b) 선형시스템임을 보여라.

(c) 이동 불변시스템임을 보여라.

신호와 컨볼루션

2.10 신호 $f(x, y) = x + y^2$에 대하여 아래의 계산을 하라.

(a) $f(x, y)\delta(x - 1, y - 2)$.

(b) $f(x, y) * \delta(x - 1, y - 2)$.

(c) $\int_{-\infty}^{\infty}\int_{-\infty}^{\infty} \delta(x - 1, y - 2)f(x, 3)dx\,dy$;

(d) $\delta(x - 1, y - 2) * f(x + 1, y + 2)$.

2.11 두 개의 연속 신호 $f(x, y)$와 $g(x, y)$가 가분형일 때 — 즉, $f(x, y) = f_1(x)f_2(y)$ 이고, $g(x, y) = g_1(x)g_2(y)$.

(a) 이 신호의 컨볼루션이 가분형임을 보여라.

(b) 컨볼루션을 $f_1(x)$, $f_2(y)$, $g_1(x)$, $g_2(y)$로 표현하라.

2.12 1D 컨볼루션 적분을 사용하여, 신호 $f(x, y) = x + y$와 지수함수 형태의 PSF $h(x,$

$y) = \exp[-(x^2 + y^2)]$의 컨볼루션을 계산하라.

퓨리에 변환과 특성

2.13 아래 연속 신호의 퓨리에 변환을 구하라.

(a) $\delta_s(x, y) = \sum_{m=-\infty}^{\infty} \sum_{n=-\infty}^{\infty} \delta(x - m, y - n)$.

(b) $\delta_s(x, y; \Delta x, \Delta y) = \sum_{m=-\infty}^{\infty} \sum_{n=-\infty}^{\infty} \delta(x - m\Delta x, y - n\Delta y)$.

(c) $s(x, y) = \sin[2\pi(u_0 x + v_0 y)]$.

(d) $c(x, y) = \cos[2\pi(u_0 x + v_0 y)]$.

(e) $f(x, y) = \frac{1}{2\pi\sigma^2}\exp\{-(x^2 + y^2)/2\sigma^2\}$

2.14 $F(u)$가 1D 신호 $f(x)$의 퓨리에 변환이라고 할 때 즉, $F(u) = F[f(x)]$. 아래의 관계를 증명하라. 여기서 *는 켤레 복소수를 나타낸다:

(a) 만약 $f(x) = f(-x)$이면, $F^*(u) = F(u)$이다.

(b) 만약 $f(x) = -f(-x)$이면, $F^*(u) = -F(u)$이다.

2.15 위 문제에서 $f(x)$가 실수 신호가 아니라도 같은 결론에 도달할 수 있는가? 만약 그렇지 않다면 $f(x) = f(-x)$일 때 $F(u) = F[f(x)]$는 어떤 대칭 특성을 가지고 있는가?

2.16 퓨리에 변환의 다음 특성들을 증명하라.

(a) 켤레와 켤레 대칭성

(b) 비례축소

(c) 컨볼루션

(d) 곱

2.17 직사각형 함수의 2D 퓨리에 변환이 싱크 함수임을 보이고, 또한 싱크 함수의 퓨리에 변환이 직사각형 함수임을 보여라.

2.18 가분형 연속 신호 $f(x, y) = \sin(2\pi ax)\cos(2\pi by)$의 퓨리에 변환을 구하라.

2.19 원형 대칭 함수와 그 신호의 퓨리에 변환이 식 (2.109)와 같이 0차 1종 베셀 함수와 관련되어 있음을 증명하라.

2.20 단위 원반의 헨켈 변환이 징크(jinc) 함수가 됨을 보여라.

전달 함수

2.21 어떤 영상시스템이 비 등방성특성을 가지고 있다. 이 시스템의 임펄스 응답 $h(x, y)$ $e^{-\pi(x^2+y^2)/4}$ 이다.

(a) 임펄스 응답을 그려라.

(b) 전달 함수를 구하라.

2.22 어떤 의학 영상시스템의 선 확산 함수가 아래와 같다. 여기서 $\alpha = 2$radians/cm이다:

$$l(x) = \begin{cases} \cos(\alpha x) & |\alpha x| \leq \pi/2 \\ 0 & \text{otherwise} \end{cases}$$

(a) 폭이 w, 간격이 w이면 높이가 1인 막대 팬텀을 영상화하였다. $\pi/2\alpha \le w \le \pi/\alpha$ 라고 한다. 막대의 중심과 두 막대의 중간에서의 응답을 구하라.

(b) 선 확산 함수로부터 이 시스템이 등방성을 가지고 있다고 말할 수 있는가?

(c) 이 시스템의 임펄스 응답이 $h(x, y) = h_{1D}(x)h_{1D}(y)$인 가분형일 때 전달 함수를 구하라.

샘플링 이론

2.20 신호 $f(t)$는 다음과 같이 정의된다.

$$f(t) = \begin{cases} \sin(2\pi t/T), & 0 \le t \le T \\ 0, & \text{otherwise} \end{cases}$$

샘플링 주기 $\Delta T = 0.25T$로 신호를 샘플링하였다.

(a) $f_s(t)$와 $f_d(m)$를 구하라.

(b) $f_h(t)$를 아래와 같이 정의한다.

$$f_h(t) = f_d(k), \text{ 여기서, } k\Delta T \le t < (k+1)\Delta T \text{ 이다.}$$

$f_h(t)$를 그리고, 퓨리에 변환을 구하라.

(c) 샘플링 주기 $\Delta T = 0.5T$인 경우에 대하여 위의 문제를 푸시오.

2.24 대역 제한된 1D 신호 $f(x)$와 $g(x)$의 나이퀴스트 샘플링 주기가 각각 Δf와 Δg이다. 아래 신호들에 대한 나이퀴스트 샘플링 주기를 구하라.

(a) $f(x - x_0)$ 여기서, x_0는 주어진 상수이다.

(b) $f(x) + g(x)$.

(c) $f(x) * f(x)$.

(d) $f(x)g(x)$.

(e) $|f(x)|$.

2.25 2D 연속 신호 $f(x, y) = \exp[-\pi(x^2 + y^2)]$에 1.5샘플/mm로 사각형 모양의 샘플링을 하고자 한다. 이상적인 비 엘리어싱 저주파 필터의 최대 주파수 성분을 갖는 PSF $h(x, y)$를 구하라. 이 필터를 사용했을 때 $f(x, y)$ 스펙트럼 에너지의 몇 퍼센트가 보존되는가[문제 2.3 참조]? 실제에서 비 엘리어싱 필터를 사용하지 않고 $f(x, y)$를 샘플링했을 때 엘리어싱이 발생하지 않을 수 있는가?

응용, 확장 및 고급 주제

2.26 어떤 의료 영상시스템의 점 확산 함수가 다음과 같다.

$$h(x, y) = e^{-(|x|+|y|)}$$

(x와 y의 단위는 mm이다.)

(a) 시스템은 가분형인가? 그 이유를 설명하라.

(b) 시스템은 원형 대칭인가? 그 이유를 설명하라.

(c) 선 임펄스 $f(x, y) = \delta(x)$에 대한 시스템의 응답을 구하라.

(d) 선 임펄스 $f(x, y) = \delta(x - y)$에 대한 시스템의 응답을 구하라.

2.27 점 확산 함수가 다음과 같은 1차원 선형 영상시스템이 있다.

$$h(x; \xi) = e^{\frac{-(x-\xi)^2}{2}},$$

이는 이동된 임펄스 $\delta(x - \xi)$에 대한 응답이다.

(a) 영상시스템은 이동 불변인가? 그 이유를 설명하라.

(b) 입력 신호 $f(x) = \delta(x + 1) + \delta(x) + \delta(x - 1)$에 대한 영상시스템의 출력 $g(x)$를 구하라.

2.28 그림 P2.1과 같은 스펙트럼을 가진 이상적인 1D 저주파 필터에 대하여 아래를 답하라.

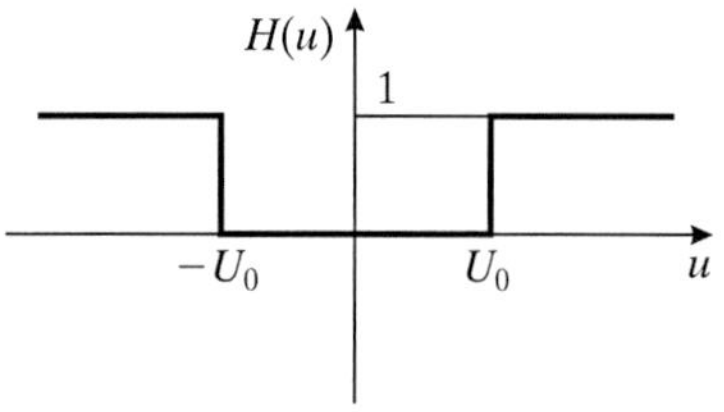

그림 P2.1 이상적인 저주파 필터 $H(u)$

(a) 필터의 임펄스 응답을 구하라.

(b) 컨볼루션의 선형성을 이용하여 (1) 상수값을 가지는 $f(t) = c$와 (2) 계단함수 $f(t) = \begin{cases} 1, & t \geq 0 \\ 0, & t < 0 \end{cases}$에 대한 응답을 구하라.

2.29 1D LTI 시스템의 임펄스 응답이 다음과 같다.

$$h(t) = \frac{1}{T}\left[-\text{rect}\left(\frac{t + 0.75T}{0.5T}\right) + \text{rect}\left(\frac{t}{T}\right) - \text{rect}\left(\frac{t - 0.75T}{0.5T}\right)\right].$$

(a) $h(t)$를 그려라. 이 시스템은 안정한가? 실현(causal) 시스템인가?

(b) 상수 신호 $f(t) = c$에 대한 출력을 구하고, 그려라.

(c) 단위 계단 함수에 대한 출력을 구하고, 그려라.

$$f(t) = \begin{cases} 1, & t \geq 0 \\ 0, & t < 0 \end{cases}.$$

(d) $h(t)$의 퓨리에 변환을 구하라.

(e) $T = 0.25$, $T = 0.1$ 및 $T = 0.05$에 대한 $\|H(u)\|$를 그려라.

(f) 이 시스템은 어떤 종류의 필터인가?

2.30 CT 영상 재구성에서 사용되는 필터 역 투영방식에서 경사(ramp) 필터가 사용된다. 경사 함수의 전달 함수는

$$H(\varrho) = |\varrho|.$$

이다.

실제 적용하기 위해서는 $H(\varrho)$ 대신에 윈도 경사 필터인 $\hat{H}(\varrho) = W(\varrho)|\varrho|$가 사용된다.

(a) $W(\varrho)$가 직사각형 윈도우이고 아래와 같이 정의될 때

$$W(\varrho) = \begin{cases} 1, & |\varrho| \le \varrho_0 \\ 0, & \text{otherwise} \end{cases},$$

여기서, ϱ_0는 차단 주파수이다. $\hat{h}(r) = \mathcal{F}^{-1}\{\hat{H}(\varrho)\}$를 구하라.

(b) 다음 각각에 대한 경사 필터의 응답을 구하라. (1) 상수 함수 $f(r) = c$; (2)정현파 함수 $f(r) = \sin(\omega r)$.

2.31 그림 P2.2의 영상시스템에서, 출력 신호가 입력 신호의 역상이고, 비례축소됨을 보여라.

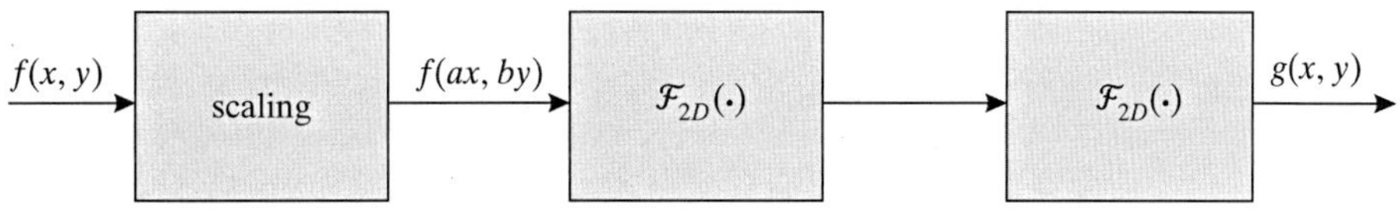

그림 P2.2 문제 2.31에서 사용된 서브시스템이 연속적으로 연결된 시스템

2.32 연속 신호

$$f(x, y) = \begin{cases} 1, & \text{for } x = y = 0 \\ \dfrac{\sin(ax)\sin(by)}{\pi^2 xy}, & \text{otherwise} \end{cases}$$

에 아래와 같은 정현신호가 더해졌고,

$$\eta(x, y) = \cos[2\pi(Ax + By)], \quad A, B \ge 0,$$

다음과 같은 출력 신호가 측정되었다.

$$g(x, y) = f(x, y) + \eta(x, y)$$

임펄스 응답 $h(x, y)$가 아래와 같은 이상적인 저주파 필터(LSI 시스템의 전달 함수는 $0 \le |u| \le U$, $0 \le |v| \le V$에서 1이고, 나머지에서는 0이다)를 설계하라.

$$f(x, y) = h(x, y) * g(x, y).$$

주어진 a와 b에 대하여 가능한 A와 B의 모든 값들을 구하라. 풀이를 자세히 설명하라. 풀이과정에서 아래 공식을 사용하라.

$$\int_{-\infty}^{\infty} \frac{\sin(\alpha t)}{\pi t} e^{-j\tau t} dt = \begin{cases} 1, & \text{for } |\tau| \le \alpha \\ 0, & \text{for } |\tau| > \alpha \end{cases}.$$

2.33 유한한 에너지를 갖는 1D 이산 비주기 신호 $f(m)$의 이산시간 퓨리에 변환(DTFT)은 다음과 같고,

$$F(e^{i\omega}) = \sum_{m=-\infty}^{+\infty} f(m) e^{-j\omega m} \tag{P2.1}$$

역변환은 다음과 같다.

$$f(m) = \frac{1}{2\pi} \int_{-\pi}^{\pi} F(e^{i\omega}) e^{j\omega m} d\omega. \tag{P2.2}$$

연속 신호 $g(x)$가 샘플링 주기 Δx_1로 샘플된 신호를 $g_1(m)$라고 하자.

(a) $g(x)$의 퓨리에 변환을 구하고 그려라.

(b) $g_1(m)$의 이산시간 퓨리에 변환 $G_1(\omega)$를 구하고 그려라.

(c) $G_1(\omega)$의 역 DTFT $\hat{g}_1(m)$를 구하라.

(d) 만약 $g(x)$가 샘플링 주기 $\Delta x_2 > \Delta x_1$로 샘플되어 (엘리어싱이 발생되는) $g_2(m)$을 만들었다. $g_2(m)$의 DTFT인 $G_2(\omega)$를 구하고 그려라.

(e) $G_2(\omega)$의 역 DTFT $\hat{g}_2(m)$를 구하라.

(f) 이산 샘플로부터 연속 신호를 얻기 위하여 0차 유지기(holder)를 사용하라.

(g) 샘플링 주기가 나이퀴스트 주파수의 역수보다 크면 그 신호의 이산 신호로부터 본래의 신호를 얻을 수 없음을 보여라.

CHAPTER

3 화질

3.1 서론

의학 영상시스템의 주된 목적은 임상 의료진이 비정상적인 상태를 진단하고, 이러한 상태를 만들고 조정하는 잠재적인 메커니즘을 결정하고, 치료 과정을 관리하며, 치료의 효율성을 모니터할 수 있는 인체의 구조와 기능 영상을 만드는 것이다. 이러한 일들을 성공적으로 수행하기 위한 임상 의료진의 능력은 사용할 수 있는 의학 영상시스템에서 얻어지는 영상의 질에 크게 의존한다. 여기서 "질"이라 함은 임상 의료진이 이러한 목적을 수행할 수 있도록 하는 영상의 등급을 말한다.

화질은 사용한 특정 영상기법에 따른다. 각 영상기법에서 화질의 범위는 매우 큰데 이는 특정 영상시스템의 장비와 특성, 시스템을 다루는 조작자의 기술 및 환자의 특성과 영상 시간과 같은 요인들에 기인한다. 어떻게 이런 요인들이 화질에 영향을 미치는지를 연구하는 것은 중요하고 복잡한 일이다. 이러한 일을 다음 6가지의 중요 요인에 초점을 맞추어 단순화하고자 한다. (1)대조도 (2)해상도 (3)잡음 (4)인공물 (5)왜곡 (6)정확도.

주어진 영상에서 해부학적 혹은 기능적 특징을 판별하는 임상 의료진의 능력은 대조도에 매우 의존한다. 대조도는 사물의 영상 특성(그레이 혹은 칼라의 차이)과 사물 주변 혹은 배경 간의 차이를 정량화한다. 높은 대조도는 영상내의 각 물체를 더 쉽게 판별하게 한다. 반면에 낮은 대조도는 이러한 구분을 어렵게 한다. 1부의 기본 영상원리에서 서로 다른 대조도를 가진 영상들을 제시하였다. 예를 들면, 그림 I.4(c)에서의 양전자 방출 단층촬영 영상의 뇌 구조에 대한 대조도는 그림 I.4(a)나 (b)에서 같은 구조의 영상보다 높은 대조도를 갖는데 이는 환자로부터 나오는 실제 신호가 양전자 방출 단층촬영에서 본질적으로 높은 대조도를 가지고 있기 때문이다.

간혹 의학 영상이 흐리고, 세부적인 부분이 잘 보이지 않을 때가 있다. 세부적인 것을 묘사하는 의학 영상시스템의 성능을 해상도라고 한다. 고 해상도 시스템은 높은 진단 성능의 영상을 제공한다. 저 해상도 시스템은 작은 세부적인 것들이 잘 보이지 않는 영상을 제공한다. 예를 들면, 그림 I.4(c)의 양전자 방출 단층촬영 영상은 그림 I.4(a)의 컴퓨터 단층촬영 영상이나 그림 I.4(b)의 자기공명 영상보다 높은 대조도를 가지지만, 낮은 공간 해상도를 가진다.

의학 영상에서 화질 향상에 기여하지 않고 영상에서의 밝기에 임의의 변동되는 값이 더해져 영상이 변질되는 경우가 있다. 이것을 잡음이라 한다. 잡음의 근원, 양 및 종류는 사용된 특정 영상기법에 따라 다르다. 잡음이 영상 특징들을 가리기 때문에 사물의 선명도는 잡음으로 인하여 감소된다. 핵의학 영상은 그림 1.4(c)의 양전자 방출 단층촬영 영상에 나타나 있는 것처럼 많은 잡음이 있다.

대부분의 의학 영상시스템은 환자 내부의 정확한 물체 혹은 특성이 아닌 영상 특징을 만들어 낸다. 이러한 특징을 "인공물"이라 하며, 종종 중요한 특성을 흐리게 하거나, 비정상적인 발견물로 잘못 해석하게 한다. 의학 영상은 요구되는 특징들을 가시화하게 할뿐만 아니라 물체의 형태, 크기, 위치 및 다른 기하학적 특징들에 대한 정확한 영상화를 수행하여야 한다. 그러나 본 교재 후반부에 설명된 여러 이유들로 인하여 의학 영상시스템은 종종 중요한 물체에 대한 왜곡을 만든다. 의학 영상에서 왜곡은 영상에 대한 진단 수준을 높이기 위하여 교정되어야만 한다.

궁극적으로 의학 영상의 질은 특정 임상분야의 환경에서의 유용성으로 판단된다. 예를 들면, 핵의학 영상에서 종양 검출 기회를 높일 수 있는 의학 영상이 낮은 종양 검출 성능을 가진 영상보다 선호도가 높다. 근본적으로 임상 응용분야에서 정확한 의학 영상에 관심이 많은데, 여기서 정확하다는 것은 실제에 가까움과 임상적 유용성 모두를 뜻한다.

의학 영상시스템의 사용자는 환자에 대해 안전한 환경을 유지하면서 가장 높은 수준의 영상을 만들기 위해 시스템을 조절하는 데 관심이 많다. 이를 실현하기 위해서 화질 평가에 대한 방법들이 개발되었다. 화질은 앞에 설명한 6가지의 요인에 달려 있으므로 이러한 요인들을 수학적으로 정량화하고, 체계적으로 화질에 미치는 영향을 연구해야 한다. 본 장의 목적은 대조도, 해상도, 잡음, 인공물, 왜곡 및 정확도에 대한 기초적인 설명을 제공하는 것이다. 이런 요인들에 대한 보다 자세한 설명과 특정 영상기법이 화질에 어떻게 영향을 주는지에 대한 것은 본 교재의 후반부에서 다룬다.

3.2 대조도

대조도는 물체에서의 영상 밝기와 물체 주변 혹은 배경과의 밝기 차이를 뜻한다. 이런 차이, 혹은 영상 대조도, 그 자체는 환자 내에 있는 고유한 물체의 대조도에 기인한다. 일반적으로 의학 영상시스템의 목적은 영상 내 물체에서의 대조도와 일치하고 정확하게 그려내고 보존하는 것이다. 특히 비정상적인 형태를 검출하기 위해서는 낮은 대조도보다 높은 대조도를 가진 의학 영상시스템을 선호하는데 이는 해부학적이고 기능적인 특징들이 높은 대조도에서 더 용이하게 판별될 수 있기 때문이다.

3.2.1 변조

주기 신호와 이에 대한 변조를 사용하는 것이 대조도를 정량화하는 효율적인 방법이다. 최대치와 최소치가 각각 $f_{\max}$과 $f_{\min}$인 주기신호 $f(x, y)$의 변조 m_f는 다음과 같이 정의된다.

$$m_f = \frac{f_{\max} - f_{\min}}{f_{\max} + f_{\min}} \tag{3.1}$$

변조는 평균값(혹은 배경값) $(f_{\max} + f_{\min})/2$로부터 두드러지는 $f(x, y)$의 크기 $(f_{\max} - f_{\min})/2$의 상대적인 크기이다. 일반적으로 m_f는 평균값에 대한 상대적인 주기신호 $f(x, y)$의 대조도를 나타낸다. $f(x, y)$는 음수가 아니며, $0 \le m_f \le 1$ 이다. $f_{\min} = 0$일 때, $m_f = 1$이다. 실제에서 의학 영상에서 "배경"에서 밝기의 세기가 일반적으로 0이 아니므로 영상의 대조도가 감소된다. 만일 $m_f = 0$이면(이 경우 $f_{\min} = f_{\max}$), $f(x, y)$는 대조도가 없다. $f(x, y)$와 $g(x, y)$가 같은 평균값을 가진 주기 신호이면, $m_f > m_g$ 일 때, $f(x, y)$가 $g(x, y)$보다 대조도가 더 크다고 말할 수 있다.

3.2.2 변조 전달 함수

의학 영상시스템이 대조도에 영향을 미치는 방법은 다음 형태의 정현파 물체 $f(x, y)$를 영상화함으로써 연구할 수 있다.

$$f(x, y) = A + B\sin(2\pi u_0 x) \tag{3.2}$$

여기서 A와 B는 음수가 아닌 상수이고, $A \ge B$이다. 이것은 정현파이고 공간 주파수 u_0로 x방향으로만 변화하는 물체이다. $f_{\max} = A + B$이고, $f_{\min} = A - B$이면, $f(x, y)$의 변조는 아래와 같이 주어진다.

$$m_f = \frac{B}{A} \tag{3.3}$$

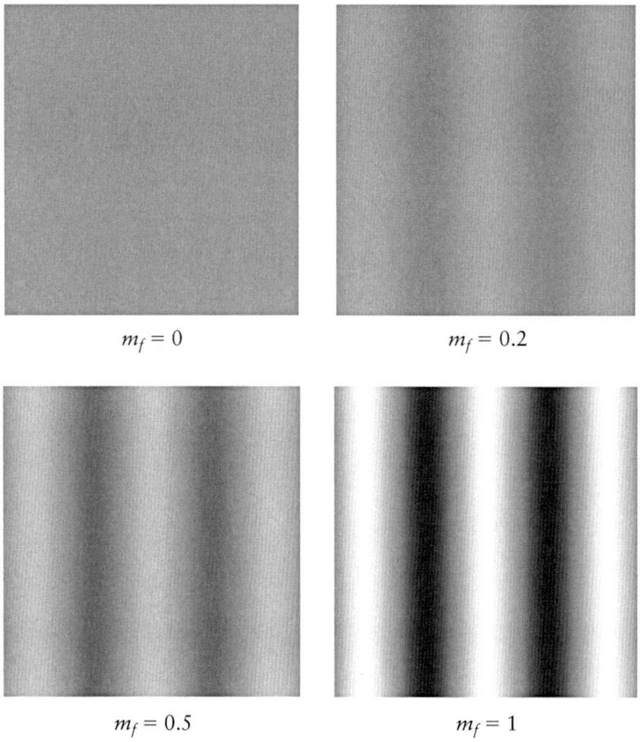

그림 3.1 네 경우에서의 정현파 신호 $f(x, y) = A + B\sin(2\pi u_0 x)$, 여기서 $m_f = B/A = 0, 0.2, 0.5, 1$

그림 3.1은 $m_f = 0, 0.2, 0.5, 1$인 경우의 $f(x, y)$를 그린 것이다. 변조가 증가함에 따라 영상 $f(x, y)$ 내에서 그레이 레벨의 차이가 더 쉽게 구분이 된다. 다른 말로 표현하면 대조도가 증가 된다는 점을 주목하라.

점 확산 함수 $h(x, y)$를 가진 선형 이동 불변시스템이 어떻게 $f(x, y)$의 변조에 영향을 미치는지를 조사하자; 즉, 출력신호 $g(x, y)$의 변조 m_g와 입력신호 $f(x, y)$의 변조 m_f를 수학적으로 연관시켜 보자.

설명을 단순화하기 위하여 $h(x, y)$가 원형 대칭이라고 가정하자.

$$f(x, y) = A + B\sin(2\pi u_0 x) = A + \frac{B}{2j}\left[e^{j2\pi u_0 x} - e^{-j2\pi u_0 x}\right] \tag{3.4}$$

이므로 시스템의 출력 신호 $g(x, y)$는 아래와 같이 주어진다.

$$g(x, y) = AH(0, 0) + B\,|H(u_0, 0)|\sin(2\pi u_0 x) \tag{3.5}$$

정현파 물체 $f(x, y)$에 대한 출력 신호 $g(x, y)$는 정현파이면 (같은)주파수 u_0를 가진다. 식

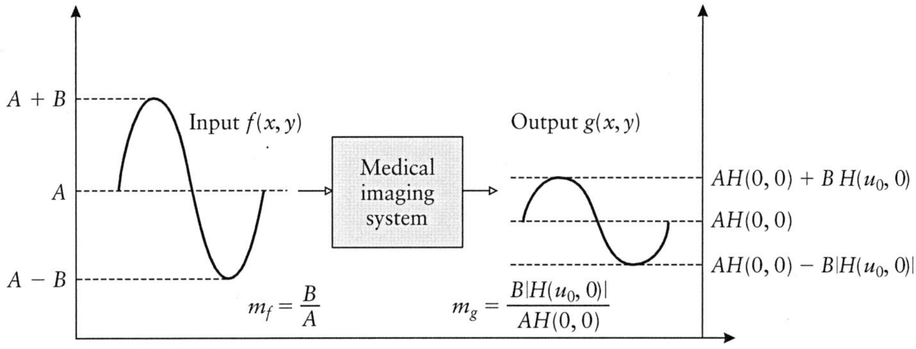

그림 3.2 입력 물체가 정현파일 때, 입력의 변조로부터 선형 이동 불변 의학 영상시스템의 출력의 변조를 결정하는 기본 원리

(3.5)로부터 $g_{max} = AH(0, 0) + B|H(u_0, 0)|$이고, $g_{min} = AH(0, 0) - B|H(u_0, 0)|$이며, $g(x, y)$의 변조는 다음과 같다.

$$m_g = \frac{B|H(u_0,0)|}{AH(0,0)} = m_f \frac{|H(u_0,0)|}{H(0,0)} \tag{3.6}$$

$g(x, y)$의 변조 m_g는 공간 주파수 u_0에 의존한다.

선형 이동 불변 의학 영상시스템이 변조에 영향을 미치는 방법, 즉 대조도는 그림 3.2에 예시되어 있다. 출력 변조 m_g는 입력 변조 m_f의 축소된 형태이며, 축소 계수를 사용하는 의학 영상시스템의 크기 스펙트럼은 $|H(u_0, 0)|$이다. 만약 $H(0, 0) = 1$이고 $|H(u_0, 0)| < 1$이면, $m_g < m_f$이다. $f(x, y)$와 $g(x, y)$가 같은 평균값을 가지므로, 출력 $g(x, y)$는 입력 $f(x, y)$보다 작은 대조도를 가진다.

출력 변조와 입력 변조의 비는 공간 주파수에 대한 함수, 변조 전달 함수(MTF)라 하며, [식 (3.6)을 재배열하면] 다음과 같이 주어진다.

$$\mathrm{MTF}(u) = \frac{m_g}{m_f} = \frac{|H(u,0)|}{H(0,0)} \tag{3.7}$$

이것은 의학 영상시스템의 변조 전달 함수가 본질적으로 시스템의 "주파수 응답"이고, 시스템의 점 확산 함수 ($H(u, v) = \mathcal{F}_{2D}\{h(x, y)\}$이다)의 퓨리에 변환으로부터 직접 얻을 수 있다. $|H(u, 0)| = |H(-u, 0)|$이므로, 변조 전달 함수는 일반적으로 비음수 주파수만 다룬다. 대조도의 특성을 기술하는 변조 전달 함수는 영상의 흐림(혹은 해상도)의 특성을 기술하는 점 확산 함수와 수학적으로 관련이 있으므로 영상의 흐림은 대조도를 감소시킨다고 가정할 수 있다. 3.3.3절에 보다 자세한 설명이 있다.

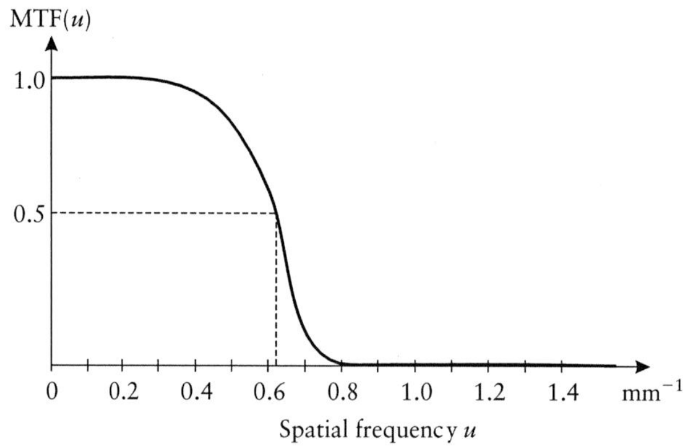

그림 3.3 의학 영상시스템의 대표적인 변조 전달 함수

변조 전달 함수는 공간 주파수의 함수로 대조도의 감소를 정량화한다. 대부분의 의학 영상시스템에서

$$\text{모든 } u\text{에 대해,} \quad 0 \le \text{MTF}(u) \le \text{MTF}(0) = 1 \tag{3.8}$$

높은 주파수에서 변조 전달 함수는 1보다 훨씬 작다(혹은 거의 0이다).

예제 3.1

그림 3.3은 대표적인 변조 전달 함수이다. $0 \le \text{MTF}(u) \le 1$이고 최대치는 $u = 0$일 때 일어난다. 주파수가 증가함에 따라 변조 전달 함수는 0으로 감소하며, 공간 주파수가 0.8mm^{-1}보다 크면 0이 된다.

문제 주어진 변조 전달 함수를 가진 영상시스템의 대조도 특성으로부터 무엇을 알 수 있는가?

해답 공간 주파수 0.6mm^{-1}에서 변조 전달 함수는 0.5를 가진다. 이는 공간 주파수 0.6mm^{-1}에서 정현파 물체의 대조가 반으로 감소함을 뜻한다. 또한 공간 주파수가 0.8mm^{-1}보다 클 경우 변조 전달 함수가 0이므로 공간 주파수가 0.8mm^{-1}보다 큰 정현파 입력신호는 대조도 0의 일정한 출력 영상이 된다.

앞에서 지적한 것처럼 의학 영상시스템의 흐림 현상으로 대조도가 감소함을 알 수 있다. 이러한 사실은 그림 3.4에 예시되어 있으며, 변조 전달 함수가 나빠짐에 따른 3가지 방사선

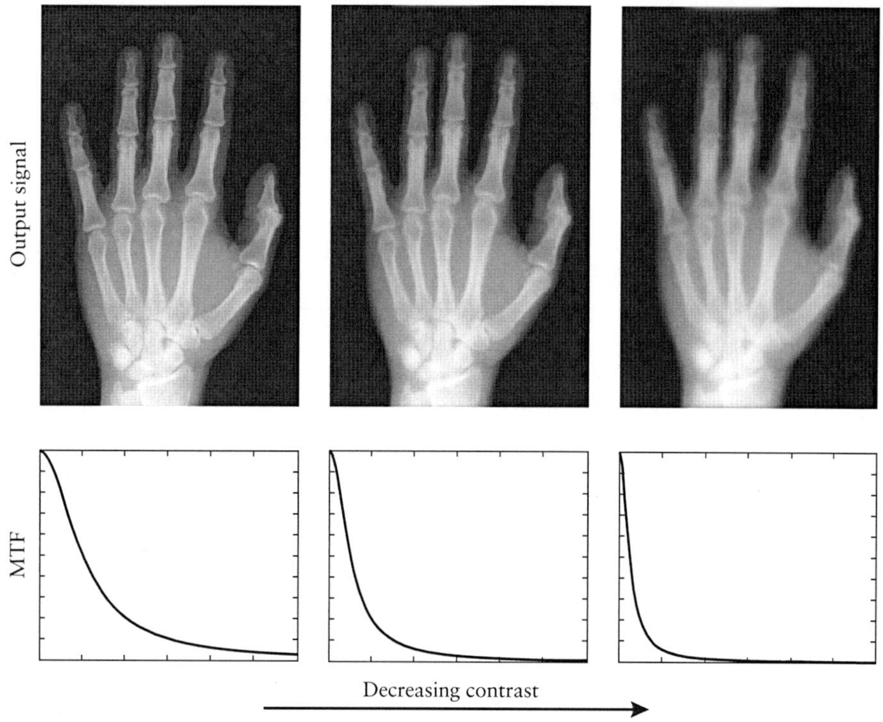

그림 3.4 의학 영상시스템의 변조 전달 함수가 대조도에 주는 영향 변조 전달 함수가 나빠짐에 따라 대조도도 나빠진다.

영상시스템의 출력을 보여 주고 있다. 여기서, 열등한 변조 전달 함수는 낮은 공간 주파수에서 0이 되고 낮은 대조도를 가진다.

의학 영상시스템의 점 확산 함수는 등방형 — 즉, 모든 방향(2D 혹은 3D) — 일 필요가 없다. 비 등방형 시스템에서 점 확산 함수의 단면은 방향에 따라 변하며; 그래서 시스템은 방향에 의존적인 응답을 가진다. 비등방형(2D)의 경우 변조 전달 함수는 회전에 의존하며, 식 (3.7)은 다음과 같이 일반화 된다.

$$\mathrm{MTF}(u, v) = \frac{m_g}{m_f} = \frac{|H(u, v)|}{H(0, 0)} \tag{3.9}$$

여기서,

$$m_g = m_f \frac{|H(u, v)|}{H(0, 0)} \tag{3.10}$$

비등방 의학 영상시스템에서

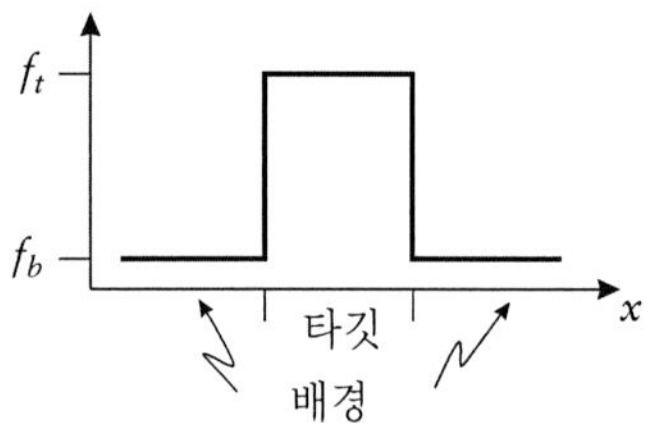

그림 3.5 국부 대조도 개요

$$\text{모든 } u, v\text{에 대해} \quad 0 \le \text{MTF}(u, v) = \frac{|H(u, v)|}{H(0, 0)} \le \text{MTF}(0, 0) = 1 \tag{3.11}$$

3.2.3 국부 대조도

영상내의 특정 물체나 특징을 확인하는 것은 주변의 값들과 그 값이 다를 때에만 가능하다. 정현파 신호에 대한 변조 혹은 대조도의 정의를 이 경우에 적용할 수 있다. 그림 3.5에 예시된 것처럼 "타깃"이라고 하는 것을 많은 영상기법(예를 들면, 핵의학)에서 공통적으로 관심물체(예를 들면, 간에서의 종양)라 간주한다. 타깃이 아주 작은 영상 밝기 f_t를 가진다고 하자. 타깃(즉, 종양)은 배경이라 불리는 다른 조직(즉, 간 조직)로 둘러싸여 있는데 배경은 타깃을 관찰하거나 검출하기 위한 시야를 흐리게 한다. 배경이 아주 작은 영상 밝기 f_b를 가진다고 하자. 타깃과 배경사이의 차이는 다음과 같은 국부 대조도로 정의된다.

$$C = \frac{f_t - f_b}{f_b} \tag{3.12}$$

식 (3.12)의 국부 대조도는 정현파 신호에 대한 식 (3.1)에서의 변조의 정의와 다르다. 여기서, 밝기 f_t와 f_b는 국부적으로 — 즉, 간의 내부 — 선택되므로 전체 영상 내에서의 최대, 최소 밝기일 필요는 없다. 예를 들면, f_t는 종양 내의 평균 영상 밝기에서 선택할 수 있고, 반면 f_b는 간 내부의 평균 영상 밝기에서 선택할 수 있다. 종양의 밝기는 f_b보다 크거나 작을 수 있다. 만약 f_t가 f_b보다 작으면, C는 음수가 되므로 어떤 경우에는 절대값을 사용하는 것이 편리 할 때가 있다.

예제 3.2 어떤 영상에서 장기의 밝기가 I_0이고, 종양 내부의 밝기 $I_t > I_0$인 경우가 있다고 하자.

문제 종양의 국부 대조도는 얼마인가? 만약 일정한 밝기 $I_c > 0$를 영상에 더 하면,

국부 대조도는 얼마가 되는가? 국부 대조도는 증가되었는가?

해답 정의에 의해 종양의 국부 대조도는

$$C = \frac{I_t - I_o}{I_o}$$

일정한 밝기 I_c를 영상에 더하면, 배경과 타깃의 밝기는 각각 $f_b = I_0 + I_c$이고, $f_t = I_t + I_c$이다. 이렇게 된 영상의 국부 대조도는

$$C' = \frac{(I_t + I_c) - (I_o + I_c)}{I_o + I_c} = \frac{I_t - I_o}{I_o + I_c} = C\frac{I_o}{I_o + I_c} < C$$

이다. 그러므로 일정한 밝기 를 영상에 더하면 국부 대조도가 더 낮아진다.

3.3 해상도

화질에 대한 기본적인 측정이 해상도이다. 해상도를 공간, 시간 및 주파수에서 떨어진 두 개의 전혀 다른 사건을 정확하게 그려내기 위한 의학 영상시스템의 능력으로 간주하자. 이 경우 각각을 공간, 시간 및 스펙트럼 주파수라고 한다. 해상도는 또한 어떤 의학 시스템이 공간, 시간 및 주파수에서의 한 점에서 발생시키는 영상 손상 혹은 영상 흐려짐의 정도라고 할 수 있다. 해상도에 대한 위의 두 관점은 서로 연관이 있는데 왜냐하면 시스템이 손상을 작게 만들수록 공간, 시간 및 주파수에서 인접한 두 사건이 분리된 것으로 구별할 수 있기 때문이다. 그러므로 고 해상도 의학 영상시스템은 영상을 덜 손상시키는 특성이 있고, 반면 저 해상도 시스템은 영상에 많은 손상을 발생시키는 것으로 특성화 된다. 본 절에서는 비록 시간과 스펙트럼 해상도에 대한 간단한 설명이 있겠지만, 대부분 공간 해상도에 초점을 맞추어 설명하겠다. 그러므로 특별히 다르게 언급되지 않는 한 "해상도"라 함은 공간 해상도를 지칭한다.

3.3.1 선 확산 함수

앞에서 언급한 것처럼 해상도는 의학 영상시스템이 공간에서 하나의 사건(혹은 한 점)에서 발생시킨 영상의 손상 혹은 흐려짐의 정도를 나타낸다. 이것은 2장에서 설명한 전통적인 점 확산 함수이고 해상도를 특성화하기 위하여 사용하는 점 선원(점 임펄스)에 대한 영상시스템의 반응이다. 다른 방법으로 선 임펄스(2.2.2절 참조)에 대한 의학 영상시스템의 응답을 생각해 보자. 정규화된 등방형 점 확산 함수 $h(x, y)$를 가진 선형 이동 불변 의학 영상시스

템에서 공간 영역에서 원점을 지나는 선 선원을 영상화했다고 하자. 이 선 선원은 수학적으로 선 임펄스 $f(x, y) = \delta_\ell(x, y)$[식 (2.11)]로 표현된다. 시스템이 등방형이므로 원점을 지나는 수직선에 대한 응답으로 생각할 수 있다; 식 (2.11)로부터 이러한 경우 $f(x, y) = \delta(x)$이다. 시스템의 출력 $g(x, y)$는 다음과 같다.

$$\begin{aligned} g(x,y) &= \int_{-\infty}^{\infty}\int_{-\infty}^{\infty} h(\xi,\eta)f(x-\xi,y-\eta)\,d\xi\,d\eta \\ &= \int_{-\infty}^{\infty}\left[\int_{-\infty}^{\infty} h(\xi,\eta)\delta(x-\xi)\,d\xi\right]d\eta \\ &= \int_{-\infty}^{\infty} h(x,\eta)\,d\eta \end{aligned} \tag{3.13}$$

여기서 세 번째 식은 1D에서 식 (2.6)과 유사하다.

결과 영상 $g(x, y)$는 x만의 함수이고, $l(x)$로 표현할 수 있다. 이것은 시스템의 선 확산 함수(LSF)이고 해상도를 정량화하는 데 사용할 수 있다. 식 (3.13)으로부터 다음 식을 얻을 수 있기 때문에 이 함수는 점 확산 함수 $h(x, y)$와 직접 연관되어 있다.

$$l(x) = \int_{-\infty}^{\infty} h(x,\eta)\,d\eta \tag{3.14}$$

점 확산 함수 $h(x, y)$는 등방형으로 간주되므로 $l(x)$는 대칭이고[즉 $l(x) = l(-x)$], 점 확산 함수는 1로 정규화 되었으므로,

$$\int_{-\infty}^{\infty} l(x)\,dx = 1 \tag{3.15}$$

더욱이 선 확산 함수 $l(x)$의 퓨리에 변환 $L(u)$는 시스템 전달 함수 $H(u, v)$와 다음과 같이 연관되어 있다.

$$\begin{aligned} L(u) &= \mathcal{F}_{1D}[l](u) \\ &= \int_{-\infty}^{\infty} l(x)e^{-j2\pi ux}\,dx \\ &= \int_{-\infty}^{\infty}\int_{-\infty}^{\infty} h(x,\eta)e^{-j2\pi ux}\,dx\,d\eta \\ &= H(u,0) \end{aligned} \tag{3.16}$$

그러므로 주파수 영역의 원점을 지나는 수평선상의 전달 함수값은 선 확산 함수 자체의 1D 퓨리에 변환이다. 점 확산 함수 $h(x, y)$는 등방형으로 가정하기 때문에 전달 함수도 등방형이다. 따라서 선 확산 함수는 시스템의 점 확산 함수를 결정하는 데 타당한 수단이다. 실제

는 선 확산 함수 $l(x)$로부터 1D 퓨리에 변환 $L(u)$, 즉, $H(u, 0) = L(u)$를 구할 수 있다. 그러나 전달 함수 $H(u, v)$는 등방형이므로 주파수 영역에서 원점을 지나는 어떤 선상의 $H(u, v)$ 값도 $H(u, 0)$와 같다.

3.3.2 반치 폭

의학 영상시스템의 선 확산 함수(혹은 점 확산 함수)가 주어졌을 때, 해상도는 반치 폭을 사

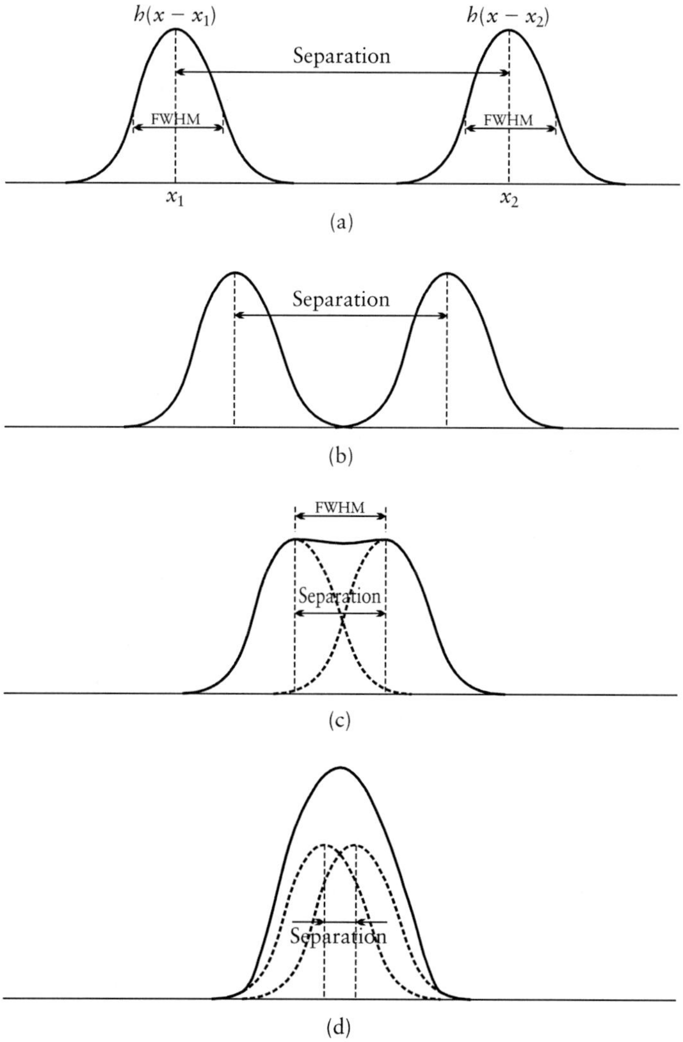

그림 3.6 두 점을 분리할 수 있는 시스템 해상도 효과의 예 반치 폭은 두 점을 분간하기 위하여 두 점이 분리되어 있어야 하는 최소한의 거리와 동일하다.

용하여 정량화할 수도 있다. 이것은 선 확산 함수 최대값의 반에 해당하는 선 확산 함수의 (전체)폭이다. 반치 폭은 밀리미터를 단위로 사용한다. 기하학적인 축소가 없다면 반치 폭은 기록된 영상에서 분리되어 나타나기 위하여 공간에서 분리되어야 하는 두 선(혹은 점)의 최소 거리와 동일하다. 이것이 그림 3.6에 예시되어 있다. 여기서 점 확산 함수 $h(x)$인 1D 영상시스템의 두 점의 단면을 보여 주고 있다. (a)부터 (d)까지 이동하면서 두 점이 가까워짐을 알 수 있다. 선형시스템에서 관측된 단면은 두 점으로부터 각각의 단면의 합과 같다. 실제에서 두 점 사이에 남아 있는 움푹 파인 곳이 분리된 것처럼 영상화되거나 분해되기 위해서는 두 점에 대한(합하여진) 단면에서 분리되어 나타나야만 한다. 그림 3.6(c)에 나타나 있는 단면은 두 점이 최소한 구별되기 위한 분리 거리를 보여 주고 있다. 이 경우 두 점은 반치 폭으로 분리되어 있다는 점을 주목하라. 그러므로 반치 폭의 감소는 해상도의 증가를 의미한다.

3.3.3 해상도와 변조 전달 함수

의학 영상시스템에서 해상도를 정량화하는 다른 방법은 영상에서 구분할 수 있는 정현파 입력에서 인접한 두 개의 최대(혹은 최소)값 사이의 분리된 최소 거리(mm)를 사용하는 것이다. 의학 영상시스템의 입력이 진폭이 B이고, 주파수가 u인 정현파 신호 $f(x, y) = B\sin(2\pi ux)$라 하자. 식 (3.5)와 (3.7)로부터 시스템의 출력은 아래와 같다.

$$g(x, y) = \text{MTF}(u)H(0, 0)B\sin(2\pi ux) \tag{3.17}$$

정현파 입력 $f(x, y)$의 두 개의 인접한 최대(혹은 최소)값 사이의 거리가 $1/u$임을 기억하라. 기록된 영상 $g(x, y)$ 또한 정현파이고 두 인접한 최대(혹은 최소)값 사이의 거리가 $1/u$이다. 그러나 출력 영상의 진폭은 입력의 진폭에 공간 주파수 u에서의 변조 전달 함수를 곱한 것과 같다. 실제에서 공간 차단 주파수가 u_c인 경우, $u \le u_c$에서 $\text{MTF}(u) \ne 0$이고, $u > u_c$에서 $\text{MTF}(u) = 0$이므로 $g(x, y) = 0$이 된다. 이 경우 시스템의 해상도는 $1/u_c$이다.

예제 3.3

그림 3.3에 있는 변조 전달 함수는 공간 주파수가 0.8mm^{-1}보다 클 경우 0이다.

문제 이 시스템의 해상도를 구하라?

해답 주어진 변조 전달 함수를 갖는 시스템의 해상도는 $1/(0.8\text{mm}^{-1}) = 1.25\text{mm}$이다. 이 시스템에서 공간 주파수가 0.8mm^{-1}보다 큰 물체의 미세 구조는 시스템의 출력에서 볼 수 없다.

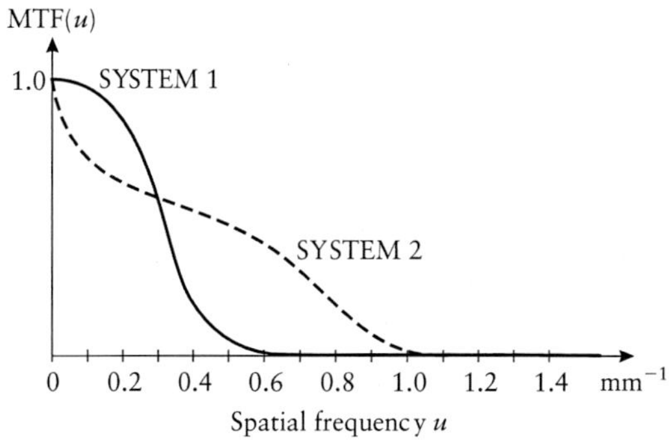

그림 3.7 두 영상시스템의 변조 전달 함수 곡선의 비교

앞에서의 언급으로부터 대조도와 해상도의 관점에서 두 개의 영상시스템을 비교하고자 할 때, 변조 전달 함수는 효과적으로 사용될 수 있다. 두 개의 시스템에서 변조 전달 함수가 유사한 형태를 가지고 차단 주파수 u_c가 다르다면, 높은 변조 전달 함수를 가진 것이 대조도와 해상도의 관점에서 우수하다고 할 수 있다. 예를 들면, 그림 3.4의 첫 번째 방사선 영상시스템 영상이 대조도와 해상도의 관점에서 세 번째 영상보다 좋다.

만약 변조 전달 함수 곡선이 다른 형태이면, 상황은 좀 더 복잡해진다. 그림 3.7은 두 개의 영상시스템(시스템 1과 시스템 2)에서의 변조 전달 함수를 보여 주고 있다. 시스템 1은 저 주파수에서 대조가 좋으므로 영상의 거친 부분에서 세부 구조물 관측에 용이하다. 반면 시스템 2는 고주파수에서 대조도가 좋으므로 영상의 미세 구조물 관측에 용이하다. 변조 전달 함수로 정량화되는 대조도는 공간 주파수의 함수이므로 일종의 주파수 대 주파수로 구분될 수 있다. 여기에 언급한 대로 공간 해상도는 주파수에 의존적이지 않으므로, "더 좋은 해상도"라는 맥락에서 직접 변조 전달 함수를 비교하는 것은 어렵다. 위에서 언급한 것처럼 점 확산 함수 혹은 선 확산 함수의 반치 폭은 가장 직접적인 해상도의 측정 기준이다. 변조 전달 함수로부터 시스템 해상도에 대한 더 깊은 이해는 높은 공간 주파수와 차단 주파수 에서의 변조 전달 함수 값에 기인한다.

변조 전달 함수는 선 확산 함수로부터 직접적으로 얻을 수 있다. 식 (3.7)과 (3.16)에서

$$\text{모든 } u\text{에 대해,} \quad \mathrm{MTF}(u) = \frac{|L(u)|}{L(0)} \tag{3.18}$$

그러므로 변조 전달 함수는 선 확산 함수의 1D 퓨리에 변환의 크기와 같다. 다음 예제는 이러한 관계가 변조 전달 함수로부터 직접적으로 의학 영상시스템의 반치 폭의 결정에 사용될 수 있음을 보여 준다.

예제 3.4

간혹 분석적인 함수가 점 확산 함수, 선 확산 함수 혹은 변조 전달 함수로 표현된다. 이런 함수는 관측된 데이터를 조정(fitting)하거나 함수의 형태에 대한 가설을 단순화 한다. 의학 영상시스템의 변조 전달 함수가 아래와 같이 주어졌다고 하자.

$$\mathrm{MTF}(u) = e^{-\pi u^2} \tag{3.19}$$

문제 시스템의 반치 폭을 구하라?

해답 1D 퓨리에 변환과 $|L(u)| = \mathrm{MTF}(u)$를 사용하여 $l(x) = e^{-\pi x^2}$를 구한다. 반치 폭은 FWMH $= 2x_0$로부터 구할 수 있다. 여기서 x_0는

$$e^{-\pi x_0^2} = \frac{1}{2} \tag{3.20}$$

이로부터 반치 폭은 $2\sqrt{\ln 2/\pi}$이다.

3.3.4 서브시스템의 직렬연결

의학 영상시스템은 2.3.4절에 소개된 것처럼 선형 이동 불변 서브시스템들의 직렬연결로 모델링된다. 따라서 기록된 영상 $g(x, y)$는 첫 번째 서브시스템의 점 확산 함수와 입력 영상 $f(x, y)$의 컨볼루션과 이어지는 두 번째 서브시스템과의 컨볼루션이 계속되는 것으로 모델링된다(2.3.4절 참조). 예를 들면, 점 확산 함수가 $h_1(x, y), h_2(x, y), \ldots, h_k(x, y)$인 K개의 서브시스템이 있을 경우 출력은

$$g(x, y) = h_K(x, y) * \cdots * (h_2(x, y) * (h_1(x, y) * f(x, y))) \tag{3.21}$$

전체 시스템에서의 화질은 대조도와 해상도의 관점에서 각 서브시스템의 화질을 고려하여 예상할 수 있다.

만약 해상도를 반치 폭을 사용하여 정량화 된다면, 전체 시스템의 반치 폭은 각 서브시스템의 반치 폭인 $R_1, R_2, \ldots, R_K$로부터 아래와 같이 대략적으로 결정할 수 있다.

$$R = \sqrt{R_1^2 + R_2^2 + \cdots + R_K^2} \tag{3.22}$$

전체 반치 폭 R은 가장 값이 큰(즉, 해상도가 가장 낮은) 항에 많은 영향을 받는다. 따라서 주어진 서브시스템에서의 해상도의 작은 개선은 전체 시스템에 영향을 미치지 못 한다. 다음 예제는 의학 영상시스템이 가우시안 점 확산 함수를 가지는 서브시스템들로 구성되어 있다면, 식 (3.22)는 전체 시스템의 정확한 반치 폭값을 예상할 수 있게 한다.

예제 3.5

아래와 같은 가우시안 점 확산 함수를 가진 두 개의 서브시스템으로 구성된 점 확산 함수 $h(x)$인 1D 의학 영상시스템이 있다고 하자.

$$h_1(x) = \frac{1}{\sqrt{2\pi}\sigma_1} \exp\left\{\frac{-x^2}{2\sigma_1^2}\right\} \quad \text{and} \quad h_2(x) = \frac{1}{\sqrt{2\pi}\sigma_2} \exp\left\{\frac{-x^2}{2\sigma_2^2}\right\} \tag{3.23}$$

문제 시스템의 반치 폭을 구하라.

해답 서브시스템 h_1과 h_2의 반치 폭이 각각 R_1과 R_2이고, $R_1 = 2x_1$, $R_2 = 2x_2$이면, 여기서 x_1과 x_2는 다음과 같다.

$$h_1(x_1) = \frac{1}{\sqrt{2\pi}\sigma_1} \exp\left\{\frac{-x_1^2}{2\sigma_1^2}\right\} = \frac{1}{2\sqrt{2\pi}\sigma_1} \tag{3.24}$$

$$h_2(x_2) = \frac{1}{\sqrt{2\pi}\sigma_2} \exp\left\{\frac{-x_2^2}{2\sigma_2^2}\right\} = \frac{1}{2\sqrt{2\pi}\sigma_2} \tag{3.25}$$

식 (3.24)와 (3.25)를 계산하면

$$R_1 = 2\sigma_1\sqrt{2\ln 2} \quad \text{and} \quad R_2 = 2\sigma_2\sqrt{2\ln 2} \tag{3.26}$$

예제 2.4로부터 전체 시스템의 점 확산 함수 $h(x)$는 다음과 같다.

$$h(x) = h_1(x) * h_2(x) = \frac{1}{\sqrt{2\pi(\sigma_1^2 + \sigma_2^2)}} \exp\left\{\frac{-x^2}{2(\sigma_1^2 + \sigma_2^2)}\right\} \tag{3.27}$$

이 시스템의 반치 폭 R은 $R = 2x_0$때이다. 여기서 x_0는 다음과 같다.

$$h(x_0) = \exp\left\{\frac{-x_0^2}{2(\sigma_1^2 + \sigma_2^2)}\right\} = 0.5 \tag{3.28}$$

이로부터 다음을 구할 수 있다.

$$R = 2\sqrt{\sigma_1^2 + \sigma_2^2}\sqrt{2\ln 2} \tag{3.29}$$

변조 전달 함수를 이용하여 대조도와 해상도를 정량화할 수 있다면, 전체 시스템의 변조 전달 함수는

$$\text{MTF}(u, v) = \text{MTF}_1(u, v)\text{MTF}_2(u, v) \cdots \text{MTF}_K(u, v) \tag{3.30}$$

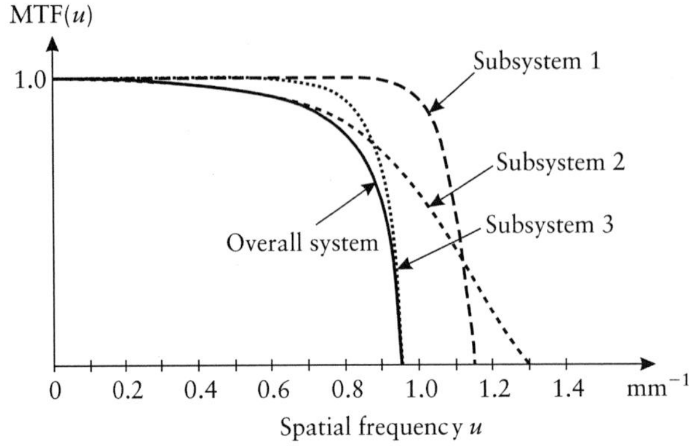

그림 3.8 의학 영상시스템의 세 서브시스템의 변조 전달 함수 곡선과 전체 시스템의 변조 전달 함수 곡선.

각 서브시스템의 변조 전달 함수, $\mathrm{MTF}_k(u, v)$, $k = 1\ 2, \ldots, K$로 표시된다.

이것은 식 (3.9)와 각 서브시스템의 주파수 응답 $H_e(u, v)$, $k = 1\ 2, \ldots, K$으로 전체 시스템의 주파수 응답이 아래와 같다는 사실의 직접적인 결과이다.

$$H(u, v) = H_1(u, v)H_2(u, v)\cdots H_K(u, v) \tag{3.31}$$

그림 3.8은 전체 시스템의 변조 전달 함수 곡선과 의학 영상시스템의 각 서브시스템의 변조 전달 함수 곡선을 보여 주고 있다. 만약 하나의 서브시스템에서 어떤 공간 주파수에서 작은 값을 가지면 전체 시스템의 변조 전달 함수도 같은 공간 주파수에서 작은 값을 가지게 된다. 다른 말로 표현하면, 전체 시스템의 변조 전달 함수는 각 서브시스템의 변조 전달 함수보다 작은 값을 가진다. 이러한 사실은 식 (3.30)에서 알 수 있고, 이는 모든 $k = 1\ 2, \ldots, K$에서 $\mathrm{MTF}_k(u, v) \le 1$이면 다음과 같다.

$$\text{모든 } u, v\text{에서,} \quad \mathrm{MTF}(u, v) \le \mathrm{MTF}_k(u, v) \tag{3.32}$$

그러므로 대조도와 해상도의 관점에서 의학 영상시스템의 전체 질은 각 서브시스템의 질보다 열등하다.

앞에서 언급한 바와 같이, 의학 영상시스템의 해상도는 자체의 점 확산 함수 혹은 선 확산 함수로 명시될 수 있다. 몇몇 의학 영상시스템에서 어떤 물질로 만들어진 매우 작은 점과 선으로 구성된 물체를 만들 수 있다. 예를 들면, 핵의학 카메라의 해상도를 측정하기 위하여 매우 작은 고 방사성의 점 혹은 선 선원을 만들 수 있다. 의학 영상시스템을 선형 이동 불변시스템으로 수학적으로 모델링할 때, 이러한 물체들에 대한 출력이 각각 점 확산 함수와 선 확산 함수가 된다. 이것은 두 개의 중요한 응답 함수를 계산하는 실제적인 방법이다.

앞의 설명으로부터 공간 해상도와 영상 대조도는 매우 긴밀히 연관되어 있는데, 그 이유는 해상도를 측정하는 점 확산 함수와 선 확산 함수의 퓨리에 변환이 변조 전달 함수이기 때문이다. 실제로 공간 해상도는 영상에서 물체의 대조도를 보존할 수 있는 영상시스템의 성능으로 간주된다. 왜냐하면 낮은 해상도는 영상을 흐리게 하고 이는 실제로 대조도를 낮춘다.

비 등방형 시스템에서 점 확산 함수를 지나는 횡단면은 방향에 따라 다르다; 그러므로 시스템은 방향에 의존하는 해상도를 가진다. 이러한 시스템의 좋은 예는 초음파 영상시스템이다. 이 경우 거리 해상도(전극의 축 방향)는 대체로 측면 해상도(전극의 축과 수직 방향)보다 우수하다(자세한 내용은 10장 참조). 비 등방성 경우의 변조 전달 함수는 식 (3.9)에 주어져 있다.

의학 영상시스템이 선형이지만 이동 불변이 아닐 수 있다. 이 경우 해상도는 공간에 의존한다. 이러한 경우는 초음파 시스템에서 발생하는데, 이는 전극으로부터 거리가 증가함에 따라 음향 에너지가 퍼져나가기 때문이다. 이것은 측면 해상도의 열화와 일치하는 반치 폭을 증가시킨다. 핵 의학에서 바늘 구멍 시준기 혹은 초점 시준기에서의 확대 또한 공간적으로 의존적인 해상도를 만든데 이 경우 영상에서의 해상도는 정확한 기하학적 방법으로 물체내의 실제 해상도와 연관되어 있다.

3.3.5 해상도 도구

높은 해상도를 가진 영상은 낮은 해상도를 가진 영상보다 선호도가 높은데 이는 높은 해상도의 영상이 더 많은 세부적인 것을 표현할 수 있기 때문이다. 해상도는 어떤 주어진 테스트 패턴의 세부적인 것을 영상화할 수 있는 시스템의 성능이라는 관점에서 쉽게 정량화 된다. 예를 들면, 특정 시스템에 대한 해상도를 측정하는 하나의 공통적인 방법은 그림 3.9에 있는 것처럼 해상도 도구 혹은 막대모양 팬텀이라 불리는 것을 영상화하는 것이다. 이 도구는 특정 폭을 가진 많은 평행선으로 구성되어 있고 선과 선사이의 간격은 선의 폭과 같다(즉 전체의 듀티 사이클은 50퍼센트이다). 각 그룹은 밀리미터당 선 쌍(line pair)(lp/mm)으로 측정되는 선들의 밀도로 구분된다. 이 도구는 해상도를 측정하고자 하는 시스템을 통하여 영상화되고, 시스템의 해상도는 출력에서 구분될 수 있는 가장 가는 선의 주파수(lp/mm)이다. 예를 들면, 투과 방사선 영상시스템에서의 해상도는 6~8 lp/mm이고, 컴퓨터 단층 촬영 스캐너에서는 2 lp/mm 이다.

3.3.6 시간 및 주파수 해상도

공간 주파수와 점 확산 함수, 선 확산 함수 및 반치 폭에 수록된 개념에 대한 앞의 내용들이 시간 및 주파수 해상도에도 같이 적용된다. 시간 해상도는 시간에서 분리된 두 개의 이벤트

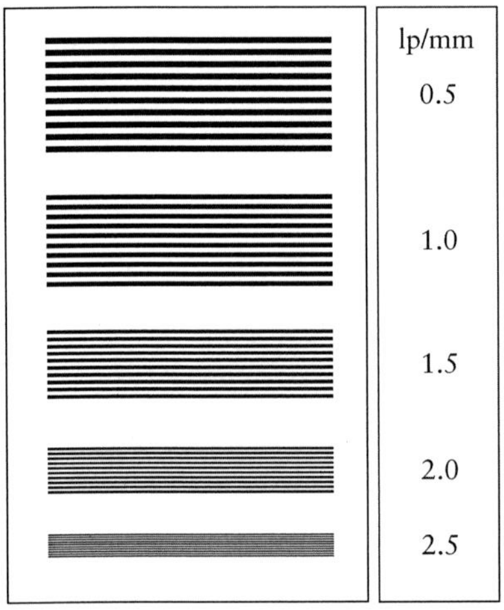

그림 3.9 해상도 도구 혹은 막대모양 팬텀

를 분리할 수 있는 능력이다. 주파수 해상도는 두 개의 다른 주파수(혹은 같은 뜻으로 에너지)를 구분할 수 있는 능력이다. 개념적으로 점 확산 함수와 동등한 것을 만들기 위하여 하나의 시간(single time) 혹은 단일-에너지(single energy) 과정(즉 시간 혹은 에너지에서의 점 임펄스)으로부터의 시간 혹은 에너지 함수로부터 관측된 이벤트의 주파수 분포 히스토그램을 만든다. 점 확산 함수에서 한 것처럼 이상적인 시스템 응답은 델타 함수가 될 것이고 실제 반치 폭(시간과 에너지에서)은 해상도를 정량화한다. 바꾸어 말하면, 점 확산 함수의 개념이 공간에서 이벤트에 대하여 적용한 것처럼 시간 혹은 주파수의 이벤트에도 똑같이 적용된다.

3.4 잡음

의학 영상시스템에서 원하지 않는 특성이 잡음이다. 잡음은 영상에 있는 어떤 형태의 임의의 변동에 대한 총칭이며 화질에 직접적인 효과를 준다; 잡음이 증가함에 따라 화질은 감소한다. 선원(source)와 잡음의 양은 사용하는 영상 방법과 의학 영상시스템에 달려 있다. 예를 들면, 투영 방사선 영상법에서 X-선은 양자 혹은 광자로 불리는 에너지의 이산 패킷으로 검출기에 도착한다. 이렇게 이산적으로 도착하는 특성으로 인하여 양자 반점이라 불리는 임의의 변동이 발생된다. 이것은 X-선 영상에 질감 혹은 낟알 모양을 만든다. 반면, 자기공명 영상에서는 핵 스핀 시스템으로 인한 무선 주파수 펄스가 증폭기에 연결된 안테나에서 감지된다. 이런 신호는 매우 낮은 전력을 가지므로 자연적인 열적 진동으로 인하여 안테나에서 발생된 신호와 서로 섞인다. 열적 진동은 예상할 수 없는 — 즉, 임의의 신호임 — 자기

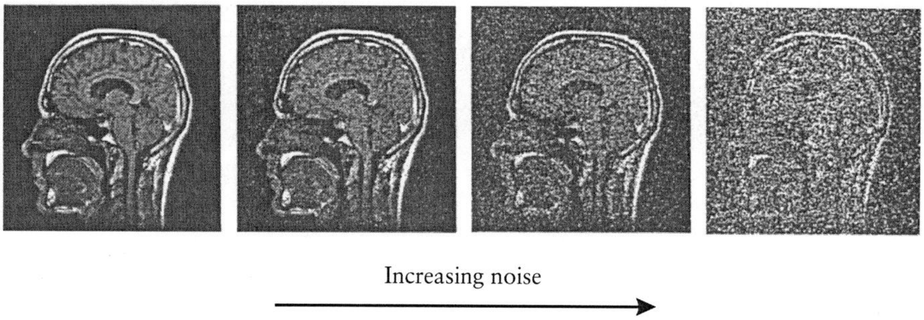

그림 3.10 화질에서 잡음 효과 잡음 혼합이 증가함에 따라 화질이 급격히 감소된다.

공명영상에서 잡음의 한 종류이다. 잡음 증가에 대한 영향이 그림 3.10에 있다.

의학 영상시스템에서의 잡음의 근원은 본 교재의 후반에서 깊이 있게 설명될 특정 영상 기법의 물리와 기구물에 의존한다. 이 절의 주된 목적은 수학적으로 잡음을 특성화하는 데 사용된 도구들을 소개하는 것이다. 잡음을 특성화하기 위한 일반적인 방법은 잡음을 임의의 이벤트 혹은 실험에서의 숫자적 출력으로 생각하는 것이다. 예를 들면, 핵의학에서 어떤 방사성 선원에서 감마선과 광자가 방출되고 이들은 검출기에 의해 기록된다. 비록 정해진 물리적 특성(광자 에너지와 감쇠율 같은)에 의한 제어되지만, 방사선 감쇠의 특정 현상은 임의로 일어난다: 광자는 임의의 방향으로 임의의 시간에 방출된다. 그러므로 순수하게 결정 변수로부터 예상되는 값으로부터 벗어나는 편차를 잡음으로 간주한다. 방사선 방출의 임의의 현상부터 야기되는 이러한 편차는 모든 핵의학 영상에 존재하는 잡음이다.

3.4.1 확률 변수

랜덤 이벤트와 실험과 관련된 숫자적 양을 확률 변수라 한다. 실험에 따라 다른 값들이 측정될 수도 있다 — 즉, 실험은 랜덤 출력을 가진다. 확률 변수는 수학적으로 $P_N(\eta)$로 표시하며, 확률 분포 함수(PDF)는 아래와 같다.

$$P_N(\eta) = \Pr[N \leq \eta] \tag{3.33}$$

여기서는 $\Pr[\cdot]$는 확률을 나타낸다. PDF는 확률 변수 N이 η보다 작거나 같을 확률을 나타낸다. $0 \leq P_N(\eta)$, $P_N(-\infty) = 0$, $P_N(\infty) = 1$이고, $\eta_1 \leq \eta_2$일 때, $P_N(\eta_1) \leq P_N(\eta_2)$이다.

3.4.2 연속 확률 변수

만약 $P_N(\eta)$이 η에 대하여 연속함수이면, N은 연속 확률 변수이다. 확률 변수는 확률 밀도 함수(pdf)로 표시된다.

$$p_N(\eta) = \frac{dP_N(\eta)}{d\eta} \tag{3.34}$$

확률 밀도 함수는 아래 세 가지 조건을 만족한다.

$$p_N(\eta) \geq 0 \tag{3.35}$$

$$\int_{-\infty}^{\infty} p_N(\eta)\, d\eta = 1 \tag{3.36}$$

$$P_N(\eta) = \int_{-\infty}^{\eta} p_N(u)\, du \tag{3.37}$$

특히 확률 변수의 확률 밀도 함수가 알려져 있지 않은 경우도 있다. 확률 변수는 종종 기대 값으로 특성화되기도 한다.

$$\mu_N = E[N] = \int_{-\infty}^{\infty} \eta p_N(\eta)\, d\eta \tag{3.38}$$

이는 평균값으로도 불리기도 하며, 분산은 아래와 같다.

$$\sigma_N^2 = \mathrm{Var}[N] = E[(N - \mu_N)^2] = \int_{-\infty}^{\infty} (\eta - \mu_N)^2 p_N(\eta)\, d\eta \tag{3.39}$$

여기서, $E[\cdot]$와 $Var[\cdot]$는 각각 기대값과 분산을 나타낸다. 분산의 평방근은 확률 변수 N의 표준 편차이다.

기대값은 확률 변수의 평균이고, 반면에 표준편차는 평균에 대한 확률 변수의 "평균" 변동 값이다. 표준 편차가 클수록, 확률 변수는 "더욱더 랜덤"하다. 표준 편차가 0에 접근할수록 확률 변수의 관측되는 값들은 평균값 주위로 더 가까이 모이게 되고, 0에서는 확률 변수가 상수 μ_N이 된다.

균일 확률 변수 확률 변수 N의 확률 밀도 함수가 아래와 같고, 구간 $[a, b]$에서 균일한 값을 가진다.

$$p_N(\eta) = \begin{cases} \dfrac{1}{(b-a)}, & \text{for } a \leq \eta < b \\ 0, & \text{otherwise} \end{cases} \tag{3.40}$$

이 경우, 확률 분포 함수는 아래와 같다

$$P_N(\eta) = \begin{cases} 0, & \text{for } \eta < a \\ \dfrac{\eta - a}{b - a}, & \text{for } a \le \eta \le b \\ 1, & \text{for } \eta > b \end{cases} \tag{3.41}$$

반면, 기대값과 분산은 각각 다음과 같다.

$$\mu_N = \frac{a+b}{2} \quad \text{and} \quad \sigma_N^2 = \frac{(b-a)^2}{12} \tag{3.42}$$

가우시안 확률 변수 확률 변수 N의 확률 밀도 함수는 아래와 같다.

$$p_N(\eta) = \frac{1}{\sqrt{2\pi\sigma^2}} e^{-(\eta-\mu)^2/2\sigma^2} \tag{3.43}$$

확률 분포 함수는 다음과 같다.

$$P_N(\eta) = \frac{1}{2} + \text{erf}\left(\frac{\eta - \mu}{\sigma}\right) \tag{3.44}$$

여기서, erf(x)는 에러 함수로 아래와 같다.

$$\text{erf}(x) = \frac{1}{\sqrt{2\pi}} \int_0^x e^{-u^2/2}\, du \tag{3.45}$$

기대 값과 분산은 각각 다음과 같다.

$$\mu_N = \mu \quad \text{and} \quad \sigma_N^2 = \sigma^2 \tag{3.46}$$

식 (3.45)의 적분은 닫힌 형식으로 계산되지 않지만 수학책에서 부록의 표로 만들어져 주어지므로 대부분의 수학, 통계학, 공학의 소프트웨어 패키지를 사용하여 값을 구할 수 있다.

예제 3.6

확률 분포 함수는 식 (3.37)을 사용하여 해당되는 확률 밀도 함수를 적분함으로써 구할 수 있다.

문제 직접 적분하여 식 (3.44)를 증명하라.

해답 평균이 μ이고 분산이 σ^2인 가우시안 확률 변수의 확률 분포 함수를 구하라.

$$
\begin{aligned}
P_N(\eta) &= \int_{-\infty}^{\eta} p_N(\tau)\,d\tau \\
&= \int_{-\infty}^{\eta} \frac{1}{\sqrt{2\pi\sigma^2}} e^{-(\tau-\mu)^2/2\sigma^2}\,d\tau \\
&= \frac{1}{\sqrt{2\pi\sigma^2}} \int_{-\infty}^{\frac{\eta-\mu}{\sigma}} e^{-t^2/2}\sigma\,dt, \quad \text{let } t = \tfrac{\tau-\mu}{\sigma} \\
&= \frac{1}{\sqrt{2\pi}} \int_{-\infty}^{0} e^{-t^2/2}\,dt + \operatorname{erf}\left(\frac{\eta-\mu}{\sigma}\right) \\
&= \frac{1}{2} + \operatorname{erf}\left(\frac{\eta-\mu}{\sigma}\right)
\end{aligned}
$$

마지막 관계식을 얻기 위해서 $\frac{1}{\sqrt{2\pi}}e^{-t^2/2}$는 표준 가우시안 확률 변수의 확률 밀도 함수이고 $t = 0$을 중심으로 대칭이라는 사실을 이용하였다.

일반적으로, 평균과 분산은 특정 확률 변수를 유일하게 표시하지 않다. 이러한 사실은 μ_n과 σ_N^2가 주어졌을 때, 같은 평균과 분산을 만들 수 있는 확률 밀도 함수가 한 개 이상 존재함을 의미한다. 그러나 가우시안 확률 변수인 경우 확률 밀도 함수는 평균과 분산으로 유일하게 표시된다.

일반적으로 의학 영상시스템에서의 잡음은 많은 수의 독립된 잡음 소오스의 합으로 표시된다. 확률에서 중심 극한 정리에 따르면, 많은 수의 독립된 확률 변수들의 합의 분포가 가우시안 확률 변수가 된다. 그러므로 의학 영상에서 잡음을 가우시안 확률 변수로 모델링하는 것은 타당하다.

3.4.3 이산 확률 변수

확률 변수 N이 $\eta_1, \eta_2, \ldots, \eta_k$를 가진다고 하면, 이는 이산 확률 변수이다. 확률 변수는 확률 질량 함수 $\Pr[N = \eta_i]$로 표시되며, 여기서 $\Pr[N = \eta_i]$는 확률 변수 N이 특별한 값 η_i일 때의 확률 값이다. 확률 질량 함수는 아래 세 가지 특성을 만족한다.

$$\text{모든 } i = 1, 2, \ldots, k \text{ 에 대해}, \quad 0 \le \Pr[N = \eta_i] \le 1 \tag{3.47}$$

$$\sum_{i=1}^{k} \Pr[N = \eta_i] = 1 \tag{3.48}$$

$$P_N(\eta) = \Pr[N \leq \eta] = \sum_{\text{all } \eta_i \leq \eta} \Pr[N = \eta_i] \tag{3.49}$$

이는 $k \to \infty$일 때, 즉, 무한한 수의 출력(셀 수 있는)이 가능하다는 것을 의미한다.

이산 확률 변수의 경우, 평균은

$$\mu_N = \mathrm{E}[N] = \sum_{i=1}^{k} \eta_i \Pr[N = \eta_i] \tag{3.50}$$

이고, 분산은

$$\sigma_N^2 = \mathrm{Var}[N] = \mathrm{E}[(N - \mu_N)^2] = \sum_{i=1}^{k} (\eta_i - \mu_N)^2 \Pr[N = \eta_i] \tag{3.51}$$

이다. 식 (3.38)과 식 (3.39)의 적분이 식 (3.50)과 식 (3.51)에서 합으로 표시된다.

포아손 확률 변수 N이 이산 확률 변수이고, 0, 1, ... 을 가지며, 확률 질량 함수는 다음과 같다.

$$\text{모든 } k = 0, 1, \ldots \text{에서,} \quad \Pr[N = k] = \frac{a^k}{k!} e^{-a} \tag{3.52}$$

여기서 $a > 0$인 실수 파라미터이다. N는 포아손 확률 변수이고 평균과 분산은 아래와 같다.

$$\mu_N = a \tag{3.53}$$

$$\sigma_N^2 = a \tag{3.54}$$

포아손 확률 변수는 의학 영상시스템과 특히 방사선과 핵의학 영상에서 중요한 역할은 한다. 예를 들면, X-선 영상 증배관에서 단위 면적당 광자수의 분포 혹은 핵의학 영상에서 방사성 트레이서에 의해 만들어진 광자의 통계적 특성화를 표현하여 사용된다.

예제 3.7

X-선 영상시스템에서 시간 t 내에 검출기에 도착하는 광자수를 모델링하기 위하여 사용하는 포아손 확률 변수는 포아손 프로세스가 되며 $N(t)$로 표시된다. $N(t)$의 확률 질량 함수는

$$\Pr[N(t)=k]=\frac{(\lambda t)^k}{k!}e^{-\lambda t}$$

여기서 λ는 X-선 광자의 평균 도착율이다.

문제 시간 t 내에 광자가 하나도 검출되지 않을 확률을 구하라.

해답 시간 t 내에 광자가 하나도 검출되지 않을 확률은 다음과 같다.

$$\Pr[N(t)=0]=\frac{(\lambda t)^0}{0!}e^{-\lambda t}=e^{-\lambda t}$$

예제 3.8

예제 3.7의 포아손 프로세서에서 첫 번째 광자가 도착하는 시간이 확률 변수인데 이를 T라고 하자.

문제 확률 변수 T의 확률 밀도 함수 $p_T(\tau)$를 구하라.

해답 첫 번째 도착하는 광자의 도착시간이 $t < T < t + \Delta t$ 구간 내에 있다고 하자. 매우 작은 Δt에서,

$$\text{Prob}[t < T < t+\Delta t] \approx p_T(t)\Delta t$$

이다. 이 경우, 구간 $[0, t]$에는 광자가 도착하지 않고, 하나의 광자만 구간 $[t, t + \Delta t]$에서 도착한다. 예제 3.7에서

$$\text{Prob}[\text{시간 } t\text{에 광자가 검출되지 않음}] = e^{-\lambda t}$$

구간 $[t, t + \Delta t]$ 하나의 광자만 도착할 확률은

$$\text{Prob}[\text{구간 } [t, t+\Delta t]\text{에서 하나의 광자만 검출}] = \frac{(\lambda\Delta t)^1}{1!}e^{-\lambda\Delta t}=\lambda\Delta t\, e^{-\lambda\Delta t}$$

지수 함수에 테일러 급수를 사용하면,

$$e^x = 1+x+\frac{x^2}{2!}+\frac{x^3}{3!}+\cdots$$

이고, Δt가 매우 작을 경우(0에 접근할 경우) 근사적으로 표현하면

$$\text{Prob}[\text{구간 } [t, t + \Delta t]\text{에서 하나의 광자만 검출}] \approx \lambda \Delta t$$

여기서 Δt의 이차항은 무시되었다. 위의 사실들로부터

$$\begin{aligned} p_T(\tau)\Delta t &\approx \text{Prob}[\text{시간 } t\text{에 광자가 검출되지 않음}] \\ &\quad \cdot \text{Prob}[\text{구간에서 } [t, t + \Delta t]\text{하나의 광자만 검출}] \\ &\approx e^{-\lambda t} \cdot \lambda \Delta t \end{aligned}$$

$\Delta t \to 0$할 경우, 모든 근사항들이 보다 근접된 값을 가지게 되며, 양쪽 변을 Δt로 나누면

$$p_T(t) = \lambda e^{-\lambda t}, \qquad t \in [0, \infty)$$

이다. 확률 변수 T의 확률 밀도 함수는 지수 확률 변수이다.

3.4.4 독립 확률 변수

영상 실험에서 하나 이상의 확률 변수를 고려하는 것이 일반적이다. 확률 변수 전체를 특성화하기 위하여 요구되는 이론은 확률 분포, 밀도 및 질량 함수의 정의와 함께 하나의 확률 변수에 대한 이론을 따른다. 그러나 본 교재에서는 독립 확률 변수의 합과 관련된 단순화된 이론을 다룬다. 일반적으로 어떤 확률 변수에 대한(즉, 부분적인 관측을 하는) 특별한 언급이 없으면 통계적으로 말해 나머지 확률 변수는 독립적이다.

확률 밀도 함수가 $p_1(\eta), p_2(\eta), \ldots, p_m(\eta)$인 확률 변수 $N_1, N_2, \ldots, N_m$가 있다고 하자. 이러한 확률 변수의 합 S는 확률 변수이고, 확률 밀도 함수는 $p_S(\eta)$이다. S의 평균은 $N_1, N_2, \ldots, N_m$의 평균의 합이다. 즉,

$$\mu_S = \mu_1 + \mu_2 + \cdots + \mu_m \tag{3.55}$$

여기서 $\mu_1, \mu_2, \ldots, \mu_m$는 위에서 주어진 확률 밀도 함수들의 평균이다. 이 경우 각 확률 변수는 독립일 필요가 없다.

확률 변수가 독립일 경우, S의 분산은 각 분산의 합과 같다.

$$\sigma_S^2 = \sigma_1^2 + \sigma_2^2 + \cdots + \sigma_m^2 \tag{3.56}$$

표준 편차가 아닌 분산은 서로 더해질 수 있다. 또한 확률 변수들이 독립인 경우, S의 확률 밀도 함수는

$$p_S(\eta) = p_1(\eta) * p_2(\eta) * \cdots * p_m(\eta) \tag{3.57}$$

여기서 $*$는 컨볼루션이다. 합하여진 확률 변수의 분산은 더해지며, 확률 밀도 함수는 식 (3.57)과 같이 쉽게 결정된다는 사실은 확률 변수가 독립일 경우 얻어지는 소중한 결과이다. 이와 같은 사실들은 6장에서 컴퓨터 단층촬영 영상에 대한 근사적인 잡음과 신호 대 잡음비를 유도하는 데 사용된다.

예제 3.9 각 평균이 0이고 분산이 σ^2인 가우시안 확률 변수 N_1과 N_2가 독립적일 때 이를 합한 확률 변수 S가 있다.

문제 합한 확률 변수(S)의 평균, 분산 및 확률 밀도 함수를 구하라.

해답 S의 평균은 0이다.

$$\mu_S = \mu_1 + \mu_2 = 0 + 0 = 0$$

S의 분산은 $2\sigma^2$이다.

$$\sigma_S^2 = \sigma_1^2 + \sigma_2^2 = \sigma^2 + \sigma^2 = 2\sigma^2$$

두 개의 가우시안 형태의 컨볼루션은 가우시안 형태가 된다는 사실을 이용하면, 확률 변수의 확률 밀도 함수는 가우시안이다. 가우시안 확률 밀도 함수는 평균과 분산으로 표현되므로, 다음을 얻을 수가 있다.

$$p_S(\eta) = \frac{1}{\sqrt{2\pi\sigma_S^2}} \exp\left\{\frac{-\eta^2}{2\sigma_S^2}\right\} = \frac{1}{\sqrt{4\pi\sigma^2}} \exp\left\{\frac{-\eta^2}{4\sigma^2}\right\}$$

3.5 신호 대 잡음비

본 교재에서는 의학 영상시스템의 출력 확률 변수 G(혹은 확률 변수들의 집합)는 f와 N의 두 개의 성분으로 구성되어 있다. f성분은 신호(결정 혹은 비 랜덤 신호)이고 G는 "실제" 값이며, 반면 N은 잡음으로 인한 랜덤 변동 혹은 오차 성분이다. 인체 내의 비정상적인 조건을 구분해내는 것은 관측된 신호 g 혹은 G가 주어진 조건의 특성에서 사실 값 f에 얼마나 "유사하는"가에 의존한다.

이를 정량화하기 위한 유용한 방법은 신호 대 잡음비를 사용하는 것이다. 신호 대 잡음비는 잡음 N에 대한 신호 f의 "세기"의 상대적인 비이다. 신호 대 잡음비의 값이 커질수록 g가 신호 f를 더 정확히 나타내고, 반면 신호 대 잡음비의 값이 작아질수록 g가 신호를 덜 정확히 표현한다. 그러므로 고화질을 얻기 위해서는 의학 영상시스템의 출력이 높은 신호 대

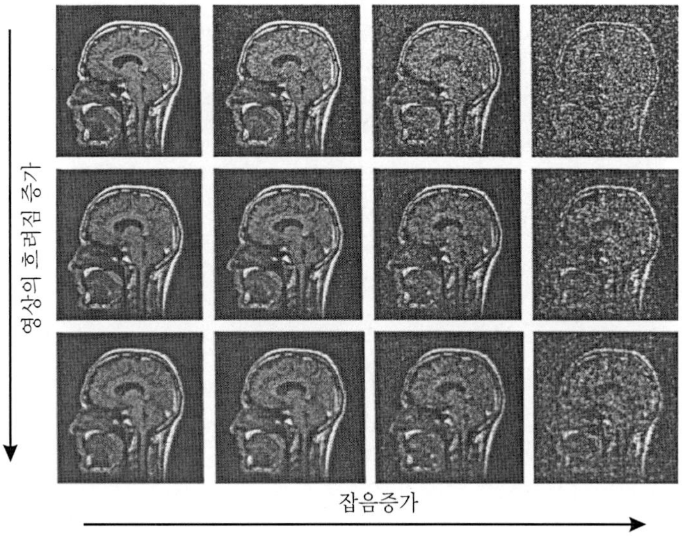

그림 3.11 신호 대 잡음비에서 잡음 증가에 따른 영상 흐림의 효과

잡음비를 가져야 한다.

"신호"를 생각하는 한 방법은 신호는 3.2절에서 설명한 바와 같이 영상에서의 변조 혹은 대조도이고, 반면 "잡음"은 3.4절에서 설명한 바와 같이 원하지 않는 랜덤 변동이다. 위에서 설명한 바와 같이 영상의 흐림은 대조도를 감소시키고 따라서 신호 대 잡음비도 감소되며; 잡음 또한 신호 대 잡음비를 감소시킨다. 그림 3.11은 신호 대 잡음비와 영상의 흐려짐과 잡음 효과를 보여 주고 있다; 왼편 위에서 오른편 아래로 감에 따라 신호 대 잡음비가 감소된다.

3.5.1 진폭 신호 대 잡음비

대부분 신호 대 잡음비는 신호의 크기 대 잡음의 크기 비이다.

$$\mathrm{SNR_a} = \frac{\mathrm{Amplitude}(f)}{\mathrm{Amplitude}(N)} \tag{3.58}$$

$\mathrm{SNR_a}$를 진폭 신호 대 잡음비라 한다. "신호"와 "잡음"이라고 말할 때 많이 사용되는 방법이다. 또한 진폭 신호 대 잡음비의 정확한 정의는 "신호의 크기"와 "잡음의 크기"를 서술하는 방법에 의존한다. 따라서 진폭 신호 대 잡음비는 경우에 따라 다르며, 정의는 상황에 따라 적용된다.

예제 3.10

투영 방사선 영상촬영법에서 X-선 영상 증배기의 단위 면적당 광자 수 G는 식 (3.52)의 포아손 분포를 따른다. 이 경우 신호 f는 단위 면적당 평균 광자 수(즉, G의 평균)이고, 잡음 N은 평균값을 중심으로 한 랜덤 변동이며, 그 크기는 G의 표준편차이다.

문제 이 시스템의 진폭 신호 대 잡음비를 구하라.

해답 식 (3.52)-(3.54)로부터 진폭 신호 대 잡음비는 아래와 같고,

$$\mathrm{SNR_a} = \frac{\mu_G}{\sigma_G} = \frac{\mu}{\sqrt{\mu}} = \sqrt{\mu} \tag{3.59}$$

이 값은 X-선의 순수 신호 대 잡음비이다. 이에 대하여 본 교재의 2부에서보다 자세한 설명을 한다. 이 값은 매우 중요하며 실제적 의미를 가지고 있다: 광자의 평균수 μ가 더 커질수록 신호 대 잡음비의 크기가 더 커지며 G의 랜덤 변동의 크기가 상대적으로 더 작아진다. 그러므로 많은 X-선 노출은 방사선 영상의 화질을 개선한다. 그러나 이온화 방사선의 노출량이 많아질수록 방사능에 의하여 만들어질 수 있는 암이 증가할 수 있다는 점을 알고 있어야 한다.

3.5.2 전력 신호 대 잡음비

신호 대 잡음비를 표현하는 다른 방법은 신호 전력 대 잡음 전력의 비이다.

$$\mathrm{SNR_p} = \frac{\mathrm{power}(f)}{\mathrm{power}(N)} \tag{3.60}$$

$\mathrm{SNR_p}$는 전력 신호 대 잡음비를 나타낸다. 전력 신호 대 잡음비의 정확한 정의는 "신호 전력"과 "잡음 전력"을 명기하는 방법에 의존한다. 따라서 진폭 신호 대 잡음비에서와 같이 전력 신호 대 잡음비는 경우에 따라 다르며, 특정 상황에 따라서 적응적으로 정의된다.

예제 3.11

$f(x, y)$가 점 확산 함수 $h(x, y)$이고, 잡음이 있는 의학 영상시스템의 입력이면 (x, y)에서의 출력은 평균이 $\mu_N(x, y)$이고, 분산이 $\sigma_N^2(x, y)$인 잡음 $N(x, y)$과 $h(x, y) * f(x, y)$로 구성된 확률 변수 $G(x, y)$이다.

문제 이 시스템의 전력 신호 대 잡음비를 구하라.

해답 이 시스템 출력의 전력 신호 대 잡음비는 다음과 같다.

$$\mathrm{SNR_p} = \frac{\int_{-\infty}^{\infty}\int_{-\infty}^{\infty} |h(x,y) * f(x,y)|^2\, dx\, dy}{\sigma_N^2} \tag{3.61}$$

여기서 잡음 전력은 분산 σ_N^2이다. 일반적으로 모든 (x, y)에서 잡음 값들은 서로 상관성이 없다고 가정한다.

$$\mu_N(x,y) = 0 \text{ 이며,} \quad \sigma_N(x,y) = \sigma_N \tag{3.62}$$

이런 잡음을 백색 잡음이라고 한다.

백색 잡음은 실제에서는 근사적으로 표현하기 어렵지만, 수학적으로는 단순한 모델로 표현할 수 있으므로 사용하기에 편리하다. 대부분의 경우 상관된 잡음을 고려하고, 이런 상관성에 대한 수학적 표현을 가정하는 것이 보다 정확하다. 이 경우, 잡음 평균과 분산이 (x, y) 위치에 상관없으면(광의의 정상잡음),

$$\mathrm{SNR_p} = \frac{\int_{-\infty}^{\infty}\int_{-\infty}^{\infty} |h(x,y) * f(x,y)|^2\, dxdy}{\int_{-\infty}^{\infty}\int_{-\infty}^{\infty} \mathrm{NPS}(u,v)\, dudv} \tag{3.63}$$

이 되며, 여기서

$$\mathrm{NPS}(u,v) = \lim_{x_0,y_0\to\infty} \frac{1}{4x_0y_0} \mathrm{E}\left[\left|\int_{-x_0}^{x_0}\int_{-y_0}^{y_0} [N(x,y) - \mu_N] \exp\left(-j2\pi(ux+vy)\right)\, dxdy\right|^2\right] \tag{3.64}$$

는 잡음 전력 스펙트럼이다. 식 (3.63)과 식 (2.97)의 파스발의 정리로부터,

$$\mathrm{SNR_p} = \frac{\int_{-\infty}^{\infty}\int_{-\infty}^{\infty} |H(u,v)|^2\ |F(u,v)|^2\, dudv}{\int_{-\infty}^{\infty}\int_{-\infty}^{\infty} \mathrm{NPS}(u,v)\, dudv} \tag{3.65}$$

$$= \frac{\int_{-\infty}^{\infty}\int_{-\infty}^{\infty} \mathrm{SNR_p}(u,v)\mathrm{NPS}(u,v)\, dudv}{\int_{-\infty}^{\infty}\int_{-\infty}^{\infty} \mathrm{NPS}(u,v)\, dudv} \tag{3.66}$$

여기서[식 (3.9 참조]

$$\mathrm{SNR_p}(u,v) = \frac{|H(u,v)|^2|F(u,v)|^2}{\mathrm{NPS}(u,v)} = \frac{\mathrm{MTF}^2(u,v)}{\mathrm{NPS}(u,v)}|F(u,v)|^2H^2(0,0) \tag{3.67}$$

는 주파수에 의존하는 전력 신호 대 잡음비이다. 주파수 의존 전력 신호 대 잡음비는 주어진 주파수에서 측정하고자 하는 선형 이동 불변시스템의 출력 신호와 잡음의 상대적인 "세기"로 정량화된다. 식 (3.66)과 (3.67)로부터 $\mathrm{SNR_P}(u, v)$는 대조도, 해상도, 잡음과 화질 사이의 관계를 보여 준다. 주어진 출력 잡음 레벨(즉, 고정된 잡음 전력 스펙트럼)과 주어진 입력 영상 $f(x, y)$에서 대조도와 해상도 특성(즉, 높은 변조 전달 함수)이 좋아질수록 더 좋은 화질(즉, 높은 출력 전력 신호 대 잡음비)을 얻을 수 있다.

3.5.3 차이 신호 대 잡음비

물체(혹은 타깃)가 배경 위에 있다고 하자. f_t와 f_b가 각각 타깃과 배경에서의 평균 영상 세기라고 하자. "신호"를 타깃의 면적 A에 대하여 적분한 타깃과 배경 사이의 평균 영상 세기의 차이라 하고, "잡음"을 배경의 면적 A에 대한 평균으로 영상 세기의 랜덤 변동이라 함으로써 유용한 신호 대 잡음비를 만들 수 있다. 이를 차이 신호 대 잡음비($\mathrm{SNR_{diff}}$)라 하며, 아래와 같다.

$$\mathrm{SNR_{diff}} = \frac{A(f_t - f_b)}{\sigma_b(A)} \tag{3.68}$$

여기서 $\sigma_b(A)$는 배경 면적 A에 대한 평균으로부터의 영상 세기 값의 표준편차이다. 식 (3.12)로부터

$$\mathrm{SNR_{diff}} = \frac{CAf_b}{\sigma_b(A)} \tag{3.69}$$

를 얻을 수 있으며, 이는 차이 신호 대 잡음비와 대조도의 관계이다.

예제 3.12 투영 방사선 영상법에서 타깃 주변의 배경영역에서 단위 면적당 평균 광자수가 f_b이면, $f_b = \lambda_b$이다. 여기서 λ_b는 단위 면적당 배경에서의 광자수는 포아손 확률 분포를 따르며 평균값이 된다. 이 경우 $\sigma_b(A) = \sqrt{\lambda_b A}$이다.

문제 차이 신호 대 잡음비를 얻기 위한 단위 면적당 배경 광자의 평균수를 구하라.

해답 식 (3.69)로부터

$$\mathrm{SNR}_{\mathrm{diff}} = \frac{CA\lambda_b}{\sqrt{A\lambda_b}} = C\sqrt{A\lambda_b} \tag{3.70}$$

식 (3.70)으로부터 차이 신호 대 잡음비는 방사선 노출(단위 면적당 평균 광자수 λ_b로 특성화됨)을 물체 면적에 곱한 제곱근 뿐만 아니라 대조도와도 비례한다. 주어진 차이 신호 대 잡음비로부터 단위 면적당 배경 광자의 평균수는

$$\lambda_b = \frac{\mathrm{SNR}^2_{\mathrm{diff}}}{C^2 A} \tag{3.71}$$

이다. 이 관계식은 Albert Rose에 의한 처음 제안되었기 때문에 Rose 모델로 알려져 있다. 좋은 화질을 유지하기 위해서는(즉, 영상의 높은 신호 대 잡음비를 얻기 위해서) 즉, 작고 낮은 대조도의 물체를 보고자 할 때 높은 방사선 선량이 요구 된다.

데시벨 신호 대 잡음비는 데시벨(dB)로 표시된다. 신호 대 잡음비가 진폭 신호 대 잡음비 혹은 차이 신호 대 잡음비와 같이 크기의 비일 때는

$$\mathrm{SNR\ (in\ dB)} = 20 \times \log_{10} \mathrm{SNR}\ \text{(크기의 비)} \tag{3.72}$$

신호 대 잡음비가 전력 신호 대 잡음비와 같이 전력의 비일 때는

$$\mathrm{SNR\ (in\ dB)} = 10 \times \log_{10} \mathrm{SNR}\ \text{(전력의 비)} \tag{3.73}$$

3.6 비 랜덤 효과

3.6.1 인공물

종종 화질에 영향을 미치는 문제는 해부학적 혹은 기능적 물체를 나타내지 못하게 하는 인공물로 알려진 영상 특징을 만드는 것이다. 인공물은 중요한 타깃을 희미하게 하여 정확한 영상특징을 잘못 해석되게 한다. 또한 영상에 “소음”를 첨가하여 관심있는 특징의 정확한 검출 및 특성을 손상시킨다.

인공물은 여러 가지 이유로 만들어지며, 영상화 과정의 어느 단계에서도 나타날 수 있다. 예를 들면, 투영 방사선 영상법에서 인공물은 X-선 선원에 의해 만들어지거나, 영상화할 필요가 없는 환자의 노출 부위를 피하기 위한 X-선 빔의 제한에 의해서 만들어지며, 영상화할

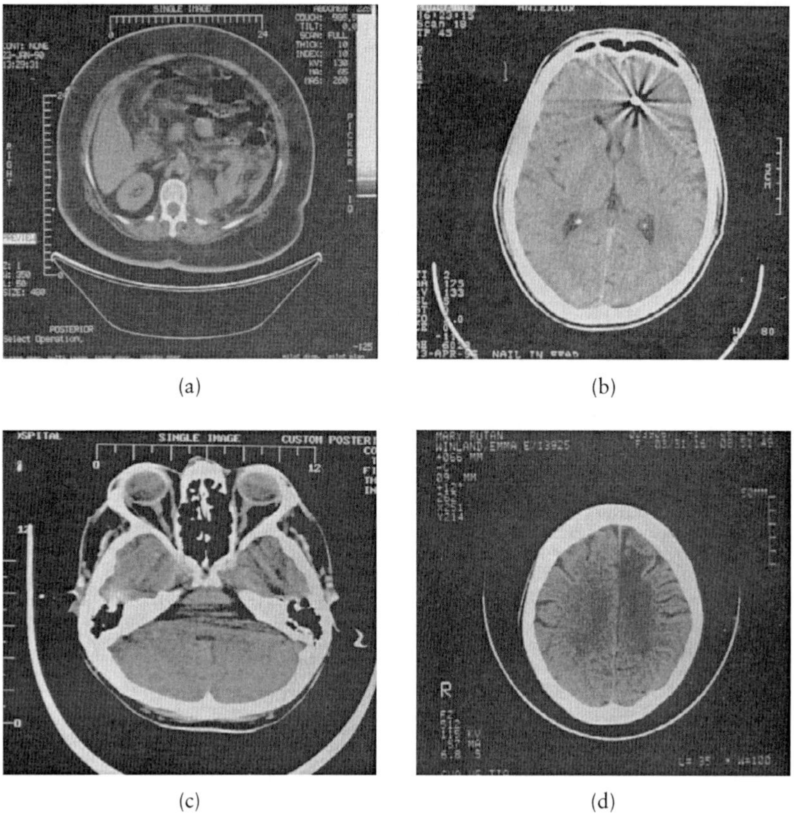

그림 3.12 전산화 단층촬영법에서 인공물의 예 (a) 움직임 인공물, (b) 별 인공물, (c) 빔 경화 인공물, (d) 링 인공물

부분에서는 X-선 영상 증배기의 비 균일성에 의해서도 만들어진다.

컴퓨터 단층촬영법에서 인공물은 환자의 움직임에 의하여 만들어지며, 이것은 영상에서 줄 인공물을 나타내며, 움직임 인공물로 알려져 있다; 그림 3.12(a)에 나타나 있다. 컴퓨터 단층촬영법에서 대표적인 인공물은 별 인공물이다. 이것은 환자 내부의 금속성 물질에 의해 만들어지며 불완전한 투영을 야기한다. 이 인공물의 예가 그림 3.12(b)에 나타나 있다. 또 다른 인공물은 선속 경화 인공물이다. 이것은 영상에서 넓은 검은 띠 혹은 줄 모양으로 나타나는데 이는 물체 내부의 어떤 물질에 의해 만들어지는 강한 빔 감쇠에 기인한다. 이런 인공물의 영상이 그림 3.12(c)에 나타나 있다. 마지막으로 전산화 단층촬영법에서 공통적인 인공물은 소위 링 인공물이며, 그림 3.12(d)에 나타나 있다. 이 인공물은 검출기의 측정 범위 밖의 값이어서 입력 데이터를 적절히 기록하지 못함에 기인한다.

의학 영상에 인공물이 더해져 영상이 변하는 데에는 많은 이유가 있다. 인공물을 평가하고 가능하면 인공물을 잘 제거하는 것이 높은 화질의 의학 영상시스템을 만드는 중요한 부

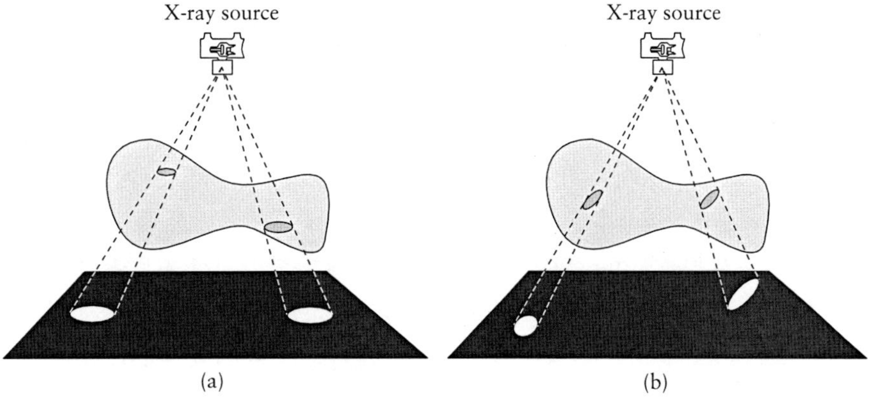

그림 3.13 (a) 확대에 따른 방사선 영상시스템에서의 크기 왜곡: 비록 두 개의 검은 물체의 크기는 다르지만 투영된 크기는 같다. (b) X-선 빔 발산으로 인한 방사선 영상에서의 형태 왜곡: 비록 두 개의 검은 물체는 크기가 같지만, 투영된 영상의 크기는 서로 다르다.

분이다. 좋은 디자인, 적당한 교정 및 의학 영상시스템의 관리는 인공물을 조절하고 제거할 수 있게 한다. 특정 영상기법들에서 나타나는 인공물은 다음 장에서 설명한다.

3.6.2 왜곡

의학 영상시스템에서는 화질에 영향을 미치는 또 다른 요소는 왜곡이다. 왜곡은 기하학적으로 존재하는 관심 물체의 형태, 크기, 위치를 정확하게 표현하지 못하는 의학 영상시스템의 성능을 나타낸다.

예를 들면, 투영 방사선 영상법에서 크기 왜곡은 영상화하고자 하는 물체로부터 X-선 선원과의 거리에 의한 확대에 기인한다. 그림 3.13(a)에 나타나 있다. 비록 두 개의 검은 물체의 크기는 다르지만 이들의 투영은 같게 나타난다.

반면 형태 왜곡은 영상화될 물체의 확대율이 다름으로 인하여 만들어진다. 형태 왜곡의 공통적인 원인은 인체 내의 다른 높이에 있는 해부학적 구조물에서 나타난다. 투영 방사선 영상법에서 형태 왜곡은 X-선 빔의 발산에 기인한다. 이는 그림 3.13(b)에 나타나 있다. 비록 두 물체는 같지만 투영된 영상은 다른 크기로 나타난다.

발생된 왜곡은 수정하기가 매우 어렵다. 왜곡을 평가하기 위해서는 영상화할 물체의 실제 형태와 크기에 대한 지식이 필수적이다. 또한 영상의 기하학적 정보가 필요하다. 왜곡을 보정할 방법을 개발하는 것은 진단의 정확도를 높이고 화질을 향상시키는 데 매우 중요하다. 각 영상기법들에서 만들어지는 왜곡에 관해서는 다음 장에서 다룬다.

3.7 정확도

본 장의 앞 절에서 화질의 정량적인 측정법들에 초점을 맞추어 설명하였다. 비록 그렇다 하더라도, 초반에 언급한 것처럼 궁극적으로 화질을 특정 임상에 응용할 수 있는가라는 맥락에서 판단되어져야 한다. 의학 영상은 진단("질병이 있는가?"), 예후("어떻게 질병이 진행되고, 예견되는 결과 무엇인가?"), 치료 계획("어떤 치료법이 가장 좋을까?") 및 치료 모니터링("치료가 병을 고치고 있으며 어느 정도까지 낫게 할 것인가?")에 사용된다. 근본적으로 이러한 임상적인 응용분야에서 의학 영상의 정확성에 관심이 있다. 여기서 "정확성"이라 함은 실제에 가까운 정도(오차가 없음)와 임상적 유용성 두 가지를 모두 의미한다. 실제에서는 정량적 정확성과 진단적 정확성을 의미한다.

3.7.1 정량적 정확도

종종 우리는 영상 내에서 주어진 해부학적 혹은 기능적 특징들에 대한 수치 값들에 관심이 있다. 예를 들면, 방사선 영상에서 종양의 크기를 측정하거나 핵의학 영상에서 포도당 대사율을 추정하고자 한다. 이러한 경우 측정 오차를 알아야 한다. 오차 혹은 실제 값과의 차이는 두 가지 이유로부터 발생된다: 실제 값과의 차이로 구조적으로 재생되어 나타나는 **편향**과 랜덤하며 측정과 측정 사이에서의 변동에 기인하는 **부정확성**이다.

편향에 의한 오차와 부정확성에 의한 오차 성분을 분리하는 것이 필요하다. 만일 측정이 정확하다면(계속 같은 값을 얻을 수 있다면), 측정값을 실제 값으로 변환하는 교정 표준을 사용하여 시스템 오차를 보정할 수 있다. 실제에서 오차는 위의 두 가지 성분 모두에 의해 발생되므로 측정에서 결코 오차가 발생된다.

3.7.2 진단 정확도

의학 영상을 환자 내의 관심 파라미터(혹은 파라미터의 집합)를 표현한 것으로 개념화할 수 있다. 단순화하기 위하여 진단 과정은 이러한 파라미터(혹은 파라미터의 집합)를 추출하는 테스트를 포함하고 이를 이용하여 주어진 파라미터가 정상인지 혹은 질병이 있는지를 분류하는 데 사용한다. 예를 들면 파라미터(혹은 파라미터의 집합)를 두 개의 가우시안 분포로 개념화하자. 하나는 정상적인 환자의 것이고, 나머지는 질병이 있는 환자로 하며 두 개의 분포는 어느 정도 겹쳐져 있다고 하자. 이것은 어떤 정상 환자가 질병이 있는 환자로 분류될 수 있다는 것을 내포하며, 이에 대한 역도 성립한다.

임상적인 집단에서는 두 개의 파라미터에 관심이 있다.

- 민감도, 또한 양성 분수로 알려져 있다; 이것은 테스트(즉, 의학 영상)에서 비정상으로 분류되고 실제에서 질병을 가진 환자의 분수이다.

		Disease	
		+	−
Test	+	a	b
	−	c	d

그림 3.14 분할표

- **특이도**, 또한 음성 분수로 알려져 있다; 테스트(의학 영상)에서 정상적으로 분류되고 실제에서도 질병이 없는 환자의 분수이다.

실제에서 민감도와 특이도는 그림 3.14에 있는 것처럼 2 × 2 분할표를 사용하여 환자의 그룹을 만들었다. 여기서 a와 b는 각각 테스트가 비정상이라고 분류한 질병 환자와 정상 환자의 수이다. 반면 c와 d는 각각 테스트가 정상이라고 분류한 질병 환자와 정상 환자의 수이다. 이 경우 민감도와 특이도는 아래와 같다.

$$\text{민감도} = \frac{a}{a+c}, \quad \text{특이도} = \frac{d}{b+d} \tag{3.74}$$

일반적으로 질병이 있는지 없는지는 확인하는 궁극적인 진단을 위해서 의학 영상 과정(비 침습적)의 정확도를 증명하는 "골드 스탠다드"로 침습적인 방법을 사용한다. 진단 정확도(DA)는 정확하게 진단된 환자의 분수로 다음과 같다.

$$\text{DA} = \frac{a+d}{a+b+c+d} \tag{3.75}$$

진단 정확도를 최대화하기 위해서는 민감도와 특이도가 모두 최대가 되어야 한다. 실제에서, 정상과 질병이 있는 환자 사이의 파라미터 값의 분포가 겹쳐져 있으므로 문턱치는 "비정상"(그림 P3.3 참조)영역에 있어야 한다. 문턱치가 낮다는 것은 테스트가 더 많이 "비정상"으로 분류되고, 그리하여 민감도는 증가되지만 특이도는 감소한다. 문턱치가 높아진다는 것은 테스트가 "비정상"으로 분류하는 수가 감소하여 특이도는 증가하지만 민감도는 감소한다. 특정 테스트에 대한 문턱치의 선택은 정상 환자를 "비정상"으로 분류하거나 질병이 있는 환자를 "정상"으로 분류하는 데 따른 상대적인 오차에 의존한다.

문턱치는 또한 질병을 가진 모든 환자들의 유병률 혹은 비율에 의존하는데 이는 실제에서 두 개의 다른 파라미터에 의존하기 때문이다.

- **양성 예측도(PPV)** 이것은 테스트가 비정상으로 분류하고 실제 질병을 가지고 있는 환자의 분수이다.

- 음성 예측도(NPV) 이것은 테스트가 정상으로 분류하고 실제 질병을 가지고 있지 않는 사람의 분수이다.

식은 다음과 같다.

$$\text{PPV} = \frac{a}{a+b} \qquad \text{and} \qquad \text{NPV} = \frac{d}{c+d} \tag{3.76}$$

두 식 모두 유병률(PR)에 의존하며, 다음과 같다.

$$\text{PR} = \frac{a+c}{a+b+c+d} \tag{3.77}$$

예제 3.13

진단 정확성 하나만으로는 진단 방법이 얼마나 좋은지를 말할 수 없다. 다음 문제는 나쁜 진단 방법이 높은 진단 정확도를 가지는 것을 보여 준다.

문제 100명의 환자 집단이 있다고 한다. 이 가운데 10명은 질병이 있고 90명은 정상이다. 모든 환자가 정상이라고 가정한다. 테스트에 대한 분할표를 만들고 테스트의 민감도, 특이도와 진단 정확성을 구하라.

해답 환자에 대한 분할표는 아래와 같다.

		Disease	
		+	−
Test	+	0	0
	−	10	90

표로부터 $a = b = 0$, $c = 10$와 $d = 90$이다. 테스트의 민감도, 특이도 및 진단 정확성은

$$\text{민감도} = \frac{a}{a+c} = 0$$

$$\text{특이도} = \frac{d}{b+d} = 1.0$$

$$\text{진단 정확도} = \frac{a+d}{a+b+c+d} = 0.9$$

위 식에서 비록 질병을 가진 환자가 잘못 진단되어도, 여전히 상대적으로 높은 진단 정확도인 0.9가 된다. 이것은 연구 그룹에서 대부분의 환자가 질병 없는 환자들로 구성되었기 때문이다.

3.8 요약 및 핵심 개념

화질은 의학 영상시스템의 성능을 특성화하고 임상적 유용성에 직접 영향을 미친다. 화질은 영상에서 측정되는 특정 성능 파라미터들의 조합으로 평가된다. 본 장에서 반드시 이해해야 할 다음 주요 개념들은 다음과 같다.

1. 화질은 방사선 전문의가 영상을 통하여 임상적 목적을 수행할 수 있는 영상의 수준을 나타낸다.
2. 화질에 영향을 미치는 6개의 중요한 요소는 대조도, 해상도, 잡음, 인공물, 왜곡 및 정확도이다.
3. 대조도는 물체 혹은 타깃과 물체 주변 혹은 배경 내부의 영상 밝기의 차이를 나타낸다.
4. 해상도는 공간, 시간 혹은 에너지에서 떨어져 있는 두 신호를 분리할 수 있는 영상시스템의 능력이다.
5. 잡음은 영상 내에서의 랜덤 변동이다. 잡음은 일반적으로 영상 내에서 신호를 검출할 수 있는 능력을 방해한다.
6. 인공물은 환자 내의 구조적 혹은 기능적 신호를 나타내지 못하게 하는 영상에서의 잘못된 신호이다.
7. 왜곡은 크기 혹은 형태에서의 기하학적 부정확성이다.
8. 정량적 정확성은 실제와 비교하여 영상으로부터 얻어진 수치적 값의 정확성이다. 진단 정확성은 영상 패턴에서 추출된 질병 유무에 대한 해석과 결론의 정확성을 나타낸다.

▣ 참고문헌

- Barrett, H. H., and Swindell, W. *Radiological Imaging: The Theory of Image Formation, Detection, and Processing*. New York: Academic Press, 1981.
- Carlton, R. R., and Adler, A. M. *Principles of Radiographic Imaging: An Art and a Science*, 3rd ed. Albany, NY: Delmar, 2001.
- Cunningham, I. A. "Applied Linear-Systems Theory." pp. 79–159 in *Handbook of Medical Imaging. Vol. 1, Physics and Psychophysics*. Bellingham, WA: SPIE Press, 2000.
- Dobbins, J. T. "Image Quality Metrics for Digital Systems." pp. 161–222 in *Handbook of Medical Imaging. Vol. 1, Physics and Psychophysics*. Bellingham, WA: SPIE Press, 2000.
- Evans, A. L. *The Evaluation of Medical Images*. Bristol, England: Adam Hilger, 1981.
- Krestel E. *Imaging Systems for Medical Diagnostics*. Berlin, Germany: Siemens Aktiengesellschaft, 1990.

- Papoulis, A., and Pillai, S. U. *Probability, Random Variables and Stochastic Processes*, 4th ed. New York: McGraw-Hill, 2002.
- Sorenson, J. A., and Phelps, M. E. *Physics in Nuclear Medicine*, 2nd ed. Philadelphia, PA: W. B. Saunders, 1987.
- Sprawls, P. *Physical Principles of Medical Imaging*, 2nd ed. Madison, WI: Medical Physics Publishing, 1995.
- Wolbarst, A. B., *Physics of Radiology*. Norwalk, CT: Appleton and Lange, 1993.

▣ 연습문제

대조도

3.1 식 (3.5)를 증명하라.

3.2 PSF가 아래와 같은 LSI 의학 영상시스템에 대하여 아래를 답하라.

$$h(x, y) = \frac{1}{2\pi} e^{-(x^2+y^2)/2}$$

(a) 시스템의 MTF를 구하라.

(b) 주파수에 대한 함수로 MTF를 그려라.

(c) 정현파 물체 $f(x, y) = 2 + \sin(\pi x)$가 영상시스템에서 영상화될 때 영상시스템으로 인한 변조에서 퍼센트 변화를 구하라.

3.3 H_1, H_2는 두개의 1D LTI인 시스템이고, 각각의 PSF가 $f_1(x)$과 $f_2(x)$이다:

$$h_1(x) = e^{-x^2/5}, \qquad h_2(x) = e^{-x^2/10}$$

(a) 시스템 H_1의 MTF를 구하라.

(b) 시스템 H_1과 H_2가 직렬로 연결된 전체 시스템의 MTF를 구하라.

3.4 비 등방성 의학 영상시스템의 MTF가 식 (3.9)과 같이 됨을 보여라.

3.5 종양을 가진 장기를 영상화하였다고 하자. 영상에서 장기의 영상의 밝기는 I_0이고 종양의 밝기 $I_t > I_0$이다. 장기를 배경처럼 다룬다면, 아래의 어떤 방법을 사용하는 것이 국부 대조도를 향상시킬 수 있는가;

(a) 영상에 상수 α를 곱한다.

(b) 영상에서 $0 < I_s < I_0$인 상수를 뺀다.

해상도

3.6 비 등방성 특성을 가진 영상시스템이 있다. 시스템의 임펄스 응답 $f(x, y) = e^{-\pi(x^2+y^2/4)}$이다. 각도 θ의 함수로 FWHM을 구하라.

3.7 아래와 같은 선 확산 함수를 가진 영상시스템이 있다. 여기서, $\alpha = 2$ radians/cm 이다.

$$l(x) = \begin{cases} \cos(\alpha x), & |\alpha x| \leq \pi/2 \\ 0, & \text{otherwise} \end{cases} .$$

(a) FWHM을 구하라.

(b) lines/cm로 영상시스템의 해상도를 표시하라.

3.8 점 확산 함수가 아래와 같은 1차원 선형 영상시스템이 있다.

$$h(x;\xi) = e^{\frac{-(x-\xi)^2}{2}},$$

이는 이동된 임펄스 $\delta(x-\xi)$에 대한 응답이다.

(a) 위의 응답과 같은 수식을 가지나, FWHM이 1/2인 시스템의 PSF를 구하라.

(b) (a)에서와 같은 FWHM의 변화가 시스템의 해상도를 변화시키는가? 그 이유를 설명하라.

(c) 높은 해상도(영상 흐림이 적은)를 가지는 영상시스템의 MTF는 어떤 특성이 있는가?

3.9 문제 3.2에서의 LSI 의학 영상시스템에 대하여 다음을 구하라.

(a) 선 확산 함수(LSF)를 구하라.

(b) FWHM을 구하라.

3.10 아래와 같은 PSF를 가지는 두 개의 서브시스템으로 구성된 1차원 영상시스템이 있다고 하자.

$$h_1(x) = e^{-x^2/2} \text{ 이고, } h_2(x) = e^{-x^2/200}$$

(a) 각 서브시스템의 FWHM을 구하라.

(b) 전체 시스템의 FWHM을 구하라.

(c) 전체 시스템의 FWHM에 가장 크게 영향을 미치는 서브시스템은 어떤 것인가?

3.11 이상적인 이동 평균시스템으로 모델링되는 LSI 시스템으로 막대기 팬텀을 영상화하였다. 시스템의 점 확산는 아래와 같다.

$$h(x,y) = \text{rect}\left(\frac{x}{\Delta}, \frac{y}{\Delta}\right). \quad \text{(p3.1)}$$

(a) 막대기 팬텀에서의 막대 간의 간격이 Δ일 때, 영상시스템의 출력을 구하라.

(b) 막대기 팬텀에서의 막대 간의 간격이 0.5Δ일 때, 영상시스템의 출력을 구하라.

(c) 출력 영상의 대조도와 막대기 팬텀에서 막대간의 간격과 관계식을 유도하고, 영상시스템의 해상도에 대한 결론을 유도하라.

확률 변수와 잡음

3.12 확률 변수 N이 평균이 μ_N이고, 표준편차가 σ_N일 때,

$$M = \frac{N - \mu_N}{\sigma_N}$$

이 평균 $\mu_N = 0$이고, 표준편차 $\sigma_M = 1$됨을 보여라.

3.13 N개의 확률 변수 X_i, $i = 1, \ldots, N$가 독립이고, 각각의 평균 μ_i이고, 분산 σ_1^2, $i = 1, \ldots, N$이다. 확률변수 $X = \sum_{i=1}^{N} X_i$ 의 평균과 분산이 아래와 같이 됨을 보여라.

$$\mu = \sum_{i=1}^{N} \mu_i \text{ 이고 } \sigma^2 = \sum_{i=1}^{N} \sigma_i^2$$

3.14 문제 3.13에서 랜덤 변수 X_i, $i = 1, \ldots, N$가 독립적이지 않을 경우 X의 평균과 분산값은 변하지 않는가?

3.15 구간 (a, b)에서 확률밀도 함수가 일정한 랜덤 변수 X의 기대값과 분산이 다음과 같음을 보여라.

$$\mu_X = \frac{a+b}{2} \text{ 이고 } \sigma_X^2 = \frac{(b-a)^2}{12}$$

3.16 두 개의 의학 영상시스템의 PSF가 $h_i(x, y)$, $h_2(x, y)$이고, MTF가 $\mathrm{MTF}_1(u, v)$, $\mathrm{MTF}_2(u, v)$이며, $\mathrm{MTF}_1(u, v) \le \mathrm{MTF}_2(u, v)$이다.
좋은 대조도와 해상도를 가진 시스템의 MTF가 식 (3.63)에 따라 보다 큰 출력 전력 SNR을 가지고 화질이 좋음을 보여라.

3.17 그림 P3.1에서 영상 $f(x, y)$에 평균이 0이고 분산이 σ_n^2인 잡음 $\eta(x, y)$인 더해졌다. 이 영상이 PSF가 $h(x, y)$인 시스템으로 입력되어 $g(x, y)$가 출력되었다.
(a) 출력 $g(x, y)$에서의 잡음의 평균과 분산을 구하라.
(b) 시스템의 입력 대 출력신호에 대한 전력 SNR을 구하라.
(c) 시스템의 입력 신호 $f(x, y)$가 변하지 않는다면, 어떤 조건에서 SNR이 개선되겠는가?

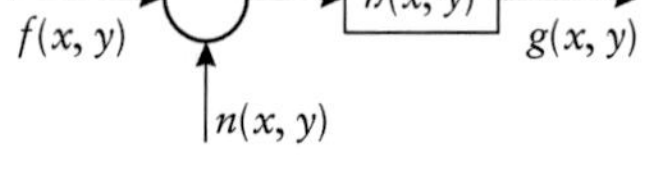

그림 P3.1 첨가 잡음이 있는 시스템

인공물, 왜곡 및 정확도

3.18 인공물과 잡음을 비교하고 이들의 공통점과 차이점을 기술하라.

3.19 투영 방사선술에서 크기 왜곡은 무시할 수 없는 인공물이다. X-선 선원이 완벽한 점 선원으로 원점에 위치하고 있으며 검출기는 $x \leq d$ 평면에 있다고 하자. 선원 검출기 평면사이 x축상에 위치한 공을 영상화하였다. 공의 반경 $r < d/2$일 때, 검출기 평면에 반경 R인 공의 영상과 공의 위치 사이의 관계식을 유도하라. 만일 선원-검출기 거리가 고정되어 있다면 크기 왜곡을 감소시키기 위하여 어떤 측정법을 사용해야 하는가? R/r 최소값을 구하라.

3.20 의학 영상시스템은 아래와 같이 모델링화 되는 기하학적 왜곡을 가진다.

$$x = \xi + \frac{1}{50}\xi\eta^2$$
$$y = \eta,$$

여기서, x와 y는 영상 평면에서의 좌표이고, ξ와 η는 물리적 영역에서의 좌표이다.

(a) 영상 평면에서 직사각형 그리드를 측정하고자 하였을때 기학적 왜곡을 보정하는 방법을 설명하라.

(b) 물리적 영역에서 직사각형 그리드를 측정하고자 한다면 영상 영역에서 어떤 점을 측정해야 하는가?

3.21 그림 P3.2의 물체 Q_1과 Q_2 투영 영상의 확대율 $m = s_1/s_2$를 s, ϕ, d, d_1과 d_2를 사용하여 표현하라. 만약 $s = 5$ cm, $\phi = 45°$, $d = 120$ cm, $d_1 = 40$ cm, $d_2 = 80$ cm일 때 m을 구하라.

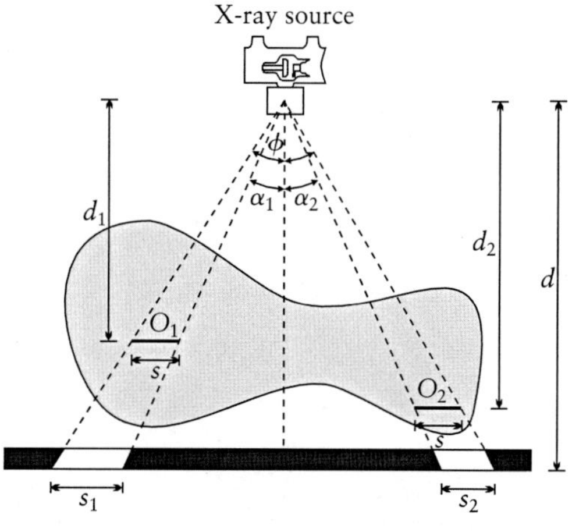

그림 P3.2 깊이에 따른 영상 확대의 예시

3.22 그림 P3.3과 같이 환자의 질병 유무에 따른 테스트 결과의 확률 법칙이 서로 다른 평균과 분산을 가진 가우시안 확률밀도 함수로 표현된다고 하자. 문턱치 t_0에 따른 진단 테스트방법을 고안하고자 한다. 테스트 값이 t_0 이하이면 정상이라고 분류한다. 테스트 값이 t_0 이상이면 질병이 있다고 분류한다. 다른 문턱치를 선택하면 다른 진단 결과가 발생된다. 정상과 질병이 있는 환자의 평균과 분산이 각각 μ_0, σ_0^2와 μ_1, σ_1^2이다.

(a) 정상과 질병이 있는 환자에 대한 테스트 값의 확률밀도 함수를 구하라.

(b) $t_0 = (\mu_0 + \mu_1)/2$를 선택하였을 때, 민감도와 특이도를 구하라.

(c) 문턱치의 함수로 민감도를 구하라.

(d) 문턱치의 함수로 진단 정확도를 구하라.

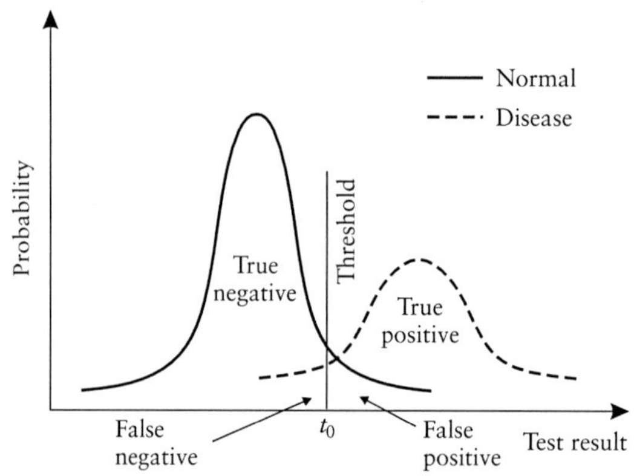

그림 P3.3 정상인과 질병이 있는 환자에 대한 테스트 결과의 확률밀도 함수

응용, 확장 및 고급 주제

3.23 몇 개의 서브시스템으로 구성된 의학 영상시스템의 화질이 각 서브시스템의 화질보다 낮음을 보여라.

3.24 현대 의학 영상시스템에서 영상은 이산적인 그리드의 점으로 표현된다. 연속 영역에서 함수로 영상을 다루기 위해서는 보간법이 필요하다. 1D 신호에서 선형 보간법이 사용되며 이 방법은 2D에서는 이선형 보간법, 3D에서는 삼선형 보간법으로 확장된다. 선형 보간법은 아래와 같이 정의된다.

$$f(x) = \frac{x_1 - x}{x_1 - x_0} f(x_0) + \frac{x - x_0}{x_1 - x_0} f(x_1), \qquad x_0 \le x \le x_1$$

2D 신호에서, $f(A)$, $f(B)$, $f(C)$, $f(D)$로부터 $f(p)$에 대한 이선형 보간법은 아래 단계로 이루어진다(그림 P3.4 참조).

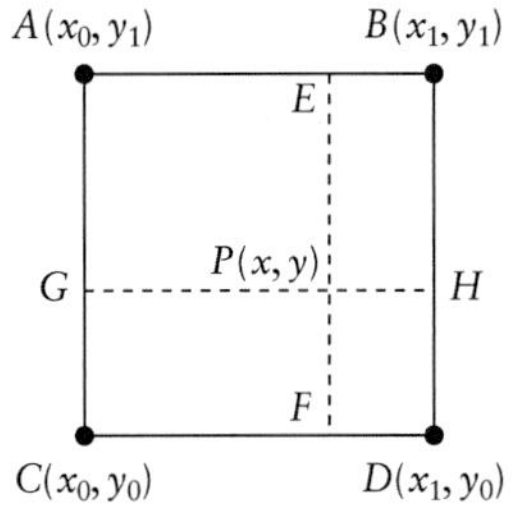

그림 P3.4 이선형 보간법

- $f(A)$와 $f(B)$로부터 $f(E)$를 얻기 위해 선형 보간법을 사용하라.
- $f(C)$와 $f(D)$로부터 $f(F)$를 얻기 위해 선형 보간법을 사용하라.
- $f(E)$와 $f(F)$로부터 $f(P)$를 얻기 위해 선형 보간법을 사용하라.

(a) $f(A)$ $f(B)$, $f(C)$, $f(D)$를 사용하여 $f(P)$에 대한 식을 유도하라.

(b) $f(E)$와 $f(F)$로부터 $f(P)$를 구하거나, $f(G)$와 $f(H)$로부터 $f(P)$를 구하나 같은 결과임을 증명하라.

(c) 문제 3.20에서 직사각형 그리드의 점 $(m\Delta x, n\Delta y)$ 값을 측정하였다. 여기서 m, n은 정수이고, $\Delta x = \Delta y = 1$이다. 물리적 영역 $\xi = 3$과 $\eta = 3.5$에서의 값을 보간법을 사용하여 어떻게 구하는가?

3.25 문제 3.13에서 언급한 것처럼 진단 정확도만을 사용할 경우 테스트가 좋은지를 판단하기에는 충분하지 않다. 본 문제에서는 이상적인 예로 수신기 작동 특성(ROC) 곡선의 개념을 소개하고자 한다. 문제 3.22와 같은 경우 정상인에 대한 평균과 분산이 $\mu_0 = 2$, $\sigma_0^2 = 1$이다. 환자에 대한 평균과 분산은 $\mu_1 = 8$, $\sigma_1^2 = 4$이다.

(a) $\mu_0 \le t_0 \le \mu_1$ 구간에서 문턱치 t_0에 대하여 1-특이도에 대한 민감도 곡선을 그려라. 이 곡선이 ROC 곡선이다.

(b) 완벽한 진단 테스트에서 ROC 곡선을 구하라.

(c) 주어진 ROC 곡선에 대하여 최적 테스트를 민감도-(1-특이도) 평면에서 완벽한 테스트에 가까운 것으로 정의한다고 하였을 때, 위의 예에서 최적 테스트(문턱치)를 구하라.

PART

방사선 영상 2

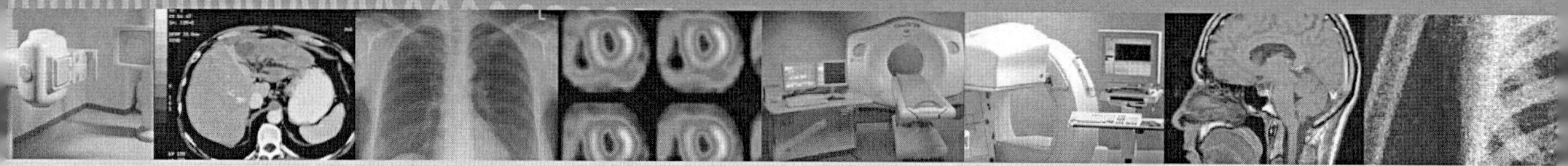

개요

전리 방사선—원자로부터 전자를 방출시킬 수 있는 방사선—은 상당수의 주요한 영상방식의 기초가 된다. 어떠한 경우에는 신체를 통과하는 전리 방사선의 전달에 초점을 두고, 다른 경우에는 신체로부터 방출되는 전리 방사선에 초점을 맞춘다.

이번 장에서는 신체를 통과하는 전리 방사선의 전달을 이용한 투영 방사선사진술(projection radiography)과 전산화 단층촬영술(computed tomography) 두 가지 방식의 영상을 고려해야 한다. 투영 방사선사진술과 전산화 단층촬영술은 신체를 통과하는 전리방사선의 전달에 의존한다. 이온화 방사선 광선의 강도는 신체를 통과할 때 신체 내의 각종 조직과 기관에 의해 강도가 약해지거나 줄어든다. 따라서, 신체에 입사되는 광선은 일정한 강도를 가질지라도 신체를 빠져나가는 광선은 다양한 광선 강도의 잠상을 가지며 조직과 장기의 그림자를 포함한다. 조직의 감쇠능력을 결정하는 조직 혹은 기관의 물리적 특성(예를 들면, 유효원자번호와 밀도) 때문에 결과적인 영상은 신체 내의 구조를 표현하며, 투영방사선사진술과 전단화단층촬영술은 해부학적으로 표현되기 때문에 해부학적 영상의 방식으로 간주된다.

그림 I.1(a)은 가장 전형적인 투영방사선사진인 흉부 X선이다. 그림 II.1은 각각의 다른 투과 영상을 보여준다. 그림 II.1(a)은 척추 근접활영의 투영방사선사진이다. 그림 II.1(b)는 척추의 같은 부분의 CT 영상이다. 이러한 영상은 횡단면[그림 1.3(a)과 그림 2.2]이고 다른 평면상의 중첩된 조직이 없기 때문에 매우 높은 대조도를 가진다. 그림 II.1(c)는 손의 투영방사

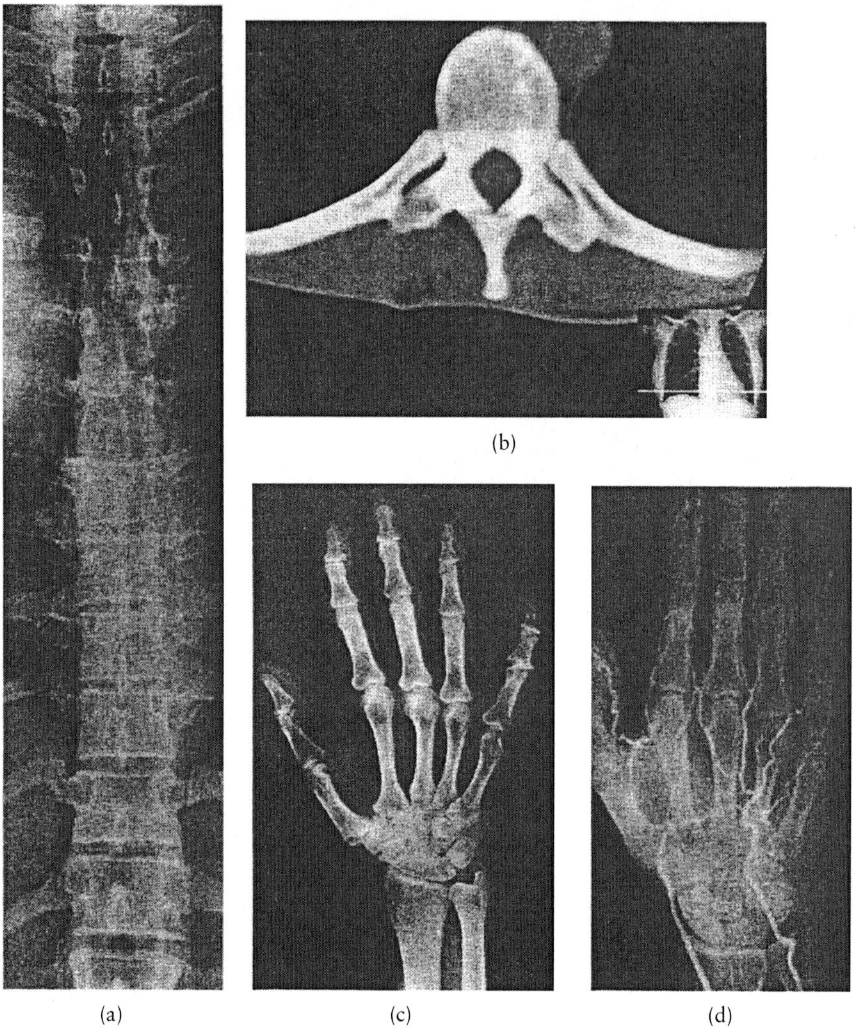

그림 II.1 대표적인 이미지들 (a) 척추 투영사진 (b) 척추 횡단면 CT 사진과 그 위치가 표시된 가슴 X-ray 사진 (c) 손의 투영사진 (d) 동맥에 대조물질 투입 후 손의 투영사진

선사진이다. 그림 II.1(d) 또한 손의 투영방사선사진이나, 영상획득을 높이기 위해 동맥에 투여된 조영물질로 인해 동맥이 더욱 선명하게 보인다.

투영방사선사진술과 전산화 단층촬영술 모두 완전히 흡수되지 않고 투과된 방사선을 검출하기 위해 전리방사선의 광선을 만드는 X선 튜브와 방사선검출기에 의존한다. 투영방사선사진술의 경우, 검출기는 흔히 필름의 일종으로 영상출력장치로 이용된다. 흉부 X선은 투영방사선사진술에서 가장 대표적인 예시이다. CT의 경우, 환자는 검출기 링으로 둘러싸이고 원형 X-선관에 의해 돌아, 수많은 환자주위의 각에 의해 X-선 영상을 만든다. 투영데이터로 이

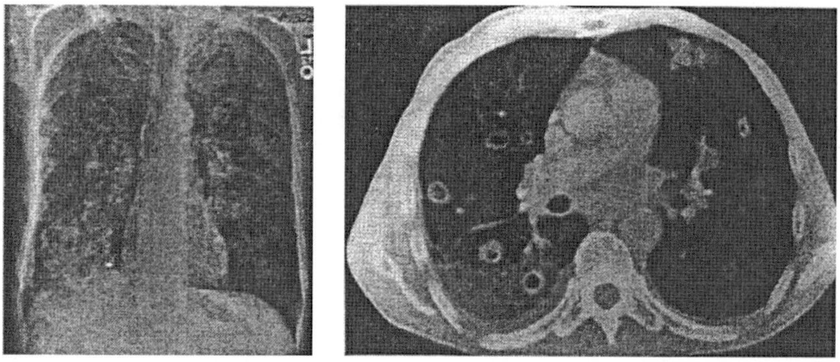

(a) (b)

그림 II.2 (a) 최초의 후두암으로부터 전이한 환자 폐의 X-ray 사진 (b) 이에 상응하는 CT 사진

루어진 전산화 되어 저장된 이러한 영상들은 환자의 횡단면 영상을 재구성하는데 이용된다.

투영방사선사진술은 의료 영상의 접근에 가장 보편적으로 사용된다. 의사들은 인체 내의 구조적 영상, 특히 신체의 전반적인 형상을 얻거나 뼈를 보기 위하여 영상을 필요로 한다. CT는 높은 대조도로 구조의 횡단면 영상을 얻는다; 단층촬영술의 이용은 overlying과 underlying 구조가 겹쳐지지 않는다는 것을 의미한다. 그림 II.2는 초기 후두암으로부터 폐전이를 보이는 흉부 X선과 CT 사진이다. 그림 II.2(a)의 흉부 x선은 그림 I.1(a)의 평범한 흉부 x선과 비교가 될 정도로 폐 부위의 혼탁이 두드러지게 나타난다. 그림 II.2(b)의 CT는 흉부 x선과 비교하여 높은 대조도로 폐 부위에 수많은 원형 물체를 보여준다.

CHAPTER

4 방사선 물리

4.1 소개

이 장에서는 X선 영상기기방식에 관련된 물리적 현상에 대하여 소개한다. 일반적으로 이러한 방식들은 크게 Projection Radiography(방사선 사진 촬영기)와 Computed Tomography (전산화 단층촬영술)로 구분되어질 수 있으며, 이러한 두 가지 시스템에 대해서는 다음의 두 장(5장, 6장)에서 소개되어진다. 이러한 방식들은 방사능을 포함하지 않는다. 그래서 방사능에 대한 소개는 7장에서 하기로 하고, 8장과 9장에서는 핵의학 기기에 대한 소개가 이루어진다.

1장에서 언급된 것과 같이 X-ray는 1895년 크룩스관(현재의 X선관의 기원)에 관하여 연구하던 렌트겐에 의하여 발견되었다. 그는 "원인을 알 수 없는 방사선"이 사진 필름에 조사된 것을 발견하고, X-ray라 명명하였다. 조사해 본 결과, 렌트겐은 이러한 방사선이 Tube(관)에 의하여 발생되었다는 것을 확인하게 되었다. 인류 최초의 방사선 사진이(렌트겐 부인의 손에 의해) 발견되고 한 달 안에 뢴트겐에 의해 X-ray가 발견되었다. 뢴트겐의 X선 발견과 인체에 대한 즉각적인 적용은 의료 영상의 진정한 "탄생"을 가져왔다.

오늘날, 우리는 X-ray가 빛보다 매우 높은 주파수의 전자기파라는 것을 알고 있다. 의료 영상에서 사용되는 그러한 X-ray는 이온화 방사선(즉, 원자로부터 전자를 추출할 수 있는 방사선)의 한 형태이다. 그러나 의료 영상에서 사용되는 또 다른 형태의 이온화 방사선에는 입자 방사선과 X-ray가 있다. 입자 방사선과 Gamma ray는 방사선 붕괴를 유발한다. 자세한 내용은 7장에서 다시 이야기할 것이다. 그것은 또한 입자 방사선의 형태의 전자빔을 발

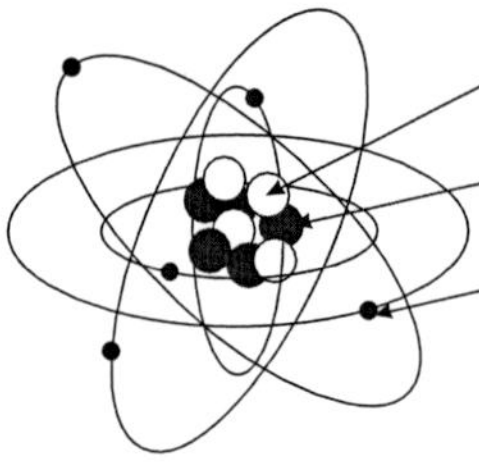

그림 4.1 일반화된 원자의 구조

생하며, X선을 발생에 사용되어진다. 그래서 우리는 이 장에서도 입자 방사선의 일부 특성에 대하여 연구해야 한다. 더욱이 Gamma ray는 X선과 같은 높은 주파수의 전자파이므로 X-ray의 전파 특성을 통해 암시적으로 Gamma ray에 대해서도 알 수 있게 될 것이다.

이 장에서는 이온화 방사선을 사용하는 모든 영상진단기기 방식 5장의 Projection Radiography(방사선 사진 촬영기), 6장의 전산화 단층촬영장치, 8장의 평면 조영법(방사선 물질 추적법의 일종), 9장의 방출 전산화 단층촬영장치(PET, SPET)의 필요한 배경지식을 제공한다. 우리는 원자의 기본적인 물리적 특성과 여기 및 이온화의 개념에 대하여 설명할 것이다. 그리고 나서, 방사선의 생물학적 조직과의 상호작용 및 측정을 포함한 보다 일반적인 맥락의 이온화 방사선에 대한 설명이 이루어질 것이다.

4.2 이온화

이온화는 원자로부터 전자를 방출하여 자유 전자와 이온을 만드는 것이다. 이온화 방사선은 원자를 이온화하는 데 충분한 에너지를 전달하는 방사선이다. 여기서 방사선이라는 용어는 광범위한 물리 현상을 지칭하는 단어로, 예를 들어 빛, X-ray, Gamma ray, 전자빔은 모두 방사선의 형태이다. X-ray 또는 Gamma ray와 같은 고 에너지 전자기파는 이온화 방사선이다(빛은 이온화 방사선이 아니다). 전자빔과 같은 입자 방사선은 각각의 입자가 가지고 있는 에너지에 따라 이온화될 수도 있다. 이제, 원자의 구조와 이온화의 과정에 대하여 더 자세히 설명하고자 한다.

4.2.1 원자의 구조

오늘날 원자 구조의 개념은 1913년 수소 원자의 보어 모델을 기원으로 한 1920년의 원자의 양자 구조 형상을 기초로 한다. 원자의 양자와 중성자의 원자핵(양자와 중성자를 통칭하여 핵자라고 함)이 궤도 전자에 의하여 둘러싸여져 있는 형태이다. 때때로 행성 원자라 불

표 4.1 원소의 표기

원소	기호	원자번호	안정원소 질량번호	불안정원소 질량수
수소	H	1	1, 2	3
헬륨	He	2	3, 4	5, 6, 8
리튬	Li	3	6, 7	5, 8, 9, 11
베릴륨	Be	4	9	6, 7, 8, 10, 11, 12
보론	B	5	10, 11	8, 9, 12, 13
탄소	C	6	12, 13	9, 10, 11, 14, 15, 16
질소	N	7	14, 15	12, 13, 16, 17, 18
산소	O	8	16, 17, 18	13, 14, 15, 19, 20

From Johns and Cunningham, 1983.

리는 일반적인 원자 구조의 형상이 그림 4.1에 나타나 있다. 원자번호 Z는 핵 안에 있는 양자의 수를 말한다. 각 양성자는 각 전자에 상응하는 크기와 수의 양전하를 가지고 있다. 원자 내의 전자와 양전자의 수는 동일하기 때문에 원자는 전기적으로 중성을 띄고 있다. 따라서 Z는 원자 내 전자의 수를 의미한다. 표 4.1은 각각의 물질에 따른 특성을 보여 주고 있다.

원자의 질량수를 나타내는 A는 원자핵의 핵자수와 동일하다. 핵종이라는 용어는 원자핵의 형태를 가지는 양성자와 중성자의 특이한 결합을 나타낸다. 핵종은 일반적으로 $^{A}_{Z}X$ 또는 X-A의 형태로 표시된다(여기서 X는 물질을 의미한다). 예를 들면 $^{12}_{6}C$ 와 C-12는 모두 가장 많이 존재하는 탄소 원자의 기호이다. 여기서 물질 기호와 원자번호에 대한 표시는 동일하다.

표 4.1에서 나타내는 것과 같이 특정 원자핵에서 중성자의 수는 양성자의 수와 대체적으로 동일하다(이러한 핵종에서 일정 조합은 안정한 반면, 불안정한 조합도 있다). 불안정한 핵종은 방사선 핵종이라 명칭하며, 그러한 원자는 방사능이라 칭한다. 방사선핵종은 통계적으로 원자핵의 재배치를 야기하는 방사선 붕괴의 가능성이 있다. 예를들면 방사능 탄소 원자인 $^{14}_{6}C$ or C-14는 통계적으로 안정적인 질소 원자인 $^{14}_{7}N$로 붕괴될 수 있으며, 붕괴되는 동안 원자핵으로부터 베타 입자가 방출될 것이다. 우리는 방사선핵종과 방사능에 대하여 7, 8, 9장에서 더욱 자세히 알아볼 것이다. 원자핵 궤도를 도는 전자는 궤도 또는 전자각이라 불리는 곳에 구성되어 있다. "K" 각은 원자핵에 가장 근접하며, 그 다음으로 "L"각, 그 후에 "M"각 등의 순이다. 전자는 각 전자각에서 특정 양자 상태에 따라 제한되어진다. 오직 하나의 전자가 각 상태에서 허용되며, 이 전자가 각각 전자각의 최대 전자수를 $2n^2$(여기서 n은 전자각의 번호로 $K = 1, N = 2, \ldots$)개로 결정짓는다. 예를 들어, K각에는 오직 2개의 전자만이 존재할 수 있고, L각에는 8개, M각에는 18개, N각에는 32개의 전자가 존재할 수 있다. 각 원자는 원자의 가장 낮은 에너지 상태(특정 원자에서 자연적으로 주어진 전자 배열 상태)에 해당하는 기저(바닥) 상태를 가진다. 일반적으로 기저 상태에서는 전자는 가장

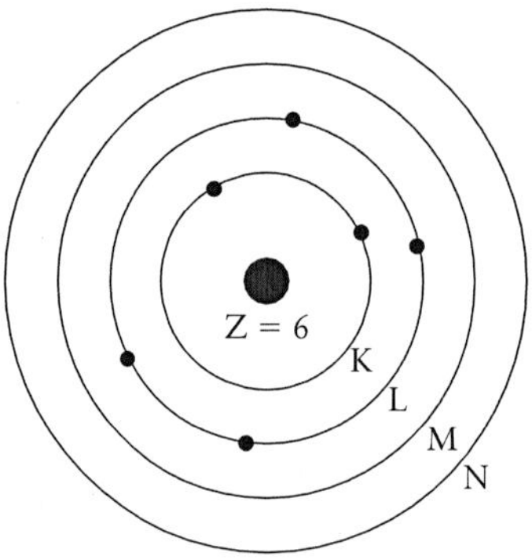

그림 4.2 탄소원자의 전자 배열

낮은 궤도 전자각에 위치하며 각 전자각 내에서 가장 낮은 에너지 양자 상태로 존재한다. 그림 4.2는 탄소 원자 전자각의 전자 배열이다.

4.2.2 전자 결합에너지

원자 내에서 자유 전자보다 결합 전자의 에너지가 더 크다. 즉, 원자 전체 에너지는 (전자를 뺀)원자에너지와 (자유) 전자에너지의 합보다 작다. 이러한 두 에너지 사이의 차이는 전자의 결합에너지이다. 결합에너지는 일반적으로 일렉트론볼트(eV)의 단위를 사용한다. 1eV는 하나의 전자가 1V의 전위차에 의하여 가속되어지는 운동에너지를 의미한다. 기존의 측정 단위와 비교를 해보면 1 eV는 1.6×10^{-12} ergs, 1.6×10^{-19} J과 동일하다.

물질 내의 특정 전자의 결합에너지는 그 전자가 위치하는 전자각과 구속력에 따라 달라진다. 어떤 물질이 주어졌을 때, 전자 결합에너지는 전자각 넘버가 증가함에 따라 감소한다. 수소원자에서 단일 전자 결합에너지는 13.6 eV이며, 이는 모든 가벼운 원자들(작은 원자번호의 물질들) 사이에서도 가장 작은 결합에너지이다. 무거운 물질의 외부 궤도 전자의 경우 더 작은 전자 결합에너지를 가지고 있다. 예를 들어 Hg(mercury) 원자의 O-각의 어떠한 전자가 가지는 결합에너지는 7.8eV이다. 그러나 특정 원자 또는 특정 분자에서 전자의 결합에너지는 "평균"으로 생각하기에 충분하다. 예를 들어 공기의 평균 결합에너지는 34eV이다. 금속은 상당히 큰 평균 전자 결합에너지를 가진다. 예를 들어, Pb(납)의 평균 결합에너지는 1keV이며, W(텅스텐)의 평균 결합에너지는 4keV이다.

4.2.3 이온화, 여기

만약(입자나 전자기파와 같은) 방사선이 물질 내 원자를 통과하면서 궤도 전자에 결합에너

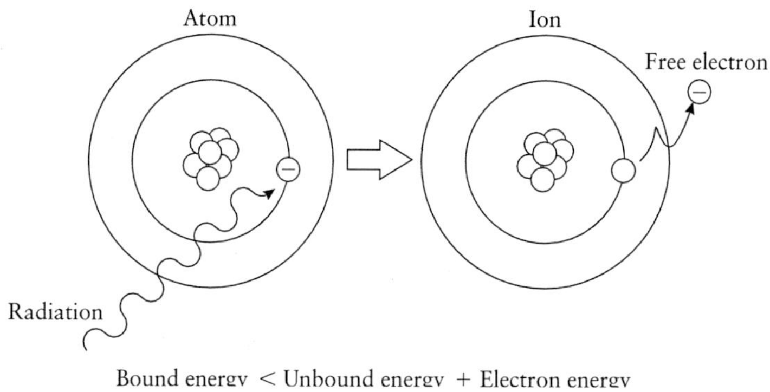

그림 4.3 여기 후, 원래의 에너지보다 많은 에너지를 가진 전자가 발생

지와 같거나 큰 에너지를 전달한다면 전자는 원자로부터 방출된다. 그러한 이온화 과정이 그림 4.3에 나타나 있다. 이러한 이온화는 양이온(+전하를 가지는 원자)과 전자를 방출하게 되며 이러한 양이온과 전자를 함께 이온쌍(ion pair)이라고 한다. 관습적으로 13.6eV과 동일하거나 그 이상의 에너지를 가지는 방사선은 이온화가 가능하다고 간주하며, 그 이하의 경우에는 이온화가 일어나지 않는다고 간주할 수 있다.

단일 이온화 방사선 방출은 그 에너지가 모두 소진되기 전에 많은 원자를 이온화시키는 것이 가능하다. 의료 영상에서는 약 25keV~500keV 범위의 이온화 방사선이 사용된다. 대체로 말하자면, 가장 쉽게 이온화되는 원자는 수소 원자로, 이는 평균 전자 결합에너지가 가장 작기 때문이다. 반면, 의료 영상에서 일반적으로 사용되는 텅스텐은 이온화가 가장 어려운 재료이다. 상기 두 가지 물질의 결합에너지와 주어진 이온화 방사선 에너지의 범위를 사용하여, 우리는 의료 영상에 사용되는 단일이온화 입자 또는 방사선 에너지가 모두 소진되기 전에 10~40,000 사이의 원자를 이온화 시킬수 있다고 결론지을 수 있다.

만약 이온화 입자 또는 방사선이 전자 결합에너지보다 작은 에너지를 결합 전자에 전달한다면, 전자는 높은 에너지 상태(예를 들어 더 외각의 궤도)로 올라가지만 방출되지는 않는다. 이러한 과정은 여기라고 한다. 이온화와 여기에 있어서 전자각은 낮은 에너지 상태로 원자를 되돌려 놓기 위해서 채워져야만 하는 빈 공간이 남겨지게 된다. 빈 공간들을 채움에 있어, 이러한 빈 공간들은 특성 방사선이라 불리는 이차 방사선의 중요한 원인이 되며 이에 대해서는 아래에서 설명하고자 한다.

예제 4.1

진공 상태에서 가열된 음극과 양극 사이에 120 kV(DC)의 전위로 전자가 가속되었다고 가정하자.

문제 양극을 텅스텐으로 만들어졌다면, 평균적으로 얼마나 많은 수의 텅스텐 원자가 이온화 될 수 있나?

해답 전자는 양극에 도착할 때 120 keV와 동일한 운동에너지를 가질 것이다. 텅스텐의 평균 전자 결합에너지는 4 keV이므로 이온화될 수 있는 최대 텅스텐 원자 수는 30개이다.

4.3 이온화 방사선의 형태

이온화 방사선은 크게 입자와 전자기파 두 가지로 나누어질 수 있다. 우리는 이제 이러한 두 가지 종류의 방사선에 대하여 조금 더 자세하게 알아보도록 한다.

4.3.1 입자 방사선

모든 아원자 입자(예를 들면, 양성자, 중성자, 또는 전자 등의 원자구성요소)는 원자를 이온화시키기에 충분한 운동에너지를 가진다면 이온화 방사선으로 생각할 수 있다. 이러한 입자의 운동에너지를 계산하기 위해서는 입자가 빛의 속도로 이동하는 데 따른 상대성 효과를 무시할 수 없다. 입자가 빛의 속도에 근접함으로써 질량이 증가하고, 일반적으로 저속 근사치를 사용하여 계산되어지는 운동에너지가 상당히 증가한다. 아인슈타인의 상대성 이론을 통하여 우리는 상대성 질량을 다음과 같은 계산식을 통해서 알 수 있다.

$$m = \frac{m_0}{\sqrt{1 - v^2/c^2}} \tag{4.1}$$

계산식에서 m_0는 입자의 잔여 질량을 의미하며, v는 입자의 속도, c는 빛의 속도를 나타낸다. 또한, 아인슈타인의 이론은 입자의 에너지 E와 입자 질량 사이의 등가성을 아래의 식을 통하여 말해준다.

$$E = mc^2 \tag{4.2}$$

입자의 운동에너지는 움직이는 입자와 정지된 입자 사이의 에너지 차이이다.

$$\text{KE} = E - E_0 = mc^2 - m_0c^2 \tag{4.3}$$

v가 c에 비하여 상대적으로 작을 경우, 운동에너지의 관계식은 더 간단히 나타낼 수 있으며 아래와 같다.

$$KE = \frac{1}{2}mv^2, \qquad v \ll c \tag{4.4}$$

운동에너지의 일반적(비상대성) 수식이다.

핵의학에 있어 우리는 여러 종류의 미립자 이온화 방사선을 발생시키는 방사선 붕괴방식에 대하여 알아야 한다(7장 참조). 하지만, Projection Radiography(방사선 사진 촬영기)와 전산화 단층촬영 장치는 원자에 결합되어지지 않으면서 운동에너지를 가지는 전자를 입자 방사선으로 생각할 수 있다. 이러한 전자들은 X선관 내에서 가열된 필라멘트로부터 방출되고 음극과 양극 사이의 전위차에 의하여 이동된다. 이러한 경우에 우리는 이러한 입자들의 에너지를 앞에서 나타낸 계산식에 의하여 알 수 있다. 예를 들어, 80 kV의 전위로 가속된 전자들은 80 keV의 에너지를 가진다. 이러한 입자들의 속도와 질량은 보는 관점에 따라서는 크게 관련이 없어 보이지만 알아두어야 한다.

예제 4.2

120 kV의 전위차를 가지는 음극과 양극사이에 가속된 전자가 있다. 이때, 그 상황은 비상대성이라고 가정한다.

문제 이때, 양극에 부딪히는 전자의 속도는 얼마인가?

해답 전자의 질량은 9.11×10^{-31} kg이다. 전자가 120 kV의 전위로 가속되었기 때문에 전자는 운동에너지(KE) 120 keV를 가진다. 그러므로 비상대성 속도를 가정한다면 우리는 120 keV의 속도값을 가진다.

$$KE = \frac{1}{2} \times 9.11 \times 10^{-31}\ \text{kg} \times v^2 = 120\ \text{keV}$$

1 eV는 $1.602\,177\,33 \times 10^{-19}$ J이고 1J은 1 kg m^2/s^2이므로 아래와 같이 우리는 속도를 구할 수 있다.

$$v = \sqrt{\frac{2 \times 120 \times 10^3 \times 1.602\,177\,33 \times 10^{-19}\ \text{J}}{9.11 \times 10^{-31}\ \text{kg}}}$$

$$= 2.054 \times 10^8\ \text{m/s}$$

이러한 속도는 빛의 속도와는 상당한 격차가 있기 때문에 우리의 계산은 정확하지 않으며 수정되어야 한다(연습문제 4.2 참조). 앞서 살펴본 것에서 이러한 예는 우리에게 일반적인 X선관 내에서 전자가 그들이 양극에 부딪힐 때 상대론적 속도로 이동한다는 것을 말해 준다.

4.3.2 전자기 방사선

$$E = \hbar\nu \tag{4.5}$$

전자기 방사선은 서로 수직으로 움직이는 전자파와 자기장으로 구성되어 있다. 라디오파, 마이크로파, 적외선, 가시광선, 자외선, X선, Gamma 선은 모두 전자기 방사선의 일종이다. 전자기 방사선은 질량과 전하를 가지지 않으면서 입자 또는 파동의 형태로 움직인다. 입자로 전자기 방사선을 취급한다면, 이러한 전자기 방사선은 광자에너지의 "묶음" 개념이다. 광자에너지는 아래 수식과 같이 구해질 수 있다.

프랭크 상수 $\hbar$가 6.626×10^{-34} J·s이며, v(뮤)는 방사선의 주파수이다. 파동으로서 전자기 방사선을 취급할 경우, 이러한 방사선의 파장은 아래 식과 같이 구해질 수 있다.

$$\lambda = c/\nu \tag{4.6}$$

여기서 c는 빛의 속도로, 그 값은 3.0×10^8 meter/sec이다.

표 4.2는 의료 영상에 관련된 전자기 스펙트럼의 주파수, 파장, 그리고 광자에너지를 간략히 나타내고 있다. 라디오파는 매우 낮은 주파수와 매우 긴 파장의 전자기 방사선으로, 10^{-10}~10^{-2} eV의 광자에너지를 가진다. 라디오파의 광자에너지가 13.6 eV 이하이기 때문에 라디오파는 이온화 방사선으로 생각하지 않는다. 가시광선은 중간 정도의 주파수, 긴 파장의 전자기 방사선이다. 가시광선의 광자에너지는 대략 2 eV 정도로, 이 또한 이온화하기에는 충분한 에너지가 아니다(자외선에 대해서는 앞서 기술된 내용을 참조). 한편, X선과 감마선은 더 높은 주파수와 짧은 파장의 전자기파 방사선이며, keV에서 MeV 범위의 광자에너지를 가진다. 따라서 X선과 감마선은 모두 명백한 이온화 방사선이다.

표 4.2에서도 언급하였지만 X선과 감마선은 그들의 주파수와 광자에너지에 의하여 구분되어지지 않는다. 대신에, 그들은 발생점에 의하여 구분되어진다. 무슨 말이냐면 X선은 원자의 전자운에서 발생되는 반면에 감마선은 방사선 붕괴에 따른 재형성시 원자의 핵에서 발생된다는 것이다. 따라서 감마선은 방사능과 연관이 있으나 X선은 그렇지 않다. 비록 감

표 4.2 전자기 스펙트럼

주파수 범위	파장	광자에너지	설명
1.0×10^5~3.0×10^{10}Hz	3Km~0.01m	413peV~124ueV	radio waves
3.0×10^{12}~3.0×10^{14}Hz	100~1um	12.4meV~1.24eV	infrared radiation
4.3×10^{14}~7.5×10^{14}Hz	700~400nm	1.77~3.1eV	가시광선
7.5×10^{14}~3.0×10^{18}Hz	400~10nm	3.1~124eV	적외선광
3.0×10^{16}~3.0×10^{18}Hz	10nm~100pm	124eV~12.4keV	소프트 X-ray
3.0×10^{18}~3.0×10^{19}Hz	100~10pm	12.4~124keV	진단 X-ray
3.0×10^{19}~3.0×10^{20}Hz	10~1pm	124keV~1.24MeV	감마레이

출처: Adapted from Johns and Cunningham, 1983.

마선이 X선보다 높은 주파수(에너지)를 가지고 있지만, 의료 영상에 사용되는 X선과 감마선의 주파수(에너지)는 상당부분 중복되어진다. 또한, X선과 감마선은 전파 특성과 물질과의 상호작용적인 측면에서 동일한 특성을 보인다. 그러므로 이온화 방사선을 사용하는 모든 의료영상기기에 대한 이해를 위해서는 X선과 감마선의 광자에너지 범위에서 전자기파의 전파와 검출에 대하여 이해하는 것이 필수적이다.

넓은 주파수 대역의 전자기 방사선 생산과 검출이 의료 영상에 있어서 주요한 역할을 수행한다. RF파는 MRI에서 핵을 자극시키는 데 사용된 후, 발생된 전자가 방사선으로 검출된다. X선 촬영에 있어서 가시광은 X선 검출에서 사진적인 필름 효과를 높이기 위해서 사용된다. X선의 감쇠는 방사선 사진 촬영기와 전산화 단층촬영 장치에서 영상을 형상화하는 주요한 메커니즘이다. 마지막으로 핵의학에 사용되는 감마선은 방사선 사진술을 발견하기 위해 검출되어진다.

4.4 이온화 방사선의 특성 및 성질

입자와 전자기 이온화 방사선은 투과, 에너지 전달, 에너지 손실 등을 통해서 물질과 상호작용(그들 자신의 방향을 바꾸거나 새로운 입자 또는 방사선을 생성하는)한다. 일반적으로, 우리는 크게 두 가지 범주에서 물질과 방사선의 상호작용의 효과에 대하여 관심을 가질 수 있다. 첫 번째 효과는 영상화 또는 영상화 과정에 영향을 미치는 것이며, 두 번째는 생물학적 영향을 미칠우리 있는 방사선 피폭이다. 이러한 두 범주에 연관된 세부적인 개념은 각각 입자방사선 또는 전자기방사선에 적용할 수 있다. 표 4.3에서는 주로 적용하는 범주에 따라 전리방사선과 관련된 세부적인 개념을 분류하고 있다. 의학영상의 형식과 분석의 필요한 것에서부터(column 1), 생물학적 효과의 방사선의 이해를 끝으로(column 2), 이제 우리는 이러한 각 개념에 대해 논의할 것이다. 핵의학의 적절한 개념은 이탤릭체로 표시하였고, 7장에서 논의될 것이다.

표 4.3 방사선의 개념

	영상	선량
입자	제동복사 특성 방사선 양자소멸 범위	선에너지 전송 특이 이온화
전자기	감약 광전효과 콤프톤 산란 특성 방사선 다색에너지	에어 커마 선량 등가선량 유효선량 F-factor

4.4.1 주 에너지 전자 상호작용

의료 영상을 형성하는 데 중대한 영향을 끼치는 입자는 전자와 양성자이다.[1] 양성자는 핵의학에서만 사용되기 때문에, 이러한 양성자의 물질과의 상호작용에 대한 내용은 핵의학에 대하여 논의될 7장까지 미루기로 한다. 여기서는 물질과 Energetic 전자의 상호작용에 대해서는 이야기하기로 한다.

Energetic 전자는 collisional(충돌) 전달과 radiative(방사) 전달의 2가지 형태로 흡수 매체와 상호 작용 또는 에너지를 전달한다. Collisional(충돌) 전달은 의료 영상에서 가장 일반적으로 발생할 수 있는 전자에너지의 상호작용으로, 전자 운동에너지의 작은 부분이 목표매체와의 충돌로 다른 전자에 전달된다. 여기서 영향을 받은 원자는 원래의 상태(안정화 상태)로 돌아가려고 하기 때문에 목표매체에서는 적외선과 열이 발생한다. 그림 4.4(a)에서 보이는 것과 같이 입사 전자의 궤도는 충돌의 결과로 그 방향이 바뀔 수도 있으며, 입사 전자의 운동에너지가 모두 소진될 때까지 충돌과 방사 사이의 더 많은 상호 작용으로 서로가 대체될 수도 있다. 가끔은 많은 양의 에너지가 충돌 전자에 전달이 되어(새롭게 충돌 및 방사 에너지 전달의) 델타선이라고 하는 새로운 이온화 궤도를 형성하는 Energetic 전자를 생성시킬 수 있다.

방사 전달에 있어서 원자 내에서 Energetic 전자의 상호작용으로 X선이 발생한다. 이러한 X선은 특성 방사선과 브렘스라룽(bremsstrablung) 방사선의 2가지 방법으로 발생할 수 있다. 그림 4.4(b)는 특성 방사선의 발생에 대하여 보여 주고 있는데, 입사 전자는 K각의 전자와 충돌하여 원자를 여기 또는 이온화시키고 일시적으로 K각에 정공을 생성시키게 된다(그림 상에서는 묘사되지 않았지만 상위 궤도 전자와 충돌할 수도 있다). 그 후, K각의 전공은 L각, M각, 또는 N각의 전자에 의하여 채워질 것이다. K각의 전자 결합에너지가 L각, M각, 또는 N각의 전자 결합에너지보다 더 크기 때문에 K각의 정공 또는 빈 공간을 전자가 채움으로써 에너지 손실이 생긴다. 외각 전자에 의하여 발생하는 에너지 손실은 전자기 광자를 생성시키며, 이러한 X선을 특성 X선이라고 한다. 특성 X선 광자의 에너지는 정확히 두 궤도의 전자 결합에너지의 차와 같다. 실제로, 양자 물리학에 따르면 "전자궤도"의 개개 전자는 약간 차이를 가지는 에너지를 가진다. 이러한 전자 결합에너지는 각 원자에 따라 다르고 그 전이가 양자 물리에 따라 계산되어지므로, 이러한 X선 에너지는 개별 원자마다 특성을 가지고, 그러한 이유로 특성 X선이라고 명명된다. 따라서 발생한 특성 X선의 형상 (에너지와 특성)을 확인함으로써 주어진 원자를 확인할 수 있다.

브렘스라룽(bremsstrablung) 방사선은 그림 4.4(c)에서 나타난 것과 같이, 원자핵에서의 Energetic 전자의 상호 작용에 의하여 발생한다. 전자가 원자핵에 접근하게 되면 양전하가

---

1) 핵의학에서는 방사선 추적기를 이용하여 다른 입자, 대다수의 특별한 알파입자들에 의해 생산된 관련된 것들은 탐색한다(7장 내용).

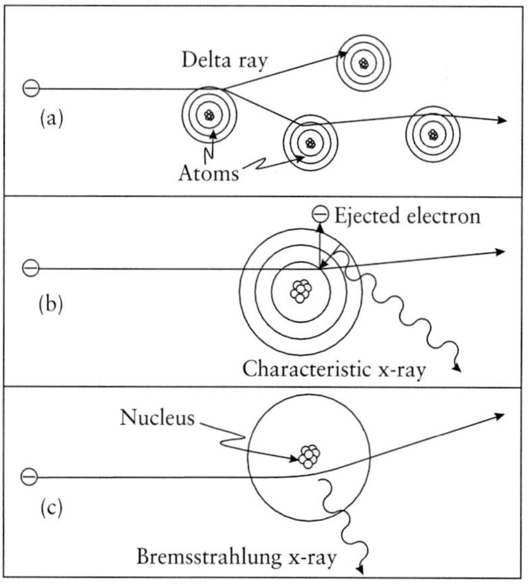

그림 4.4 (a) 에너지를 잃을 때까지의 전자충돌, (b) K각에서 떨어진 X-ray 에너지, (c) 핵에 의해 제동이 걸림

전자를 끌어당기게 되며, 이는 원자핵 주위의 궤도 내로 들어가는 전자의 방향을 휘게 만든다. 전자가 원자핵 주위에서 감속하기 때문에 브렘스라룽 방사선을 포함한(독일인들은 제동 복사라고 하는) 전자기 광자의 형태로 에너지 손실이 일어난다. 전자가 원자핵과 직접적으로 충돌하지 않기 때문에 전자는 방출 전자(제동 X선)의 에너지만큼 감소한 운동에너지를 가지고 원자를 떠나게 된다. 매우 드물게 원자핵과 전자의 충돌이 일어나는 경우에는 전자는 소멸되고 광자는 입사 전자의 운동에너지와 동일한 에너지로 방출된다. 브렘스라룽 방사선의 강도는 입사 전자의 에너지와 상호작용하는 원자의 원자번호에 따라 증가한다.

5장에서 설명될 것과 같이, 브렘스라룽 방사선은 X선관에서 발생하는 X선의 주요한 소스이다. 그 원인은 X선관이 진공 상태에서 전위에 의하여 따라 가속된 전자에 의하여 동작하기 때문이다. 전자가 타깃 또는 양극(일반적으로 텅스텐)에 충돌할 때, 전자들은 충돌과 방사 전달에 의하여 에너지를 잃고, 열, 특성 X선, 브렘스라룽 방사선을 발생한다. 특성 X선과 브렘스라룽 X선은 그림 4.5에서 보인 것과 같이 서로 다른 특성의 상호작용에 의하여 발생된다. 때로는 연속 스펙트럼이라고 불리는 브렘스라룽 스펙트럼은 양극과 음극 사이의 전위와 동일한 높은 에너지를 가진다. 그림에서는 45 kV, 61 kV, 80 kV, 100 kV, 120 kV의 전위가 양극과 음극 사이에 주어졌다. 주어진 고정 전위에서 높은 에너지의 X선은 Energetic 전자와 핵사이의 직접적인 충돌에 의하여 발생되며 그 크기가 작다. 낮은 에너지에서는 브렘스라룽 상호작용에 의한 X선 발생의 가능성이 높다(브렘스라룽 상호작용은 주파수의 최대 에너지 감소에 따라서 거의 선형적으로 증가한다). 더 낮은 에너지에서도 브렘

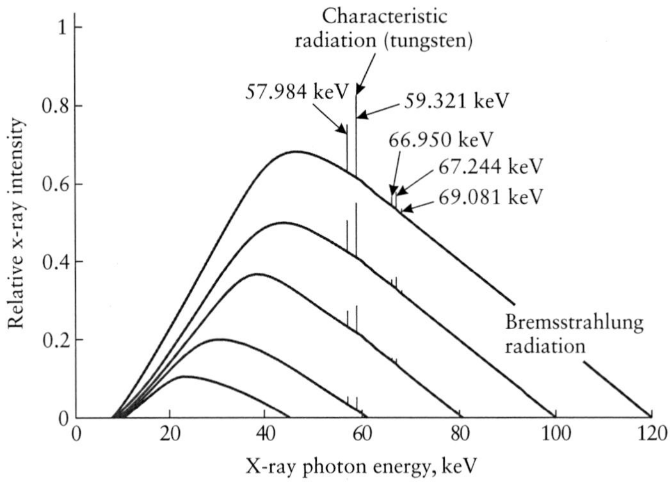

그림 4.5 전자가 타깃에 부딪히면 특성방사선과 연속방사선이 발생. 저에너지 방사선은 흡수됨.

스라룽 방사선이 여전히 발생하지만 양극에 의하여 거의 흡수되며, 따라서 스펙트럼은 거의 제로에 가깝다.

입사 전자가 K각 전자를 제거할 만큼 큰 에너지를 가지는 경우에만 특성 X선이 발생한다. 따라서 텅스텐 양극의 경우에는 입사 전자의 운동 너지(즉, 음극과 양극 사이의 전위차)가 57.984 keV 이하라면, 어떠한 특성 X선도 발생하지 않는다. 그림 4.5에서는 특성 방사선이 브렘스라룽 스펙트럼에 함께 스펙트럼선으로 나타나 있다. 그림에서 보는 것과 같이 각 스펙트럼선은 텅스텐에서 K각 전자가 제거된 후 전자운(궤도)의 재배열 동안의 변화에 따라 생성된다.

4.4.2 기본적인 전자기 방사선 상호작용

전자기 이온화 방사선은 미립자이온화방사선의 중요한 여러 메커니즘을 통해 물질과 상호작용한다. 물질과 전자기 이온화 방사선의 상호작용에서 3가지 주요 메커니즘은 (1) 광전효과, (2) 컴프턴 산란, 그리고 (3) 쌍생성이다. 쌍생성이 만들어지기 위해 광자가 가지는 최소한의 에너지는 1.02MeV이고, 의료영상에 사용되는 광자의 에너지 범위는 20~500KeV 이기 때문에 여기서는 광전효과와 컴프턴 산란만을 고려하기로 한다.

광전효과와 컴프턴 산란 모두 원자의 전자구름과 엑스선 광자와의 상호작용으로 일어난다. 두 상호작용의 근본적인 차이는 광전효과는 원자가 광자를 완전히 흡수하는 반면에 컴프턴 산란은 광자를 받아들이지 않는 대신에 에너지를 잃고 광자의 방향이 편향 된다는 것이다. 이 두 효과는 인체조직 영상에 중요한 역할을 한다. 이 둘은 방사선 사진 촬영기와 컴퓨터 단층촬영장치의 주요 메커니즘으로, 광전효과는 조직 사이의 대조도를 제공하며, 컴프턴 산란은 X선 영상의 해상도를 제한한다. 앞으로 이 두 가지 상호작용에 대해 상세하게 알아보기로 한다.

광전효과 광자가 가지는 에너지 $\hbar\nu$와 원자의 핵의 쿨롱장과의 상호작용인 광전효과는 원자로부터 K각의 전자방출을 일으킨다. 그림 4.6(a)와 (b)에 이러한 과정이 설명되어 있다. 입사광자는 원자에 완전히 흡수되고 방출된 전자의 결합에너지인 E_B의 에너지를 발산하면서 광전자라 불리는 전자를 방출한다.

$$E_{e^-} = \hbar\nu - E_B \tag{4.7}$$

남은 원자는 전형적으로 K각이 채워져야 하는 "정공" 이온이 되었다. 그림 4.6(b)에 보이는 것처럼 정공은 남은 전자궤도의 재조정을 동반하며 원자로부터 방출된 오제전자라 불리는 특성 X선의 외각전자에너지 이동과정에 의해 높은 궤도로부터의 전자 천이에 의해 채워진다. 광전자와 오제전자는 종전에 설명했듯이 물질의 상호작용에 자유로운 활동적 전자이다. 이 활동적 전자들이 이온화 전자기 방사선의 생물학적 유해성에 영향을 미치는 점에 초점을 두고 살펴 볼 것이다.

컴프턴 산란 그림 4.6에 보이는 것과 같이 컴프턴 산란에서는 $\hbar\nu$의 에너지를 가지는 광자가 원자 전자대의 외각 전자를 제거하면서 컴프턴 전자라고 부르는 새로운 Energetic 전

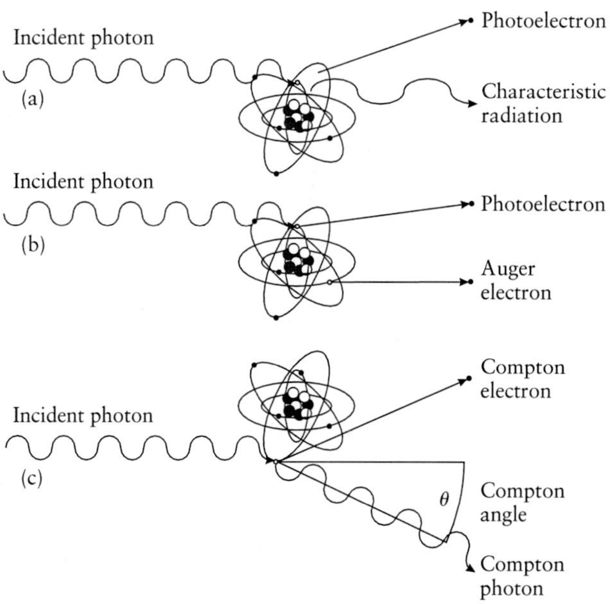

그림 4.5 (a)와(b)는 광전효과, (c)는 컴프턴산란

자를 생성시킨다. 상호작용의 결과로, 입사 광자는 컴프턴 전자에게 에너지를 잃고 이동 각도가 변화한다. 이러한 산란된 전자는 컴프턴 광자라고 하며, 그 에너지는 다음 식과 같이 구할 수 있다.

$$\hbar\nu' = \frac{\hbar\nu}{1+(1-\cos\theta)\hbar\nu/(m_0c^2)} \tag{4.8}$$

식 (4.8)에서 m_0c^2은 511 keV로 전자의 안전 질량과 같고, θ는 전자가 산란되는 각도이다(그림 4.6(c) 참조). 우리는 산란 각도에 따라 컴프턴 광자에 남아 있는 에너지양을 알 수 있으며, 광자는 더 편향될수록 더 많은 에너지를 잃는다. 광자가 소스를 향하여 180°로 편향될 경우, 즉 180° 후방산란이 일어날 때 에너지 손실이 최대가 된다. 따라서 이러한 이론에서 컴프턴 전자의 운동에너지는 다음과 같이 구할 수 있다.

$$E_{e^-} = \hbar\nu - \hbar\nu' \tag{4.9}$$

예제 4.3

컴프턴 산란은 일반적으로 의료 영상에서 좋지 않은 영향을 미친다. 평면 신티그램 촬영(방사선 물질 추적법의 일종)에 있어서, 광자에너지는 검출기에 도착하기 전에 산란된 위치를 확인하기 위해서 사용된다.

문제 100 keV의 에너지를 가지는 전가가 어떤 물질에 입사되었다가 $\hbar\nu'$의 에너지를 가지고 방출되었다고 가정하자. $\hbar\nu'$의 크기가 98 keV보다 크면 검출기는 광자가 산란되지 않았다고 나타낸다. 광자가 직선으로 이동하고 있다고 검출기가 나타낼 수 있는 광자의 최대 산란 각도는 몇 도인가?

해답 컴프턴 산란 후의 광자에너지와 산란 각도는 아래 계산식에 의하여 구해진다.

$$\begin{aligned}\hbar\nu' &= \frac{\hbar\nu}{1+(1-\cos\theta)\hbar\nu/(m_0c^2)}\\ &= \frac{100\ \text{keV}}{1+(1-\cos\theta)100\ \text{keV}/(511\ \text{keV})}\\ &= 98\ \text{keV}\\ \theta &= \cos^{-1}\left(1-\frac{511}{100*49}\right)\\ &= 26.4^\circ\end{aligned}$$

따라서 광자의 산란 각도가 26.4°일 때도 검출기는 여전히 광자가 직선으로 통과한다고 나타낸다.

전자기 상호작용의 확률 이제 우리는 광전 효과와 컴퓨턴 산란이 더 쉽게 발생할 수 있는 원인을 알 수 있다. 이러한 원인이 중요한 여러 이유가 있다. 예를 들어, 유용한 방사선 촬영기의 구조는 다음 장에서 설명될 것과 같이 광전 효과와 컴프턴 산란에 의하여 환자를 투과하는 X선의 차별적인 감쇠에 의존한다. 또 다른 예로써, 광전효과는 입사 광자를 완전히 흡수시키는 것을 관찰했다. 그러므로 우리가 광전효과를 일으킬 가능성을 높이는 방법을 찾는다면, 우리는 이온화 전자기 방사선원으로부터 환자, 방사선사, 임상의 등을 차폐할 수 있다. 여기서 우리는 납이 X선을 막을 수 있는 좋은 차폐체이지만, 플라스틱은 그렇지 않다는 것을 알 수 있다. 또한 납이 저에너지 광자보다 고에너지 광자를 더 차폐를 잘하는지 예상할 수 있다. 또 다른 예로, 컴프턴 산란이 영상화를 방해하는 원인이 광자가 직선으로 움직이는 것을 방해하기 때문이라는 것을 알 수 있다. 따라서 우리는 컴프턴 산란의 효과를 상쇄할 수 있는 장비 설계의 조건을 알 수 있다. 그리고 환자의 진단 영상을 획득하는 데 있어서 컴프턴 산란을 최소화한 X선 에너지를 선택적으로 사용할 수도 있다.

고정 두께가 얇은 "수술대" 소재를 선택할 수도 있으며, 입사 전자가 물질을 투과하거나 광전 효과 또는 컴프턴 산란의 발생에 대하여 가정할 수도 있다. 광전 효과를 더 쉽게 발생시키는 원인이 무엇인지도 알 수 있다. 광전 효과는 원자핵의 전기장에서의 상호작용의 결과로 발생하기 때문에, 더 많은 양자가 있다면 광전 효과의 발생 가능성은 더욱 증가할 것이다. 광전 효과가 발생할 확률은 원자번호 Z에 연관된다. 여러 원자들로 구성된 혼합체에 있어서, 우리는 일정한 관점에서 평균 원자번호의 특징을 가지는 효과적인 원자번호 Z_{eff}를 정의할 수 있다. 광전 효과의 발생 확률은 Z^4_{eff}에 비례한다.[2] 광전 효과의 발생 확률에 영향을 미치는 또 다른 원인은 입사 광자에너지이다. 직관적으로, 우리는 높은 에너지의 광자가 물체에 흡수되기 전에 더 많이 투과된다는 것을 예상할 수 있다. 이러한 직감은 옳은 것이다. 실제로, 광전 효과의 발생 확률은 $1/(\hbar\nu)^3$에 비례한다. 주어진 모두가 함께 실려 원자번호와 광자에너지에 따른 광전 효과의 발생 확률은 아래와 같이 나타낼 수 있다.

$$\text{Prob[photoelectric event]} \propto \frac{Z^4_{\text{eff}}}{(\hbar\nu)^3} \tag{4.10}$$

마지막으로, 우리는 광자에너지가 L각 또는 K각의 전자 결합에너지 이상일 경우 광전 효과의 발생 확률이 갑자기 증가한 후 에너지가 더 증가되면 발생 확률이 낮춰진다는 것을 실험적인 사실로 알 수 있다. 이러한 갑작스런 증가는 많은 수의 전자가 주원자로부터 갑작스럽게 제거될 가능성이 높아지기 때문에 나타난다. 이러한 특성은 방사선 촬영과 전산화 단층촬영장치의 조영제 사용에 중요하다.

이제 우리는 컴프턴 산란을 더 쉽게 발생시키는 원인은 무엇인가에 대한 또 다른 의문점이 생긴다. 컴프턴 산란은 결합에너지가 낮은 외각 궤도 전자에 의하여 발생하기 때문에 물

---

2) 높은 Z material(인간조직의 반대), 이것은 대부분 비례한다.

표 4.4 물질의 물리적 특성

물질	밀도(kg/m^3)	원자번호	전자밀도(전자/Kg)
수소	0.0899	1	5.97×10^{26}
탄소	2250	6	3.01×10^{26}
공기	1.293	7.8	3.01×10^{26}
물	1000	7.5	3.34×10^{26}
근육	1040	7.6	3.31×10^{26}
지방	916	6.5	3.34×10^{26}
뼈	1650	12.3	3.19×10^{26}

From A. B. Wolbarst, p. 119, 1993.

질의 킬로그램당 전자 수인 전자 밀도(ED)에 의한 영향을 가진다. 전자 밀도는 아래와 같은 식에 의하여 알 수 있다.

$$\mathrm{ED} = \frac{N_A Z}{W_m} \tag{4.11}$$

여기서 N_A는 아보가드로 수(atoms/mole)이며, Z는 원자번호(electrons/atom)이고, W_m은 원자의 분자 무게(gram/mole)이다. 표 4.4에서 보이는 것과 같이 수소 원자의 경우, 전자 밀도는 여러 생체 조직에서 거의 동일하게 3×10^{26} electrons/kg이다. 그러므로 컴프턴 산란의 발생 확률은 원자번호에 거의 독립적인 것을 알 수 있다.

컴프턴 산란의 발생 확률에 영향을 미치는 또 다른 원인은 광자에너지이다. 이에 대해서는 클라인-니시나 공식에서 상당히 복잡한 관계식으로 나타내고 있으며, 그 공식에서는 광자에너지의 증가가 컴프턴 산란의 발생 확률을 일반적으로 감소시킨다고 말하고 있다. 이러한 발생 확률의 감소는 매우 서서히 일어나는 반면에, 진단 영상에서는 매우 높은 광자에너지를 사용한다. X선 영상에서 주로 사용되는 에너지 영역에서는 이러한 발생 확률이 적정한 값을 가진다. 요약하자면 우리는 아래와 같이 결론지을 수 있다.

$$\mathrm{Prob[Compton\ event]} \propto \mathrm{ED} \tag{4.12}$$

광전 효과와 컴프턴 산란은 진단 영상에 다른 영향을 미치기 때문에 인체 조직에서 이러한 두 효과의 상대적인 발생 빈도를 확인하는 것이 중요하다. 이러한 발생 빈도를 확인하는 데는 두 가지 방법이 있다. 그 방법은 발생의 상대적 빈도를 기준으로 하거나 분포에너지의 비를 기준으로 하는 것이다. 표 4.5에서는 진단 영역의 에너지에서 광전 효과와 컴프턴 산란의 발생 확률에 대하여 나타내고 있다. 우리는 진단 X선 에너지가 증가함에 따라 30 keV 이상에서 컴프턴 산란의 발생 빈도가 현저히 증가하는 것을 확인할 수 있다. 심지어 60 keV 이상에서는 컴프턴 산란이 거의 90% 이상 발생하지만, 조직에 분포된 에너지는 단지 55%

표 4.5 물에서 광전자 효과와 콤프톤 산란

광 에너지	콤프톤 상호작용의 확률	콤프톤 에너지의 확률
10.0	3.2	0.1
15.0	11.8	0.4
20.0	26.4	1.3
30.0	58.3	6.8
40.0	77.9	19.3
50.0	88.0	37.2
60.0	93.0	55.0
80.0	97.0	78.8
100.0	98.4	89.6
150.0	99.5	97.4

Adapted from Johns and Cunningham, p. 163, 1983.

이다. 이러한 명백한 차이는 광전 효과가 입사 광자에너지의 일부분을 가지는 반면에 광전 효과가 입사 전자에너지의 대부분을 가지기 때문이다.

4.5 전자기 방사선의 감쇠

감쇠는 전자기 방사선의 빔 강도의 손실 과정으로 설명될 수 있다. 생체조직과 관련 있는 감쇠의 방사선 기기에서 발생되는 대조도의 주요한 메커니즘이다. 비록 실질적인 통계 과정이지만, 우리는 그런 과정을 통해서 감쇠에 대하여 살펴볼 수 있다. 따라서 5장에서 우리는 방사선 사진촬영에서의 잡음을 공부함으로써 매우 자연스럽게 통계적인 측면으로 감쇠에 대하여 알아보고자 한다.

4.5.1 X선 강도의 측정

방사선 촬영에 있어, 우리는 X선이라고 불리는 X-ray의 짧은 방사에 대하여 알아보고자 한다. 우리는 여러 가지 이유로 X-ray 방사의 강도에 대하여 알아야 한다. 예를 들면, X선 영상을 구현하기 위한 검출기의 설계에 있어 시스템의 고유 노이즈 특성을 확인하고 dynamic range를 결정하기 위해서는 X선 강도의 특징을 확인하는 것이 중요하다. 또한, X선 강도의 측정은 이온화 방사선의 생물학적 영향을 평가하는 데도 사용될 수 있다. 그 이유는 이온화 방사선이 잠재적으로 유해하기 때문이다. 높은 방사선 선량은 화상이나 백내장을 발생시킬 수 있으며, 적은 방사선 선량이라도 암 발생의 위험을 증가시킬 수 있다. X선 강도의 특징과 측정은 많은 방법으로 알 수 있다. 이 장에서 우리는 가장 일반적이고 중요한 몇 가지 X

선 강도의 측정에 대하여 알아보고자 한다. 개념적으로 X선 강도를 확인할 수 있는 가장 간단한 방법은 광자수 N을 확인하는 것이다, 그러한 측정법에 있어서 광자가 분포된 면적을 고려하는 것이 중요하다. 따라서 우리는 단위 면적 A당 광자수 N에 의한 광자 효과(photon fluence) ϕ를 다음과 같이 정의한다.

$$\Phi = \frac{N}{A} \tag{4.13}$$

여기서, 면적은 방사선 조사 방향에 수직으로 위치한다. 때로는 정해진 시간 간격 Δt 동안 측정이이 이루어지가 때문에 수식에서 시간에 대한 고려가 필요하다. 따라서 광자 효율 ϕ는 아래와 같이 정의될 수 있다.

$$\phi = \frac{N}{A\Delta t} \tag{4.14}$$

X선이 물질 내에 모두 흡수된다면 물질 내 이동되고 분포된 X선 에너지양이 얼마인지 알고 싶을지도 모른다. X-ray 폭발에서(X선이 모노빔(단일에너지 스펙트럼)의 형태일 경우) 개개의 광자가 $\hbar\nu$와 같은 에너지를 가진다면 폭발의 총 에너지는 간단히 $N\hbar\nu$일 것이다. 따라서 우리는 에너지 효과 Ψ와 에너지 효율 ψ를 다음과 같이 정의할 수 있다.

$$\Psi = \frac{N\hbar\nu}{A} \tag{4.15}$$

$$\psi = \frac{N\hbar\nu}{A\Delta t} \tag{4.16}$$

에너지 효율은 X선의 강도로도 알려져 있으며, I라는 기호로 표시한다. 식 (4.14)와 (4.16)으로부터 X선 강도 I에 대하여 알 수 있다.

$$I = E\phi \tag{4.17}$$

여기서 X선 에너지는 $\hbar\nu$이고, X선 강도는 시간면적당 에너지 단위로 표시된다.

X선 영상에 있어서 광자의 방사는 브렘스라룽 효과에 의하여 생성되기 때문에 항상 여러 크기의 에너지를 가지는 Polyenergitic의 형태이다. 이론적으로 광자를 세는 것만이 중요하다면, 광자 효과 또는 효율은 방사선 강도의 측정에 유용하게 사용될 수 있다. 하지만 이러한 측정법은 X선 영상기기에서 개개 광자의 수로 측정되지 않고 총 에너지로 측정되기 때문에, 실질적으로는 사용되지 않는다. 따라서 Polyenergitic 소스의 이상적인 강도를 확인하는 데 매우 유용하다 .

$$\phi = \int_0^\infty S(E')\,dE' \tag{4.18}$$

X선 광자는 각기 다른 에너지를 가지고 이동하기 때문에 Polyenergitic 소스에서 E 함수의 N은 선형 스펙트럼이다. 브렘스라룽 방사선의 임의의 발생 때문에, 선형 스펙트럼의 형상은 각 광자 폭발에 의하여 변화하지만, E 함수에 따른 단위 에너지당 광자의 수인 X선 강도는 주어진 소스에 따라 일정한 형상이다. X-ray 스펙트럼 $S(E)$는 단위 시간-면적당 선형적인

$$I = \int_0^\infty E' S(E')\, dE' \tag{4.19}$$

예제 4.4

종종, 단일 선원으로서 Polyenergetic X선의 모델을 설명할 수 있다.[3)]

문제 (가설의)Monoenergetic 소스가 같은 수의 광자를 사용하는(실제) Polyenegetic 소스와 같은 강도를 가지려면 얼마의 에너지를 가져야 하나?

해답 면적이 A이고 시간 간격이 Δt인 경우, Polyenegetic 소스의 광자수는 다음과 같다.

$$N_p = A\Delta t \int_0^\infty S(E')\, dE'$$

Polyenegetic 소스의 강도는 아래와 같으며,

$$I_p = \int_0^\infty E' S(E')\, dE'$$

등가 Monoenegetic 선은 아래와 같은 강도를 가진다.

$$I_p = E \frac{N_p}{A\Delta t}$$

그러므로 이러한 등가선의 에너지는 아래와 같다.

$$E = \frac{\int_0^\infty E' S(E')\, dE'}{\int_0^\infty S(E')\, dE'}$$

상기와 같은 표현은 질량 밀도 $S(E)$를 가지는 Sheetlike 물질의 무게 중심 표현과 유사해 보일 것이다. 대신 $S(E)$가 pdf라면 분자는 임의의 변수에 대한 평균을 의미한다. 분모는 그러한 평균을 효과적으로 계산한 비율로서 $S(E)$와 통일된다. 이러한 방법으로 계산된 에너지는 때때로 polyenergetic 소스의 "효율적인 에너지"라고 불린다. 우리는 6장에서 대략적인 정의를 확인할 수 있을 것이다.

3) monoenergetic 빔 속 모든 광자는 같은 에너지를 가지고 있다.

4.5.2 좁은 빔, 단일에너지 광자

그림 4.7(a)에서 보듯이 N개의 단일에너지 광자(Narrow Beam, Monoenergetic Photons) 빔이 균일한 물질로 된 얇은 slab에 입사했다고 고려하자. 광자빔이 광자를 탐지하거나 계수하는 디텍터에 비해 넓지 않기 때문에 표현된 형상을 narrow beam geometry(좁은 빔형태)라 부른다. 이 경우 slab(판)을 무시한다면(그리고 디텍터의 능률문제와 통계학적 효과를 무시한다면) 디텍터는 N개의 광자를 기록할 것이다. 그러나 slab이 있다면 어떤 광자는 광전효과에 의해 slab에 흡수될 것이고, 어떤 광자들은 컴프턴 효과에 의해 디텍터를 비켜갈 것이다. 종합적으로 디텍터는 N보다 적은 N'을 계수할 것이고 이것은 지금부터 더 자세히 탐구할 감쇠의 중요한 특성이다. 위의 실험에서 n개의 광자를 "잃었다" 고 가정하자. Δx가 매우 작다면 n은 N과 Δx에 비례한다.

$$n = \mu N \Delta x \tag{4.20}$$

여기서 뮤는 선감약계수라 하는 비례정수이다. 식 (4.20)을 재배열하면 선감약계수의 정의를 산출할 수 있다.

$$\mu = \frac{n/N}{\Delta x} \tag{4.21}$$

이는 단위길이 당 잃은 광자의 일부라 설명할 수 있다. 슬랩과 작용 후 광자수의 변화는

$$\begin{aligned} \Delta N &= N' - N \\ &= -n \\ &= -\mu N \Delta x \end{aligned} \tag{4.22}$$

슬랩의 두께를 증가시키고 N을 연속된 값으로 보면 이분방정식이 유도된다.

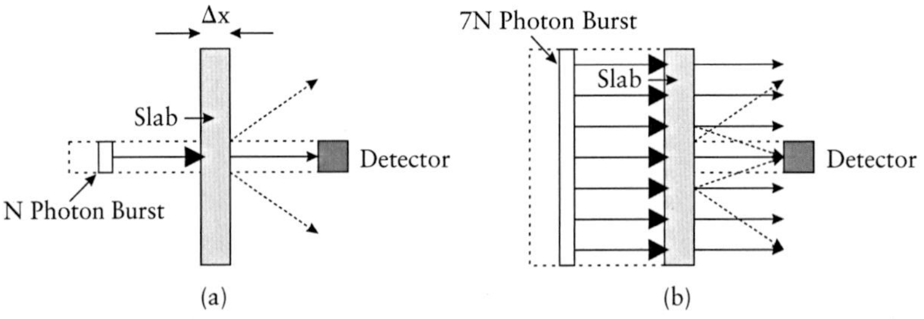

그림 4.7 감쇠에 대한 연구를 하기 위한 2가지 구조들 (a) 좁은 빔 구조, (b) 넓은 빔 구조

$$\frac{dN}{N} = -\mu \, dx \tag{4.23}$$

이것을 적분하면(연습문제 4.9)

$$N = N_0 e^{-\mu \Delta x} \tag{4.24}$$

N_0는 $x = 0$일 때의 광자수이다. 이 방정식은 기초광자감쇠법칙(fundamental photon attenuation law)이라 한다. 이 법칙은 X선 촬영장치 전반에서 중요하게 작용한다. 단일에너지의 경우 이 법칙은 I_0가 빔의 강도일 경우, 강도를 나타내는 공식으로 쓰인다.

$$I = I_0 e^{-\mu \Delta x} \tag{4.25}$$

여기서 I_0 입사된 빔의 강도이다. 식 (4.24)를 사용하여 우리는 균일한 물질층에 의해 전달되거나 멈춰지는 광자의 양을 비교할 수 있다. 하나의 질문이 요구된다: 입사된 광자를 반으로 감약시키는 물질의 두께는? 이런 두께를 반감기라고 부르며 다음을 만족한다.

$$\frac{N}{N_0} = \frac{1}{2} = e^{-\mu \mathrm{HVL}} \tag{4.26}$$

$$\mathrm{HVL} = \frac{\ln 2}{\mu} = \frac{0.693}{\mu} \tag{4.27}$$

예제 4.5

140 kev의 감마선이 테크네튬(technetium)-99m의 방사성 붕괴에서 발생하고 sodium iodie crystals이 감마선을 막는 데 사용된다는 것을 7장에서 알아 볼 것이다. 140 kev의 NaI 의 반가층이 0.3cm라 가정하자.

문제 1.2cm의 NaI crystal을 일직선으로 통과한 감마선은 몇 % 인가?

해답 투과율의 퍼센트는

$$= 100\% \times \frac{N}{N_0}$$

$$= 100\% \times e^{-\mu 1.2 \text{ cm}}$$

$\mu = \ln 2/\mathrm{HVL}$이기 때문에 따라서 투과율 퍼센트는

$$= 100\% \times e^{-\ln 2 (1.2 \text{ cm})/(0.3 \text{ cm})}$$

$$= 100\% \times e^{-4 \ln 2}$$

$$= 6.25\%$$

slab(넓적하고 두꺼운 조각)은 균일하지 않다고 가정한다. 이 경우 선형감쇠계수는 위치 x에 의존하고, 이것을 계산하면

$$\frac{dN}{N} = -\mu(x)\,dx \tag{4.28}$$

위치 x점에서의 광자의 수를 간단한 적분 값으로 산출해 낼 수 있다.

$$N(x) = N_0 \exp\left\{-\int_0^x \mu(x')\,dx'\right\} \tag{4.29}$$

여기서 x'는 적분의 더미변수 값이다. 강도의 식과도 유사한 관계를 가진다.

$$I(x) = I_0 \exp\left\{-\int_0^x \mu(x')\,dx'\right\} \tag{4.30}$$

이 식은 기본적인 x선 감쇠법칙의 적분식으로 생각할 수 있다. 이 방정식은 주사방사선과 컴퓨터 단층촬영의 가장 중요한 물리적 모델이며, 또한 양전자 방출단층촬영의 가장 유효한 모델이다.

4.5.3 좁은 빔, 다에너지 광자(Polyenergetic Photons)

좁은 빔(Narrow Beam)의 경우에 광자는 디텍터로부터 완전히 흡수되거나 산란된다. 그러므로 다색에너지가 단일에너지와 비슷해지는 경우를 제외하고는 얇은 빔의 감쇠원리는 각 에너지에서 독립적으로 일어난다. 일반적으로 선형감쇠계수는 물질에 따라 다르며, 또한 같은 물질에서도 에너지 함수에 따라서도 다양하다. 표 4.8은 뼈, 근육, 지방의 관계를 보여 주고 있다.

이 곡선은 뼈가 근육보다 크게 감쇠함고, 지방질보다는 더 크게 감쇠함을 보여 준다. 여기서 엑스선은 고에너지에서 더 낮은 감쇠를 보인다. 다시 말하자면 X선은 고에너지에서 더 많은 투과성을 보임을 알 수 있다. 다에너지 X선 빔에서는 물질의 선형감쇠계수($\mu(E)$)가 중요하게 작용한다.

발생된 엑스선은 $S_0(E)$의 스펙트럼을 가지고 Δx 두께의 물체의 슬랩은 균일하다고 생각한다. 슬랩에 남아 있는 스펙트럼의 경우 단일에너지와 같은 방식에서 감쇠되는 것을 제외하면, 선형감쇠계수는 E에 달려 있다.

$$S(E) = S_0(E)e^{-\mu(E)\Delta x} \tag{4.31}$$

불균일한 슬랩에서의 선형감쇠계수는 선에 따른 위치와 에너지에 의해 좌우된다. 이 경우에 감쇠법칙의 적분형태를 따른다.

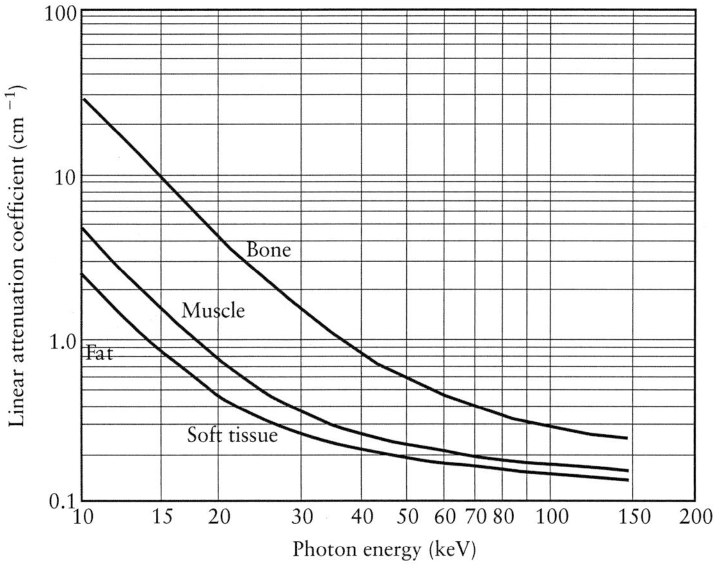

그림 4.8 X선 입사 광자에너지에 대한 뼈, 근육, 지방의 선형감쇠계수

$$S(x; E) = S_0(E) \exp\left\{-\int_0^x \mu(x'; E)\, dx'\right\} \tag{4.32}$$

만약 빔의 전반적인 강도를 구할 경우, 식 (4.19)와 (4.31)과 (4.32)를 사용하여 산출해 낼 수 있다.

$$I = \int_0^\infty S_0(E')E' \exp\{-\mu(E')\Delta x\}\, dE' \tag{4.33}$$

그리고

$$I(x) = \int_0^\infty S_0(E')E' \exp\left\{-\int_0^x \mu(x'; E')\, dx'\right\} dE' \tag{4.34}$$

비록 식 (4.34)이 몸을 포함한 불균일 물질의 유효모델이더라도 X선 양식의 발전된 영상방정식이 유용하다는 것을 발견할 수 없을 것이다. μ의 에너지 의존은 기본적인 영상의 이해를 돕기에 유용하나, 수학 입장에서는 다루기 어렵다. 효율적 에너지의 개념은 (예제 4.4) 앞으로 다룰 것이므로 더 유용하다.

4.5.4 넓은 빔의 경우

그림 4.7(a)의 얇은 빔 구조과 비교되는 그림 4.7(b)의 넓은 빔 구조을 고려하라.

그림 4.7(b)에서 엑스선 빔은 7번 동안 넓게 그리고 많은 광자처럼 $7N$을 가진다(숫자 7은 예를 들기 위해 사용되었다). 검출기에서 슬랩이 제거될 경우 (a)와 같이 동일한 폭에서 잔여 광자가 검출기를 놓치기 때문에 N 광자만 검출될 것이다. 얇은 빔일 경우에 슬랩이 있으면, 검출기에서 미리 유도된 광자는 광전자적인 상호 작용에 의해 흡수되거나 컴프턴 이벤트에 의해 산란될 것이다. 그러나 추가적인 가능성이 있다: 검출기의 선 외부의 광자는 컴프턴 상호작용에 의해 검출기쪽으로 흩어진다. 그래서 넓은 빔의 경우 다색에너지, 좁은 빔에 의해 예측된 것보다 더욱 많은 광자를 검출한다. 일반적인 감약 법칙 [(4.24)와 (4.25)]은 이런 경우에서는 유지되지 않으며, X-ray의 직선적인 전파의 가정도 위반된다.

게다가, burst(이온화 세기를 측정하는 이온화 상자로 우주선(宇宙線)을 관찰할 때, 때때로 이온쌍이 갑자기 많이 발생하여 우주선의 세기가 폭발적으로 증가하는 현상)로 검출된 광자는 컴프턴 산란과정은 광자에너지를 줄이기 때문에 더 이상 단일에너지를 가지지 않는다. 그런 상황에서 X-ray 빔의 평균 또는 효과적인 에너지는 줄어들며 광속 연수법이라고 불린다. 다행히, 대부분의 X-ray 화상 진찰 양식은 X선 빔을 조정하여 검출기에 조준할 수 있는 검출기 콜리메이터를 사용한다. 그러므로 화상 진찰 입장에서 좁은 광속 구조 가정은 상당히 정확한 것과 같이 전망될 수 있다. 이 책을 통하여 좁은 광속 구조의 가정이 우리에 의하여 한다. 방사선 의사 또는 기술자를 보호하기 위하여 얼마만큼의 납이 필요한지 결정하게 하거나 환자에게 얼마만큼의 선량이 필요한지를 결정한다. 그러나 넓은 광속 구조은 고려되어야 한다. 결국, 이미지 과정에 포함된 "인간 검출기"에는 검출기 콜리메이터는 없다.

4.6 방사선량 측정

방사선 존재와 양을 표현하는 방법은 많이 있다. 우리는 이미 플루언스와 강도 개념을 통해 광자와 에너지의 흐름이 관련이 있다는 것을 기술했다. 우리는 의학적인 영상을 만드는 것에 초점을 맞추었다. 그러나 방사선은 유해한 생물학적 효과를 가져 온다. 여기서, 우리는 지금 그것보다 EM 방사선량을 더 염려한다. 즉 조사량의 개념은 본질구성의 요소이다.

4.6.1 조사

정의에 의하여 이온화 방사선은 수소 원자를 이온화할 수 있는 능력이 있다. 그러므로 그것은 공기 중에서 이온 생성 가능하다.

일직선으로 두 개의 판사이의 공기에서 생성된 방사성 이온 때문에 고정된 전위에서 두 개의 판 사이에서 유지되고 있는 전류를 측정하기 위한 이온 챔버를 놓고 조정한다. 전자기 방사선에 의해 공기의 일정한 부피에서 일어난 이온쌍의 수가 X를 상징한다. 노출에 대한 국제적인 시스템 단위는 공기(C/kg)의 킬로그램당 쿨롱이다; 그러나, 의학 화상 진찰에 있는 더 유용한 단위는 2.58×10^{-4}C/kg와 같은 roentgen(R)이다. 두 단위사이 변환은 1 C/kg = 3876R이다.

예제 4.6 어떤 방사선원에 대해 역제곱원리에 따른 선원으로부터 거리 d에 대한 노출량

문제 만약 1R의 방사선원으로부터 d = 30 cm에 노출되어 있을 때, d = 5 cm에 노출 되어 있을 때의 노출량은?

해답 d = 30 cm에 대해 d = 5 cm의 노출량은 36배 ($(30/5)^2 = 36$)이다. 그러므로 d = 5 cm일 때 노출량은 $X_5 = 36X_{30} = 36$ R이다.

4.6.2 조사량과 커마

이온화 EM 방사선은 물질을 통과할 때, 광전 효과 및 컴프턴 산란 둘 다 물질을 에너지로 침전시킨다. 이것은 조사량의 개념이다. 흡수한 조사량의 단위는 물질의 그램당 100 erg의 흡수로 정의되는 라드(rad)는 D로 상징한다. 이 단위는 에너지 산란 농도보다는 오히려 에너지의 총계를 언급한다는 것에 주의해라. 흡수한 조사량을 위한 SI 단위는 gray(Gy)이다; 1Gy = 1J/kg = 100rads. 생물 의학 방사선량측정에서 요구된 정확도를 위해 연약한 조직에 흡수한 조사량의 1 (1) 라드가 노출의 1 (1) 뢴트겐에 의하여 생기게 한다. K로 상징하고 kerma로 불린 조사량과 단단히 관련 있는 또 다른 양이 있다. Kerma는 주어진 물질에 있는 전자에 직접적으로 나누어 주어진 단위 질량당 에너지 양으로 정의된다. 그것은 또한 gray(Gy)의 단위에서 측정된다. 실질적인 문제로, 진단 X-ray 에너지에 kerma와 조사량은 본질적으로 동등하다. kerma는 교정 목적을 위해 공기에서 사용될 때 공기 kerma로 불리고 K_{air}로 상징한다.

4.6.3 선형 에너지 전달

선형 에너지 전달은 (LET)를 통해서 단위 길이당 통과하고 있는 물질로 방사선에 의해 에너지 전달의 측정이다; 더 높은 LET 방사선은 불리한 생물학 결과를 보다 크게 생산을 할 경향이 있다. Specific ionization(SI)은 단위 길이당 형성된 이온쌍의 수이다. LET와 SI는

(수시로 W로 불리는) 물질의 특성인 1개의 이온쌍을 형성할 것을 요구된 에너지 평균 양에 의해 서로에게 관련이 있다.

4.6.4 Fill Factor

수시로 노출을 측정하는 것은 유용하나 방사선 분야에 있는 개인적인 조사량으로 결과를 표현할 수 있을 것입니다. 뢴트겐 및 라드가 정의되는 방법 때문에 공기에 있는 노출 사이 관계 및 공기에 있는 조사량은 쉽게 파생될지도 모른다: 1R = 0.87rad. 공기 이외에 물질에 조사량을 계산하기 위하여 *f*-factor를 변환하여 이용된다,

$$D = fX \tag{4.35}$$

f-factor는 정의된다.

$$f = 0.87\frac{(\mu/\rho)_{\text{material}}}{(\mu/\rho)_{\text{air}}} \tag{4.36}$$

μ가 선형 감쇠 계수와 ρ는 물질(분자) 및 공기(분모)의 대량 조밀도이다. 양 (μ/ρ)는 질량 감쇠 계수이라고 칭한다.

4.6.5 등가선량

우리는 모두 건축 재료와 토양에 있는 우주선, 방사능, 그리고 우리 몸에 있는 방사능으로부터 이온화 방사선에 노출된다. 비록 조사량 자체가 분명한 양이더라도, 방사선의 다른 유형에는 등가 조사량을 전달할 때 실제로 다른 효력이 발생할 수 있다. 이것에 대하여 주어진 동등한 조사량의 개념을 설명하기 위하여 상징 H를 사용한다.

$$H = D\,Q \tag{4.37}$$

Q라고 불리는 특성 요인으로 등가 조사량은 $H = D\,Q$로 이용된 방사선의 유형의 성질로 정의된다. 예를 들면, X-ray, 감마선, 전자 및 beta 입자의 특성 요인은 중성자와 양성자가 $Q \approx 10$, 알파 입자 $Q \approx 20$인 반면에 $Q = 1$이다. 의학 영상 진찰에서 사용된 방사선을 위한 $Q \approx 1$부터 등가 조사량과 조사량은 동일하다. D가 라드로 측정될 때, H는 단위 rem으로 여겨진다. SI 단위에서는 조사량은 gray에서 측정된다. 1개의 gray 조사량 및 $Q = 1$를 위한 등가 조사량 H는 1sievert (Sv)이다.

예제 4.7

20 keV의 에너지에서 흉부 X선를 고려하자. 폐 이외의 단순 조직은 무시한다.

문제 10 mrads 이하(즉, 0.01 rads)의 흡수선량을 유지한다면, 얼마만큼의 노출을 제한해야 하는가?

해답 표 4.6으로부터 우리는 20 keV를 찾을 수 있다.

$$(\mu/\rho)_{\text{air}} = 0.78\ \text{cm}^2/\text{g}$$

그리고

$$(\mu/\rho)_{\text{lung}} = 0.83\ \text{cm}^2/\text{g}$$

그래서 f-factor는

$$f = 0.87\frac{(\mu/\rho)_{\text{lung}}}{(\mu/\rho)_{\text{air}}} = 0.93$$

흡수선량은 식 (4.35)에 대한 노출과 관련있다. 우리가 10 mrads 이하의 선량을 제한한다면 노출은 10/0.93 = 10.8 mR 이하로 되어야 한다.

4.6.6 유효조사량

위험에 이온화 방사선 조사량을 관련시키기 위한 목적으로, 등가 조사량의 연장은 전신이 획일하게 비친 경우에 주어졌을 것으로 조사량을 표현하기 위하여 이용된다. 효과적인 조사량은 몸이 획일하게 비치지 않을 때라도 그런 방식에 관해서는 무겁게 하는 다른 기관 몸 조직에 조사량 동등물의 합계가 방사선-유도 신체 및 유전 모험에 비례 가치를 제공하는 때

표 4.6 몇 가지 물질들의 X선 질량 감약 계수

Material	20 keV(cm^2/g)	100 keV(cm^2/g)
Air	0.7779	0.1541
Water	0.8096	0.1707
Bone	0.4001	0.1855
Muscle	0.8205	0.1693
Lung	0.8316	0.1695
Brain	0.8281	0.1701

출처: Hubbell and Seltzer, NIST online tables.

얻어진다. 이것은 $D_{\text{effective}}$가 효과적인 복용량이고

$$D_{\text{effective}} = \sum_{\text{organs}} H_j w_j \tag{4.38}$$

H_j는 기관 j는 등가 조사량, wj는 기관 j를 위한 가중 계수를 표현하고 있다. 합계는 모든 기관에 있다;

$$\sum_{\text{organs}} w_j = 1 \tag{4.39}$$

이런 식으로, 위험은 다른 방사선 및 다른 표적 조직을 위해 비교될지도 모른다. 평균적으로, 우리의 연례 효과적인 조사량은 대략 300의 mrem이다. 의학 영상 진찰 절차는 특정한 절차에 따라서 광범위한 조사량을 일으킨다. 밑바닥에 전형적인 흉부 X선은 조사량 10 mrem로 될지도 모른다, fluoroscopic 학문은 몇몇 rem 학문을 산출할지도 모른다. 의학 영상 진찰에서 포함된 조사량의 이온화 방사선에서 주요 위험은 암 생산(방사선에 의해 생기는 발암현상)이다. 실제로, 우리는 방사선의 조사량에 더 큰 용량과 비례하여 위험이 점점 증가하고 암 위험을 증가한다고 가정한다. 중요한 것은 의사와 환자 같이 일반적으로 이미지 절차의 의료 혜택을 잠재적인 위험에 무겁다고 결정한다.

4.7 요약과 중요한 개념

이온화 방사선은 투상 방사선 사진술과 CT를 포함하여 몇몇 화상 진찰 양식에서 사용된다. 미립자 방사선의 상호작용은 이 양식에서 이용된 X-ray를 창조한다; 환자에 있는 X-ray의 상호 작용은 방사선 사진을 창조한다. 이 장에서는 우리는 당신이 지금 이해해야 하는 중요한 개념을 제공한다:

1. 이온화는 원자에서 궤도를 선회하는 전자의 방출이다; 이온화 방사선에는 이온화를 일으키는 충분한 에너지가 있다.
2. 이온화 방사선은 미립자 전자기일지도 모른다; 의학 영상 진찰에 있는 관심사의 주요 이온화 방사선은 X-ray, 감마선, 강력한 전자 및 양전자이다.
3. collisional 이동과 방사성 이동(제동복사 X-ray 결과)을 통해 미립자 이온화 방사선 이동에너지 복사 전달한다.
4. radiactive 이동의 확률은 미립자 방사선이 통과하는 물자의 효과적인 원자번호 증가와 함께 증가한다.
5. 전자기 이온화 방사선은 컴프턴 광전 효과 또는 뿌리기를 통해 의학 화상 진찰 적용에 있

는 에너지를 옮긴다.

6. 전자기 상호작용의 확률은 광자의 전자기 방사선이 통과하는 물자의 에너지에 및 효과적인 원자번호, 밀도 및 분자량에 달려 있다.
7. 약간 물질에 의하여 전자기 방사선의 광속의 강도 감쇠는 monoexponential 관계에 의해 기술되고, 물질 및 자체 물질과 광자에너지의 특성에 달려 있는 선형 감쇠 계수의 두께의 기능이다.
8. 조직에 방사선 조사량은 자체 주어진 이온화가 방사선의 침전된 에너지, 생물학 효과 및 다른 조직의 관계되는 방사선 민감성의 고려사항을 포함하는 효과적인 조사량이 궁극적으로 특징이다.

▣ 참고문헌

- Attix, F. H. *Introduction to Radiological Physics and Radiation Dosimetry*. New York: Wiley, 1986.
- Bushberg, J. T., Seibert, J. A., Leidholdt Jr., E. M., and Boone, J. M. *The Essential Physics of Medical Imaging*, 2nd ed., Philidelphia, PA: Lippincott Williams & Wilkins, 2002.
- Carlton, R. R., and Adler, A. M. *Principles of Radiographic Imaging: An Art and a Science*, 3rd ed. Albany, NY: Delmar, 2001.
- Hubbell, J. H., and Seltzer, S. M. *Tables of X-Ray Mass Attenuation Coefficients and Mass Energy Absorption Coefficients*, version 1.4. Online at http://physics.nist.gov/xaamdi, Gaithersburg, MD: National Institute of Standards and Technology, 2004.
- Johns, E. J., and Cunningham, J. R. *The Physics of Radiology*. 4th ed. Springfield, IL: Charles C Thomas Publisher, 1983.
- Sprawls Jr., P. *Physical Principles of Medical Imaging*, Madison, WI: Medical Physics Publishing, 1995.
- Wang, C.H., Willis, D. L., and Loveland, W. D. *Radiotracer Methodology in the Biological, Environmental, and Physical Sciences*. Englewood Cliffs, NJ: Prentice Hall, 1975.
- Wolbarst, A. B. *Physics of Radiology*. Norwalk, CT: Appleton & Lange, 1993.

▣ 연습문제

원자 물리학

4.1 안정 상태의 양자, 중성자, 전자의 질량은 각각 $1.6726216 \times 10^{-27}$ kg, $1.6749272 \times 10^{-27}$ kg, 9.10938×10^{-31} kg이다.

(a) 원자의 질량단위(amu)는 ^{12}C의 질량으로 정의된다. ^{12}C의 질량은 중성자 결합의 질량보다 조금 작다(질량의 차이가 있다). 질량의 차이를 계산해보아라.

(b) 결합에너지로 인해 에너지 차이가 존재한다. ^{12}C의 결합에너지는 얼마인가?

4.2 (a) 안정 상태의 전자 질량에 대한 에너지를 구하라.

(b) 음극과 양극 사이의 전기적 전위를 구하라. 전자는 빛의 속력에 1/10로 가속되었다.

(c) 상대성 이론 방정식을 이용 120 kV의 에너지로 가속된 전자의 속력을 구하라.

전리 방사선

4.3 입자의 속도 v는 빛의 속력보다 매우 작다. 운동에너지가 KE = $mv^2/2$이 될 수 있는 과정을 증명하여라.

4.4 특성 방사선과 제동 방사선을 비교하여라.

4.5 (a) 13.6 eV보다 방사선 에너지가 작을 때 이온화로 간주 되지 않는 이유는?

(b) 전리와 들뜸 상태의 차이는?

4.6 자외선은 전자기파로써 파장 영역은 4~400 nm이다.

(a) 자외선의 주파수 영역은?

(b) 자외선의 photon 에너지 영역은?

(c) 자외선으로 방사선 전리를 일으킬 수 있는지 그 여부를 확인하라.

4.7 (a) 수소의 전자 밀도가 6×10^{26} elctrons/kg의 근처 값이 나오는 이유는?

(b) 다른 원자번호가 낮은 원소의 전자 밀도가 3×10^{26} elctrons/kg의 근처 값이 나오는 이유는?

(c) 금속의 전자 밀도는 3×10^{26} elctrons/kg과 약간 다른 이유를 추측하여라.

전자기 방사선의 감쇠

4.8 (a) 선형감쇠계수 μ를 가지는 물질에서 입사 방사선의 99.5%를 차폐하기 위해 필요한 차폐 재료의 두께를 계산하라.

(b) Range는 선형감쇠계수 μ의 상호작용으로서 정의된다. Range는 초기값의 1/e 만큼 감소된 빛의 세기 거리로서 나타낸다. 조직에서 전리선의 range는 어떤 자릿수의 단위로 하는 것이 적합하겠는가? 마이크로? 밀리미터? 센티미터? 미터? 킬로미터? 왜 그렇게 생각하는가? 핵의학에서 사용되는 방사화 트레이서의 반감기는 어떤 자릿수의 단위가 적합하겠는가? 밀리세컨드? 세컨드? 분? 시간? 일? 주? 년? 왜 그렇게 생각하는가?

4.9 방정식을 증명하라(4.24).

4.10 0.4 cm 두께의 bar phantom이 단일에너지의 광자들로 균일하게 조사되어 있고, 스크린이 phantom 뒤에 X-ray 광자들을 검출하기 위해 놓여져 있다. bar phantom

은 0.1 cm 의 반가층 물질로부터 만들어졌다. Bar와 X-ray 광자들 사이의 공간에서는 감소없이 지나간다. X-ray 광자가 스크린의 한 곳을 조사할 때 영상의 강도와 비례한다고 가정하면, 영상 결과의 대비는 어떻게 되는가?

4.11 광자의 컴프턴 산란은 첫 번째 빔으로부터 두 번째 광자가 어긋날 때까지 영상을 흔들리게 하는 것의 원인이 된다. 당신은 X-ray 검출기 시스템을 25°보다 더 산란되는 모든 광자들을 제거하도록 설계함으로서 영상의 질을 향상시키도록 시도한다. 8.9 $\times$ 10^{-2}의 파장을 지닌 광자를 내는 단일에너지의 x-선을 사용한다. 검출기는 높은 파장의 조사에 의해 들어오는 광자의 에너지를 식별할 수 있는 능력이 있다. 광자의 에너지의 range는 당신의 시스템에 받아들여질 것인가?

방사선량 측정

4.12 흉부 X-ray를 20 keV의 에너지에서 작동되는 선원에 조사한다. d = 1 cm에서 노출은 10 R이다. 만약에 10 mrems 이하의 동등한 선량을 유지하고 싶다면, 환자는 X-선원으로부터 얼마나 떨어져 있어야 하는가? (폐 외에 다른 조직들은 무시하고, 폐의 크기 또한 무시한다.)

4.13 휴대용 X-ray 영상의 경우를 고려해보자. 간단하게 손은 오직 뼈와 근육으로 구성되어 있다고 가정하고, 손의 뼈와 근육의 무게 구성은 $w_{\text{bone}} = w_{\text{muscle}} = 0.002$이다. X-ray가 20 keV이고 X = 1 R 노출일 때 어느 정도의 선량이 적당한가?

CHAPTER

5 투영방사선

5.1 서론

때때로 전통적인 방사선사진술이라고 불리는 투사 방사선사진술은 X-ray를 이용하는 의학적 영상에 흔히 사용되는 방법이다. 전통적인 방사선사진은 2차원 화상 진찰 표면에 몸의 3차원의 투영을 의미한다. term 투영은 더 정밀하고 간결하게 정의될 것이다. 개념적으로, 투영 방사선사진은 환자를 통과한 몸에서 흡수되거나 흩어짐에 의한 빔 에너지의 손실만큼 X-ray 빔의 전달을 나타낸다. 1차 방사선사진 이미지는 이 전달한 강도의 2차원적인 것이다. 만약 그림자로 투영 방사선의 반투명 시체를 조명하고 X-ray에 의해 생각하고 유용하다. 일반적으로 사용되는 투영 방사선사진술 체계의 많은 유형이 있다. 그들의 종합 시스템 설계에는 일반적인 요소가 있지만, 임상적으로 다른 점이 존재한다. 임상적인 차이에 따라 요구되는 가능성을 그림 5.1에서 3개의 예시로 보여 준다.

전반적으로, 투사 방사선사진 체계는 짧은 노출시간(0.1 second), 대면적 이미지의 생산(e.g., 14 × 17 in), 값이 싸고, 낮은 방사선 노출(가슴 방사선사진을 위한 30 mR, 연 배경 조사량의 대략 1/10과 동등한), 그리고 우수한 대조도 및 공간 해상도를 가진다는 이점이 있다. 투사 방사선사진술은 폐렴, 심장병, 폐병, 뼈 분쇄, 암 및 혈관 질병을 위해 구분하기 위하여 이용된다. 전형적으로, 흉부 X선은 병원에서 실행된 일반적인 영상 진찰 검사이다. 그것의 주요 한계는 깊은 부분의 해상도 저하 — 때때로 중요한 병리가 숨겨진 조직이 겹쳐져서 그림자의 중첩으로 인해 대조도의 한계가 발생한다.

이 장에서 우리는 표준 투사 방사선사진술 체계의 구성요소를 기술하고, 이미지 구조의

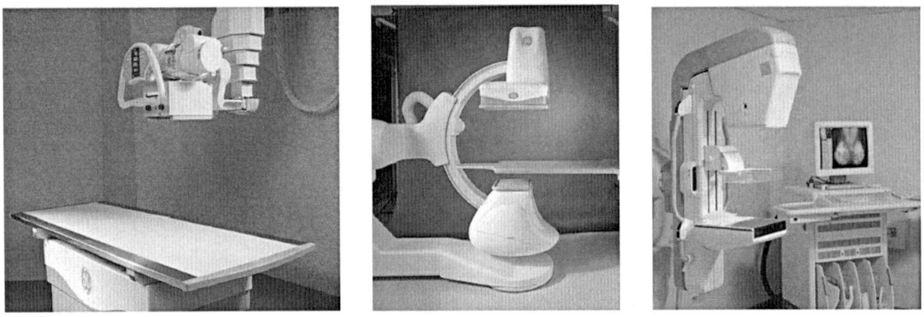

(a) (b) (c)

그림 5.1 (a) 일반적인 방사선 조사 시스템, (b) 형광 투시 시스템, (c) 유방 X-ray 촬영 시스템(GE healthcare 의 허가를 받음)

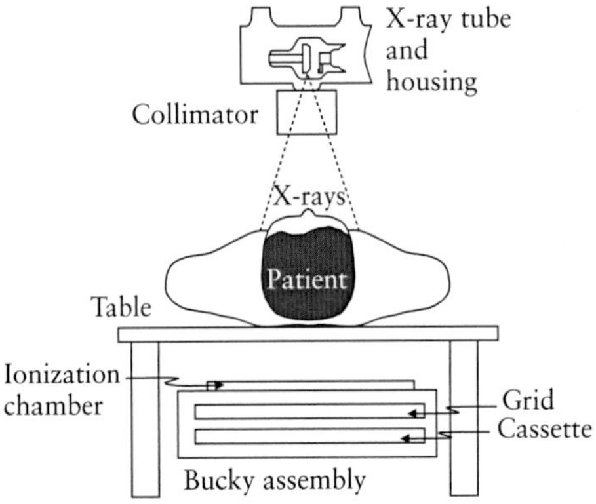

그림 5.2 전형적인 투사 방사선사진 체계

격을 나타내며, 이미지 질에 영향을 미치는 요인을 기술하고, 투사 방사선사진술 체계를 위한 몇몇 적용 그리고 특별한 기술을 보기 위하여 수학적 모형을 개발한다(그림 I.2를 다시 보라).

5.2 장비

전형적인 투사 방사선사진 체계의 도표는 그림 5.2에 나타내었다. X선관은 환자를 통해서 이동하는 광속으로 X-ray의 짧은 펄스를 생성한다. 환자 안에 흡수되지 않거나 검출기의 범위 이상으로 퍼지지 않는 X-ray 광자는 궁극적으로 필름의 얇은 판에 이미지를 생성하는 큰 부위 검출기에 부딪히게 된다(또는 전자 검출기 안에). 우리는 지금 이 화상 진찰 시스템의 각 성분을 상세히 설명한다.

5.2.1 X-ray 튜브

X-ray는 투사 방사선사진술과 측정된 단층촬영에서 몸속 깊은 공간을 통과하고 그들의 파장이 고해상도 영상 진찰을 위해 충분히 짧기 때문에 이용된다. X-ray는 그림 5.3에서 보이는 것과 같이 X선관을 사용하여 생성된다. X선관의 작동은 그림 5.4에서 도식적으로 보인다. 현재, 6~12V(볼트)에서 전형적으로 3~5A(암페어)는 음극선 집합 안에서 포함된 얇은 산화토륨 처리된 텅스텐 철사를 통해서 만들어진 필라멘트를 통과한다.

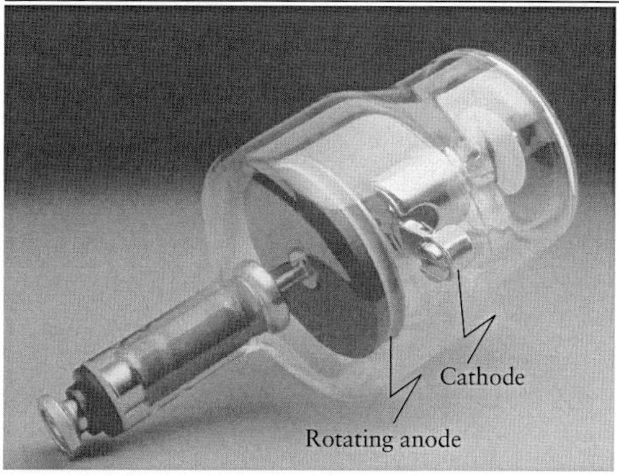

그림 5.3 X선관

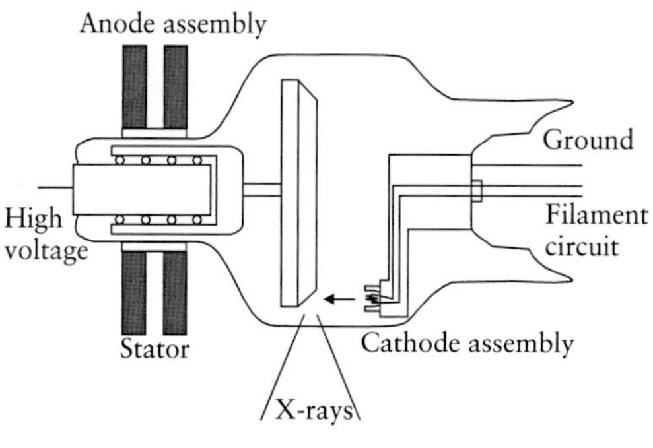

그림 5.4 x선관의 개략도

필라멘트가 전기저항에 의하여 가열하여 열전자 방출이라고 불리는 과정을 통해 필라멘트의 주위에 암영에 있는 전자가 발생된다. 이제 이러한 전자의 흐름에(즉, 가속화될) 양극 전압이 적용되는 양극을 향해 mA라고 불리는 튜브를 현재 생산하고 사용할 수 있다. 필라멘트 전류는 직접적으로 전류가 차례차례로 출력한 전자의 수를 측정하는 필라멘트 열을 통제하기 때문에 관 전류를 통제한다. X-ray 조정 탁자는 전형적으로 50~1,200 mA 사이에서 관전류에 따라 측정된다.

일단 필라멘트 전류가 인가되면, X선관은 X-ray를 일으키기 위하여 준비한다. 이것은 짧은 기간 동안 양극과 음극선 사이 고전압, 관 전압 또는 kVp를 적용해서 달성된다.

관 전압은 더 높은 전압에 교류 전류(AC)선 전압을 변형시키고 그 후에 이 전압을 조정해서 전형적으로 생성된다. 양극에 적용된 피크 킬로 전압이 kVp에 의하여 언급한다; 피크 값 아래 전압 웨이브(일시적인 변이)는 고전압 발전기의 특정한 유형에 사용하는 데 의존한다. 관 전압을 위한 전형적인 가치는 범위 30~150kVp이다.

관 전압이 적용되는 동안, 양극으로 음극선이 안에서 전자에 의하여 가속된다. 홀에 집중하여 필라멘트를 포함하는 양극에 특정한 지점으로 전자빔을 집중하는 것을 돕도록 음극선에 있는 작은 함몰이 형성된다. 전자빔의 이 표적, 또는 초점은 레늄 합금된 텅스텐으로 입히는 양극 디스크의 비스듬한 가장자리이다.

양극 디스크 자체는 몰리브덴으로부터 만들어지고, 이런 경우 X-ray 튜브는 mammography에 사용된다. 또한 몰리브덴은 타깃에서 이용된다. 이 강력한 전자는 collisional와 복사 전달 둘 다에 의하여 타깃 옮기는 에너지에 충격을 준다. 4장에서 토론된 것과 같이 이것은 특성과 제동복사 둘 다 X-ray에 결과를 준다. 그림 5.5에서 보다시피, X-ray의 대다

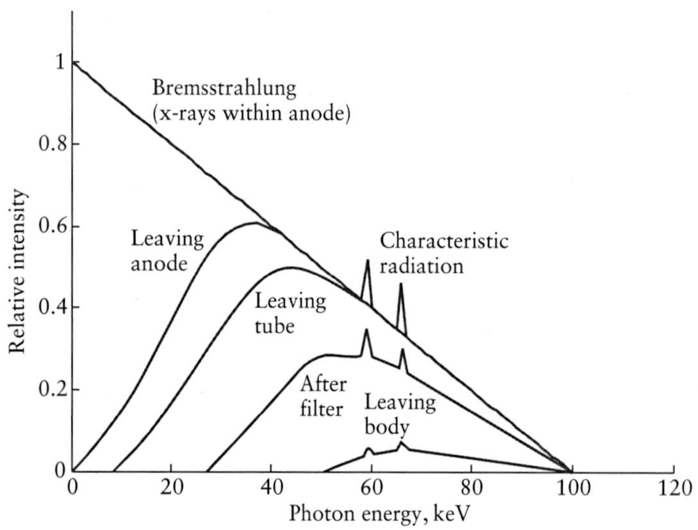

그림 5.5 X-ray 광자의 관계있는 강도

수는 제동복사로부터 X-ray 관에 의해 일어난다.

게다가 X-ray, 열은 또한 전자의 충격에 의해 양극에서 발생한다. 실제로, X-ray로 전자 빔에 의해 침전된 에너지의 1%가 축적된다. 열로 잔여 99% 회전.

이렇게, 동시에 필라멘트 전류가 인가되고, 양극은 tube' s glass housing 안쪽에 위치된 고정자 전자석에 전류를 인가함으로써 회전시킨다. 이 유도된 모터 회전자는 유리제 외피 안쪽에 양극에 양극이 자유롭게 자전할 수 있어야 연결되고, 방위의 주위에 배열된다. 양극 회전은 가속된 전자에서 표적에 고에너지 이동 때문에 양극 타깃 지역의 용해를 피하기 위하여 거의 모든 진단 방사선사진술 장비에 필수이다. 대부분의 X선 튜브에서 양극은 분당 회전(rpm) 3,200~3,600에 회전한다. 그러나 더 높은 rpm 관은 또한 더 나은 열 분산 낭비를 위해 유효하다. 관 전압(kVp)이 적용되는 동안 일정한 관 전류(mA)를 유지하기 위하여 필라멘트 회로는 필라멘트 주위에 불변하는 전자를 지키도록 아주 신중하게 통제 된다(열전자 방출의 일정한 양).

전반적인 노출은 조정 타이머 회로 또는 자동노출 통제(AEC) 타이머에 의해 통제되어 적용되는 kVp의 내구에 의해 결정된다. 조정 타이머는 일반적으로 소형 처리기에 의해 시기가 정해진 규소조절 정류기(SCR) 스위치이다. 이 회로를 위한 타이밍 정확도는 대략 0.001초이다.

AEC 타이머에는 5mm의 잘 견디는 테이블과 필름 스크린 카세트 사이에 둔 두껍고 나란한 플레이트 이온화 챔버가 있다(그림 5.2를 보십시오). 플레이트의 맞은 편에 달성된 전압은 튜브 전압을 잠그고 노출을 종결하는 SCR 제동기를 당기기 위하여 이용된다.

노출을 위한 밀리암페어 두 번째(mAs) 값이 튜브 전류 및 노출시간의 결과에 의해 산출된다. 조정 타이머가 이용될 때, 방사선 학자는 mA 및 노출시간을 둘 다 직접적으로 통제하고, 그로 인하여 노출을 위한 mAs를 결정한다. AEC 타이머에서 mAs는 필름 조밀도를 사용하여 방사선 학자에 의해 전형적으로 맞춰지고, 지시자 그리고 노출시간은 AEC 회로에 의해 자동으로 결정된다. 사건에 있는 우연한 과량을 막는 최대시간은 AEC 회로 기능장애 또는 이온 챔버는 보이지 않거나 부정확하게 되는 원인이다.

5.2.2 여과와 제한

양극 이내에서 발생한 제동 복사 X선은 환자에 모두 들어가지 않고 환자 주변에 들어가기도 한다. 이번 단원에서 우리는 X-ray가 몸에 들어가기 전에 일어나는 X-ray 빔의 변화를 토론한다. 여과는 환자에게 들어가기 전에 저에너지 X-ray 광자 흡수의 과정이다. restriction은 보이는 부분의 특정한 외관은 X-ray 흡수의 과정이다. 우리는 지금 이 과정을 상세히 토론한다.

여과 방출된 X-ray 광자의 최대에너지는 관 전압에 의해 결정된다. 예를 들면 관 전압이

100 kVp인 경우에, 최대 광양자 에너지는 100 keV이다(eV의 정의를 상기하라). 그러나 그림 5.5에서 보이는 것과 같이 제동복사를 대표하는 낮은 에너지 X-ray 광양자의 스펙트럼이 있다. 최고의 선은 (50 keV에 0.5에 정상화되는) 제동복사 방사선의 이론적인 분광 분포를 묘사한다. "끝이 뾰족한" 강렬함은 그림 5.5에서 방사선의 특성을 보여 주었고, 이것은 양극 원자에 있는 특정한 전자껍질 사이 변이를 만드는 전자 때문이다(4장에서 토론되었다). X선 튜브에서 방출되는 X-ray 광자에는 에너지의 분배가 있기 때문에 의학 화상 진찰 시스템에서 사용된 X-ray 근원은 polyenergetic 이다.

실제로, 그것은 몸 안에 거의 전체적으로 광자가 흡수되기 때문에 저에너지 광자가 몸 전체에 들어가므로 바람직하지 않은 환자 방사선 조사량에 기여하지만 영상에는 기여하지 않는다. 영상 X선에는 몸에 흡수되는 X선의 저에너지의 수를 줄이는 3가지 중요한 필터링 과정이 있다(그림 5.5를 보아라). 첫째로, 텅스텐 양극 자체는 양극을 떠나기 전에 저에너지 X-ray 광자의 큰 파편을 흡수한다. 둘째로, X선관의 유리제 주거 및 그것을 포위하는 절연성 기름은 저에너지 광자를 밖으로 거른다. 이 효과는 시간이 지나면 X선관이 가열이 반복되는 동안에 필라멘트의 증발때문에 외피 안에 텅스텐 필름을 축적하는 경향이 있어 두드러질지도 모르다. 이 처음의 2가지의 과정은 고유한 여과로 X선 튜브 자체에 일어나기 때문에 고유 필터링이라고 불린다. 3번째의 X-ray 여과 과정은 튜브의 외관 X-ray 빔이 금속에서 발생하기 때문에 added filtering라고 불린다. 대부분 일반적인 물질은 표준 X-ray 여과 물질이라고 생각되는 알루미늄(두꺼운 1~2mm)여과 X-ray를 사용한다. 다른 여과기 물질은 수시로 동일한 감쇠를 달성하기 위하여 알루미늄(Al/Eq)의 점에서 정격으로 비율은 나타낸다. 고에너지 시스템을 위해, 구리는 알루미늄의 동등한 실제적인 간격을 위해 더욱 감쇠하도록 사용될지도 모르다; 그러나 구리는 알루미늄의 8keV 독특한 X-ray 광자를 약하게 하기 위하여 구리 안에서 만들어져야 한다. 다른 filtering 효과는 collimator 안에 있는 은거울에서 온다(다음 단락에서 토론된다). 이것은 filtering의 추가적인 1.0mm Al/Eq를 제공할지도 모르다. 그림 5.5는 "오른쪽"으로 스펙트럼 위치에 있는 광속이 계속되는 물질을 통과함으로써 계속되는 이동을 보여 준다(i.e, 더 높은 평균 에너지에). 광속의 "효과적인 에너지"에 있는 이 증가는(예제 4.4 참조) 빔 경화라 불린다. 빔 경화는 감쇠 대부분의 물질에서 더 낮은 에너지 광자의 우선 흡수에 기인한다(그림 4.8 참조). 이 물질의 빔을 "경화" 몸의 조직뿐만 아니라 여기에서 토론된 여과기를 포함한다.

예제 5.1

방사선 촬영 시스템은 70kVp에서 작동하는데, National Council on Radiation Protection and Measurements(NCRP)는 X-ray tube의 소스에서 최소 필터 2.5mm Al/Eq가 요구되어야 한다고 권고했다. 그러나 앞에서 언급한 필터가 X-ray의 높은 에너지뿐만 아니라 낮은 에너지도 감소시킨다. 그러므로 적절한 X-ray film의 노출을 위해서 긴 노출시간이 요구된다. 환자에 의해 대부분의 흡수되는 낮은 X-ray 에너지의 감소 때문에 환자에게 도달하는 대부분의 선량은 감소한다.

문제 80 kVp에서 2.5 mm Al/Eq를 규정하는 필터를 하기 위한 구리의 두께는 얼마인가?

해답 80 kVp에서 알루미늄의 질량감쇠계수는 μ/ρ = 0.02015 m^2/kg이다. 그리고 알루미늄의 밀도는 ρ = 2699 kg/m^3이다. 그러므로,

$$\mu(\text{Al}) = 0.02015\ \text{m}^2/\text{kg} \times 2699\ \text{kg/m}^3$$
$$= 54.38\ \text{m}^{-1}$$

80 kVp에서의 구리 : μ/ρ = 0.07519 m^2/kg이고, ρ = 8960 kg/m^3.

$$\mu(\text{Cu}) = 0.07519\ \text{m}^2/\text{kg} \times 8960\ \text{kg/m}^3$$
$$= 673.7\ \text{m}^{-1}$$

감약은 지수함수에 의해 결정되므로, 만약 지수가 같으면 X선 감약계수는 같다. 이런 이유로 다음의 관계를 만족시켜야 한다.

$$\mu(\text{Al})x(\text{Al}) = \mu(\text{Cu})x(\text{Cu})$$

그러므로 80 kVp에서 2.5 mm 알루미늄과 같은 구리의 두께는 주어진 식과 같다.

$$x(\text{Cu}) = \frac{54.38\ \text{m}^{-1} \times 2.5\ \ \text{mm}}{673.7\ \text{m}^{-1}}$$
$$= 0.2\ \text{mm}$$

(앞서 언급하였듯이, 구리에서 발생된 8 keV의 특성 광자를 저지시키기 위해서 구리 필터는 반드시 얇은 층의 알루미늄 필터 다음에 와야 한다.)

제한 빔 X선 튜브는 모든 방향으로 X-ray를 생성한다. 많은 광자는 양극, X-ray 외피 자체에 의하여 흡수된다. 모양 면에서 X-ray는 튜브 콘 모양 창을 통해 상이 되기 위하여 바라던 몸보다는 더욱 크게 나간다. 나가는 광속은 상이 되기도 하고 이런 것을 컴프턴 산란의 해로운 효력을 감소시키는 것을 도울 필요가 없는 환자의 부분을 드러내는 피하도록 더 제한되어야 한다(아래를 보라). 광속 제한은 이 목적을 위하여 사용된다. 광속 연소 억제층은 3개의 기본적인 종류가 있다: 투명 양화, 콘 또는 실린더 및 collimator. 투명 양화는 삭감되

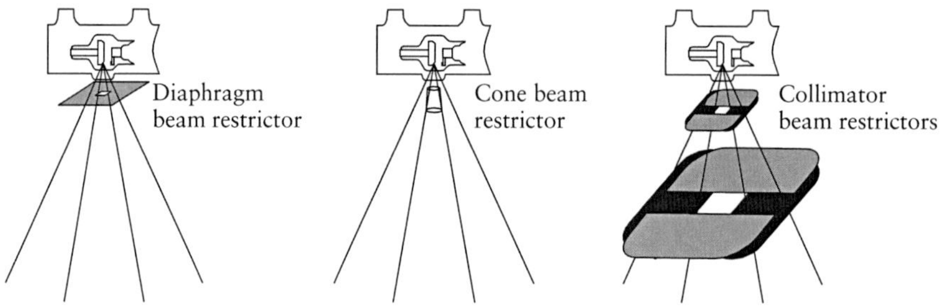

그림 5.6 다양한 빔 규격

고 X-ray 광속에 중심에 두고, 그리고 보통 그림 5.6(a)에서 보이는 것과 같이 튜브 창 거의 둔 구멍을 가진 지도의 편평한 조각이다. 간단하고 저렴하지만 일반적으로 전용된 시스템에서 경우에만 사용할 수 있는 고정된 결합구조 결과로 사용된다(가슴 방사선사진술처럼). 콘 또는 실린더, 그림 5.6(b) 같이 결합구조가 고정되어 있지만 아래에서 설명하는 듯이 작동에 도움이 된다. collimator는 더 비싸지만 항상 투영 x-ray 체제에서 보다 더욱 유연하고 실행을 잘하는 것이 좋다. 그림 5.6(c)에서 보이는 것과 같이 collimator은 lead의 움직일 수 있는 조각으로 구성되어 있는 변하기 쉬운 격막을 비치하고 있다. 수시로 2개의 collimator, 튜브에서 멀리 더 먼 튜브의 가까이에 있다. 전형적으로 들어오는 표시등이 있는 보기 필드 정렬 눈금과 함께 비추는 두 번째 collimator 통해 빛이 있도록 되어 있다. 이러한 두 collimator 사이에 새김 눈 미러가 설정되어 있다.

5.2.3 보정 여과기와 대조 대행자

감쇠는 X-ray가 시야에 있는 몸 또는 다른 목표 안에 흡수되거나 방향이 바뀌는(scattered) 과정이다. 몸 조직은 다른 총계에 있는 X-ray를 약하게 하여 그들의 선형 감쇠 계수 및 X-ray 에너지에서 의존한다. 대조하거나 X-ray 이미지에서 구별하는 기능 초래하는 이 차별 감쇠이다. 특정 상황에서는 우리는 인공적으로 X-ray를 검출하기 이전에 몸의 자연적인 감쇠를 바꾸고 싶을 수도 있다. 우리는 지금 이 목적으로 사용된 보정 여과기와 대조 대행자를 둘 다 대조한다.

보정 여과기 두꺼운 신체부분 또는 밀도의 물질은(금속 또는 뼈와 같은) 더 얇은 신체 부분 및 정상적인 연약한 조직보다는 X-ray를 더 멈춘다. 예를 들면 가장자리보다 중앙은 더 두껍기 때문에 간단하게 토르소(몸에서 머리, 팔, 다리를 제외한 부분) 감쇠는 그것의 가장자리보다는 중앙에서 더 많이 된다. 화상 진찰은 둘 다 많이 전달한 광자가 있는 동일한 노출

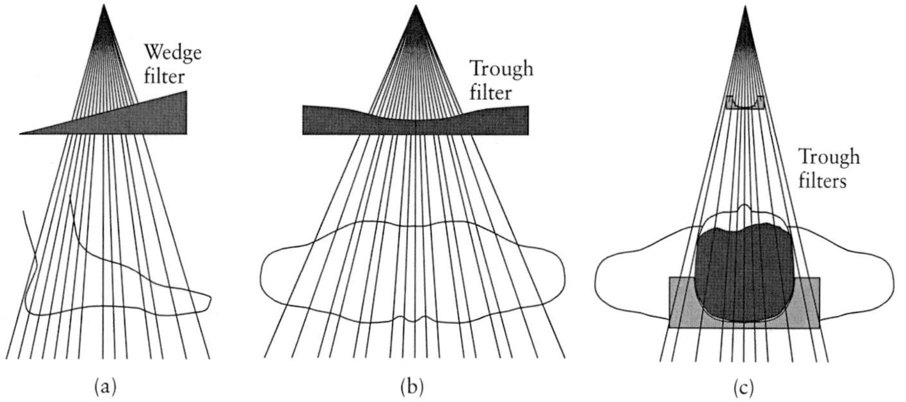

그림 5.7 다양한 보상 필터

광자 안에의 낮은 수가 있는 위치 및 위치 X-ray 검출기의 한정된 역학 범위 때문에 곤란하다. 1개의 부분은 다른 사람이 노출 부족으로 하는 동안 지나치게 노출될 것이고, 유용한 진단 이미지가 어느 쪽도 없을 것이다.

이러한 경우에, 특별한 모양의 알루미늄 또는 납-플라스틱인 보상 필터는 X-ray 소스와 환자 사이에 위치된다. 또는 환자와 검출기 사이에 위치되는 경우도 있다. 보상 여과기의 몇몇 유형은 그림 5.7에서 보인다. 보상 필터는 굵고 몸통 부분은 얇게 그 반대로, 여기서 X-ray 검출기가 필요한 작은 동적 범위 있도록 해야 한다.

대조 대행자 몸에서의 차별 감쇠는 X-ray 이미지에 있는 대조를 초래한다. X-ray 필름에 해부 구조 사이의 차이를 보기 위하여 다른 X-ray 감쇠가 있게 두어라. 그러나 종종 본질적인 대조가 불충분하기 때문에 연약한 조직 구조의 차이를 보기가 어렵다. 이 상황은 강화하는 해부 부위 내의 X-ray 흡수를 몸으로 증가하기 위하여(그런 대행자없이 이웃 부위와 비교되는) X-ray 대조를 소개되는 대조 대행자 화학제품 화합물을 사용해서 개량될 수 있다. X-ray 진단에서 이용된 2개의 일반적인 대조 대행자은 요오드화물(Z = 53)과 바륨(Z = 56)이다. 게다가 높은 원자번호 이외에 아이오딘과 바륨은 또한 그의 결합 에너지가 진단 X-ray 에너지 범위 안에 내리는 K각 전자가 있다; 아이오딘을 위한 E_k = 33.2keV와 바륨을 위한 E_x = 37.4keV. 우리가 이미 토론했기 때문에 X-ray 광양자의 에너지가 경미하게 물자의 K각 결합에너지를 초과할 때, 광전자 상호작용의 확률은 상당히 상승한다. K각에서 전자가 광전자 상호작용에 의하여 분출되는 원인이 되고, X-ray 광자는 완전하게 흡수될 것이다. K각 흡수에 의해 불린 이 효과는 K각 에너지 보다는 더 높은 X-ray 에너지에 있는 물질의 감쇠 계수는 상당히 증가한다. 뼈, 근육, 지방질, 그리고 대조 대향자의 선형 감쇠 계수는 그림 5.8에서 보여주듯 아이오딘과 하나의 바륨을 사용하여 하나를 만들었다. 이 부분

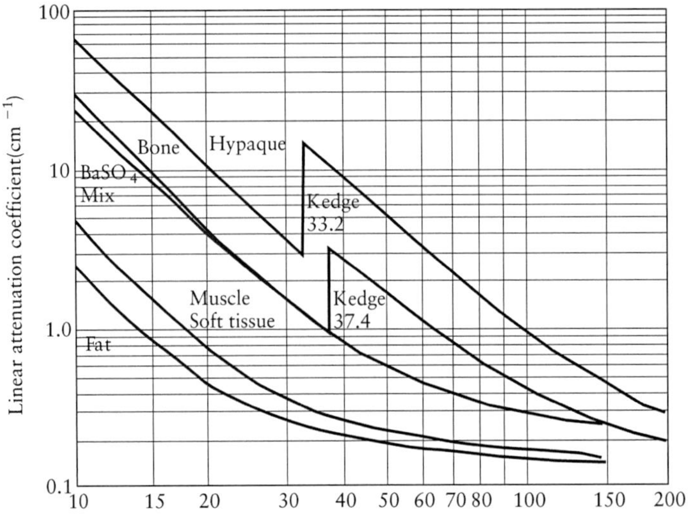

그림 5.8 뼈, 근육, 지방의 선형감약계수 그리고 2가지 대조 대향자

에서 K 흡수 끝이라고 불리는 작은 부분에서 감쇠가 명백히 증가한다; 에너지 눈금에 이 가장자리의 위치는 대조 대행자의 독특한 방사선의 에너지 자신과 직접적으로 관련이 있다. 대조 대행자와 주위 조직 사이 아주 높은 차별 흡수로 이끌어 내는 K각의 위에 경미하게 있는 X-ray는 극적으로 더 높은 흡수가 있다. 이 물질의 자산은 대조 강화를 위한 아이오딘과 바륨을 방사선학적으로 이상적인 화합물로 만든다.

요오드화물이 갑상선에서 자연적으로 풍부하기 때문에 갑상선 자체는 X-ray 학문에서 준비되어 있는 이미지이다. 다행히, 아이오딘은 또한 혈관 내 주입 섭취를 통해 몸으로 안전하게 유입되는 녹는 화합물로 종합될 수 있다. Iodinated 대조 화합물은 X-ray 심상 (CT 검사 뿐 아니라 투상 방사선사진술)에 혈관, 심장 챔버, 종양, 감염 및 다른 이상의 외관 강화를 위해 이용된다. 이 요오드화 화합물이 신장에 의해 집중되고 소변으로 배설되기 때문에, 또한 X-ray 화상 진찰을 사용하여 신장 및 방광의 문제 진단을 위해 이용된다.

바륨은 위장 지역 내의 대조를 강화하기 위하여 독점적으로 이용된다. 그것은 전형적으로 위장 지역에 흡수되어 위 및 창자의 기본적인 기능을 바꾸지 않고 통과하는 백악질의 “milkshake”로 관리된다. 바륨은 투상 방사선사진술 학문 함께 위, 작고 큰 창자의 대조 강화를 위한 표준 대행자이다. 공기 자체는 또한 대조 대행자로 이용될 수 있다. 그것은 준비되어 있어 X-ray를 흡수하지 않기 때문에, 때 요오드화물과 바륨의 저것에 대조의 유형 “반대 위치에” 사용될 것이다. 예를 들면, 폐를 팽창시켜서 공기는 폐 조직을 대조로 제공한다. 공기는 또한 바륨과 함께 바륨을 포함하는 창자의 부분과 공기를 포함하는 그들 사이 이중 조영술을 제공하기 위하여 이용된다.

5.2.4 격자, 에어 갭, 그리고 스캐닝 슬릿

흡수되지 않으며 뿌려지지 않는 X-ray 광양자는 X-ray 근원(X선관의 양극)에 기인하는 선 단편에서 검출기에 따라 도착한다. X-ray의 광자는 뿌려진다. 그러나(높게 있을 법하지 않는 다수 뿌린 순서가 생기지 않는 한), 여전히 검출기를 명중하여 다루고 그것의 관점 X-ray 근원을 교차 통과하지 않으며, 뿌리기부터 떠나는 경우에 수정되지 않는 무작위 현상은, 이 과정을 일으키는 원인이 되어 이미지를 통하여 무작위 "안개"를 일으켜 그로 인하여 상의 대조를 감소시킨다(5.4.3를 보십시오). 방사선이 사용되는 원자핵 약에서는 에너지에 민감한 검출기는 1차 방사선과 저에너지 광자가 있는 뿌려진 방사선 사이에서 감별하기 위하여 이용될 수 있다. 이 개념은 평범한 방사선사진술에서 방사선이 polyenergetic이기 때문에 그리고 광속 강렬의 통합 측량을 하기 때문에, 사용될 수 없다. 대신, 산란의 효력을 감소시키기 위하여 평범한 방사선사진술에서 이용된 3개의 다른 방법이 있다: (1) 격자, (2) airgaps, (3) 검사 틈새. 우리는 지금 이들을 더 자세히 기술한다.

격자 산란을 감소시키는 격자는 높게 전하는 중간 물자, 전형적으로 알루미늄과 때때로 플라스틱으로 납의 얇은 껍질을 벗겨 사용한다. 전형적인 X-ray 격자는 그림 5.9에서 보인다. 이 소위 선형의 집중된 격자에는 선에서 배열되고 X선 튜브로 각이진 납 조각이 있다. 격자의 배치에 따라 광원으로부터 나온 광자는 격자 표면을 통해 지나가고, 격자에 의한 감약은 크게 발생하지 않는다. 그러나 축에서 벗어나 이동한 광자는 환자로부터 일어나는 컴프턴 산란으로 인해 줄무늬로 설치된 납에 의해 제거되고, 격자에 흡수된다. 예를 들면, "crosshatch" 격자(Gustav Bucky의 원래 디자인에서)와 같이) 실제적인 격자무늬에서 배열된 납 조각이 있고 "평행선" 격자에는 (그래야 초점 반지름이 무한하다)서로 평행한 납 조각이 있다. 그러나 선형 격자에는 X-ray 광속이 격자 선 방향에 따라서 각의 조정을 할 수가 있다는 이점이 있다. 게다가 초점 맞춰진 격자는 매우 미세한 X선이라도 기하학적 격

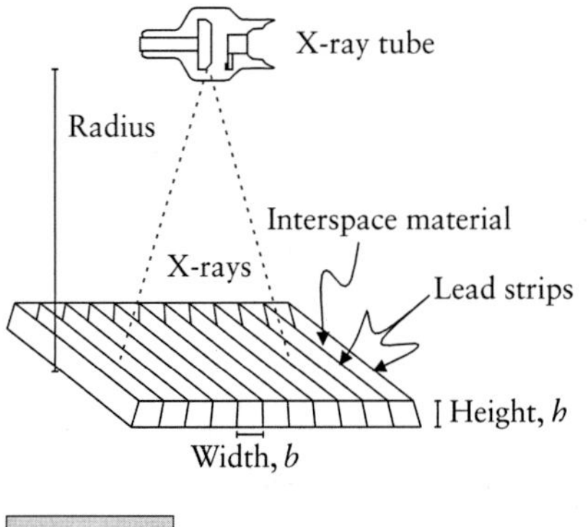

그림 5.9 전형적인 X선 격자

자에 의해서 차단된다는 이점을 가진다. 산란을 감소시키기를 위한 격자의 효과는 격자 비율로 정의된 격자 비율의 기능 식 (5.1)이다

$$격자비 = \frac{h}{b} \tag{5.1}$$

여기서 h는 납 한 조각의 높이이고 b는 납 조각들 사이의 간격이다(그림 5.9를 보라). 이 분수는 일반적으로 표준화된 비율로 기록되고, 그 비율에서 분모는 단일하다.

전형적인 방사선사진에서 사용되는 격자 비율은 6:1에서 16:1에 배열하고, 평범한 방사선사진 체계에서 사용되고, 유방 방사선사진에서는 2:1처럼 낮을 수 있다. 격자 간격은 유방 뢴트겐선 조영법 체계를 위한 80 cm^{-1} 만큼 평범한 방사선사진 체계를 위한 60 cm^{-1}에서 배열하는, 격자 주파수로 알려지는 그것의 상호를 사용하여 일반적으로 보고된다.

높은 납 조각 또는 과료 납 조각 간격 - i.e, 더 높은 격자 비율이 있는 격자에는 떨어져 축선 방사선을 멈추기 가능하다. 그러나 격자 사용은 지불될 가격이 있다. 검출기로부터 흩어진 광자들을 멈추게 하기 위한 노력으로 납 조각을 더 넓게 또는 간격을 가까이 위치시킴에 따라 그들은 처음의 빔에서와 같은 광자를 멈출 것이다. 고품질 이미지를 유지하기 위하여 환자에게 방사선 조사량을 증가시키는 격자에 도달하는 방사선 양을 증가하는 것이 필요하게 된다. 특정한 격자를 위해 요구된 추가적인 노출 양이 격자 변환율에 의하여 (GCF) 결정되어진다. GCF는 이처럼 정의된다.

$$\text{GCF} = \frac{\text{mAs with the grid}}{\text{mAs without the grid}} \tag{5.2}$$

전형적인 GCF의 값은 3~8 정도이다. 3~8의 GCF는 몇몇 격자가 사건 방사선의 큰 조각을 흡수할 수 있는 것 암시한다. 그래서 격자의 영향은 무시되면 안 된다. 컴프턴 산란은 낮은 에너지에서 일정한 방향을 가지기 때문에 낮은 에너지에서는 격자가 필요하지 않을 수도 있다. 투상 방사선사진술에서의 중요한 규칙은 관전압이 60 kVp 이상일 때 격자를 사용하다. 컴프턴 산란 또한 신체의 두께에 따라 증가한다. 투상 방사선사진술에 있는 또 다른 규칙은 신체부위가 10 cm 보다 두꺼우면 화상 진찰 격자를 사용한다. 격자는 정지되는 격자로 거치되거나 노출 동안에 격자를 이동하는 도공 Bucky 격막과 함께 사용될 수 있다. 도공 Bucky 격자가 보통 바람직하다는 이유는 정지되는 격자 — 낮은 격자 주파수에 특히 그들 보이는 인공물을 소개할 수 있다 — 타일 이미지로 선 또는 격자이다. 격자가 도공 Bucky 격막에 의하여 선형 원형 경로에 있는 노출 동안에 2~3 cm를 이동하는 원인이 된다. 격자 내의 납 조각이 노출 동안에 움직이기 때문에, 그들의 X-ray 그림자는 또한 영상면의 맞은편에 움직이고, 그것의 이미지는 희미해진다. 격자는 거의 모든 X-ray 필름/스크린 진찰을 위해 사용한다. 격자의 유형은 진찰에 따라 매우 다양하다. 예를 들면, 얇은 신체부위 (예를

들면, 말단)은 복부 시험 말단 시험을 위해 신체부위보다는 더 적은 산란 (예를 들면, 복부 또는 가슴), 그래서 더 낮은 격자 두께 비율을 생성한다.

에어 갭(Airgaps) 검출기와 사물의 물리적인 분리 — 검출기와 환자 사이에서 공극을 남겨두는 — 흩어짐을 막는 효과적인 방법이다. 흩어지는 광자가 목표 안쪽에서 근원적 그들의 관점에서 광선으로 분기하기 때문에 1차적 빔 광자는 소스에서 발산하나 소스와 검출기를 분리하는 것은 검출기의 평면을 도달하는 흩어진 광자의 백분율을 감소시킨다. 이것은 간단한 구조에 의해 설명될 수 있다. 산란 감소의 이 airgap 방법을 위해 유료의 가격은 X-ray 초점 크기 효과 때문에 증가한 구조 확대 및 증가해 희미해지거나 날카롭지 않다(5.4를 보라).

스캐닝 슬릿(Scanning Slits) 환자 뒤에 평가된 기계적인 납 틈의 사용은 몇몇 체계에서 나타난다. 이 slits는 X-ray에 노출되는 동안 함께 이동된다. 효과적으로 제공된 환자의 선형적인 "scan". X-ray 빔은 얇은 선으로 조정되기 때문에 생성된 산란 양은 작고, 검출기 또한 얇은 선에 조준되기 때문에 받아들여진 양도 작다. 그러므로 이 체계는 더 복잡하고 값비싼 시스템을 사용하여 보다 큰 95% 살포 감소 및 더 긴 노출시간을 제공한다.

5.2.5 필름-스크린 검출기

1895년에, Roentgen은 X-ray를 발견했고 첫 번째 방사선사진에 X-ray를 직접적으로 사진용 플레이트를 노출하여 만들었다. X-ray는 직접적으로 오늘 현대 사진 필름을 드러낼 수 있다, 그러나 이것은 방사선사진을 만들어 내기위한 아주 비효율적인 방법이다. 실제로, X-ray는 필름에 의해 단지 1~2% 정도 정지한다. 그래서 직접적인 필름 노출에 의하여 방사선사진을 만들어내는 것은 환자에게 불필요하게 큰 X-ray 흡수를 요구할 것이다.

효율성을 개선하기 위하여 현대 진단 X선 단위에는 방사선사진 필름의 양쪽에 증감지를 사용한다. 증감지는 X-ray의 대부분을 멈추고 그때 필름을 드러내는 빛으로 전환한다. 이것은 아주 능률적인 과정이고, 증감지는 아주 미세한 이미지 흔들림 현상을 일으킨다. 이 단원에서 우리는 첫째로 발광의 과정 및 현대 증감하는 스크린의 구성 및 방사선 필름의 광학적 특성을 설명할 것이다. 마지막으로, 우리는 증감하는 스크린 및 필름을 넣어두는 방사선사진 카세트에 대한 토론을 한다.

증감 스크린 전형적인 방사선사진 강화 스크린의 단면은 그림 5.10에서 보여 준다. 스크린이 방사선사진 필름의 양쪽 면 둘 다에 사용되기 때문에 형광체를 제외하고 스크린의 모든 부분은 균일하게 반사선 투과성을 가져야 한다. 형광체는 증감 스크린의 활동적인 부분이다; 그것의 목적은 빛 광자를 X-ray 광자를 변형시키기 위한 것이다. 빛 광자는 필름으로 이동해서 보이지 않는 이미지를 형성하는 원인이 된다. 보이지 않는 영상은 필름에 존재하는

허상의 영상이지만 그것은 관찰자에 의해서 아직 보이지 않는다.

스크린의 기초는 기계적인 안정성에 의해 제공된다. 그러나 그것은 필름 쪽으로 강하게 눌러질 수 있도록 하기 위해 다소 유연성이 있어야 한다. 그것은 전형적으로 폴리에스테 플라스틱으로 만든다. 반사하는 층은 형광체에서 빛이 오히려 기초에서 잃어 얻기보다는 필름으로 반영되어 제공된다. 그것은 두껍게 전형적으로 대략 25 μm 산화마그네슘 또는 이산화티탄으로 만들어 플라스틱 방호 코팅은 스크린의 필름 측에 반복된 필름 선적 및 하중에서 그것을 보호하기 위하여 적용된다. 형광체는 발광성 인 물자의 보기이다; 다시 말하면 그들은 빛으로, 이 경우에는 X-ray 1개의 에너지의 형태를 개조한다. 발광의 2가지의 유형은 유명하다: 빛의 방출이 흥분의 1×10^{-8} 안에 둘째로 전체로 일어나는 형광 그리고 빛 방출이 더 긴 기간에 연기되고 확장될 수 있는 인광. 인광성보다는 훨씬 더 형광성이 좋은 발광물질을 이용하는 것이 바람직하다. 이렇게 하면은, 거기 노출 후에 또는 이전 노출에서 빛에 의하여 동의에 의하여 노출을 버릇없게 기를지도 모른 "잔조"의 적은 기회이다. 많은 발광성 물질 중, 좋은 강화 스크린 형광체는 또한 약하게 하는 높게 X-ray이고 멈추어지는 각 X-ray 광자를 위한 많은 가벼운 광자를 방출해야 한다. 따라서 제일 형광체에는 높은 원자번호(그래서 선형 감쇠 계수는 크다) 및 높은 변환 효율성이 있다. 변환 효율성은 투시 X-ray 광자 당 방출된 가벼운 광자수의 측정이다. 전형적인 변환 효율성은 이용된 형광체의 유형에 따라서 5의 그리고 20%와 그것의 간격 사이에서 있다.

가벼운 광양자가 현대 스크린을 위한 전형적인 변환 효율성에 의하여 1개의 1×10^3에게 투시 50 keV X-ray 광자를 산출한다. 이 수는 투사 X-ray 광자의 에너지에 고에너지 X-ray 광자의 변환이 빛을 더 일으킬 것이기 때문에 달려 있다. 총 광선 출력은 저에너지에 주어진 X-ray 에너지 및 변환 효율성에 물질의 감쇠의 조합에 달려 있다. 소위 스크린의 속도는 그것 변환 효율성의 진짜로 다만 측정이다. 변환 효율성이 더 높은 경우에 측정은 형광체에 의해 방출은 형가벼운 광자의 많은 수가 필름을 빨리 드러낼 것이기 때문에 "빨리"이다. Thomas Edison은 변환 효숨에 있는 그들의 가능한 사용을 위한 이른 1900년대에 있는 많은 형광체를 탐구했다. 그는 칼슘 tungstate($CaWO_4$)가 방사선학적인 신청을 위한 우수한 형광성 형광체라는 것을 발견했다. 최근에까지 관계되어 거의 모든 강화 스크린은 칼슘 텅

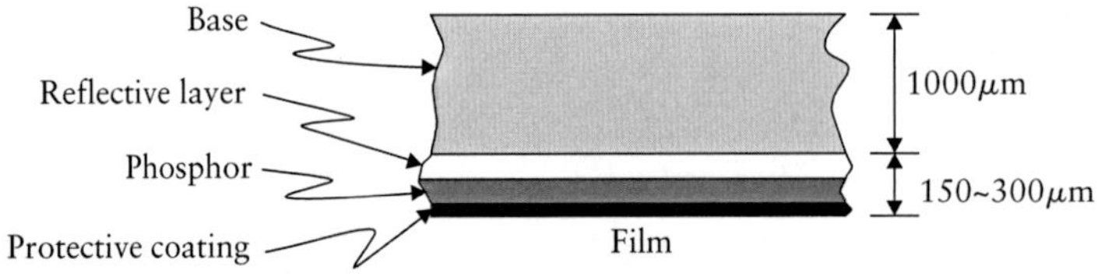

그림 5.10 증감지의 구조

스텐산염에게서 만들어졌다. 1970년대 후반에, 희토류 형광체는 소개되고 진단 X-ray 공업의 혁명을 일으켰다.

방사선 필름 뢴트겐이 빛을 낸 신비한 형광체의 관측에 의하여 X-ray를 발견한 후에, 그는 빨리 X-ray가 또한 사진 감광유제를 드러낼 수 있었다는 것을 배웠다. 오늘, 필름은 지금도 방사선학에 있는 상용되는 이미지 수용체이다. 섬광 스크린의 거의 독점적인 사용 때문에, 방사선사진 필름은 필름을 사이에 끼우는 스크린 안에서 생성된 광학 이미지를 붙잡기 위하여 디자인된 진짜로 정당한 광학 필름이다. 미국에 있는 일반적인 크기는 14 × 17, 14 × 14, 11 × 14, 10 × 12, 8 × 10, 7 × 17 인치를 포함한다. 많은 다른 감광 속도는 응용에 따라서 유효하다. 필름의 상세한 광학적 성질은 중대하게 개발한 이미지의 합성되는 질을 좌우한다. 더구나, 화학 발달의 정확한 세부사항은 또한 필름의 마지막 외관에 있는 큰 역할을 한다. 우리는 우리가 필름 외관에 X-ray 노출을 관련시키는 넓은 문제점을 이해해야 좋다 그래야 충분한 세부사항에서 최고-수준에서만 이 문제점을 고려할 것이다 (단면도 5.3.4를 보라).

방사선 카세트(Radiographic Cassette) 그림 5.11에서 보이는 것과 같이 방사선사진 카세트는 2개의 강화 스크린 및 필름 사이에 "끼워진" 홀더이다. 카세트의 1개의 측은 다른 사람은 보통 납 포일의 장을 포함하는 radiolucent이다(그러므로, 카세트는 X-ray 기계로 적재한 단지 편도일 수 있다). 카세트의 내부는 적어도 1개의 측은 획일한 접촉이 스크린 각각의 필름과 모든 부분 사이에서 만들어진다. 그래야 해면질의 스크린에 대하여 획일한 압력을 가하는 거품 물질을 포함한다. 광학 거울은 스크린, 날카로운 내부 이상으로 스크린에서 일어난 거의 모든 빛이 위로 필름을 드러내기 끝내야 있다. 필름은 암실에서 때 아닌 노출을 피하기 위하여 적재되어야 한다. 카세트는 여행 가방 또는 서류 가방같이 방사선사진 필름에서 미끄러질 것을 요구한 만큼 열린다. 이것은 카세트 안쪽에 끝날지도 모른 먼지와 다른 오염물질 양을 극소화한다. 카세트가 닫힐 때, 압력은 적용 되어야 스크린과 필름 사이 획일한 접촉을 창조하는 거품 안 압착기, 카세트와 스크린은 이미지에서 나타날지도 모를

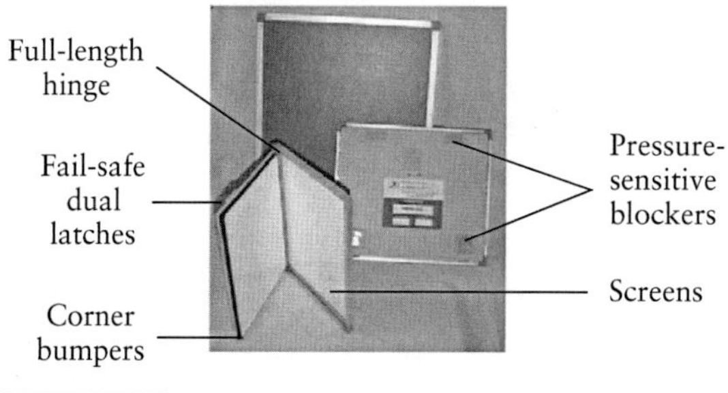

그림 5.11 방사선촬영 카세트

오염물질을 피하기 위하여 일정하게 청소되어야 한다.

5.2.6 X-ray 이미지 증감지

X-ray 영상 증감제(XRIIs)는 낮은 선량과 실제 시간 투영 방사선사진술 요구되는 형광투시법에서 이용된다. XRII를 묘사하는 도표는 그림 5.12에 나타난다. X-ray는 0.25그리고 0.5 mm 사이의 두께의 알루미늄 또는 티타늄으로 만든 입력 창을 통과한다. 이들 물질 유형은 X-ray 전자의 최소 손실을 만든다. 그러나 진공의 유지가 가능하다. X-ray는 0.5 mm의 입력 창과 직경이 15와 40 cm 사이의 원모양 입력 형광체 [전형적으로 CsI (Na)]를 정렬한다. 입력 형광체에서 흡수되는 X-ray 전자는 광전 음극쪽으로 섬광을 생성한다. 입력 창 뒤쪽으로 이동하는 광자는 입력 형광체를 지지하는 0.5 mm 두꺼운 알루미늄 판에 의해 반사된다. XRII의 나머지는 야간 영상장비에서 찾아낸 것과 같은 표준 영상 증감제와 공통점이 있다. 입력 형광체에서 생성된 광자는 진공관 내의 자유로운 전자를 생성하는 광전 음극을 부딪친다. 전자는 일련의 전극(dynodes로 불리는)을 통해서 양극에 전압이 25에서 35 kV로 유지되면 음극 쪽으로 가속되어진다.

자유 전자는 광전 증배관(PMTs; 8장을 보라)과 같이 dynodes를 치지 않는다, 그러나 그들을 대신 XRII에 들어가는 X-ray의 강도를 대표하는 (거꾸로 한) 전자 강도 이미지로 형성된다. 전압 단면도는 몇몇 체계에서 지속적으로 바꿀 수 있고 다른 시스템에 있는 분리된 단계에 변하기 쉬운 이미지 확대를 제공한다. 예를 들면, 40 cm XRII는 이미지 시야의 필드에 20 cm 사용되어야 한다. 전자는 XRII를 통해 양극 또는 산출 형광체 스크린에 의해 흡수될 때까지 가속한다. 출력 형광체는 전형적으로 직경에서 유리 25에 35mm의 15mm 조각에 출력 창 위에 침전된 P20타입 형광체이다. 형광체의 안측에 둔 얇은 알루미늄은 다

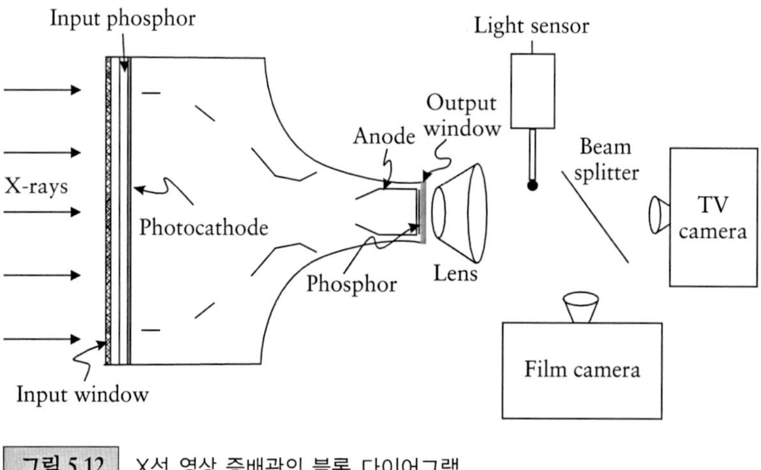

그림 5.12 X선 영상 증배관의 블록 다이어그램

르게 광음극의 이차 흥분을 일으키는 원인이 될지도 모른 XRII으로 통과해서 가볍게 유지하는 양극 및 반사체로 작동한다. 출력 창의 가벼운 통과는 전형적으로 이미지를 확대하는 렌즈를 만난다.

확대한 이미지가 남겨진 XRII 3개가 그림 5.12에서 묘사되는 몇몇 방법으로 사용될 수 있다. 첫째로, 빛 감지기는 분야에 주의를 기울여야 한다. 시험을 통하여 관계되어 일정한 상 밝기를 X선 튜브 전류 자동크기 조절을 전류에 제공하기 위하여 끼워 넣을 수 있다. 둘째로, 형광투시경의 주기능 표준 텔레비전 감시자로 사진기의 신호를 보내서 순간 보기 기능을 제공하는 텔레비전 카메라로 이미지를 달성한다. 마지막으로, 쪼개는 도구를 사용하여, 이미지는 또한 필름에 아직도 선택한 이미지를 붙잡을 수 있는 필름 사진기로 유지할 수 있다.

5.3 이미지 형성

5.3.1 기본적인 이미지 방정식

X-ray는 튜브에서 발생하는데 여과와 제한을 거친 후 환자의 몸을 투과한다. 그런 후, 이 X-ray들은 몸 내부의 선형감약계수 분포에 의존하는 공간적 패턴의 몸을 통과함으로써 감약이 일어난다. 그림 5.13에 나타낸 것처럼 X-ray의 처음과 디텍터상의 (x, y)점의 끝에 있는 물체를 통과하는 특정선 구간을 생각해 보자. 일반적으로 선감약계수는 x, y, z의 함수이다. 이것은 X-ray의 처음에서부터 이것의 거리인 s까지의 함수로 간주되어질 수 있다. 선 구간의 길이 r은 $r(x, y)$로 가정하고 이것은 선의 길이가 (x, y)에 의존한다는 것을 명백하게 한다. 4.34에서 언급하듯이 디텍터의 (x, y)에서 발생되는 x-ray의 강도는 주어진 공식과 같다.

$$I(x, y) = \int_0^{E_{\max}} S_0(E')E' \exp\left\{-\int_0^{r(x,y)} \mu(s; E', x, y)ds\right\} dE' \qquad (5.3)$$

$S_0(E)$는 X-ray 강도의 스펙트럼이다. 주어진 다른 선의 선감약계수함수는 일반적으로 다르다. 이것은 다른 물질을 통과하기 때문이며 t는 x와 y에 의존해 만들어지기 때문이다.

그러므로 이 이중적분을 하기 위해 함수 $\mu(s; E, x, y)$를 먼저 결정해야 한다. 그리고 나서 적분 과정을 해야 한다. 몸을 통과한 광자는 radiographic cassette를 때리게 되고 스크린중 하나에서 빛의 형태로 변환되어 지며 광전자 흡수를 통해 필름에 흡수되어지거나 cassette를 빠져 나간다.

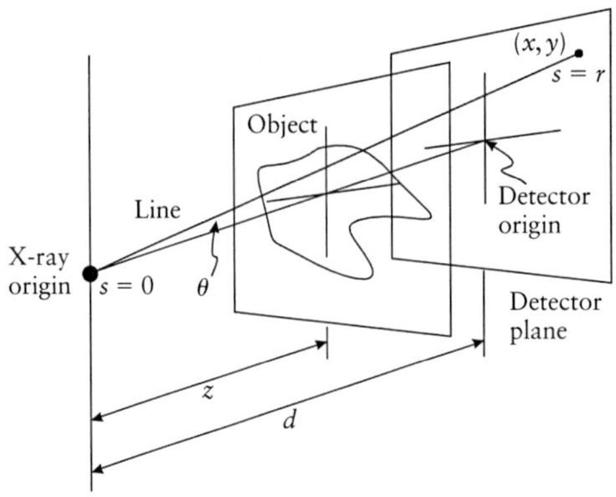

그림 5.13 전통적인 주사 방사선촬영 시스템의 구조

5.3.2 구조적 효과

X-ray 영상은 X-ray 빔으로부터 만들어진다(그림 5.13); 이 갈라짐은 구조적 면에서 많은 불만족스러운 효과를 발생시키며 이 효과는 배수로 증가한다. 우리는 이것들에 대해 연구하고 있다.

역자승 법칙 역자승 법칙은 포톤의 흐름은 $1/r^2$으로 감소한다는 것을 나타내고 있다. 여기서 r은 X-ray 발생 시작점으로부터의 거리이다. source 주위의 작은 구위에 모여진 빔 강도는 I_S에 의해 주어진다고 가정하자. 그림 5.13에 주어진 것처럼 source와 디텍터간의 거리는 d이다. source와 detector 사이에 beam 감약을 일으키는 물체는 없다고 가정하자. 여기서 $x = 0$, $y = 0$일 때 detector의 강도는 다음과 같다.

$$I_0 = \frac{I_S}{4\pi d^2} \tag{5.4}$$

detector의 임의의 점 (x, y)에서의 강도는 detector의 시작점보다 작다. 이것은 X-ray source에서 멀어지기 때문이다. X-ray의 발생시작점과 디텍터의 (x, y)점 사이의 거리 $r = r(x, y)$로 두자. 그러면 (x, y)에서의 강도는

$$I_r = \frac{I_S}{4\pi r^2} \tag{5.5}$$

여기서 감약 되는 물체는 없는 것으로 간주한다. 이러한 연관 관계로 봤을 때, $\cos\theta = d/r$은 사실이다(그림 5.13에서 볼 수 있듯이).

$$I_r = I_0 \frac{d^2}{r^2} = I_0 \cos^2\theta \tag{5.6}$$

그러므로 역자승 법칙은 감약 물체가 없이도 X-ray의 강도를 $\cos\theta^2$ 만큼 떨어뜨린다. 보상 작용 없이 detector의 origin 주위 원형 pattern 내에서 물체 감약으로써 잘못 해석되어질 수 있다.

예제 5.2

역자승법칙은 방사선촬영에서 유용하게 쓰인다. 일반적으로 1 m 떨어진 곳에서 80 kVp에 30 mAs로 흉부영상이 얻어진다고 가정하자. 현재는 1.5 m 떨어진 곳에서 80 kVp로 촬영을 한다고 가정한다.

문제 같은 양의 선량을 조사하려면 몇 mAs로 조사하여야 하는가?

해답 같은 양의 노출을 받기 위해 검출기에서의 강도는 상수로 둔다. 다음과 같은 두 식이 성립된다.

$$I_{\text{old}} = \frac{I_S(\text{old})}{4\pi d_{\text{old}}^2} = I_{\text{new}} = \frac{I_S(\text{new})}{4\pi d_{\text{new}}^2}$$

이나

$$I_S(\text{new}) = I_S(\text{old})\frac{d_{\text{new}}^2}{d_{\text{old}}^2}$$

여기서 I_S는 X선 소스에서의 강도를 나타낸다. 소스에서의 X선 강도는 관전류와 노출시간인 mAs에 직접적으로 비례한다. 그러므로,

$$\begin{aligned}\text{mAs(new)} &= \text{mAs(old)}\frac{d_{\text{new}}^2}{d_{\text{old}}^2} \qquad (5.7)\\ &= 30\ \text{mAs} \times \frac{(1.5\ \text{m})^2}{1\ \text{m}^2}\\ &= 67.5\ \text{mAs}\end{aligned}$$

식 (5.7)은 *density maintenance formula*라 한다. 이 식은 다양한 환자의 거리에 비해 X선 노출을 같게 유지해야 할 때 아주 유용하게 사용된다.

경사각 경사각은 detector의 origin으로부터 멀어질수록 beam 강도를 줄이는 두 번째 요소가 된다. 경사각 효과는 X-ray 투사의 방향이 수직이 detector 평면과 직교가 아닐 때 발생한다. 그림 5.14에서 보여주듯이 X-ray는 투사방향에 직교하여 단위면적을 지나가는 것

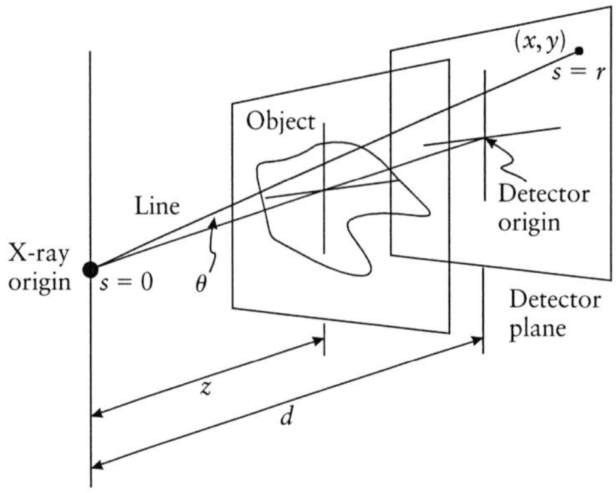

그림 5.14 점 크기에서의 경사도 효과

을 암시하지만 사실상 더 큰 면적으로 detector를 통과한다. 그러므로 X-ray flux는 낮아지고 결과적으로 detector 상의 X-ray 강도는 낮아진다. 주어진 면적은 X-ray 투사방향과 직교한다. detector 상의 projected area $A_d = A/\cos\theta$이다. 그러므로 경사각 때문에 측정된 강도는 다음 식과 같다.

$$I_d = I_0 \cos\theta \tag{5.8}$$

여기서 다시 한번 감약 물체는 없다고 가정한다.

빔 발산과 평판형 검출기 beam divergence와 flat detector 효과는 detector에서 두 가지 방법으로 강도를 줄이기 위해 함께 작용한다. 이 두 효과의 조합은 배가된다. 그리하여 detector origin에서의 강도 I_0와 관계있는 총 beam 강도는 주어진 식과 같다. 감약 물체는 없다고 가정한다.

$$I_d(x, y) = I_0 \cos^3\theta \tag{5.9}$$

만약 θ가 작다면 $\cos^3\theta \approx 1$이 되고 두 효과는 무시되어질 수 있다. 이것은 모든 projection radiography systems에 있어 좋은 접근이다. 여기서 tube는 detector로부터 멀리 떨어져 있거나 detector가 충분히 작다.

예제 5.3

흉부 X-ray는 14 inch × 17 inch 필름을 이용한 2야드에서 얻을 수 있다고 가정하자.

문제 이 필름의 I_d/I_0 최소율을 구하라(단, 필름에서 감쇠물체는 없다고 가정하라).

해답 필름의 모서리는 검출기로부터 r_d 만큼의 거리에 있다.

$$r_d = \sqrt{7^2 + 8.5^2} = 11.0 \text{ in}$$

빔(beam)에 의해 가장 큰 각도 θ의 코사인(cosine)값은

$$\begin{aligned}\cos\theta &= \frac{d}{\sqrt{d^2 + r_d^2}} \\ &= \frac{72}{\sqrt{72^2 + 11^2}} \\ &= 0.989\end{aligned}$$

그러므로 최소율은

$$\frac{I_d}{I_0} = \cos^3\theta = 0.966$$

이것은 3%의 변화를 보여준다. 주어진 다른 영향들 — 양극 기울기 효과, 진로(path)의 길이, 깊이 의존배율, 잡음, 분산정도(scattering) — 은 앞으로 알아볼 것이다. 이 영향은 필름에서 무시 가능할 정도의 작은 변화이다.

양극 기울기 효과(Anode Heel Effect) cone 내에서 동일한 강도를 가짐으로써 X-ray 튜브로부터 오는 beam을 모델링해 왔다. 그러나 anode heel effect는 음극방향으로 더 강한 beam과 음극-양극 방향으로 그림 5.4에서처럼 양극의 구조적 구조가 이 효과의 이유이다. 양극 내에서의 X-ray 발생은 원자레벨에 등방성일지라도, 양극의 앞쪽방향으로 뻗어가는 X-ray에 더 많은 양극의 물질을 통해 전파가 전달되는 것보다, 그 전에 양극의 뒷쪽방향에서 자체적으로 빠져나가는 전파가 많다.

그러므로 beam 강도는 양극방향에서 더 높으며 양극에서 음극방향으로 45%의 강도가 변화될 수가 있다. 그러므로 detector 면을 가로지르는 강도의 균일성은 obliquity와 inverse square law보다 anode heel effect가 훨씬 크다. anode heel effect 는 음극방향보다 양극방향으로 두꺼운 X-ray 필터를 사용함으로써 보상되어질 수 있다. 만약 필터에 의해 보상되어질 수 없다면 환자의 위치를 잡을 때 X-ray 튜브에 관해 조절되어야 한다. 특히, heel effect는 자연적인 보상의 종류로서 사용되어져야 한다. 예를 들면, 발의 영상을 찍을 때, 발부분은 얇기 때문에 양극 쪽으로 위치를 두어야 한다. 음극 끝쪽에서 발의 두꺼운 부분에 더 많은 X-ray가 관통하게 될 것이다. 이 원리는 몸 전체에 응용된다. 우리가 개발한 X-ray 영상 수식에서 우리는 필터에 의해 anode heel effect 보상을 추측할 수가 있다.

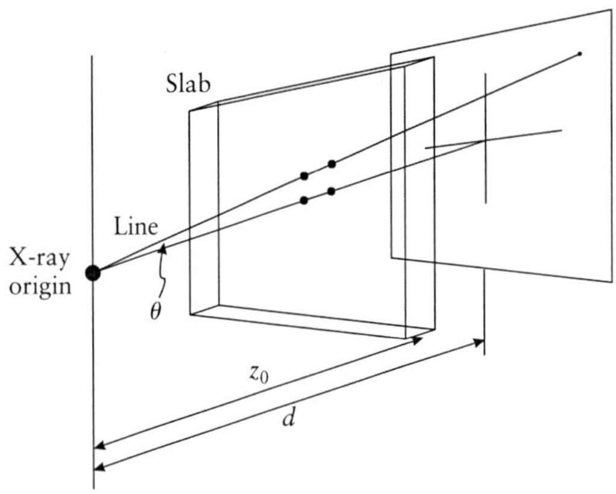

그림 5.15 Slab 균일도 영상화

궤도 길이(Path Length) 그림 5.15와 같이 일정한 선형감약계수 μ와 두께 L을 가진 물질의 영상 판은 detector면과 병렬로 배열되어져야 한다. 분석을 위해 단일 에너지 X-ray 스펙트럼을 가정해 보자. 그러므로 $(x, y) = (0, 0)$에서 X-ray의 강도는 $I_0 \exp(-\mu L)$이다. 여기서 만약 slab 이 없다면 detector origin에 존재하는 beam의 강도는 I_0이다. 그러나 detector의 (x, y)점으로 향하는 X-ray는 slab를 통해 다른 궤도로 갈 것이다.

X-ray source와 (x, y)점 사이를 따라 slab를 통한 궤도의 길이는 다음과 같다.

$$L' = \frac{L}{\cos\theta} \tag{5.10}$$

$L' > L$이기 때문에 더 많은 X-ray가 central path보다 이 라인을 가면서 더 많이 감약된다. inverse square law, 경사각, anode heel effect 무시한다면 다음과 같다.

$$I_d(x, y) = I_0 e^{-\mu L/\cos\theta} \tag{5.11}$$

inverse square law, 경사각, anode heel effect를 포함하면 강도는 다음과 같다.

$$I_d(x, y) = I_0 \cos^3\theta \, e^{-\mu L/\cos\theta} \tag{5.12}$$

만약 anode heel effect가 필터에 의해 보상되어진다면 시야 내에서 시각적 그리고 자동적인 이미지 분석 기술을 통한 방사선사진술의 해석은 식 (5.12)와 anode heel effect에 의해 시행 되어져야 한다. light box로 봤을 때 큰 감약을 하는 물질은 더 밝기 때문에 이 효과는 균일한 물체 내에서 shading artifact를 발생하게 될 것이다. 이것은 물체 또는 다른 물체 두께 내에서 다른 감약을 한다고 해석할 수가 있다. 이것은 모호한 상황이다.

방사선학자들은 radiographic intensities분야에 많이 훈련되어 있다. 그리고 일반적으로, 이것은 자동적인(컴퓨터를 사용함) 영상 분석 방법에 만족하지 못할 상황이다.

깊이-의존적인 확대력(Depth-dependent Magnification) 변화되는 X선의 또 다른 결과는 물체의 확대도이다. 이것은 방사선학에서 depth-dependent magnification이라 부른다. 그림 5.16에서와 같이 w의 높이를 가지는 물체가 있다고 간주하자. 이것은 원래의 크기보다 더 크게 detector 상에 나타날 것이다. 게다가, detector 상의 물체의 높이는 물체를 보는 시야의 위치에 따라 다르다. 유사한 삼각형의 개념을 사용하면 이것은 물체가 z에 위치해 있을 때 더욱 보기가 쉽다. detector 상에서 이것의 높이는 다음과 같다.

$$w_z = w\frac{d}{z} \tag{5.13}$$

여기에서, 우리는 $M(z)$가 주어지는 것을 볼 수 가 있다.

$$M(z) = \frac{d}{z} \tag{5.14}$$

확대도는 z 함수이다. 이것은 확대도의 깊이에 의존한다는 것을 말해 준다. 깊이에 의존하는 magnification에 3개의 중요한 것이 있다. 첫 번째, 같은 사이즈의 몸 내부에 두 물체는 방사선 영상에서는 아마 다른 크기로 나타내어 질 것이다. 그러므로 해부학적 특징의 사이즈에 관한 평가는 신중해야 한다.
두 번째, 같은 방사선 컨디션과 환자 위치가 사용된다면, 몇 개월, 수년이 걸려 획득된 동일 환자의 방사선 영상을 이용한 해부학적 특징은 오직 같은 사이즈에서만 비교되어진다.

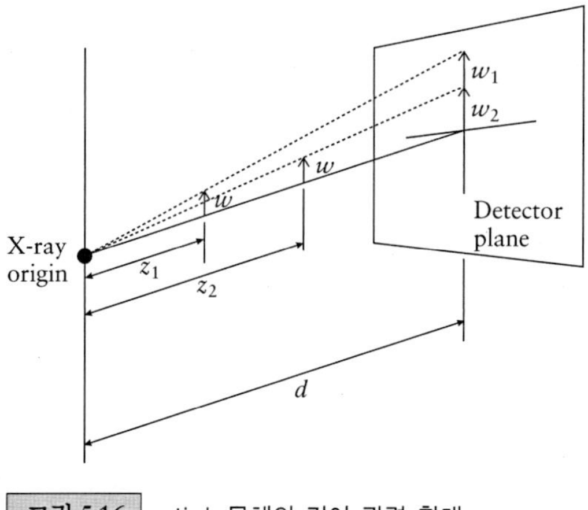

그림 5.16 stick 물체의 깊이 관련 확대

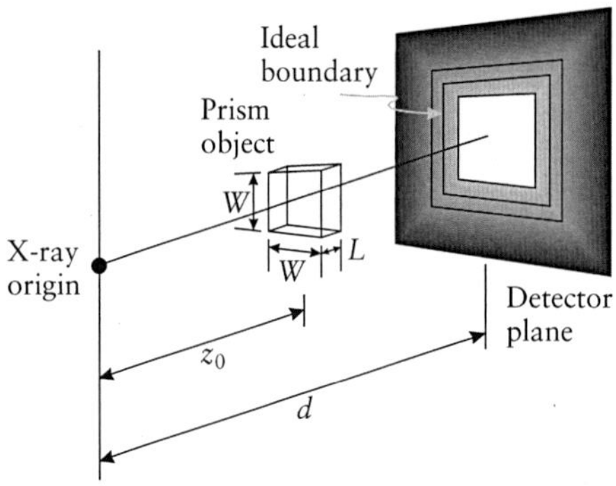

그림 5.17 직사각형 프리즘 영상화

세 번째, 단일 피사체의 경계는 약간 흐려질 수 있다. 그 이유는 물체의 앞면에 조사된 방사선은 방사선의 입장에서 볼 때 더 뒤에 위치한 것과 같기 때문이다. 이 효과는 Depth-depedent blurring(두께에 따른 흐림 효과)라 한다. 다음 예제에서 이 효과를 알아 보자.

예제 5.4

그림 5.17에서 직사각형의 영상은 다음 정의에 의해 결정된다.

$$\mu(x, y, z) = \mu_a \,\text{rect}(y/W)\,\text{rect}(x/W)\,\text{rect}([z - z_0]/L) \tag{5.15}$$

식 (2.16)를 보면,

$$\text{rect}(x) = \begin{cases} 1 & |x| \leq 1/2 \\ 0 & \text{otherwise} \end{cases}$$

문제 이 직사각형 프리즘은 방사선 영상에서는 어떻게 보여지는가?

해답 그림 중앙에서 투영된 그림은 역제곱법칙, 경사, 길이에 따라 좌우된다. 길이 변환 식 (5.12)를 이용하여

$$I_d(x, y) = I_0 \cos^3\theta \, e^{-\mu_\alpha L/\cos\theta}$$

하지만, X-ray가 물체의 외곽을 통과할 때 피사체의 길이 손실과 감약에 따른 X선 감소가 일어난다. 광원은 프리즘의 거리 Z의 경로를 따라 통과한다고 가정한다. 그 때 간단한 삼각형에 대한 공식을 이용하여 우리는 프리즘이 $[z' - (z_0 - L/2)]/\cos\theta$를 투과한 거리를 알 수 있다(만약 $z' = z_0 + L/2$일 때 그 길이는 $L/\cos\theta$의 비율을

따른다).
이 경우에,

$$I_d(x, y) = I_0 \cos^3 \theta \, e^{-\mu_\alpha (z' - (z_0 - L/2))/\cos\theta}$$

세 번째 가정을 통해 광선은 프리즘에서 완전히 손실된다. 이 경우,

$$I_d(x, y) = I_0 \cos^3 \theta$$

검출기 상의 좌표(x, y)가 주어졌다면, 분석에 필요한 것들은 위에서 이용된 (1) 3가지 거리(2) 물체의 외각에서 Z값이다. 이 분석은 왼쪽의 문제 5.9(a)에서 연습해 보자.

이 예제는 갈라지는 ray는 edge blurring을 유발과 radiograph를 봤을 때 이해하기 쉽도록 추가적인 왜곡을 이해하는 예제가 된다. 이 효과는 detector면과 멀면 멀수록 x-ray source를 보존함으로써 줄여질 수가 있다. 예를 들어, 일정한 가슴방사선 영상에서 X-ray source와 detector의 거리는 전형적으로 6피트 정도이다. 그러나 다른 예제에서 source/detector 거리는 더 짧다.

구조적 영향을 가진 이미지 방정식 이것은 우리가 이번 단원에서 제시한 구조적인 영향을 혼합한 영상 수식을 개발하기 위해 유용하다. 이것을 하기 위해, 우리는 아주 얇고 조정된 z에 의해 주어진 그리고 x와 y의 함수로서 감약시킬 수 있는 이상적인 물체$(t_z(x, y))$가 사용되어진다. 이 물체는 납의 확산으로 물든 종이의 암상으로서 생각되어질 수 있다. 우리는 감약보다는 transmittivity로써 $t_z(x, y)$를 생각해야 한다. 따라서 만약 물체가 검출기면에 위치해 있다면 확대는 없다. 기록된 강도는 식 (5.16)과 같다.

$$I_d(x, y) = I_0 \cos^3 \theta \, t_d(x, y) \tag{5.16}$$

여기서,

$$\cos\theta = \frac{d}{\sqrt{d^2 + x^2 + y^2}} \tag{5.17}$$

일반적으로 물체가 z에 위치해 있다면, 여기서 $0 < z \le d$이고, 확대는 반드시 고려되어져야 한다.

$$I_d(x, y) = I_0 \cos^3 \theta \, t_z(x/M(z), y/M(z)) \tag{5.18}$$

식 (5.14)와 (5.17)을 함께 두어보자

$$I_d(x, y) = I_0 \left(\frac{d}{\sqrt{d^2 + x^2 + y^2}} \right)^3 t_z(xz/d, yz/d) \tag{5.19}$$

이 방정식은 거의 같은 확대를 가지는 얇은 물체에 합리적인 접근이며 z 방향으로 그들의 감약에 변화는 없다. 이 식은 두꺼운 물체를 통해 지나가는 ray를 고려할 필요는 없다.

5.3.3 퍼짐 효과(Blurring Effect)

갈라지는 rays는 범위 거리 내의 물체의 가장자리를 흐리게 할 것이다. 그러나 그들이 z를 가지지 않는다면 물체를 흐리게 할 효과는 두 가지가 있다. 이들 과정은 이미지 해상도를 떨어뜨리는 나선형의 효과로서 모델링되어질 수 있다.

식 (5.18)와 식 (5.19)에서는 무한적으로 얇은 궤도 $t(x, y)$를 만들기 위해 확장과 강도의 변화만 있기 때문에 존재 하지 않는다. 우리는 자세하게 두 효과에 대해 공부할 것이다.

확장된 근원(Extended Sources) 투영도 방서선사진술의 또 다른 특징은 X-ray 근원과 nonzero로부터 일어나는 퍼짐이다. 그림 5.18과 같이 이 퍼짐은 가장자리에서의 fuzziness와 물체 경계에서의 fuzziness 둘 다에 기여한다. 여기서 우리는 물체에 의해 야기되는 blurring에 주의해야 한다. 우리는 확장된 source 효과는 물체모양의 source 모양 포갬이라는 것을 보여 줄 것이다. 이것 때문에 확장된 source는 상당한 영상해상도의 손실을 보여 준다. 확장된 source에 의해 야기된 신체 blurring은 물체의 위치와 source spot의 크기에 의해 좌우된다. 예를 들어 그림 5.19를 고려해 보자.

$$D' = \frac{d - z}{z} D \tag{5.20}$$

만약 source가 직경 D를 가진다면 범위 z에 위치한 point hole의 영상은 주어진 공식에 의하면 직경 D'를 가질 것이다.

식 (5.20)에서 증가된 D는 최고의 source magnification $m(z)$ 값이다. 이것은 식 (5.21)에 의해 주어져 있다.

$$m(z) = -\frac{d - z}{z} \tag{5.21}$$

그림 5.19에서처럼 source의 이미지는 반전되기 때문에 source magnification은 negative이다. 5.14로부터 depth-dependent magnification과 source magnification은 다음 식과 같이 관련되어 있다.

$$m(z) = 1 - M(z) \tag{5.22}$$

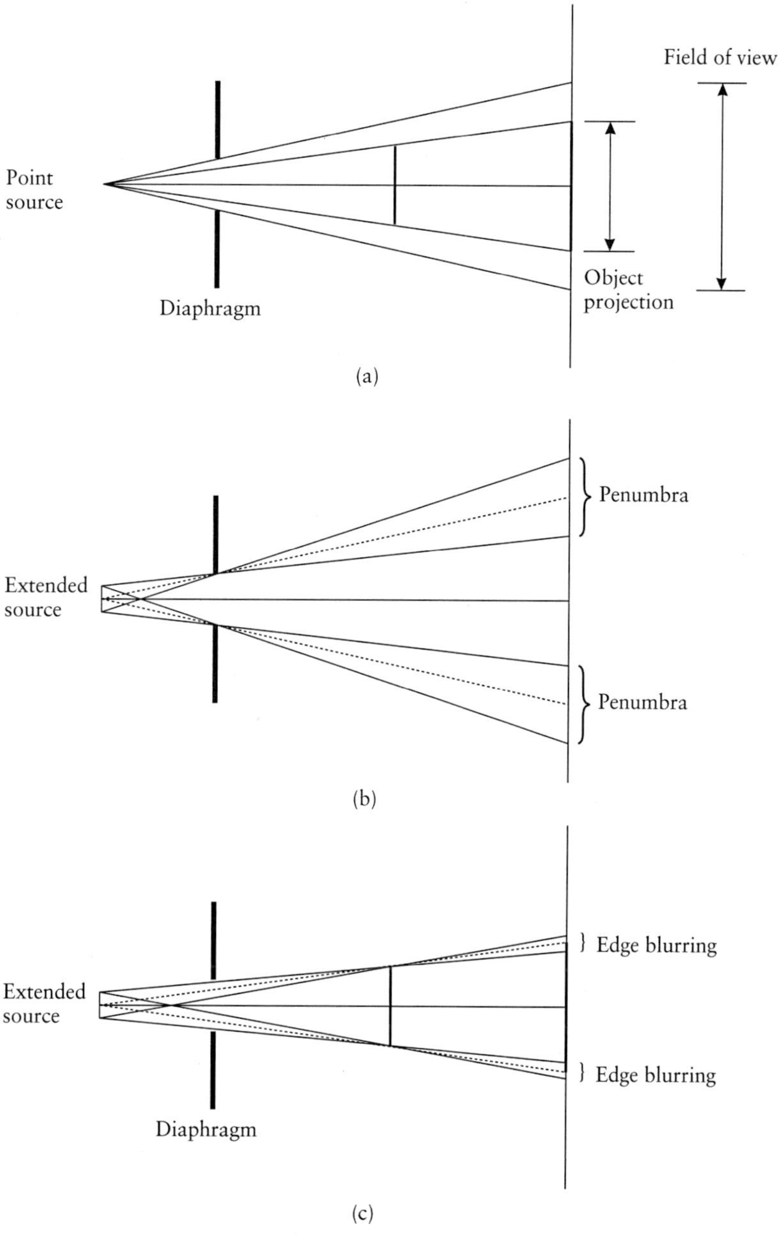

그림 5.18 확장된 source의 효과 (a) 시야의 이상적인 관점과 대상 주사, (b) 확장된 소스로 인한 시야관점의 edge에서의 반음영, (c) 확장된 소스로 인한 블러링 대상 edge들

그림 5.19에서처럼 source magnification 관련된 영상수식을 개발하기 위해 z-축 상의 point hole의 영상을 고려해 보자. source 강도 분배 $s(x, y)$에 의해 나타내어지는 X-ray 지점을 두어보자. 이것은 디스크 내의 모든 점으로부터 발산되는 것으로써 생각할 수 있다. 구조적

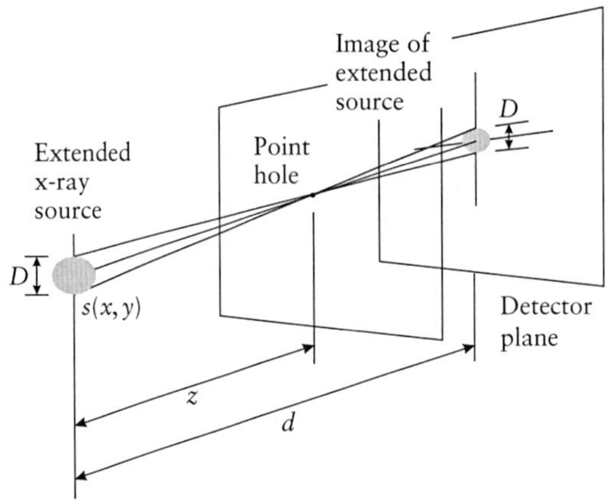

그림 5.19 소스확대의 원리

효과를 무시하면 영상은 반전될 것이고 부분적으로 source 강조 분배가 scale 될 것이다. 사실상 강도의 분배는 식 (5.23)과 같다.

$$I_d(x, y) = ks(x/m, y/m) \tag{5.23}$$

식 (5.21)과 같이 여기서 m은 z에서의 점의 소스 확대이다. 특히, m은 음수이기 때문에 , I_d는 s의 대칭이다. 식 (5.23)에서 증폭단위 k는 반드시 발견되어야 한다. z축의 point hole의 위치와 관계없이 검출기상의 통합된 강도는 상수로 남는다. 또 다른 말로 식 (5.24)와 같이 표현할 수 있다.

$$\iint ks(x/m(z), y/m(z))\, dx\, dy = \text{constant} \tag{5.24}$$

z와 관계없지만 z는 k에 의존한다. Fourier transform 변환을 이용하면 식 (5.25)와 같다.

$$km^2(z)S(0, 0) = \text{constant} \tag{5.25}$$

이것은 식 (5.26)을 암시한다.

$$k \propto \frac{1}{m^2(z)} \tag{5.26}$$

이것은 확장된 source에 의해 야기된 blurring의 증폭은 검출기면과 관련 있는 물체의 위치에 의해 의존한다는 것을 의미 한다. 특히, 물체가 detector로 접근한다면 $m(z) \to 0$이 되고 식 (5.27)과 같이 된다.

$$\frac{s(x/m, y/m)}{m^2} \to S(0,0)\delta(x,y) \tag{5.27}$$

이 경우, 해상도나 증폭의 손실은 없다. 영상의 확장은 완벽하다. 위의 분석은 같은 z-평면에서는 point hole이 어디든 위치하던 같다는 것을 나타낸다. 우리는 주어진 z 평면에서 감약 물질의 부분적 분배의 형태를 이해하기 위해 식 (2.34)의 가정을 이용할 수 있다.

이 분석은 확대된 물체의 겹친 영상수식을 유도 한다.

$$I_d(x,y) = \frac{\cos^3\theta}{4\pi d^2 m^2} s(x/m, y/m) * t_z(x/M, y/M) \tag{5.28}$$

역 자승법칙 때문에 source 강도의 손실이 생기는데 계산을 해 주기 위해서는 $4\pi d^2$ 포함되어야 한다. 물체가 detector에 가깝게 가기 위해 $M = 1$ and $m = 0$이다. 물체는 동일한 magnification을 가질 것이고 focal spot의 사이즈와 관계없이 source focal spot에 의한 그림자가 생기지 않을 것이다. 이것은 film-screen cassette 맞은편으로 환자를 눕히기 위한 동기가 된다.

필름-스크린의 퍼짐(Film-Screen Blurring) 필름-스크린 검출기의 구조적 세부사항은 그림 5.20에 나타나 있다. 필름은 두 개의 형광체 사이에 끼워져 있다. 이것은 강화하는 스크린의 작동 부분이다. 형광체에 의해 흡수된 각각의 X-ray 광자에서 많은 수의 낮은 에너지 광자가 생성된다. X-ray 광자와 달리 이 광자들은 필름 감광에 의해 효과적으로 검출된다. 그림 5.20에서처럼, 이 광자들은 점으로부터 뻗어나가게 되며 여기서 X-ray가 흡수된다. 그 후, 그들은 X-ray 궤도로부터 멀리 떨어져 있는 위치에서 필름에 흡수되어질 수 있다. 검출된 광자들의 결합은 필름에 점 형태를 이룬다. 이것은 X-ray 감광에 반응하는 효과적인 감광이다. 위의 가정을 이용해 필름 스크린 퍼짐에 관한 영상수식은 이미

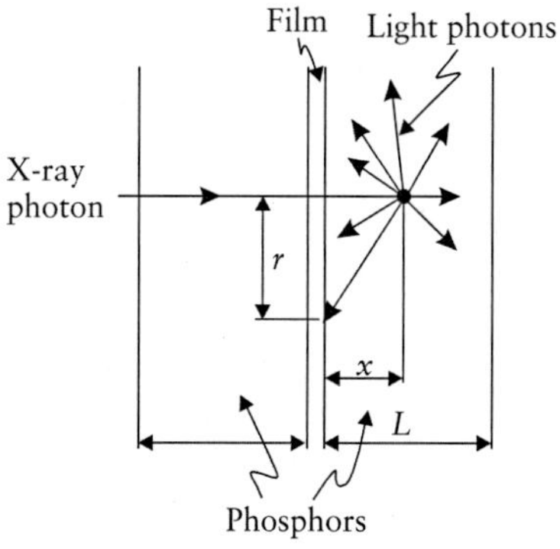

그림 5.20 필름-스크린 검출기

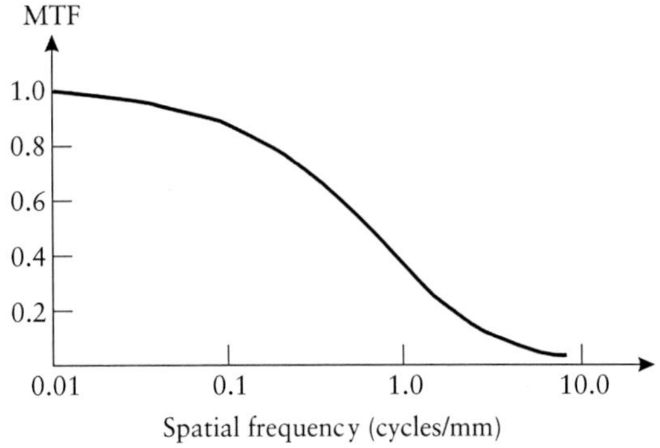

그림 5.21 필름-스크린 검출기에 대한 전형적인 MTF

도출되어졌다.

$$I_d(x,y) = \frac{\cos^3\theta}{4\pi d^2 m^2} s(x/m, y/m) * t_z(x/M, y/M) * h(x,y) \tag{5.29}$$

전형적으로, 필름-스크린 검출 시스템의 감광반응은 순환적 대칭이다. 전형적 필름-스크린 검출의 MTF는 그림 5.21과 같다. 필름-스크린 퍼짐이 없는 얇은 형광체를 사용했다. 그러나, 얇은 스크린은 X-ray가 많으면 정지할 수 없다. 이것은 검출시스템의 효율을 감소시킨다. 검출효율 n은 평균적으로 검출기에 의해 포획된 광자의 일부로 정의한다. Calcium tungstate은 stopping x-ray photons에 대해 좋은 효율을 가지고 있기 때문에 intensifying screen으로 사용된다. 일반적으로 screen이 두꺼우면 두꺼울수록 효율이 높아지고 해상도는 낮아진다. 우리는 section 5.41에서 영상 잡음을 낮게하는 것이 고효율 유지의 중요한 점이라는 것을 확인할 수 있을 것이다. 그러므로 얇은 스크린이 좋은 해상도에 만족하지만 이것에는 잡음이 증가하는 것에 의해 해상도의 증가는 감쇄되는 상반관계가 있다.

5.3.4 필름의 특성

필름 본래의 공간적인 해상도는 일반적으로 intensifying(증폭) screen보다 좋다. 대부분의 상황을 위해 우리는 필름의 공가주파수 특성을 무시할 수 있다.

필요하다면 필름의 공간적 해상도는 point spread function analogous에 의해 모델링 되어질 수 있다. 식 (2.47), (3.29), (3.30)에 묘사된 것처럼 전반적인 역할은 증가될 것이다. 필름의 공간적인 해상도 특성보다는 강도 transformation 특성을 좀 더 다룬다. 필름은 X-ray의 아주 부족한 direct detector이기 때문에 우리는 X-ray에 의해 필름 상에 생성된 영상은 무시할 것이다. 변수는 필름의 대조도 또는 gamma이며 이것의 동작범위 또는 동작폭이다. 우리는 잠시 동안 이것의 용어에 대해 정의할 것이다. X-ray 시험의 종류에 의존하는 여러 가지의 대조도와 폭을 가진 다른 필름을 사용한다. 비전문 사진사인 당신은 이런 필름 특성의 풍부한 평가를 가지고 있을 것이다. 필름이 노출되고 develop(노출된 필름의 잠정이미지를 처리하는 것)되고 광원에 놓여 졌을 때 우리는 필름에서 발생한 빛의 양과 보여지는 최종 영상 사이의 관계를 고려한다. 필름에 의해 포획된 lights photons은 잠재적 영상을 생성한다. 필름이 개발되었을 때, 이 잠재적 영상은 필름의 blackening을 생성한다. 그러므로 우리는 빛의 노출과 필름의 blackening의 각도사이의 특성을 기술한다. 필름이 light box에 보여졌을 때, 필름의 더 검은 부분은 box로부터 오는 빛을 조금 더 흡수한다. 광학 투과율은 노출된 필름을 통해 전송된 빛의 fraction으로서 정의된다.

$$T = \frac{I_t}{I_i} \tag{5.30}$$

여기서, I_i는 발생된 빛의 방사도이며 I_t는 전송된 빛의 방사도이다. 둘 다 단위면적 및 단위 시간당 단위에너지이다. 예를 들어, 필름의 더 어두운 부분이 0.1의 투과율을 가지는 반면 더 밝은 부분은 0.9의 투과도를 가진다고 하자. 광학적 불투명은 투과율의 역이며 광학밀도는 광학 불투명의 공통적인 대수이다.

$$D = \log_{10} \frac{I_i}{I_t} \tag{5.31}$$

우리는 logarithmic scale에서 필름이 얼마나 어두운지의 광학밀도특성을 확인할 것이다. 0.25에서 2.25범위의 광학 밀도가 사용가능 하지만 인간의 눈은 $1.0 < D < 1.5$일 때 회색의 명암의 정도를 구별할 수 있다. 우리는 노출과 development된 후의 X-ray 필름의 appearance는 광학밀도 $D(x, y)$의 공간적에 의해 결정된다는 것을 평가한다.

광학적 밀도의 야기는 얼마만큼의 X-ray를 노출해야 하는가? 우리는 단위 roentgens (R)으로 측정된 X-ray 노출된 X의 4장부터 기억을 해야 한다. 특히 3876R은 공기의 Kg당 전하의 1C와 같다. 이 전하는 X-ray의 상호작용에 의해 생성된 이온으로부터 만들어진다. 직접 노출과 $D < 2$에서 D는 X에 비례한다. 그러나 screen이 사용되고 $D > 2$일 때, X와 D 사이의 관계는 비선형이며 이것은 그림 5.22에 나타낸 것처럼 H&D 곡선에 의해 주어진다. 낮은 노출/낮은 D toe, 선형 부분 그리고 높은 노출/높은 D shoulder로 전형적 H&D 곡선은 S자 모양이다. D는 절대 0으로 가지 않는다. 노출이 없을 때 조차도 항상 base fog 광학 밀도라 하는 것이 존재한다. H&D 곡선의 선형구간에서 logarithm과 광학 밀도사이의 반응은 거의 선형이다.

$$D = \Gamma \log_{10}(X/X_0) \tag{5.32}$$

여기서 Γ는 선형구간에서 H&D 곡선의 경사면이며 X_0는 H&D 곡선의 수평축을 hit하는

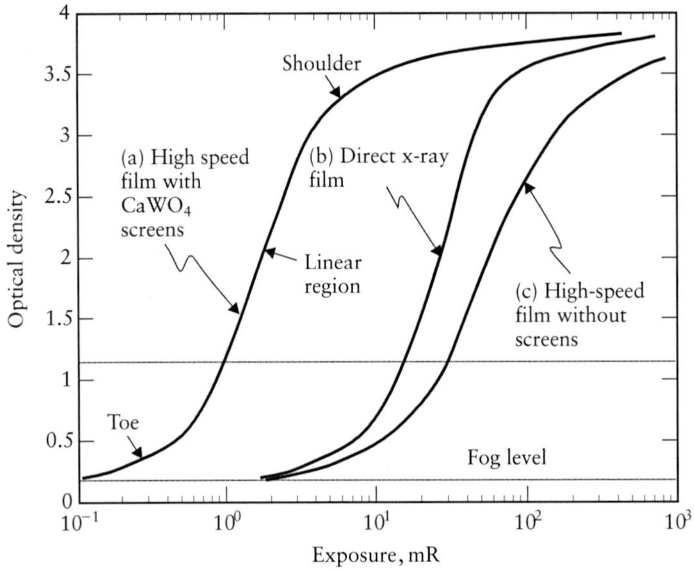

그림 5.22 H&D 커브

선형구간의 노출이다. quantity Γ는 film gamma라고 부른다. 필름제조의 특수한 필름과 특수한 방법은 독특하며 이것은 전형적으로 0.5와 3범위에 있다. 필름의 gamma 증가는 대조도를 증가시키지만 광학밀도 반응이 선형위에서는 노출의 범위가 줄어든다. 필름의 정확한 노출은 이것의 H&D 곡선의 선형구간 내에서 발생한다. 필름의 latitude는 H&D 곡선이 선형위에서 노출의 범위이다. 필름의 속도는 $D = 1 + \text{fog level}$에서 노출의 역이다. 그림 5.22의 X-선 촬영 film을 고려해 보자. 명백하게 film/screen 조합(a)은 가장 빠른 필름이다. direct X-ray 노출 필름은 다음으로 빠르며 가장 큰 gamma와 가장 낮은 latitude를 갖는다.

최종적으로, screen 없는 standard 고속광학 필름은 가장 느리다. 이것은 1~1.5의 전형적 광학밀도의 범위를 만족시키기 위해 가장 큰 X-ray의 노출을 필요로 한다.

5.4 잡음 그리고 산란

지금까지, 우리는 X-ray source의 효과와 물체의 배치만 생각했다. 우리는 맹목적으로 검출기면에서 X-ray 빔의 강도는 검출기에 의해 재생산 된다. 사실상, 검출기는 incident intensity distribution을 재생산하지 못한다. 게다가, X-ray는 에너지의 discrete packets에 도달한다. 그들의 도달의 discrete nature는 영상의 fluctuation을 유도한다. 다음 section에

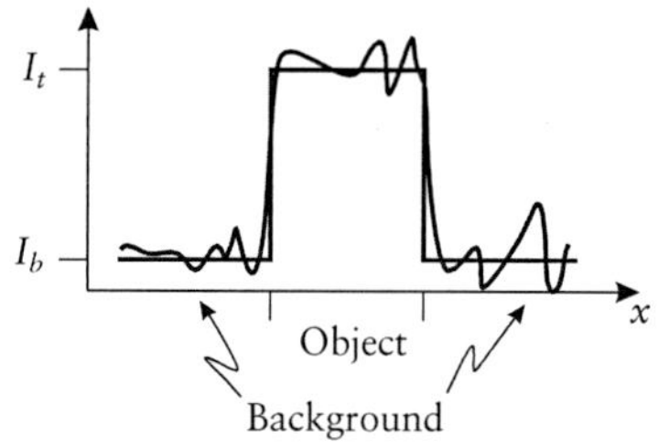

그림 5.23 사각형의 대상체로부터 검출기 강도들

서 우리는 X-ray 물리학과 영상 기록기에 의해 소개된 추가적인 요소의 몇 가지를 논의할 것이다.

5.4.1 SNR 비율

그림 5.17에 묘사된 것처럼 개체의 확대와 극소의 광원의 크기, 직각의 사물은 물체의 치수와 같은 치수의 그림자를 검출기에 나타낼 것이다.

검출기면 강도를 통한 1-D 슬라이스는 rect 함수와 같으며 그림 5.23과 (2.19)에 정의되어 있다. 검출기면에 I_b를 background라 하고 I_t를 물체의 강도라 하고 $I_t > I_b$라고 하자.

3.2절에서 논의된 것처럼, 물체의 local contrast는 다음과 같이 주어진다.

$$C = \frac{I_t - I_b}{I_b} \tag{5.33}$$

X-ray는 discrete quanta에 도달하기 때문에 detector의 각 작은 면적에 광자들의 임의의 fluctuation이 있을 것이다. 이 효과를 quantum mottle이라고 하며 X-ray 강도의 detector 측정의 불투명을 책임진다. 우리는 3.5절에 나타내어진 것처럼 SNR의 개념을 이용하여 이미지 형성에 잡음의 효과를 정량할 수 있다. SNR이 높아질수록 이러한 quantum effect의 결과로 영상에서 granularity가 될 것은 명확하지 않다. 이 시나리오에서 신호는 타깃 강도와 background 강도 사이의 차이다. 잡음은 background에서 quantum 관련 fluctuation에 의해 야기되며 이것은 표준편차 σ_b의해 특정지어질 수 있다.

그러므로 이 시나리오 속의 기본 SNR은 다음과 같이 주어진다.

$$\text{SNR} = \frac{I_t - I_b}{\sigma_b} = \frac{CI_b}{\sigma_b} \tag{5.34}$$

detector에 도달한 모든 광자들은 $\hbar\nu$로 동일하며 이것은 polyencrgetic X-ray 빔의 경우 유효에너지라 불린다. 이 경우 강도는 식 (5.35)에 의해 광자의 수와 관련이 있다.

$$I = \frac{N\hbar\nu}{A\Delta t} \tag{5.35}$$

여기서 A는 detector의 작은 면적이다. pixel과 Δt는 X-ray burst의 지속이다.

광자의수 N은 Poisson random variable이며 background에서 우리는 N_b로서 photons per burst per area A의 평균 숫자로 표시할 수 있다. 평균 background 강도는 주어진 바와 같다. 또한 background 내의 면적당 버스트당 포톤의 수는 다음과 같다.

$$I_b = \frac{N_b\hbar\nu}{A\Delta t} \tag{5.36}$$

$$\sigma_b^2 = N_b\left(\frac{\hbar\nu}{A\Delta t}\right)^2 \tag{5.37}$$

식 (5.34), (5.35), (5.36), (5.37)로부터 local SNR은 주어진 바와 같다.

$$\text{SNR} = C\sqrt{N_b} \tag{5.38}$$

식 (5.38)은 X-ray 이미지의 감쇠를 나타낸다. 방사선사진의 특정구조의 시각화를 증대시키기 위해 구조의 대조도 증가와 시각화와 분석에 사용되는 광자의 증가 둘 다 필수적이다. 구조의 대조도는 X-ray의 에너지를 바꾸거나 대조도 agent 또는 dual-energy 기술을 이용함으로써 증가될 수 있을 것이다. 광자의 수는 필라멘트 전류의 증가, X-ray 펄스 또는 X-ray의 에너지 지속으로 증가될 수 있으며 또는 대면적 요소, 조금 더 효율적인 detector를 사용함으로써 증가시킬 수 있다. X-ray 튜브 양극에 걸린 peak kilovoltage에 의해 결정된 최대에너지에 X-ray 튜브는 저에너지로부터 X-ray 에너지 범위 스펙트럼을 제공한다. kVp를 바꿈으로써 우리는 X-ray 에너지를 바꿀 수 있다. 반대로, SNR과 환자 방사선 노출은 kVp의 변화로 영향을 받는다.

예를 들어, 낮은 kVp와 낮은 X-ray 에너지에서 에너지가 감소함으로써 몸 조직 증가 차의 감약 사이의 차 때문에 영상의 대조도는 높다. 그러나 몸은 더 낮은 에너지에서 X-ray 투과도가 낮아 몸을 관통하는 X-ray 광자는 거의 없다. 그러므로 C는 높고, N은 낮지만, SNR은 낮다고 판명된다. 몸은 이런 낮은 에너지 X-ray 광자에 매우 흡수성이기 때문에 환자선량은 높다. 반면에, 높은 에너지에서 몸 조직의 서로 다른 부분에 감쇠계수가 같아짐으로써 대조도는 낮다. 몸은 높은 에너지, R당 X-ray 광자수의 감소에서 매우 투과적이지만 SNR은 매우 높은 에너지에서 낮을 것이다. 높은 X-ray 에너지와 낮은 에너지 사이에서 SNR은 좋은 조직의 대조도가 있는 점에서 최고에 도달하며 몸은 여전히 X-ray에 투과성이며 R당 광자수는 높다.

우리는 몇 가지의 추가 개념을 포함시켜 SNR을 표현하고 있다. 우리는 detector의 단위 면적당 광자의 수로 비례하는 것을 SNR이라 하기 때문에 만약 단위 면적을 증가시키면 우리는 광자의 수를 늘릴 수 있다. 그러므로 SNR의 세부적 표현은 5.39와 같다.

$$\mathrm{SNR} = C\sqrt{\Phi ARt\eta} \tag{5.39}$$

여기서 Φ는 photons per Roentgen per cm^2 광자수이며 A는 단위면적, R은 몸의 방사선 노출, t는 몸을 통해 전송된 fraction of photons, n은 detector 효율이다.

예제 5.5 일반적인 흉부 x-ray 촬영에서 쓰이는 수치들이다.

$$\Phi = 637 \times 10^6 \text{ photons R}^{-1}\text{ cm}^{-2}$$
$$R = 50 \text{ mR}$$
$$t = 0.05$$
$$\eta = 0.25 \text{ (25\% efficiency)}$$
$$A = 1 \text{ mm}^2$$

문제 대조도(즉, $C = 0.1$)가 10% 저하된 SNR은 얼마인가?

해답 SNR = 16 dB일 때 식 (5.39)를 이용해서 풀어라.

5.4.2 양자효율과 양자검출효율

투영된 방사선사진 안에서 몸에 의해 멈추지 않는 X-ray는 검출되어야 한다. 이상적으로, detector에 의해 발생된 모든 광자는 그들의 위치, 에너지, time-of-arrival에 의해 검출되어지고 특성지어진다. 그러나 이것을 만족할 수 있는 detector는 없다.

게다가, 검출기 디자인은 다른 비용에서 특정 performance measures가 강조되어야 한다. 이 단락에서 우리는 양자검출효율(DQE)의 개념을 발견해야 한다. 이것은 이것이 만들어 낸 영상의 SNR과 직접적인 관계를 가지는 검출기의 수행을 특성짓기 위한 방법이다.

양자효율(Quantum Efficiency) 이상적으로 detector에 의해 발생된 모든 광자는 검출되어야 한다. 이것은 무슨 의미일까? 검출을 하기 위해 발생된 광자는 detector와 상호작용해야 한다. 이것은 광전자 상호작용에 의해 멈추어져야 한다. 그리고 이 상호작용은 측정결과를 내어야 한다. — 섬광, 이온화된 원자의 수집, 전기적인 전류 양자 효율(QE)는 검출기에서 발생한 단일 광자는 검출될 것이라는 가능성이다. 이것은 X-ray 검출기의 기본 특성이다. 그러나 높은 양자효율을 가진 검출기는 이것이 만든 영상은 더 좋을 것으로 불필요 하지 않다. 두 개의 검출기는 같은 두께와 선형 감약 계수를 가진다고 간주하자. 그들은 생성된 광자 같은 미량을 멈추게 할 수 있다. 이들의 기본 stopping power는 같다. 검출된 이벤트의 결과는 처음의 detector에서 매우 예측가능하며, 두 번째에서 매우 변하기 쉽다. 우리는 처음 detector가 더 좋다는 것을 이해해야 한다. 좀 더 정확한 특성의 detector의 질을 위해, 우리는 주어진 single event detector 결과를 고려해야 한다. 이것은 DQE 변수의 목적이다.

양자검출효율(Detective Quantum Efficiency) 좀 더 좋은 검출기의 역할을 위해 DQE는 이것의 결과물에 DETECTOR로부터 SNR의 전송을 고려해야 한다. 이것과 같이 DQE는 QE로서 counting 광자와 구별된다. DQE는 다음과 같이 정의된다.

$$\mathrm{DQE} = \left(\frac{\mathrm{SNR_{out}}}{\mathrm{SNR_{in}}} \right)^2 \tag{5.40}$$

여기서 $\mathrm{SNR_{in}}$은 발생되는 방사선의 본질적인 SNR이며 $\mathrm{SNR_{out}}$은 측정된 양의 SNR이다.

빛의 번쩍거림(섬광), 검출 전압, 필름 강도 등등 DQE는 검출 과정 때문에 SNR에서 감성의 측정으로서 보여질 수 있다. 이것은 물론 정확하게 검출된 광자의 극소부분으로써 보여질 수도 있다. 일반적으로 $\mathrm{DQE} \le \mathrm{QE} \le 1$.

예제 5.6

$QE = 0.5$인 가상의 검출기가 있다. 검출기에 의해 멈춰진 모든 광자를 전부 수집할 수 있는 검출기가 있다고 가정하자.

문제 이 검출기에서 DQE는 얼마인가?

해답 평균치 $\overline{N}$의 광자 폭발이 검출기에서 일어났다고 가정하자. 입력 SNR은 광자 폭발의 고유 SNR이다. 다음이 주어졌을 때,

$$\mathrm{SNR_{in}} = \sqrt{\overline{N}}$$

QE = 0.5로부터 우리는 $0.5 \times \overline{N}$ 광자들(평균)은 검출기에서 검출되는 것을 알 수 있다. 이 광자들은 완벽하게 수집되어지는데, 여기서 검출기가 정확한 계수를 하고, 검출되어진 모든 광자의 위치는 원하는 픽셀 해상도를 얻는 것을 의미한다. 그러므로, 출력 SNR은

$$\mathrm{SNR_{out}} = \sqrt{0.5\overline{N}}$$

그리고 DQE는,

$$\mathrm{DQE} = \left(\frac{\mathrm{SNR_{out}}}{\mathrm{SNR_{in}}}\right)^2$$
$$= \left(\frac{\sqrt{0.5\bar{N}}}{\sqrt{\bar{N}}}\right)^2$$
$$= 0.5$$

이 경우 검출된 광자들은 가상의 완벽한 수집 때문에 DQE = QE가 일어난다.

예제 5.7

X선관은 검출기의 10,000개의 광자 폭발을 유도하고, 검출기의 출력값 x는 x_i, $i = 1, \ldots, n$과 같이 기록 되어진다고 가정하자. 변화량 x_i는 $\bar{x} = 8,000$과 $\sigma_x^2 = 40{,}000$에서 각각 발견되었다고 가정하자.

문제 이 검출기의 DQE는?

해답 검출기에 출력된 광자의 평균 개수는 $x = 8,000$으로 생각할 수 있다. 검출기는 단순히 광자를 헤아리는 것으로 가정하면, 그 때 변화는 8,000이 되며 광자수는 임의의 poisson 값을 따른다. 그러나 측정된 변화는 40,000이며, poisson 값의 5배이다. 이 결론은 검출기에서 검출된 광자의 값으로 입증할 수 있다. 입력의 SNR은 단순히 photon burst의 SNR 값이다.

$$\mathrm{SNR_{in}} = \frac{10,000}{\sqrt{10,000}} = 100$$

출력 SNR은

$$\mathrm{SNR_{out}} = \frac{8,000}{\sqrt{40,000}} = 40$$

그러므로 디텍터에서 출력양자 효과는

$$\mathrm{DQE} = \left(\frac{40}{100}\right)^2 = 0.16$$

16%의 광자만 정확하게 검출된다.

5.4.3 컴프턴 산란

일찍이, 우리는 컴프턴 산란은 영상의 질을 떨어뜨린다는 것을 주목했다. 그 이유는 그들의 이상적인 직선 경로로부터 벗어나는 것이며 몇몇은 직선 위치를 벗어난 다른 곳에서 검출되기 때문이다. 이것은 두 가지의 원하지 않는 결과를 만들어 낸다. 영상 대조도 감소와 SNR의 감소이다.

영상 대조도에서의 효과 영상의 대조도 효과에서 컴프턴 산란은 영상 대조도에 부정적인 영향을 가진다. 국부적 대조도를 고려하면 다음과 같다.

$$C = \frac{I_t - I_b}{I_b}$$

컴프턴 산란은 target과 background 강도에 강도 I_s를 추가한다. 새로운 대조도는 식 (5.41)과 같다.

$$\begin{aligned} C' &= \frac{(I_t + I_s) - (I_b + I_s)}{I_b + I_s} \\ &= C\frac{I_b}{I_b + I_s} \\ &= \frac{C}{1 + I_s/I_b} \end{aligned} \tag{5.41}$$

그러므로 산란의 효과는 factor $1/(1 + I_s/I_b)$에 의한 대조도를 감소하기 위함이다. I_s/I_b 비율은 scatter-to-primary ratio라 부른다.

산란에 의한 SNR Signal-to-Noise Ratio with Scatter 컴프턴 산란의 존재 하에 SNR의 유도는 Compton-free derivation과 매우 유사하다.

$$\begin{aligned} \mathrm{SNR}' &= \frac{I_t - I_b}{\sigma_b} \\ &= C\frac{I_b}{\sigma_b} \\ &= C\frac{N_b}{\sqrt{N_b + N_s}} \\ &= \frac{C\sqrt{N_b}}{\sqrt{1 + N_s/N_b}} \end{aligned} \tag{5.42}$$

여기서, N_s는 검출기상의 단위면적당 버스트수가 컴프턴 산란 광자다. 식 (5.42)는 컴프턴 산란 때문에 감소된 SNR을 보여 준다. 컴프턴 산란으로 인한 SNR은 식 (5.43)에 의해 컴프턴 산란이 없을 때의 SNR과 관련이 있다.

$$SNR' = SNR \frac{1}{\sqrt{1 + I_s/I_b}} \tag{5.43}$$

그러므로 대조도의 소실에 더해 잡음의 효과 때문에 $1/\sqrt{1 + I_s/I_b}$의 추가적인 손실이 있다.

예제 5.8 X선 입사 광자의 20%는 디텍터에 닿기 전에 일정한 물질에서 산란되어진다라고 가정하자.

문제 scatter-to-rimary비는 무엇인가? 어떠한 요소에 의해 SNR에 의해 감소되는가?

해답 X선 광자들은 백그라운드 강도에 의해 컴프턴 산란없이 검출기에 부딪힌다. 광자들의 값은 0.8N이고, N은 입사 X선 광자의 값이다. 산란된 광자의 값은 0.2N이다. 영상의 감도는 검출된 광자들의 값에 비례하기 때문에 우리는

$$I_b \propto 0.8N, \quad I_s \propto 0.2N$$

scatter-to-primary 비는

$$\frac{I_s}{I_b} = \frac{0.2N}{0.8N} = \frac{1}{4}$$

식 (5.42)에 의해 SNR의 감소는 $1 - 1/\sqrt{1 + I_s/I_b} = 0.11$이다. 그래서 컴프턴 산란은 SNR 감소의 11% 기여한다.

5.5 요약 그리고 주요한 개념

Projection radiography는 아주 오래되고 대부분의 기본 의료영상 양식이다. 이 양식은 몸 조직으로부터 만들어진 그림자의 영상을 기록하기 위해 필름과 튜브가 사용된다. 이 장에서 우리는 당신이 지금 이해해야 하는 key를 나타낼 것이다.

1. Projection radiography는 3D 물체의 2D 영상을 만들어 낸다.
2. projection radiography 시스템은 X-ray 튜브, beam filtration과 restruction, 보상필

터, 격자 그리고 film screen detector로 구성되어 있다.

3. 기본 영상수식은 환자를 통해 지나감으로써 시스템에 의해 생성된 X-ray beam의 에너지와 물질 감약으로 묘사되어진다.
4. 이 수식은 몇 가지 구조적 효과에 의해 변형 되는데 역자승 법칙, obliquity, beam divergence, heel effect, path length와 depth-dependent magnification이 포함된다.
5. film-screen detector는 필름 상에 광학적 영상을 만든다. film-blackening의 각도, 광학적 강도는 H&D 곡선에 의해 특성지어진 비선형 방식의 필름 노출에 의존한다.
6. X-ray 발생과 전달의 random nature로부터 발생된 잡음은 영상의 SNR과 시스템의 DQE를 감소시킨다.
7. 컴프턴 산란된 광자의 받아들이는 것은 영상 대조도와 SNR을 감소시킨다.

▣ 참고문헌

- Bushberg, J. T., Seibert, J. A., Leidholdt Jr., E. M., and Boone, J. M. *The Essential Physics of Medical Imaging*, 2nd ed., Philadelphia, PA: Lippincott Williams & Wilkins, 2002.
- Carlton, R. R. and Adler, A. M. *Principles of Radiographic Imaging*: An Art and a Science, 3rd ed. Albany, NY: Delmar, 2001.
- Johns, E. J., and Cunningham, J. R. *The Physics of Radiology*, 4th ed. Springfield, IL: Charles C Thomas Publisher, 1983.
- Macovski, A. *Medical Imaging Systems*, Englewood Cliffs, NJ: Prentice Hall, 1983.
- Webster, J. G. *Medical Instrumentation*: Application and Design, 3rd ed. New York: Wiley, 1998.
- Wolbarst, A. B. *Physics of Radiology*. Norwalk, CT: Appleton & Lange, 1993.

▣ 연습문제

기기 장치

5.1 그림 5.13은 방사선사진기술 시스템의 투영 검사이다. 이 시스템은 선형적인가? 그것은 변함없이 교대하는가?

5.2 (a) X-선관으로부터 방출된 X-선 광자의 가장 높은 에너지는 무엇이 결정하는가? X-선 광자의 에너지 스펙트럼은 무엇이 결정하는가?

(b) 사진기술 영상에서 낮은 에너지의 광자는 왜 좋지 않는가? 인체에서 낮은 에너지의 광자수를 줄이기 위해서 할 수 있는 방법은 무엇인가?

(c) 빔 경화란 무엇인가? 빔 경화의 원인은 무엇인가?

5.3 우리는 라이터 필터를 사용하여 X-선관을 설계한다. 우리는 구리를 첨가하고, 5,000

kg/m^3 밀도의 새로운 물질과 80 kVp에서 질량 감쇠 계수가 0.08 m^2/kg이라고 가정한다. 80 kVp에 2.5 mm Al/Eq의 정도가 요구되어지는 NCRP가 충족하기 위하여 우리는 무엇을 사용해야 하는가?

5.4 (a) 일반적으로 요오드와 바륨은 왜 명암 물질로 사용되는가?

(b) 도표에서 에어 캡이 광자 산란을 거부하는데 사용되는 이유를 설명하라. 에어캡의 문제는 무엇인가?

5.5 (a) 투영 방사선사진기술을 사용하여 제작한 영상이 왜 컴프턴 산란에 좋지 못한가?

(b) H&D 곡선이 주어진 필름은 X-선 노출의 범위를 가지고 있는 선형 영역의 곡선 필름보다 왜 더 나은가?

(c) X-선 소스에서 X-선 필터링을 하는 이유는?

(d) 리드 스트립은 방사선사진술의 시스템에 낭비되는 것을 줄이기 위해 사용할 수 있다(예를들어, 그리드에서). 만약 그리드의 최대 높이가 여덟 배의 너비일 때, 광자가 그리드를 통과할 수 없을 때 광자의 최대 산란 각도는 얼마인가?

이미지 형성

5.6 흉부의 X-선 영상은 강도 변화가 5% 보다 작고 균일감 감쇠 계수를 가진 영상판에서 좋은 영상이 제공되어지는 완벽한 영상이라고 가정한다. 만약 소스와 검출기의 거리가 2 m일 때, 영상의 최대 크기는 얼마인가?

5.7 (a) 투영 방사선사진술에 얇은 물체의 배율은 단순한 표현을 얻는다. X-선 소스와 물체 그리고 소스와 검출기의 거리를 구하라.

(b) 실제로, X-선 기술을 사용하여 투영 방사선사진술의 배율과 왜곡 효과를 줄이기 위해 간단한 전략은 무엇인가?

5.8 별개의 검출기의 배열을 가진 디지털 X선 검출기 패널을 설계하고 있다. 적절한 하중으로 빔 발산 효과에 대해 검출기의 출력을 보상할 수 있는지 결정해야 한다. 이 방법은 효과적으로 빔 강도를 전체 영상에 걸쳐 균일하여야 한다.

(a) 검출기가 아주 작고 X선원으로부터 거리 d 만큼 아주 가까이에 있다. 빔의 발산량의 편차를 보상하는 적절한 하중(함수 r_d)을 찾아라.

(b) 이러한 조정은 영상의 질을 향상시키는가? 설명하라.

5.9 예제 5.4에서 개발된 방사선사진술 영상의 프리즘을 고려하라.

(a) 프리즘의 영상의 명암도 $I_d(x, y)$에 대해 정확한 표현을 결정하라.

(b) 검출기 면에서 $y = 0$의 선을 따라 명암의 윤각의 위치를 결정하라.

(c) 개발된 방사선사진 필름에 프리즘의 영상을 표현하여 작성하라.

5.10 근본 가설로부터 (5.28)를 추론하라.

이미지 품질

5.11 X선 영상은 증압기에 의해서 각각의 광자 사건이 독립적으로 다른 광자의 확률(양자 효율) p를 감지한다고 가정하자. 만약 $[0, t)$ 간격 내에 검출기에 도착하는 광자의 수는 $N(t)$이라 하고 μt가 의미하는 푸아송 분포를 따를 때, $[0, t)$ 간격 내에 검출된 광자의 수 $D(t)$의 PMF을 찾아라.

5.12 두 가지 1-D 함수를 고려하라.

$$h_1(x) = e^{-x^2/5}, \qquad h_1(x) = e^{-x^2/10}.$$

(a) $h_1(x)$는 소스와 검출기 사이의 거리 d에 의해서 피사체의 범위인 $z = 3d/4$에 의한 투영 방사선사진 시스템의 확장된 소스를 PSF라고 가정하자. 함수 z인 확장 소스의 PSF 무엇인가?

(b) 이 같은 투영 방사선사진 시스템에서 증압기의 흐려진 화면의 원인은 $h_2(x)$으로 모델링할 수 있다. 소스 배율에 의한 m 함수에 대해 전체가 흐려지는 MTF를 찾아라.

(c) 함수 m에 대한 FWHM의 시스템은 무엇인가?

5.13 우리는 0.35에서 0.8까지 기록된 산란 분율 증가가 SNR에 미치는 영향을 확인한다. 1 mm 두께의 뼈가 0.08의 대조도를 scatter-free 피사체에 보여주고 있고, 1000 photons/mm^{2}가 수집되어진다고 가정한다. 만약 검출기의 흡수 효율이 반으로 되었다면 어떻게 되겠는가?

5.14 주어진 검출기에 대해서 양자효율(QE)이 적어도 DQE보다 크게 되는 값을 구하라.

$$\text{DQE} \le \text{QE}.$$

5.15 X선관의 섬광은 X선 영상 증압기에서 평균 초당 1,000개의 광자가 발생된다고 가정하자. 만약 평균 초당 10,000개의 광자수가 제공되는 경우 DQS의 함수이고, 검출기의 출력 변화가 결정되어 계산된다. 2,000의 출력 분산 동안 요구되는 DQS의 값은 무엇인가?

5.16 백색 푸아송 잡음을 검출기에 입력하였다고 가정하면, PSF와 이상적이지 못한 검출기에 대해 함수 (u, v)의 DQE를 계산하라.

5.17 그림 P5.1은 축 외, 투명, 플라스틱 실린더의 투영 방사선사진을 보여준다. 실린더의 위치와 방향, 소스와 검출기에 관계를 간단하게 스케치하고 왜곡된 영상을 설명하라.

$$h(x, y) = \frac{1}{2\pi} e^{-(x^2+y^2)/2},$$

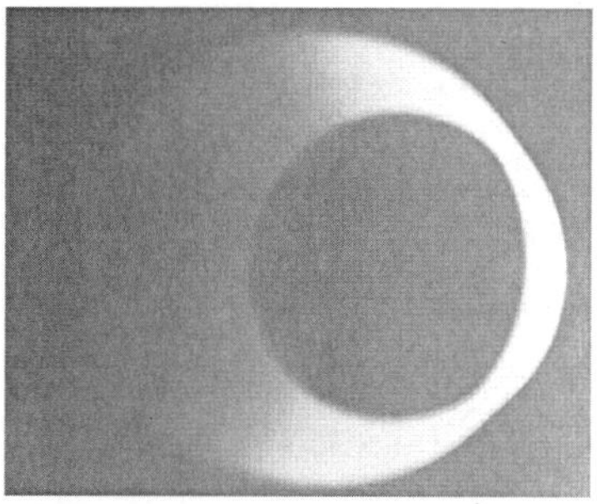

그림 P5.1 플라스틱 실린더의 투영 방사선. Macovski(1983)

응용 프로그램

5.18 조직의 흥미로운 특성이 때로는 두 X선 에너지 영상에 의해 밝혀질 수 있다. 최대 에너지가 100 keV인 종래의 흉부 X선 장비로 두 장의 필름을 만들 것이라고 가정한다.

(a) 물리적인 매개 변수의 변화로 두 개의 영상을 만들기 위해 어떤 값을 설정할 것인가?

(b) 아무 것도 변경된 것이 없다고 가정한다면, 어떤 필름이 다른 쪽보다 훨씬 노출된 것으로 예상하겠는가? 설명하라.

(c) 어떤 에너지가 컴프턴 산란의 문제가 더 되겠는가? 이 영상이 어떤 영향을 미칠 것인지 설명하라.

(d) 어떤 에너지가 환자에게 더 높은 선량으로 흡수되겠는가?

(e) 당신은 두 개의 노출된 필름과 광학 밀도를 뺀 세 번째 영상 $D(x, y) = D(x, y; E_h) - D(x, y; E_l)$이 있다고 가정하라. 수학적으로 $D(x, y)$을 이용하여 설명하라.

5.19 20 cm 두께의 물질의 판을 가지고 있다고 가정하라. 당신은 50 − 150 keV 이상의 에너지 대역의 물질(평균)을 통과한 X선의 단편 $t(E)$를 측정하고 그 관계에 의해 좋은 모델을 발견한다.

$$\log_{10} t(E) = -\frac{(E[\text{keV}] - 150)^2}{5000}.$$

(a) 이 물질에 X선 에너지 함수 E를 선형 감쇠 계수에 대해 표현하라.

두 번째 재료의 5 cm의 큐브를 판의 중심에서 본래 재료 5 cm의 큐브로 교체하고 두 번째 재료의 75 keV에서 0.15 cm^{-1}의 선형 감쇠 계수라고 가정하자.

(b) 75 keV일 때 판에서 새로운 물질과 본질적으로 무엇이 연관되어 있나? (본질적인 대조도는 만약 즉시 영상을 대조할 수 있을 때, 선형 감쇠 계수에 의해 정의된다)

(c) 만약 75 keV에서 표준의 방사선사진 시스템을 통한 영상일 때 새로운 물질의 대조도는 무엇인가? (광자의 노이즈 무시, 광전효과, 빔의 발산, 산란 및 확대 효과)

5.20 X선관이 제작되었다고 가정하자. X선관에서 에너지 $E_1 = 60$ keV일 때 10^4개의 X선 광자이고 에너지 $E_2 = 65$ keV일 때 10^5의 X선 광자이다.

(a) 이 X선으로 신호와 관련된 에너지 스펙트럼을 그려라. 스펙트럼은 광자-keV가 숫자 10^4, 10^5와 왜 관련있는지 설명하라. 다음 질문으로 X-선 튜브는 영상시스템의 소스로 사용되고 있다고 가정한다. 또한 다음과 같이 가정을 단순하게 만들어라.

- 균일하게 넓게 분포된 X-선의 빔은 평행하다고 가정한다(그림 P5.2 참조).
- 영상을 통과하는 X-선은 광전 효과를 받아야 한다고 가정한다. 즉, 그것은 컴프턴 산란의 영향으로 무시된다.

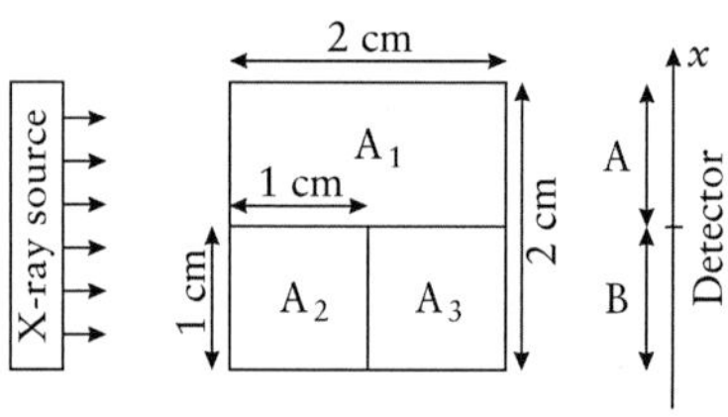

그림 P5.2 X선 시스템에 의한 phantom의 영상

그것은 표시대로 A_1, A_2, A_3로 구성되어 있다. 세 영역의 선형 감쇠 계수는 — μ_1, μ_2, μ_3(units of cm−1)이고, 에너지 레벨이 X선 빔에 주어진다. — 아래 표에 주어진다.

	E_1	E_2
μ_1	0.2	0.4
μ_2	0.3	0.1
μ_3	0.5	0.4

(b) 검출기에서 충돌되는 광자를 X선 광자 당 cm로 총 수를 x 좌표의 함수로 그려라.

(c) X선의 강도는 광자의 개수에 비례한다. A는 표적이고 B는 배경이라고 가정하여 검출기에 영상을 관찰하여 x 좌표의 함수로 계산해라.

(d) X선 필름은 검출기에서 사용되었다고 가정하고 x 좌표 함수로 광학 밀도의 프

로필을 대략적으로 그려라. 필름의 어느 부분이 더 투명한가?

기기장치

5.21 X-ray 영상시스템은 그림 P5.3에서 보는 것처럼 설치되어 있다. 그림과 등식의 모든 길이 단위는 센티미터이다. 모든 시스템응답은

$$I_d(x_d, y_d) = Ks(x_d/m, y_d/m) * t(x_d/M, y_d/M),$$

로써 모델이 가능해진다. x_d, y_d는 검출기 면의 조정을 나타내고, m과 M은 소스와 물체의 확대율이다. K는 정수, $s(x, y)$는 소스분포를, $t(x, y)$는 물체의 공간적 전달기능을 나타낸다. 피사체(object)의 두께는 무시한다. X-ray 소스는 1차원적 가우스 분포에서

$$s(x, y) = S_0 e^{-x^2} \delta(y),$$

로 모델이 가능해진다. S_0은 정수이다.

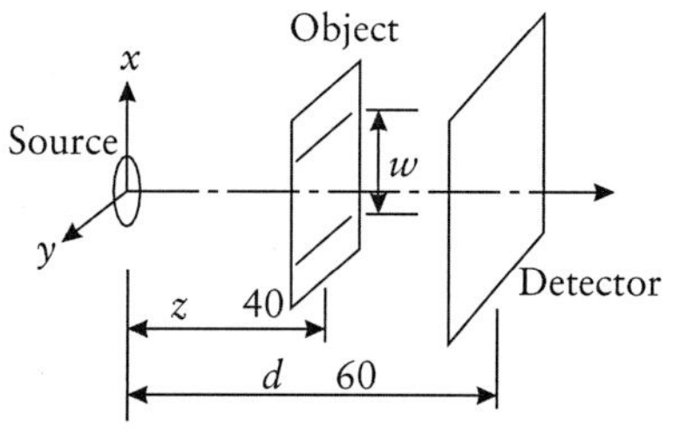

그림 P5.3 문제 5.21의 도식도

(a) 피사체 확대율(M)을 계산하라.

(b) 소스확대율(m)을 계산하라.

이상적인 line 팬텀(phantom)

$$t(x, y) = \delta\left(x - \frac{w}{2}\right) + \delta\left(x + \frac{w}{2}\right).$$

을 이용하여 전달기능을 가진 시스템으로 이미지화 된다.

(c) 검출기면 위의 팬텀이미지를 알아보아라.

(d) 각각 검출기면 위의 two lines 영상을 구별할 수 있는 w의 최소 값을 알아보아라.

5.22 중앙에서 두꺼운 연조직 조각과 움직이는 하나의 혈관은 그림 P5.4에서 보여지는 것처럼 X-ray 영상시스템으로써 영상화 된다. 계산을 쉽게 하기 위해 조직과 혈관의

단면은 정사각형이라 가정하고, 크기는 그림에서 보여준다. X-ray 소스는 15 keV 또는 40 keV에서 $N_i = 4 \times 10^6$ photons(광자)를 만들어 내고 이 photon은 조직 옆에 균일하게 발산된다. 두 에너지 레벨에서 연조직, 혈액 그리고 방사선 영상 조영제의 선형 감쇠 계수는 아래 표에서 주어진다.

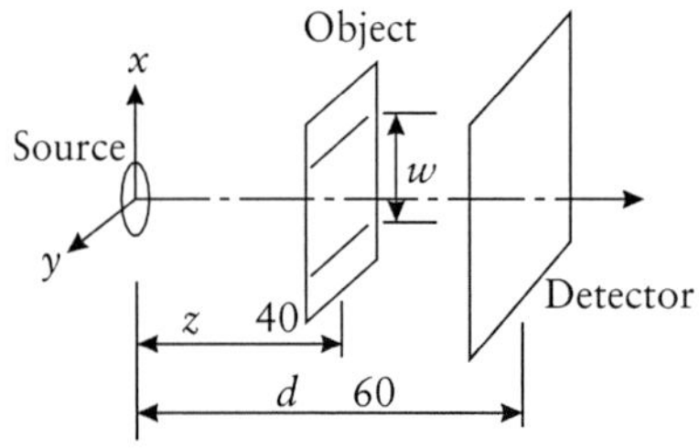

그림 P5.4 문제 5.22

	선형 감쇠 계수(cm^{-1})		
에너지(keV)	연조직	혈액	조영제
215	4.0	3.0	5.0
40	0.4	0.2	20

광자 잡음, 검출기 효율, 빛 발산, 컴프턴 산란, path 길이 그리고 확대율 영향을 무시할 때

(a) 각각 두 에너지 레벨에서 광자이탈 총 개수를 알아보라. 어느 에너지 레벨에서 광자를 더 흡수하는가?

(b) 각 에너지 레벨에서 혈관의 부분적 대조도를 계산하라. 어느 에너지 레벨에서 혈관의 부분적 대조도가 더 좋은가?

(c) 표는 선형 감쇠 계수에서 조영제는 혈관 안으로 주사된다는 것을 추측하게 한다. 15 keV에서 주사 후에 부분적 대조도를 예상해보라. 40 keV에서 부분적 대조도는 얼마이겠는가? (계산하지 말고 단지 수리적인 이유만 알아보아라.)

(d) 왜 조영제의 선형 감쇠 계수가 15 keV보다 40 keV에서 더 클 것이라 예상되는지 설명하라.

5.23 그림 P5.5에서 X-ray 영상시스템은 영상화를 위한 bar 팬텀(phantom)으로 보여진다. 검출기는 $z = 0$ 면 위에 위치한다. bar 팬텀과 dark bar는 $z = z$ 면 위에 위치하고 X-ray 소스는 $z = 3z$ 면 위에 위치한다. 팬텀 위 두 개의 어두운 bar는 넓이를 가지고 거리에 의해 분리된다. X-ray 소스는 팬텀위로 균일하게 떨어지는 단색의 X-ray로 발사된다. 팬텀을 관통하여 75%의 광자를 흡수하는 팬텀 위의 dark bar와

그 외에 광자를 모두 통과시키는 팬텀으로 추측하라. 컴프턴 산란, 역제곱 법칙, 경사, 영상잡음은 무시하라.

(a) 팬텀의 두께를 무시하고 이상적인 소스 점을 가정했을 때, 디텍터에서 $y = 0$이고 x의 위치에 따른 기능으로써 측면의 명암도를 그려보아라. $x = 0, y = 0$에서 강도가 1이라고 가정하자.

(b) 검출기에서 영상의 대조도(contrast)는 얼마인가? dark bar가 표적이라고 가정하자.

(c) 검출기의 영상은 디지털화 될 것이다. 필름/스크린 조합영상은

$$h(x, y) = \text{sinc}(\alpha x)\text{sinc}(\beta y), \qquad \alpha > 0,\ \beta > 0.$$

에 따르는 샘플링 요점으로 인해 영상이 흐릿해진다. (x-, y-방향에서) aliasing-free sampling을 줄 때 제일 긴 sampling 기간은 얼마인가?

(d) 팬텀은 두께가 있는 조각이라고 가정하자. dark bar는 에너지(E) 기능

$$\mu(E) = \ln\left(\frac{640(\text{keV})}{E(\text{keV})}\right)\text{cm}^{-1}, \qquad 100\text{ keV} \le E \le 160\text{ keV},$$

에 따른 선형 감쇠 계수에 의해 X-ray 광자를 약화시킨다. X-ray 소스는 면적당 $E = 160$ keV일 때 광자(N)이 발사된다. dark bar가 광자 75%를 감쇠시키는 팬텀의 두께는 얼마인가? 컴프턴 산란, 역제곱 법칙, 경사, 경로길이의 영향, 영상잡음은 무시하라.

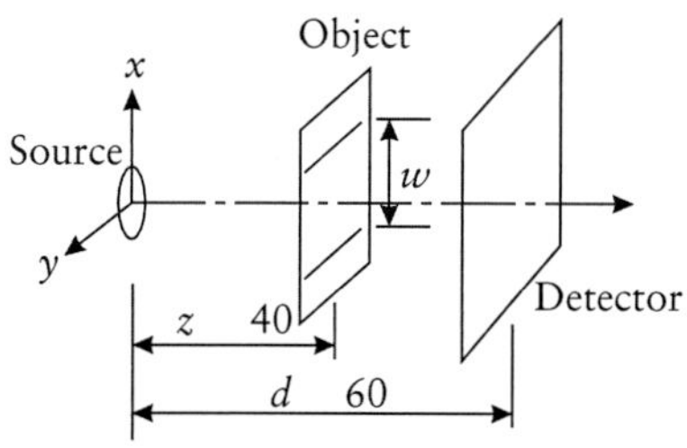

그림 P5.5 의료영상시스템과 bar 팬텀(phantom)

5.24 film-screen 수용기를 사용하는 X-ray 영상시스템을 생각하라. 필름의 동적영역의 제한 때문에 근본적으로 변하지 않는 X-ray 강도는 필름에 적절하게 노출되도록 요구받는다. 단위면적당 광자상수(constant number of photons per unit area)는 영상 수용기에서의 일을 말한다.

(a) 다른 요소들은 모두 상수라 가정하고, 만약 X-ray tube kV(kilovoltage)가 증가

하고 최적의 필름 노출을 위해 노출시간이 적절하게 조절된다면, SNR에서 어떤 결과가 나오겠는가? 설명하라.

(b) (a)와 같은 조건이라 가정할 때 나타낸다. 피사체의 노출에서 어떤 영향을 미치겠는가? 설명하라.

(c) 다음의 변화에 따라 대조대상이 받는 영향을 표기법(I = 증가, D = 감소, N = 영향 없음)을 이용하여 나타내라.

- 피사체의 두께 증가
- k volt 감소
- 검출기 효율 증가
- X-ray field 크기 감소
- 원자번호가 높은 대조체 사용

(d) "air gap"(피사체와 영상수용체 사이 공간)에서 산란부분 감소에 가장 효과적인 것은 어떤 조건하에서인가?

(e) X-ray 영상시스템(기하학적인 불선예도, 디스플레이, 영상 잡음, 산란부분)의 대조 민감도의 궁극적인 한계점은 무엇인가?

(f) 다색 X-ray 스펙트럼의 감쇠는 평균 광자에너지 소비로 거의 결정된다. 평균 광자에너지는 빛 발산흐름, x-ray 스펙트럼의 퓨리에 변환, 발산 경로의 재료, 산란부분에 의해서 이동이 결정된다.

5.25 X-ray 투영 방사선촬영 시스템은 그림 P5.6에서 보여주고 있다. 그림에서 적절한 크기는 $L = 1$ m, $D = 4$ m, $w = 1$ cm, $b = 3$ cm, $R = 0.1$ cm 그리고 $D_{td} = 10$ cm이다. 조영제는 종양 영상을 향상하는데 사용되곤 한다. 35 keV인 x-ray 소스(단색광)와 선형 감쇠 계수는 아래 표에 주어진다.

	선형 감쇠 계수(cm^{-1})		
에너지(keV)	조직	종양	종양의 조영제
35	1	0.75	10

(a) 요오드와 바륨의 K각 에너지는 각각 33.2 keV, 37.4 keV이다. 각각 agent는 종양까지 도달할 수 있는 화합물로 만들었다고 가정한다면 사용하기에 가장 좋은 agent는 무엇이고 그 이유는 무엇인가?

(b) I_t는 종양 중앙부분의 명암도이고 I_b는 종양 주변부의 명암도라 할 때 $C(I_t - I_b)/I_b$을 이용하여 종양을 부분적으로 대조해보라. 컴프턴 산란을 무시하고, 대조하기 전 종양의 부분 대조도 C_1과 대조한 후 종양의 부분적 대조도 C_2를 답하여라. 다음 장에서는 컴프턴 산란은 모든 조직에서 일어난다고 가정하고, 편의를 위해 $w \approx 0$이라 가정하라.

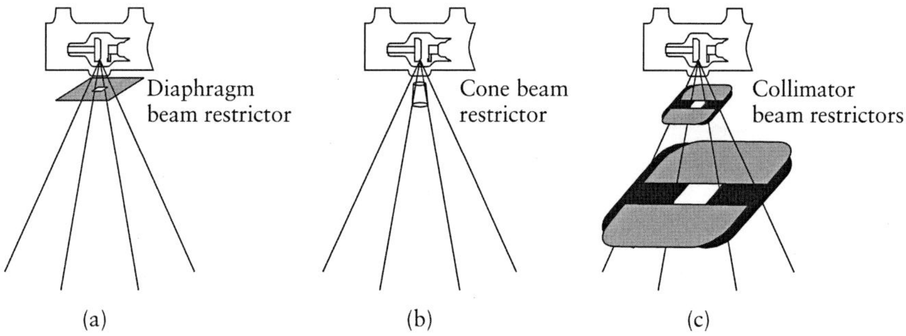

그림 P5.6 종양에 대한 X-ray 투영 방사선 영상시스템

(c) 가능한 가장 낮은 에너지로 검출기를 치는 광자의 경로를 그려 보아라(단일 컴프턴 산란이 일어났다고 가정한다.)

(d) (c)에서 컴프턴 산란 광자의 에너지를 알아보아라(검출하기 위해 가능한 가장 낮은 에너지는 기하학적 구조영상이라 가정한다).

CHAPTER

6 컴퓨터 단층촬영

6.1 서론

단층 사진은 몸의 안에 면 또는 조각의 영상이다. "전통적인 X-ray 단층 사진"에서 이동 단층촬영의 사용은 초점에 있는 한 면을 유지하기 위하여 X-ray 신호원 및 검출기 스크린이 서로 마주보면서 차례대로 이동되어 그림 6.1에서 보이는 것처럼 생성된다. 그렇지만, 비록 단지 한 면이 초점에 있더라도, 개입 조직은 아직도 필름 밀도에 영향을 미친다. 따라서 영상은 인위구조의 전통적 방사선 사진에 고유 면의 특징인 번짐과 겹침으로 인해 아직도 고생하고 있다.

X-ray 컴퓨터 단층촬영은 비록 면에서의 공간 분해능이 빈약할지라도 거의 완전하게 이동 단층촬영을 대체했다. CT는 겹치는 조직에서 완전하게 인위구조를 삭제하기 때문에 대중적이다. CT의 기본적인 기계장치에 대하여 생각하는 한 가지의 방법은 환자가 각 노출 사이에서 머리에서 발에 달리는 축선의 주위에 경미하게 자전하는 직렬의 전통적인 흉부 X-ray를 가지고 있다는 생각을 하기 위한 것이다. 각 개발한 필름은 3-D 몸의 2-D 투영을 포함한다. 그러나 각각의 다른 정보들이 다른 각에서 각각 노출되기 때문이다. 실제로, 필름 내의 각 수평선은 그 각으로 몸의 2-D 횡단면 축과 같은 단면의 1-D 투영을 준다. 따라서 수평한 선의 수집은 동일한 높이로 각 필름에서 하나로, 오로지 하나의 횡단면 축에 관하여 정보를 포함한다. 전형적인 CT 스캐너는 그림 6.2에서 보인다.

우리는 다른 각으로 가지는 l-D 투상의 수집에서 축 단면에 있는 조직에 관하여 말해서 좋은가? 다행히, 우리는 훌륭한 정도라 말하고 이것은 CT의 기본적인 전제이다. 2-D 대상

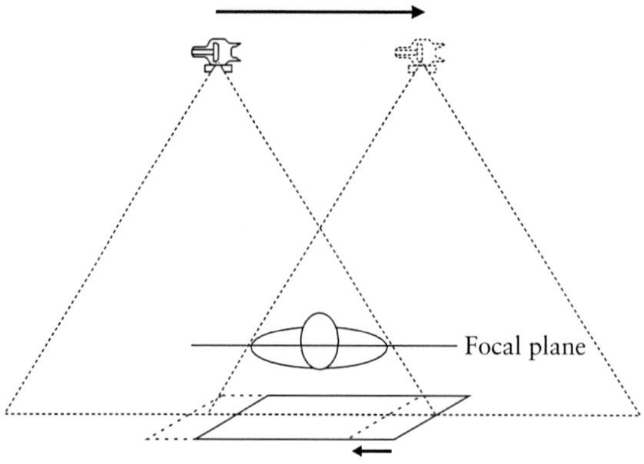

그림 6.1 tomography 동작

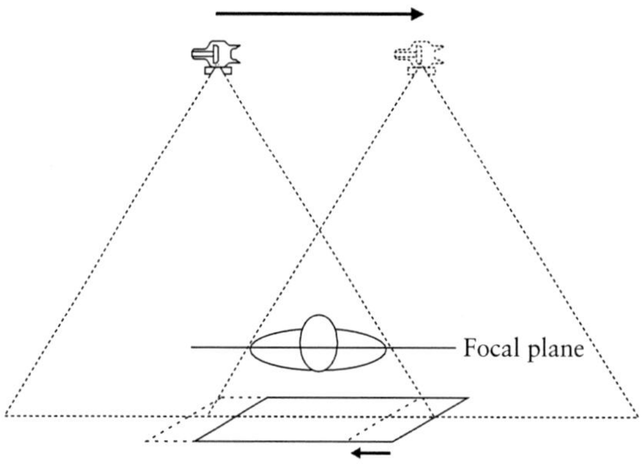

그림 6.2 전형적인 CT 스캐너

의 1-D 투상을 받는 전환에서 지나치게 많은 각을 2-D 라돈 변형이라고 부르고 역의가 있다. 다시 말하면 투상의 수집에 우리는 이론에서 횡단면 축을 정확하게 재구성할 수 있다. 2-D 라돈의 변형 반대의 실제적인 실행은 1개의 구조 또는 다른 구조에 있는 각 CT 스캐너에서 완성된다. 그러므로 CT 스캐너가 이 투상을 어떻게 획득하는지 공부한 후에(흉부 X선의 흡수 가지고 가는 것은 아마 실제적이지 않다) 우리는 2-D 라돈을 변형과 그것의 이론 및 실제적인 반대 상세히 공부할 것이다.

1960년대 중반에 있는 X-ray CT의 등장과 1970 년대와 1980년대 발달을 통해서 의학에 진단 화상 진찰의 역할에 있는 중후한 변화를 일으켰다. 광범위한 의료상태는 전통적인 방사선사진에서 보이지 않는 것들이 CT 영상에서 보인다. 따라서 많은 질병의 진단 그리고 관찰은 CT를 통해 가능하다; 이것은 이전에 이 질병을 위해 요구된 시험적인 수술 양을 감소시켰다. 측정 장치로 X-ray CT 스캐너는 또한 그것의 근원부터 이후로 계속 왔다. 지금, 표준 눈금 측정 절차를 통해 CT 스캐너는 scan-to-scan 그리고고의 맞은편에 다른 스캐너의 이른바 일정한 하운스필드 단위에 CT 수치를 측정한다. 그러므로 정량 분석은 가능하고 오늘날 일반적인 실행에 사실로 있다.

년 초 도중 CT의 성장하는 중요성 때문에, 제조자는 스캐닝과 영상 재구성 시간을 둘 다 낮추기 위한 것에 대하여 상당한 노력을 했다. 그러므로 환자를 검사하고 영상을 생성할 것을 요구된 시간은 몇몇 현재 기계를 위해 100밀리세컨드 이하로 가장 빠른 임상기계와 함께 몇 시간으로부터 이하로 낮아졌다. 많은 수의 단면들은 지금 나선형 CT 및 다중 CT를 사용하여 빨리 모아질 수 있다; 그러므로, 3-D 자료 수집은 쉽게 이용이 가능하다. 학문적이고 사업적인 영역 두 가지 모두에 현재의 연구와 개발의 매우 중요한 영역은 3-D CT 자료 집합의 영상출력과 분석이 포함된다.

이 장에서는 우리는 X-ray CT 화상 진찰의 기본을 제공한다. X-ray의 고유성질 — 세대, 개발, 사람 몸과의 상호 작용 — 에 관하여 5장에 기술하였다. 이 장의 중점은 CT 스캐너의 각종 구조와 재구성 영상에 필요한 알고리즘의 수학적 설명이다. 수학적인 추상에 그것은 오늘의 임상 스캐너에서 사용된 현재의 방식, 소프트웨어와 하드웨어에 실행된 실제적인 방법으로 이끌어 낸다. 또한, 동일한 수학적인 것 및 방법은 SPFCT, PET, 그리고 MRI에서 사용될 수 있다.

6.2 CT 기기 공학

CT 스캐너에 의해 필요로 하는 기본적인 측정은 X-ray 소스와 X-ray 검출기 사이 line에 따라서 X-ray 감쇠의 측정이다. 2-D 단면의 영상을 재구성하기 위하여 측정에 대한 것의 수집은 단면 내의 모든 line에 따라서 요구된다. 기본적인 CT 디자인의 7세대 발생은 이 기본적인 자료를 얻기 위하여 개발되었다. 대략, 7세대의 발생은 교차부분과 부피 측정 자료의 더 빠른 획득으로 전반적인 성과를 주로 개량하기 위하여 차례로 개발되었다.

1세기와 2세기 스캐너가 의학 영상 진찰에서 더 이상 사용되지 않더라도, 그들의 형상을 이해하는 것이 아직도 중요하다. 특히, 1세대 스캐너의 collimation 광선 현상은 모든 CT 스캐너 재구성 공식을 설명하기 위하여 이용된다. 우리가 CT 세대의 특징을 기술하기 때문에, 아마도 발생의 교차하는 CT 스캐너의 각종 특성을 비교하는 표 6.1을 나타나는 것이 도움이 될 지도 모른다.

6.2.1 CT 세대

1세대(1G) 스캐너는 의학 영상을 위해 더 이상 제작되지 않으나 그것들의 구조는 아직도 기초적인 영상 재구성의 이론적인 개념을 설명하기 위하여 이용된다. 그림 6.3에서 1세대 스캐너의 구조를 보여 준다. 하나의 소스와 조준된 얇은 line(빔은 제한되어 있다)하고 단 하나 검출기는 환자를 포함하는 원형으로 선형 경로 측면에 따라서 일치하게 이동하게 이루어져 있다. 선형 스캔을 만든 후에, 소스와 검출기 장치는 다른 각에서도 할 수 있고 선형 스캔은 회전한다. 1세대 구조에는 광선의 임의적인 수를 이용한다 — 즉, 다시 말하면 소스와 검출기 사이의 궤도 — 주어진 투영 안에 측정될 수 있고 모난 투영의 임의 수는 측정될지도 모른다. 그것은 분산된 방사선이 대부분 발견되지 않는 것을 더 멀리 이용하고(그것은 검출기를 빗나간다), 그러므로 광속의 일정량의 감쇠는 대부분 선을 따라가기 때문에 확실하다.

표 6.1 CT 세대에 대한 비교

세대	소스	소스 콜리메이션	검출기	검출기 콜리메이션	소스-검출기 이동	장점	단점
1세대	단일X선관	가는 펜슬형 빔	단일	없음	선형적으로 움직이고, 일치하게 회전	산란되는 에너지는 검출 안 됨	느림
2세대	단일X선관	FOV를 충분히 덮을 수 없는 부채광 선형 빔	다중	소스방향에 대한 보정	선형적으로 움직이고, 일치하게 회전	1세대보다 빠름	낮은 효율 및 검출기의 콜리메이션에 의한 높은 노이즈
3세대	단일X선관	FOV를 충분히 덮을 수 있는 부채광 선형 빔	많은	소스방향에 대한 보정	동시적으로 회전	2세대 보다 빠름, slip ring을 이용한 연속방사선	2세대 보다 고가, 낮은 효율
4세대	단일X선관	FOV를 덮는 부채광 선형 빔	검출기의 고정된 링 형식	검출기를 보정할 수 없음	검출부는 고정, 소스부 회전	3세대보다 효율이 좋음	검출기가 보정되지 않으므로 높은 산란 발생
5세대 (EBCT)	단일 X선관에서 많은 텅스텐 애노드	부채광 선형 빔	검출기의 고정된 링 형식	검출기를 보정할 수 없음	움직임 없음	아주 빠름, 심장박동의 정지-동영상 가능	고가, 조정의 어려움
6세대 (spiral CT)	3세대/4세대	3세대/4세대	3세대/4세대	3세대/4세대	3세대/4세대	약간 고가 선형적인 환자 테이블 이동 추가	빠른 3D 영상 구현
7세대 (다중 슬라이스 CT)	단일 X선관	원뿔형 빔 다중array	검출기의 대한 보정 움직임	소스 방향에 /6세대	3세대/4세대 영상 구현	빠른 3D	고가

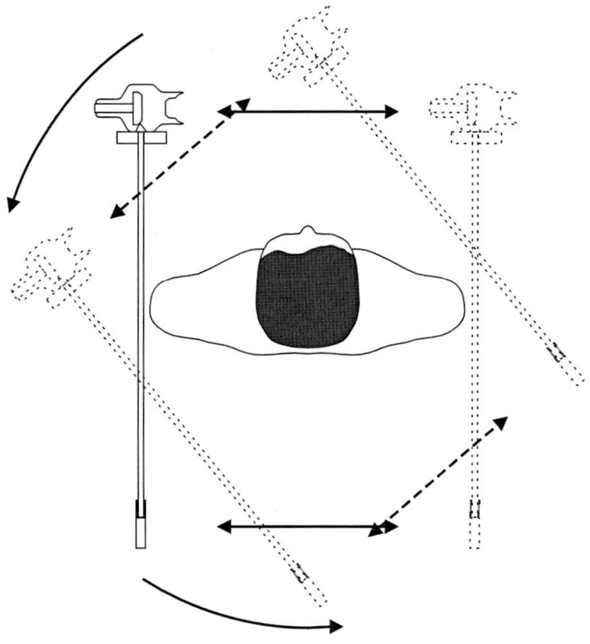

그림 6.3 1세대 CT 스캐너의 구조

그림 6.4에 있는 2세대(2G) 스캐너는 선 또는 원형에 따라서 배열된 검출기 배열을 형성하는 추가 검출기를 비치하고 있다. 1세대 스캐너에서 소스와 검출기 배치는 the field of view(FOV)를 적용하여 일치하는 것에서 선형으로 움직인다. 그러나 1세대 스캐너와는 다르게 2세대 스캐너의 소스는 에너지에 의하여 일부분 안에 계속되나 검출기 배열이 발산하기 때문에 부채꼴의 빔은 평행하다. 그러므로 소스와 중심 검출기 스캔은 1-D 투상과 동일한 투상의 검출기는 동시에 다른 각에서 추가 투상을 얻고 있다.

2세대 스캐너 구조로, 우리는 각 선형 스캔 후에 큰 회전과 그로 인하여 더 적은 시간에 있는 가득 찬 스캔을 완료, 2세대 스캐너를 더 빠르게 만들 수 있다. 그러나 2세대 스캐너의 구조에 분산되는 효과는 1개의 광선으로부터 분산된 방사선이 다른 검출기에 종료되는 것이 중요시되는 것이 틀림없다. 이런 현상 때문에 2세대 스캐너에 검출기는 정확한 방향으로부터 단지 방사선을 받을 수 있게 하기 위해서 일반적으로 조준한다. 그러나 검출에 조준하는 것은 효율을 감소시키고 주어진 선량을 위해 noise를 증가한다. 그러므로 주어진 선량을 위해 투상당 측량 그리고 투상의 동일한 수를 위해서 1세대 스캐너는 더 나은 영상을 생성할 것이다. 아직도, 스캔 시간에 있는 결정적 사실은 조준하는 것으로부터 해로운 영향을 계수관의 선량 조금 증가하는 가치가 있는 것은 너무 크다.

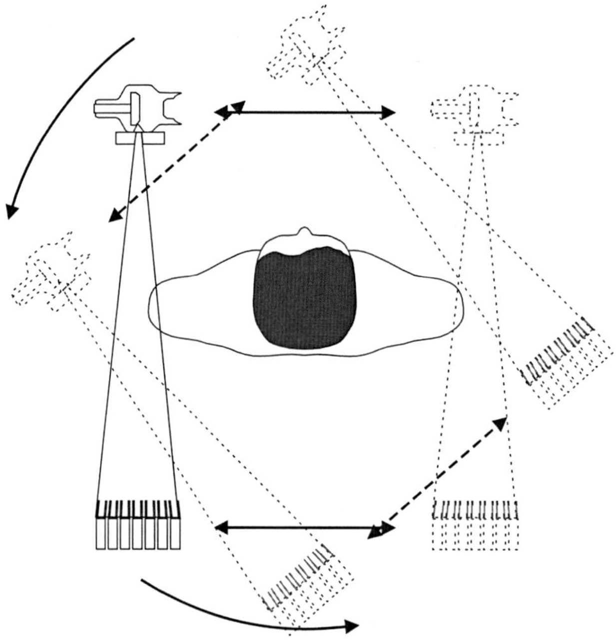

그림 6.4 CT 2세대의 구조적 구조

예제 6.1

1세대(1G) 또는 2세대(2G) 스캐너에서 소스와 검출기의 배치는 FOV(Field of View)가 0.5m의 직경을 가지고 1.0 m/sec의 속도로 선형적으로 움직인 것을 고려하자. 180° 이상의 360 투영은 각도에 관계없이, 각도를 1°씩 증가할 때 회전하는 소스 검출기는 0.5초가 소요된다고 가정한다.

문제 1세대(1G)의 스캐너의 스캔 시간은 얼마인가? 9개의 검출기가 0.5°씩 떨어져 있는 2세대(2G) 스캐너의 스캔 시간은 얼마인가?

해답 하나의 영상을 측정하는데 0.5/1.0 = 0.5 sec가 소요된다. 따라서 측정값을 얻기 위한 시간은 360° × 0.5 s = 180 sec이고, 360 회전이 충족하기 위해서는 360° × 0.5 s = 180 sec 얻어진다. 따라서 총 스캔 시간은 180 + 180 = 360 sec 또는 6분이다.

2세대(2G) 스캐너는 9개의 영상을 동시에 획득하고 있다(필요한 각도의 증가는 180°/360 = 0.5°이고, 이것은 검출기를 분리했다고 본다). 그러므로 360/9 = 40° 회전이 필요하고, 이는 40 × 0.5s = 20 sec가 얻어진다. fan 각도 자체를 커버하는데 필요한 소량의 overscanning은 무시하기 위해서 각 선형 스캔 시간은 0.5 sec이다. 따라서 총 스캔 시간은 40 × 0.5 + 2 = 40sec이다.

3세대(3G) 스캐너의 구조에는 그림 6.5에서 보이는 것처럼 단 하나 위치에서 유지하는 소스로 영상 영역을 포함하는 fan-beam이 있다. 그러므로 소스 및 검출기 배열은 선형 스캔을 실행할 필요가 없다; 대신 그들은 동시에 간단하게 회전한다. fan-beam당 sample들의 충분한 수를 얻기 위하여 검출기의 수가 많아야 하고, 그리고 이것은 2G 스캐너보다 낳은 3G 스캐너의 비용을 늘린다. 그러나 간단한 회전 운동 및 높은 평행한 검출능력은 스캔 시간에 있는 극적인 감소를 고려한다. 전형적인 스캐너는 500명에서 700명의 검출자와 1초에서 20초의 dose에 30에서 60도의 fan-beam 각을 가진 1,000의 투상을 획득한다. 2세대 구조와 같이 3세대 구조의 검출기는 인공 산물을 산란하는 것을 감소에 대하여 조준하고, 이렇게 거기에다 검출기 수집 효율의 약간 손실 조준된다. 게다가, 검출기가 아주 작아야 하기 때문에 1세대와 2세대 구조에서 효율적일 수 없다. 그러므로 다시 한 번 1세대와 2세대 구조에서 획득할 수 있는 것만큼 3세대 스캐너를 가진 동일한 영상 질을 얻기 위하여 dose는 경미하게 더 커져야 한다.

4세대(4G) 스캐너에는 그림 6.6에서 보이는 것처럼 정지되는 검출기의 더 큰 고리를 가진 단 하나 회전 소스가 있다. 이 변화는 X-ray가 발사될 수 있고 검출기 사이 경미한 간격을 가진 검출기 외부에 소스가 있다. Collimation은 이 구조에서 검출기가 많은 위치를 통해 이동하는 소스에서 에너지를 받아야 하기 때문에 사용될 수 없다. 검출기는 조준할 수 없

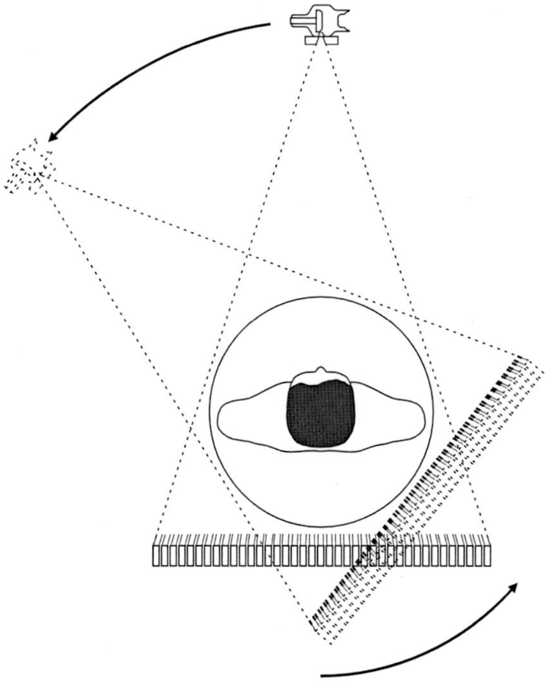

그림 6.5 3세대 CT의 스캐닝의 구조적 구조

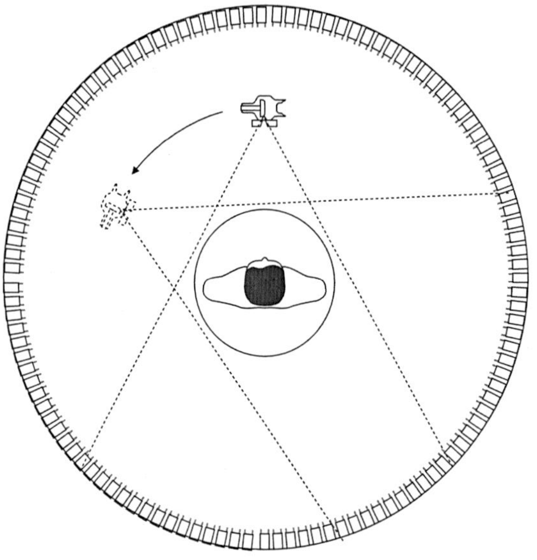

그림 6.6 4G CT 스캐너의 구조

고 그들은 큰 고리에 누워있기 때문에 육체적으로 클 수 있기 때문에 4세대 스캐너의 검출 효율은 3G 스캐너 보다는 더 높다. 그러나 산란은 검출기들이 조준할 수 없고, 그들은 또한 산란된 방사선을 받을 수 있기 때문에 4G 체계에 대한 중요한 문제이다. 이러한 두 종류 요인은 4세대 구조에 있는 영상 질이 3세대 구조와 공통점이 있어 효율을 해결한다.

CT 스캐너의 첫 번째 4세대의 발생이 공유한 1개의 중요한 설계 특징은 단지 1개의 X선관의 존재이다. 이 특징은 X선관이 비싸고 부피가 크고, 그리고 항상 조정되어야 한다는 사실 때문이 대부분이다. 부피가 큰 대상의 — X선관 및 또는 검출기 — 회전의 필요는 스캐너의 전반적인 영상의 속도를 제한한다. 5세대(5G)의 스캐너는 이 문제를 해결하기 위하여 설계된다. 5세대 CT 스캐너, 일컬어 전자빔 컴퓨터 단층촬영(EBCT) 스캐너는 현재로서는 상업적으로 이용 가능하나 높은 비용 때문에 널리 임상에서 사용하지지 않는다. EBCT는 전자석으로 나아가게 하는 비행 전자빔을 환자를 둘러싸는 4개의 텅스텐 양극 조각의 1개를 맞추기 위하여 사용한다. X-ray는 전자빔이 텅스텐 양극을 부딪칠 때 생성 된다; 결과적으로 생기는 방사선은 환자를 통과하고 반대편 고정된 고리의 검출기에 의해 검출되는, 4세 CT 체계에서 것과 같이 fan-beam으로 조준된다. 양극과 검출기로부터 고정된 이동 부분은 요구되지 않으며, 이것은 fan-beam 투영 data의 모든 세트가 대략 50 millisecond에서 획득되는 것을 허용한다. EBCT는 값비싼 설계, 그러나 극단적으로 작은 검사시간 때문에 심전도(ECG)에 gating(통문)없이 치는 심장 고동의 순간 정지 영상을 붙잡을 수 있는 유일하게 상업적으로 이용 가능한 CT 방법이다.

언젠가 6세대(6G) 스캐너를, 나선형 CT가 신속한 용적 측정 정보 수집을 위한 필요를 다루기 위하여 1980년대 후반에 고도로 발전했다. 오늘날, 미국에 있는 CT 스캐너의 대략 15%가 나선형 CT라 할 수 있다; 그리고 변화는 가속화 되고 있다. 이유는 간단하다: 나선형 CT로, 30초 만에 가득 차있는 60cm의 흉부 검사를 할 수 있고, 12초 만에 있는 가득 차 있는 24cm의 폐를 조사할 수 있고, 30초 만에 상세하게 15cm 혈관 조영술 조사할 수 있다. 속도의 종류로, 운동 인공구조(무호흡을 사용)는 감소되거나 삭제될 수 있고, 위독한 상태의 아픈 환자는 빨리 검사될 수 있다. 시작 단계 스캐너를 위해 장비는 전통적인 CT 한 개를 위한 US $350,000 대하여 나선형 CT 한 개를 위한 US$500,000 할지도 모른다. 최고급 나선형 CT 한 개는 $ 1백만 mark(마르크) 정도 도달할지도 모른다.

나선형 CT 스캐너는 지속적으로 회전할 수 있는 것(3세대와 4세대 체계에서 것과 같이)과 X-ray 소스와 검출기의 전통적인 배열로 이루어져 있다. 관이 회전하고 투영 자료를 취득하는 동안, 환자 테이블은 소스-검출기 면을 통해서 환자를 미끄러지는 움직임으로 배치한다. 이 구조와 움직임으로, 소스의 위치가 환자에 관하여 나선을 사용하여 얻는다는 것을 보는 것은 쉽다. X-ray 소스와 검출기 구성하고 있는 큰 대부분의 지속적인 회전은 움직이지 않게 통제하는 하드웨어와 함께 연결하기 위하여 slip ring 기술이라 부른다. 특히, 힘은 규정된 rings and brushes를 사용하여 data는 광학 연결을 사용하여 통과되는 것에 의해 제공된다. 회전 주기는 전형적으로 회전당 1~2초이다.

7세대(7G) 스캐너는 multislice CT 스캐너의 출현과 성장으로 드러났다. 이 스캐너에서는, "두꺼운" fan-beam이 사용되고, 검출기의 다중(축) 평행한 열은 이 두꺼운 팬 내의 X-ray를 모으기 위하여 사용된다. 근본적으로, 다중(64까지) 1-D 투영은 이 구조의 사용하여 동시에 모아진다. 이것은 X-ray관의 더 경제적인 사용을 이끌고 있기 때문에 생성된 광속의 더 적은 리드에 의해 흡수됨에 틀림없다. 또한 X-ray관과 검출기가 충분히 멀리 떨어져 있다는 조건으로, 동시 자료는 검출기의 평행한 열로부터 모아지는 평행한 면에 대략적으로 대응한다. 이것은 횡단면 영상의 "slab"는 동시에 상을 만들 수 있다는 것을 의미한다. 다수 검출기 배열이 나선형 스캐너와 결합될 때, 나선의 피치는 더 클 수 있고, 가득차 있는 3-D 검사는 심지어 더 빠를 수 있다.

나선형과 다중 CT의 출현은 자료 처리에 있는 새로운 발달을 위한 훨씬 필요로 한 것이다. 특히, 전통적인 CT는 흥미 있는 영역에 관해서 40슬라이스를 재구성할지도 모르는 동안, 나선형 CT와 더불어 더 적은 시간에 있는 동일한 영역에 80에서 120까지의 슬라이스 획득으로부터 임상을 멈추는 것을 아무것도 없다. 몇몇 광대한 연구는 500의 슬라이스를 구성하고 있을지도 모른다. — 예를 들면, 1mm 간격으로 50cm 검사는 영상 진찰을 위해 사용될지도 모르다. 요점은 지금 이 슬라이스를 읽는 데 시간이 걸리는 것이다. 간 손상을 검출하기 위하여 나선형 CT 영상이 이용되어 최근 연구되었다.

이 학문에서는 심사위원들이 모든 자료를 사용하여 병변의 86%에서 92%까지 검출할 수 있었다는 것은 것을 발견하였다. 그러나 단지 손상의 82%에서 85%까지 다른 슬라이스마다 사용된다. 대부분의 임상의는 영상 처리 그리고 컴퓨터 영상 기술에 보이고 있다. — 예를 들면, 가상현실 — 소요 시간을 감소시키기 위하여 이 거대한 자료량을 읽기 위하여 얻는다. 동시에, 상당히 향상된 진단의 정확도가 달성될 다는 것을 믿어진다.

6.2.2 X-ray 소스와 시준

거의 모든 대중화된 의학 CT 스캐너는 X선관과 관련되었던 초기비용과 유지비 때문에 다만 1개의 X-ray 소스를 사용한다. 거의 모든 측면에서, CT 스캐너에 있는 X선관은 투영 방사선 영상술 체계에서 단지 그들과 같다. 모두는 회전 양극 구조를 사용하고 양극에 열 손상을 감소시키기 위하여 oil-cooled(유냉식)이 있다. 어떤 CT 스캐너는 진동 형태에서 작동하지만 대부분의 지속적으로 정보 수집 도중 X선관을 여기 시킨다. 몇몇 스캐너는 교류 kVp에 관을 여기하는 진동 형태를 사용한다. — 예를 들면, 80 kVp와 140 kVp — 그 결과 이중 에너지 연구될 수 있다. 대부분의 경우에, 냉각기간은 스캔 사이에서 X선관에 열 손상을 피할 것을 요구된다. 그렇다고 하더라도, 검사당 20~30의 노출과 하루당 20~30번의 검사와 더불어, CT 스캐너에 있는 X선관은 1년 미만에서 흔히 닳는다. 일정한 규정을 통해 X선관을 유지하고 대체하는 것은 CT 스캐너를 운영하기의 비용에 확실히 수시로 상당히 자주 추가한다.

CT X선관에 의해 생성된 X-ray는 시준과 여과 투영 방사선 영상술 체계에서 그것과 약간 다른 여과를 필요로 한다. 1개를 위해 CT는 투영 방사선 사진술에서 사용된 cone-beam 구조보다는 오히려 전형적으로 fan-beam 구조(3G, 4G 및 5G 체계)를 필요로 한다. 팬에 collimation, 팬 각에 있는 30에서 60도 사이 전형적으로, 사이 틈새를 형성하는 리드의 두 부분을 사용하여 달성된다. 이 collimation들은 다만 방어적인 플렉시 글라스 관 외부로, 팬의 구조에는 환자를 통해서 가능한 가장 일정한 간격이 있어야 하기 위해서 환자에 되도록 가깝게 둔다. 틈새가 넓게 하는 방법의 모터 관리, 그래야 팬 두께(또는 높이)는 — 전형적으로 1mm에서 10mm — 오퍼레이터에 의해 선정될 수 있다. 도록 가깝 체계에서는 팬의 두께는 도록 검출기의 너비(아마도 20에서 30mm)를 커버하기 위하여 전형적으로 single-slice 체계에서 보다 더 크다. X-ray는 검사 도중 사용될 X-ray collimation의 위치 그리고 두께를 보여 주어 환자에 얇은 선을 만들기 위하여 광학적으로 아래쪽에서 조명될 수 있는 거울을 통과한다. 우리가 6.3장에서 보기에 CT 영상 구조는 X-ray 소스가 monoenergetic 소스로서 접근되도록 요구한다. 실제형적으로 X-ray 소스를 monoenergctic 실제로 만들기 위하여, 많은 여과는 투영 방사선 사진술 체계에서 전형인 것보다 더 많이 사용된다. 일반적으로, 알루미늄에 선행된 구리는 환자에 들어가는 X-ray의 에너지 스펙트럼을 ("광속을 강하게 함") 좁히기 위하여 이용된다. 그런 여과는 5.2.2장에서 토론되었다.

6.2.3 CT 검출기

대부분의 현대 스캐너는 그림 6.7(a)에서 보이는 것처럼 소위 solid-state 검출기를 이용한다. 이 검출기는 처음 단계, 전형적으로 카드뮴 텅스텐산염, 요오드화나트륨, 비스무트 저마늄산염, 또는 세슘 요오드화물 결정에 있는 섬광 결정을 포함한다. X-ray는 광전자 생성하는 광전 효과에 의하여 결정과 유사하게 일어나는 일과 강화 스크린에 있는 인광체에 주로 상호 작용한다. 이 전자는 자발적으로 de-excite를 여기상태와 가시광선을 방출한다. 이 섬광 과정은 빛의 분출 효과이다. 빛은 scintillator에 단단히 붙어 있는 고체 포토다이오드를 사용하여 전류로 그때 변환된다(몇몇 4G와 5G 스캐너는 전기에 공정한 판단에 광전 증배관을 사용한다; 그런 관의 종류를 위해 8.2.3절 참조). 검출기의 앞에 선 collimation을 이용하는 1G, 2G 및 3G 체계를 위해 각 발견자의 효율성은 두꺼운 결정을 사용해서 증가될지도 모른다. 그러나 더 얇은 결정은 4G 체계에서 검출기가 off-axis(측면) 광자(스캐너 구조에 의해 요구된 것과 같이)를 공교롭게도 검출하는 것을 허용하도록 이용되어야 한다.

3G 스캐너에, 아주 작고 높게 방향 검출기에서 요구된다. 그림 6.7에서 보이는 것처럼 고체 검출기, 위에 기술한 대로, 또는 크세논 가스 검출기(이 필요조건을 만족시키기 위하여)는, 디자인될 수 있다. 위에 기술한 대로 solid-state 검출기 또는 크세논 가스 검출기는 그림 6.7(b)에서 보이는 것처럼, 이 필요조건을 만족시키기 위하여 디자인될 수 있다. 크세논 가스 검출기는 이온화될 때 양극과 음극선 사이 현재를 생성하는 얇은 관을 길었던 안으로 크세논 가스가 압축되어 사용된다(높은 전위차에 유지). 이 고체 검출기는 전형적으로 고체 타입 검출기보다 효율이 적지만 거의 방향적이어서, 3G 스캐너의 구조에 어울린다. 고체검출기는 필요한 방향성(예: 산란제거)을 위하여 외부 평행시준에 의해 수행된다. single-slide 스캐너에서 좋은 분해능과 고효율을 둘 다 제공하기 위하여 각 결정은 전형적으로 1.0mm × 15mm 크기일 것이다.

검출기 크기에 관련 있는 중요한 개념은 얇은 두께이다. 전형적인 CT 스캐너에서는 축의 반응은 너비에 얇은 조각의 두께인 정 기능이다. 최대 얇은 두께는 검출기 높이, 전형적

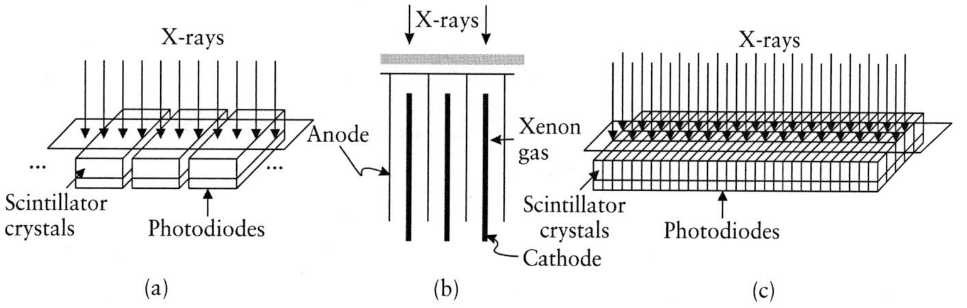

그림 6.7 (a) 고체 타입 검출기, (b) 제논가스 검출기, (c) 복합적인 검출기 배열(고체타입)

인 케이스에서 15mm와 같다. 더 작은 얇은 조각의 두께는 X선관 collimation에 있는 움직일 수 있는 것을 사용하여 광속을 더 제한해서 만들어 낸다. 얇은 조각의 두께는 장치에 통제되고 밀리미터 증가에서 1mm에서 출발 전형적으로 놓인다.

그림 6.7(c)에서 보이는 것처럼 다수 검출기 배열 체계에서는 개인적인 solid-state 검출기 전형적으로 1.0mm × 1.25mm 크기일 것이다. 이 체계에서는 얇은 조각의 두께는 검출기 높이에 의해 제어 된다; 특히, 얇은 조각의 두께는 검출기 높이의 배수에 있어야 한다. 예를 들면, 검출기의 16의 행이 있는 경우에 높이에서 각 1.25mm, 우리는 16의 두꺼운 각 1.25mm의 동시 투영을 획득할 수 있었다. 양자택일로, 우리는 8개의 각 두꺼운 2.5mm 등을 동시 투영을 획득할 수 있다.

우리는 얇은 조각의 두께 선정에서 제시되어야 하는 영상 질에 있는 교환을 나중에 볼 것이다. 그래서 단순히 가장 얇은 가능한 조각을 취득하는 항상 좋은 아이디어는 아니다.

6.2.4 갠트리, 집전고리 그리고 환자 테이블

CT 체계의 gantry는 X선관과 검출기를 붙들어야 환자의 주위에서 급속하게 그리고 재회전 할 수 있다. 검출기 배열의 팬 각, 크기, 및 X선관과 검출기 배열 사이 분리된 곳은 50cm 영상 진찰도 할 수 있어야 한다. 1초 안으로 가득 차있는 D-2 스캔은 요구된다. gantry는 전형적으로 무축성 조각의 획득을 촉진하기 위하여 기울 수 있다.

대부분의 현대 스캐너는 소스와 검출기의 "다시 감기" 요구 없는 지속적인 회전도 할 수 있다. 검출기에서 전달되어야 하는 신호의 X선관 그리고 신호의 수백에 가하는 큰 전압이 있기 때문에, 지속적인 교체는 소위 slip ring이 해결하는 기계 및 전기 디자인에 특별한 수요를 만든다. slip ring은 외부에 홈을 가진 큰 실린더 구성하고 있어야 brushes가 회전 실린더와의 지속적인 전기적 접점을 만들 수 있다. X선관 및 검출기는 실린더 안쪽에 거치되고(정지되는) 제어와 자료처리 전자하드웨어와의 지속적인 전기적 접점에 있다.

환자 테이블은 환자를 두는 다만 장소보다는 더 많은 것이다. 나선형 스캐너에서는 소스와 검출기 교체를 가진 동시다발적으로 매끄럽고 그리고 정확하게 이동되어야 하기 때문에, 정보수집 하드웨어의 불가결한 부분이다. single-slice 스캐너에서 조차, 테이블의 두는 기능은 확실히 유연성이 있어야 한다. 전형적으로, 테이블은 gantry에서 밖으로 잘 늘이고 병상에서 환자의 이동을 촉진하기 위하여 낮출 수 있다. 그것은 장소에 스캐너와 더불어 짜 맞추어진 "도킹"도 할 수 있어야 환자의 motor-controlled 되어 두는 것은 뛰어나다 할 수 있다. 전형적으로, slice(s)가 어디에 획득되는지 기술자에게 보여 주기 위하여 환자를 조명할 수 있는 위치 등이 있다. 테이블은 그때 가이드 빛의 밑에 원하는 영상을 획득하기 위하여 환자를 위치하도록 이동할 수 있다.

6.3 영상 구성

6.3.1 선 적분

CT 체계에서는, X선관은 X-ray의 전파하는 짧은 파열을 전하여 환자의 횡단면을 통해 만든다(일반적으로 fan-beam 구조에서). 검출기는 X-ray 소스와 각 검출기 사이 선에 따라서 통합된 강열한 빠져나가는 광선을 검출한다. 5장[(5.3)]에서 제공한 것과 마찬가지로, 어떤 주어진 검출기든지에 통합 X-ray의 세기 $S_0(E)$은 X-ray 스펙트럼이고 $\mu(s; E)$는 소스와 검출기 사이 선에 따른 선형 감소 계수이다.

$$I_d = \int_0^{E_{\max}} S_0(E) E \exp\left[- \int_0^d \mu(s; E) ds \right] dE \tag{6.1}$$

공교롭게도, 물리적으로 정확한 것과 동시에 식 (6.1)에 에너지 위의 통합은 CT 영상 재구성을 위한 수학적으로 다루기 어려워 모양에 있다(단면도 6.3.3에서 토론되기 위하여). 이 것을 대략 얻기 위해서는 우리는 효과적인 에너지의 개념을 이용한다. $\overline{E}$ 에너지라는 것은 주어진 물질에 monoenergetic 소스로부터 실제적인 polyenergetic 소스를 사용하여 동일한 측정 크기를 생산하는 것을 측정하는 것으로 정의된다. 이 구성은 예제 4.4에서 처음으로 나타나게 되었다. 이 구성을 주어, 그것은 그것을 말하는 것은 정확하다.

$$I_d = I_0 \exp\left[- \int_0^d \mu(s; \overline{E})\, ds \right] \tag{6.2}$$

I_d의 측정과 I_0의 지식을 주는, 식 (6.2) 기본적인 투영 측정 g_d를 산출하기 위하여 재배열될 수 있다.

$$g_d = -\ln\left(\frac{I_d}{I_0}\right) \tag{6.3}$$

$$= \int_0^d \mu(s; \overline{E})\, ds \tag{6.4}$$

따라서 우리는 CT 스캐너의 기능에 관하여 아주 중요한 관측을 만들어서 좋다: CT 스캐너의 기본적인 크기는 스캐너의 효과적인 에너지에 선형 감소 계수의 선 적분이다.

실제적인 CT 체계에서는 참고 크기의 I_0은 각 검출기를 위해 측정되어야 한다: 이것은 구경측정 단계이다. fan-beam 체계에서는 보조 측정은 배열의 끝에 있던 검출기를 사용하여 전형적 해야 항상 소스와 이 검출기 사이 공기가 있다. 이 측정을 사용하여 다른 검출기를 위한 참고 크기는 공기에서 가지고 모든 검출기의 이전 구경측정 자료를 사용하여 결정될 수 있다.

6.3.2 CT 횟수

CT 스캐너는 횡단면 안에 각 화소에 μ의 가치를 우리는 다음에 오는 단면에 있는 큰 세부 사항에서 기술할 과정 사용을 재구성한다. 그러나 여러 CT 스캐너는 순서대로 여러 효과적인 에너지가 있는 여러 X선관을 가지고 있다. 따라서 정확한 동일한 목표를 여러 스캐너에 μ의 여러 수치를 일으킬 것이다. X-ray관 CT부터 바쁘게 움직이는 CT 스캐너가 대략 매년 한 번마다 대체될 필요가 있을 수도 있다. 동일한 CT 스캐너는 계속되는 년에 있는 동일한 목표의 다른 스캔을 일으킬 것이다. 이것은 명확하게 바람직한 상황이 아니다.

여러 스캐너에서 자료를 비교하기 위해서 여러 X-ray 소스와 이 때문에 여러 효과적인 에너지가 있을지도 모른다, CT 횟수는 각 화소에 측정된 선형 감쇄 계수에서 계산된다. CT 횟수는 Hounsfield units(HU)를 포함하고는 말하는 때 정의된다.

$$h = 1000 \times \frac{\mu - \mu_{\text{water}}}{\mu_{\text{water}}} \tag{6.5}$$

분명한 것은 물에서 $h = 0\text{HU}$이고 공기에서 $\mu = 0$ 이후로 우리는 공기에서 $h = -1000\text{HU}$이라는 것을 알 수 있다. 몸에서 자연적으로 찾아낸 전형적으로 가장 큰 CT 횟수는 뼈이다. CT 횟수가 금속에서 $h \approx 3000\text{HU}$를 능가하고 contrast agents 할 수 있더라도, 뼈에서 평균값은 $h \approx 1000\text{HU}$이다. 보통, CT 횟수는 가장 가까운 정수에 둥글게 되거나 끝이 잘린다; 그들은 스캔과 교차하는 스캐너 사이에 ±2 HU에 대략 전형적으로 재구성 가능하다.

6.3.3 parallel-ray 재구성

우리는 기본적인 CT 측량이 단면 내의 효과적인 선형 감소 계수의 전체의 선이라는 것을 배웠다. 그러나 선 전체는 우리가 원하는 것이 아니다; 우리는 진짜로 μ의 상을 원하거나 동등하게 전체 cross-section에 그것의 CT 횟수 h이다. 그러므로 중요한 질문이다; 우리는 그것의 선 전체의 획득이 주어진 μ의 상을 재구성해도 되는가? 이 질문에 응답은 "예"이고, 이 부분에서 우리는 평행한 광선 구조를 위한 투영에서 재구성의 이론과 연습을 탐구한다.

Geometry x와 y를 면에 있는 직선적 좌표이다. 면에 있는 선은 주어진다.

$$L(\ell, \theta) = \{(x, y) | x\cos\theta + y\sin\theta = \ell\} \tag{6.6}$$

여기서 (2.10)에서 소개되고 그림 6.8에서 보여 주듯이 ℓ은 선의 측면의 위치이고 θ는 선의 단의 각도이다.

$$g(\ell, \theta) = \int_{-\infty}^{\infty} f(x(s), y(s))\, ds \tag{6.7}$$

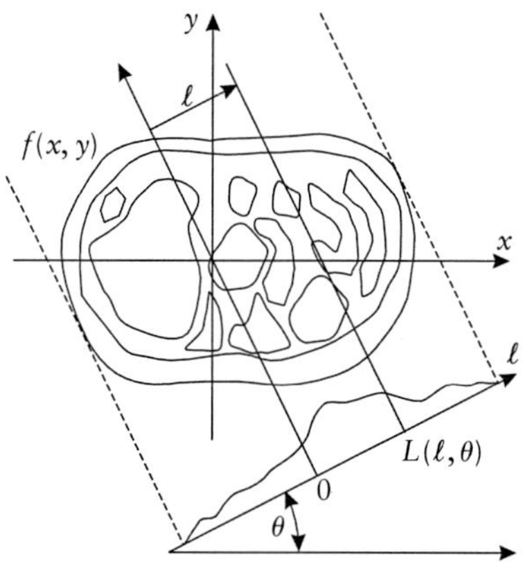

그림 6.8 선과투영의 구조

함수 $f(x, y)$의 선적분은 (6.7)에 의해 주어진다.

$$x(s) = \ell \cos\theta - s\sin\theta \tag{6.8}$$

$$y(s) = \ell \sin\theta + s\cos\theta \tag{6.9}$$

이것은 선적분의 매개방정식 형태이다. : 양자택일의 표현은 (6.10)로 주어진다.

$$g(\ell, \theta) = \int_{-\infty}^{\infty}\int_{-\infty}^{\infty} f(x, y)\delta(x\cos\theta + y\sin\theta - \ell)\, dxdy \tag{6.10}$$

여기서, 1-D 임펄스 함수 $\delta(\cdot)$의 감별된 특성은 선 $L(\ell, \theta)$ 위에서를 제외하고 0으로 적분의 원인이 된다. 적분은 $f(x, y)$의 값을 적분함으로써 델타 함수에서 발생한다. 따라서 그것은 선적분을 취한다. 수정된 θ에 따라 $g(\ell, \theta)$는 projection이라고 불린다. 모든 ℓ과 θ에 대하여 $g(\ell, \theta)$는 $f(x, y)$의 2-D라돈 변환이라고 불린다.

사물 $f(x, y)$에 따른 프로젝션의 관계는 그림 6.8에 보여 준다. 만약 우리가 증명을 취하면.

$$f(x, y) = \mu(x, y; \overline{E}) \tag{6.11}$$

$$g(\ell, \theta) = -\ln\left(\frac{I_d}{I_0}\right) \tag{6.12}$$

우리는 이러한 수학적인 추측이 CT 측정상황에 정확하게 적용된다는 것을 알아낸다. 그것에 따라, 우리는 $g(\ell, \theta)$ 측정과 $f(x, y)$는 근본적으로 재구성하기를 원하는 알려지지 않은 함수 또는 사물과 일치한다는 것을 추측한다. projection에 대한 우리의 정의는 평행의 선에 대한 선적분의 통합과 일치하다는 것을 안다. 따라서 이것은 평행의 선 프로젝션이라고 불리고 유일하게 1G CT 스캐너는 구조적으로 일치한다. 그러나 우리는 6.3.4에서 형식적이고 이 단원에서 발전된 방법은 fan-beam projection에 직접적인 재구현 접근한다는 것을 발견할 수 있을 것이다.

예제 6.2 주어진 단위 원반을 고려해 보자.

$$f(x, y) = \begin{cases} 1 & x^2 + y^2 \le 1 \\ 0 & \text{otherwise} \end{cases}$$

문제 2-D Radon transform은 무엇인가?

해답 이 함수는 원형으로 대칭적이다. 그래서 그것의 영상은 각도에 독립적이다. 그러므로 그것은 $\theta = 0°$에서 영상을 계산하기에 충분하고 거기서 측면의 변위 ℓ은 수평적이고 선적분의 수직적이다(그림 6.9 참조). 그에 따라 우리는 가진다.

$$g(\ell, \theta) = \int_{-\infty}^{\infty} f(\ell, y)\, dy$$

여기서, $|\ell| > 1$일 때 $g(\ell, \theta) = 0$이다. $|\ell| \le 1$일 때, 적분은 단위원의 밑 부분부터 꼭대기까지를 숫자 1이라는 단위 타원의 값을 적분한다. 그에 따라 이 범위에서 우리는 이렇게 쓸 수 있다.

$$g(\ell, \theta) = \int_{-\sqrt{1-\ell^2}}^{\sqrt{1-\ell^2}} dy$$

이러한 범위 이외의 값은 이렇게 나타내진다.

$$g(\ell, \theta) = \begin{cases} 2\sqrt{1-\ell^2} & |\ell| \le 1 \\ 0 & \text{otherwise} \end{cases}$$

그것은 예상했던 결과이다.

시노그램(Sinogram) 수직좌표로서 ℓ 그리고 θ을 가진 $g(\ell, \theta)$의 영상을 sinogram라고 부른다. 그것은 $f(x, y)$의 라돈변환을 그림으로 나타내고 $f(x, y)$ 재구성에 필수적인 데이터를 나타낸다. 사물과 그것의 sinogram은 그림 6.10에서 나타내어진다. 그것은 sinogram에 대한 몇 가지 특징을 관찰하기 위해 중요하다. 우선, 이 책에 의하면 sinogram의 가장 아래의

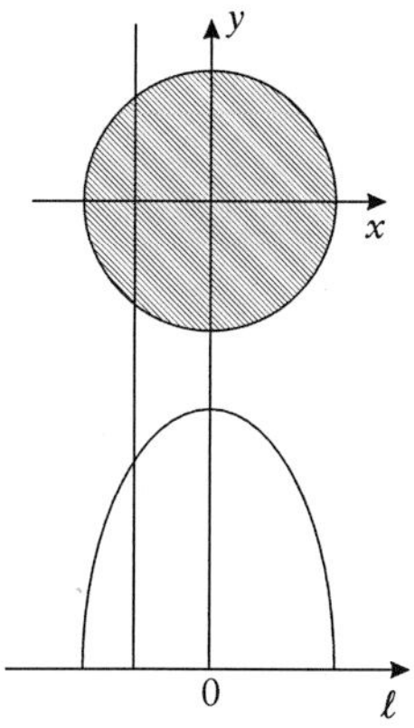

그림 6.9 디스크의 조사

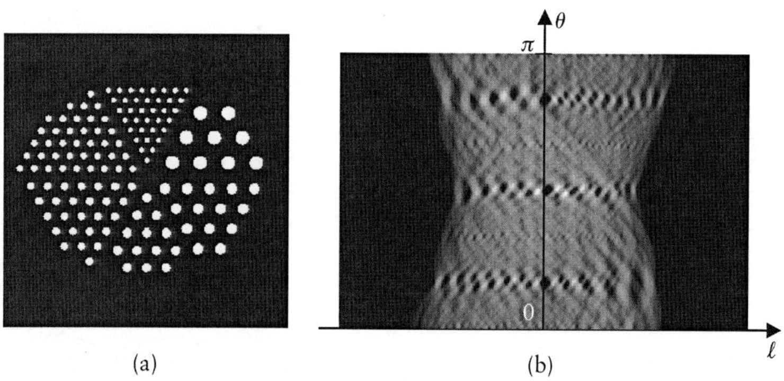

그림 6.10 (a) 조사대상 (b) sinogram

선은 각도가 0일 때 사물의 영상과 일치한다. 그림 6.8에서 언급했듯이, 우리는 사물의 수직적인 적분과 일치하는 영상이라는 것을 알 수 있다. 그림 6.10(a)에서 사물이 수평의 방향으로 가장 넓기 때문에, 이것은 그림 6.10(b)에서 보듯이 가장 넓은 영상을 준다. 그림 6.10에서 가장아래의 선으로부터 위로 이동시키면 영상은 점점 가늘게 증가하고 각도 $\pi/2$에서 가장 얇아진다. 이것은 수평의 적분과 비교해 보면 일치하는 영상이다.

sinogram의 제일 위의 선은 $\theta = \pi$와 일치하고, 수직선과 비교하여 영상을 밀접하게 되돌린다. 영상이 중복되기 때문에 각도에서 더 진행할 필요가 없다. 그림 6.10(b)에서 또 다른 재미있는 특징이 있다. sinogram을 통한 수직적으로 움직이는 특징을 볼 수 있다. 이러한 특징은 실제로 사인특징이고 만약 sinogram이 그것의 안으로 되돌아간다면, 그들은 사인곡선의 기능에 의해 묘사되어진다. 이것은 sinogram의 이름의 기원이다. 그것은 바로 이러한 특징이 영상에서 개인적인 사물과 일치한다는 것을 보여 준다. 영상에서 작은 점의 라돈 변환은 sinogram에서 사인곡선과 일치한다. 그림 6.10(b)에서 또한 sinogram의 특정한 줄에서 밝은 하얀 점의 축적이 있다. 그림 6.10(a)에서 영상을 주의 깊게 보면, 이러한 특별한 각도에서 영상의 평행선 위에 밝은 점이 일치하는 것을 나타낸다. 다른 말로, 특정한 방향에 따라 영상에서 특징의 배열은 주기적인 밝은 점을 증가시킨다. 비록 sinogram이 확실하게 이해할 수는 없지만, 그것은 사물의 영상을 묘사하는데 논쟁되어지지는 않는다. 명확하게, 그것은 sinogram에서 그들이 오는 것으로부터 횡단면과 같이 보이게 하기 위해 재구현된 데이터를 다루고 처리하기 위해 필요하다.

이것은 지금 우리가 배우기 시작하는 재구현의 과정이다.

역투사(Backprojection) $g(\ell, \theta)$를 $f(x, y)$의 2-D 라돈 변형을 하라. 그리고 $\theta = \theta_0$ 영상을 생각해 보아라. 일반적으로, 함수 $f(x, y)$의 이러한 영상에서 증가를 주는 무한한 수가 있다. ; 그러므로 우리는 하나의 영상에서 독특하게 $f(x, y)$를 결정할 수 없다. 만약 $g(\ell, \theta_0)$가 $\ell = \ell_0$에서 큰 값을 가지다면, $f(x, y)$는 $f(x, y)$선보다 커져야 한다. 이러한 특징을 가진 영상을 만들어내는 한 가지 방법은 $L(\ell_0, \theta_0)$의 점마다 $g(\ell_0, \theta_0)$값을 할당하는 것이다. 우리가 모든 ℓ에 대해 이것을 반복할 때 결론된 함수는 backprojection 영상이라고 불리고 형식적으로 주어진다.

$$b_\theta(x, y) = g(x \cos\theta + y \sin\theta, \theta) \tag{6.13}$$

그림 6.10에서 예제 b30(x,y)의 backprojection 영상이 그림 6.11(a)에 보여진다. 막연히 말하면, 각도 θ_0에서 backprojection 영상은 각도 θ_0에서 영상과 비슷하다. 그러나 그것의 값은 영상정도의 분배에 대한 이전의 정보 없이 할당되어진다.[1] 다른 각도에서의 영상정보를 통합하기 위해, 우리는 단순하게 그들의 backprojection 영상을 합할 수 있다. back projection summation image라고 불린다.

$$f_b(x, y) = \int_0^\pi b_\theta(x, y)\, d\theta \tag{6.14}$$

또한 laminogram라고 불린다. backprojection summation image의 예를 그림 6.11(b)에 보여 주었다. 일찍이 스캐너는 분리된 대략적 통합을 사용하고 있다. 그러나 곧 그것은 분석적으로 잘못된 것이라고 보여진다. 이것은 또한 그림 6.11(b)의 흐릿함으로부터 드러난다. 그러나 그것이 여과된 변형을 적용한다는 것을 제외하고는 정확한 절차를 사용하기 때문에 개념은 유용하다.

1) 사실, backprojection 이미지는 무한한 에너지를 가지고 있으며(만일 이것의 영역은 무한한 평면으로 간주), 그리고 이 투사의 0도는 무한하다. 따라서 실제투사와 일치하지 않다.

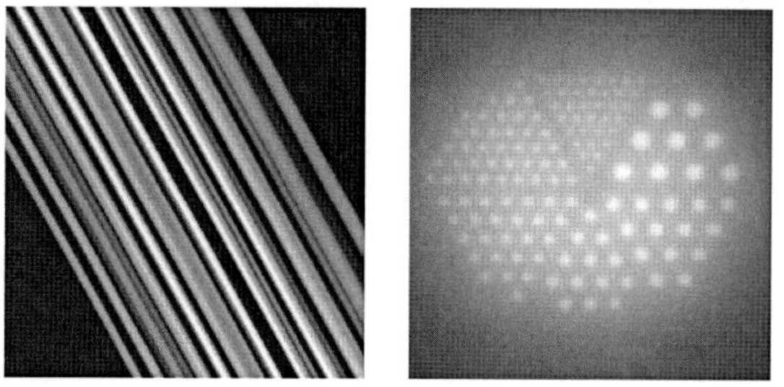

(a) (b)

그림 6.11 (a) 후사투영, (b) 후사투영 합친 영상

예제 6.3

문제 $b_\theta(x, y)$ at $\theta = 45°$, projection $g(\ell, 45°) = \text{sgn}(\ell)$, sgn($\ell$) is-1 , ℓ_0 혹은 +1 when $\ell > 0$으로 주어질 때 후사투영은 얼마인가?

해답 우리는 가진다.

$$\begin{aligned} b_{45°}(x, y) &= g\,(x\cos 45° + y\sin 45°, 45°) \\ &= g\left(x\frac{\sqrt{2}}{2} + y\frac{\sqrt{2}}{2}, 45°\right) \\ &= g\left(\frac{\sqrt{2}}{2}(x+y), 45°\right) \end{aligned}$$

$x + y$가 음수이면 g는 -1이고, $x + y$가 양수이면 g는 $+1$이다. 수학적으로, 이것은

$$b_{45°}(x, y) = \begin{cases} -1 & x + y \le 0 \\ +1 & x + y > 0 \end{cases}$$

그림 6.12에 보여지고 그것은 예상되었던 결과이다.

투영-조각정리(Projection-Slice Theorem) 이번 단원에서 우리는 영상의 1-D 푸리에 변환과 사물의 2-D 푸리에 변환사이의 매우 중요한 관계를 배운다. 우리는 ℓ을 가진 영상의 1-D 푸리에 변환을 함으로써 시작한다.

$$G(\varrho, \theta) = \mathcal{F}_{1D}\{g(\ell, \theta)\} = \int_{-\infty}^{\infty} g(\ell, \theta)e^{-j2\pi\varrho\ell}\,d\ell \tag{6.15}$$

여기서 ϱ는 공간 주파수를 의미한다.

$$\begin{aligned}G(\varrho,\theta) &= \int_{-\infty}^{\infty}\int_{-\infty}^{\infty}\int_{-\infty}^{\infty} f(x,y)\delta(x\cos\theta + y\sin\theta - \ell)e^{-j2\pi\varrho\ell}\,dx\,dy\,d\ell \\ &= \int_{-\infty}^{\infty}\int_{-\infty}^{\infty} f(x,y)\int_{-\infty}^{\infty}\delta(x\cos\theta + y\sin\theta - \ell)e^{-j2\pi\varrho\ell}\,d\ell\,dx\,dy \\ &= \int_{-\infty}^{\infty}\int_{-\infty}^{\infty} f(x,y)e^{-j2\pi\varrho(x\cos\theta+y\sin\theta)}\,dx\,dy \qquad (6.16)\end{aligned}$$

여기서 전 단계는 델타함수의 sifting 특성으로부터 따른다. [(2.6)].

(6.16)에서 $G(\varrho, \theta)$에 대한 마지막 표현은 $f(x, y)$의 2-D 푸리에 변환을 상기시킨다. 이같이 정의한다.

$$F(u,v) = \int_{-\infty}^{\infty}\int_{-\infty}^{\infty} f(x,y)e^{-j2\pi(xu+yv)}\,dx\,dy \qquad (6.17)$$

상대적으로, 가변성의 u와 v는 x와 y 방향에서 자주 변한다. 실제로, $u = \cos\theta$와 $v = \varrho\sin\theta$를 동일하게 만드는 것은 바로 같음을 의미한다. 그리고 매우 중요한 관계이다.

$$G(\varrho,\theta) = F(\varrho\cos\theta, \varrho\sin\theta) \qquad (6.18)$$

방정식 6.18은 projection-slice 이론으로 알려져 있다. 그리고 그것은 3가지 중요한 재구현 방법을 기본으로 한다. 관계는 영상의 1-D 푸리에 변환은 사물의 2-D 푸리에 변환의 한 부분이다. 다르게 말하면, 영상의 1-D 푸리에 변환은 같은 각도에서 사물의 2-D 푸리에 변환의 시작을 지나가는 선과 동일하다. 도식적인 해석이 그림 6.13에 보여 진다.

우리는 ϱ와 θ는 2-D 푸리에 변환의 극선 좌표로 해석되어질 수 있다는 것은 안다.

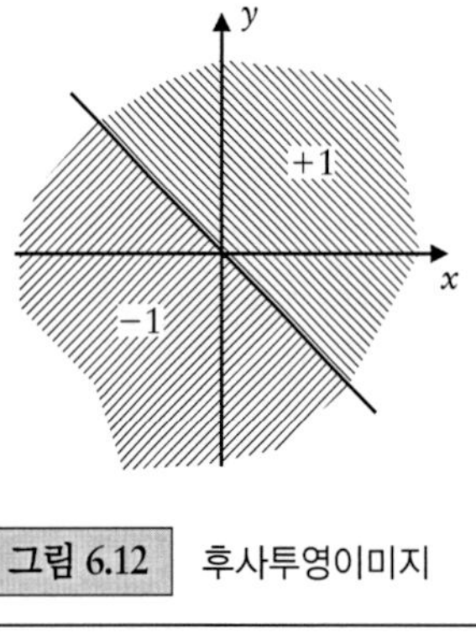

그림 6.12 후사투영이미지

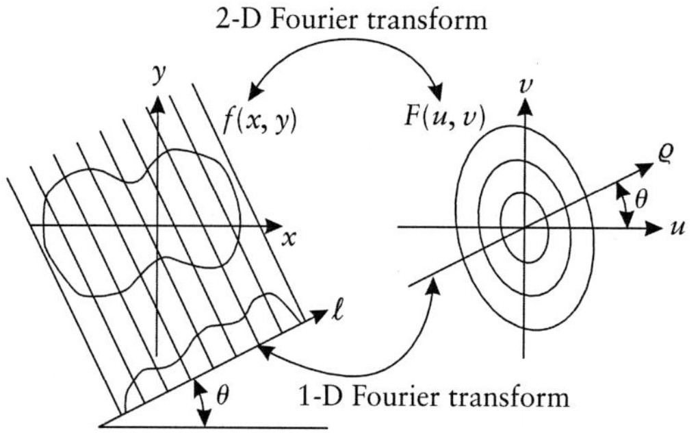

그림 6.13 도식형태에서의 투영-조각 원리

예제 6.4

projection-slice이론은 어떻게 각도의 샘플링이 재구현에 영향을 주는지 이해할 수 있도록 돕는다. $\theta_i = \pi(i + 0.5)/8$, i 0, …,7 각도에서 단지 8개의 영상이 얻어진다고 생각해 보아라. 그림 6.14는 이러한 영상과 일치하는 획득된 푸리에 데이터의 위치를 보여 준다.

문제 이러한 각도에서 함수 $f(x, y) = \cos x$는 눈에 보이지 않는다. 즉, 그것은 이러한 각도에서 0과 동일한 영상을 만들어 낼 것이다.

해답 cosx의 2-D 푸리에 변환은

$$F(u, v) = \pi\,[\delta(2\pi u - 1) + \delta(2\pi u + 1)]\,\delta(v)$$

그림 6.14에서 보여 주듯이, u-축 위의 두 개의 2-D 임펄스 함수이다. 반면에,

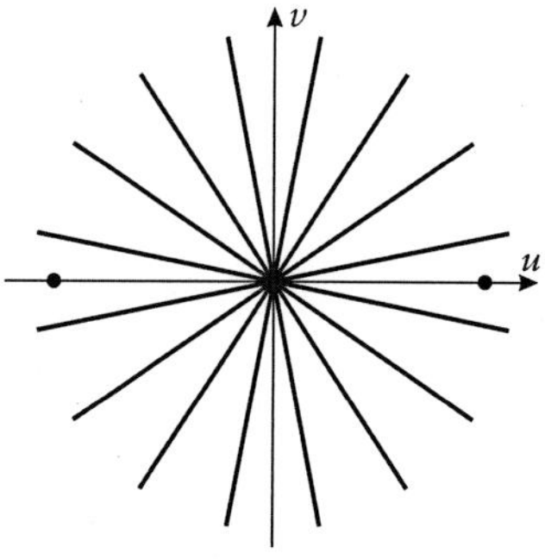

그림 6.14 예제 6.4에 대한 그림

> projection-slice 이론은 관찰이 가능하고, 오직 f 라인에서 푸리에 변환을 알 수 있다. 비록 $[0, \pi]$ 공간의 동등한 라인에 있더라고, u-axis을 포함할 수 있다. 이러한 선들은 동일한 공간을 가진다. 따라서 그들은 0이 될 것이다. 그리고 함수 $\cos x$ 분간하기 힘들 것이다.

퓨리에 방식(The Fourier Method) 개념적으로 단순한 재구현 방법, projection-slice 이론으로부터 즉시 이어지는 푸리에 변환. 하나는 각 영상의 1-D 푸리에 변환을 취하고 정확한 각의 위치를 정확한 2-D 푸리에 평면에 삽입한다. 그리고 2-D 푸리에 변환 결과를 바꾼다.

그에 따라 우리는 식 (6.19)를 가진다.

$$f(x, y) = \mathcal{F}_{2D}^{-1}\{G(\varrho, \theta)\} \tag{6.19}$$

푸리에 방법은 데카르트의 격자에서 극좌표로 삽입되는 실용적인 문제 때문에 CT에서는 널리 사용되지 않는다. 그리고 2-D inverse 푸리에 변환보다 시간이 오래 걸린다.

그러나 식 (6.19)의 더욱 논리적인 처리는 개선하기 위해 아래에 보여 준다.

여과된 역투사(Filtered Backprojection) $F(u, v)$[(6.17) 보라]의 inverse 푸리에 변환은 극좌표에서 다음과 같이 쓰여 진다.

$$f(x, y) = \int_0^{2\pi} \int_0^{\infty} F(\varrho \cos\theta, \varrho \sin\theta) e^{j2\pi\varrho(x\cos\theta + y\sin\theta)} \varrho \, d\varrho d\theta \tag{6.20}$$

projection-slice 이론을 사용하여 우리는 식 (6.21)을 가진다.

$$f(x, y) = \int_0^{2\pi} \int_0^{\infty} G(\varrho, \theta) e^{j2\pi\varrho(x\cos\theta + y\sin\theta)} \varrho \, d\varrho d\theta \tag{6.21}$$

그것에 따라

$$f(x, y) = \int_0^{\pi} \int_{-\infty}^{\infty} |\varrho| G(\varrho, \theta) e^{j2\pi\varrho(x\cos\theta + y\sin\theta)} \, d\varrho d\theta \tag{6.22}$$

약간의 작업과 $g(\ell, \theta) = g(-\ell, \theta + \pi)$이라는 사실을 사용한 후에. ϱ을 넘어서는 적분의 점으로부터 식 (6.22)에서의 $(x \cos\theta + y \sin\theta)$는 ℓ이라고 말한다. 그러므로 식 (6.22)는 식 (6.23)로 써질 수도 있다.

$$f(x,y) = \int_0^\pi \left[\int_{-\infty}^{\infty} |\varrho| G(\varrho,\theta) e^{j2\pi\varrho\ell}\, d\varrho \right]_{\ell = x\cos\theta + y\sin\theta} d\theta \tag{6.23}$$

식 (6.23)에서 inverse 1-D 푸리에 변환으로서 내부의 적분을 알아낸다. 더해진 $|\varrho|$는 필터된 방정식 (6.23)을 만든다. 여기서, 영상 $g(\ell, \theta)$의 푸리에 변환은 주파수 필터 $|\varrho|$와 반전된-변환에 의해 더해진다. 반전된 변환 후에, 필터 된 프로젝션은 영상화된다(이것은 $x \cos\theta + y \sin\theta$을 가진 ℓ을 대신함으로써 동반된다). 모든 필터된 영상의 합에 의해 이어진다. 이런 재구현 접근은 대략적으로 필터 된 back projection이라고 불리고 그것은 속력과 유동성에서 푸리에 방식을 넘어선 개선이라고 생각된다. 평균 $|\varrho|$는 푸리에 공간에서의 출현 때문에 램프 필터로 알려져 있다. 램프 필터 역할의 직관적인 이해는 그림 6.14를 관찰하면 발견할 수 있다. 여기서, 푸리에 방식의 직선적인 적용은 ϱ에 반비례하는 샘플링을 이끈다. 추가적인 면적 또는 "무게"는 높은 주파수에서 부족한 샘플링은 보상하기 위해 요구된다.

합성곱 역투사(Convolution Backprojection) 푸리에 변환[(2.92) 보라]의 회선이론으로부터, 우리는 (6.23)라고 쓸 수 있다.

$$f(x,y) = \int_0^\pi \left[\mathcal{F}_{1D}^{-1}\{|\varrho|\} * g(\ell,\theta) \right]_{\ell = x\cos\theta + y\sin\theta} d\theta \tag{6.24}$$

여기서 식 (6.26) 회선 적분과 회선 배경영상의 방정식의 대입으로부터 결과를 얻었다.

만약 임펄스 반응이 좁다면 필터하는 작업(사이에 곱셈을 가진 푸리에 변환 쌍)보다 오히려 회선을 수행하는 것이 일반적으로 효율적이다.

이런 경우와 일반적으로 CT 스캐너는 필터 된 배경영상보다 회선배경영상은 수행한다.

$$f(x,y) = \int_0^\pi [c(\ell) * g(\ell,\theta)]_{\ell = x\cos\theta + y\sin\theta}\, d\theta \tag{6.25}$$

$$= \int_0^\pi \int_{-\infty}^{\infty} g(\ell,\theta) c(x\cos\theta + y\sin\theta - \ell)\, d\ell d\theta \tag{6.26}$$

불행하게도, $c(\ell)$은 적분되어지지 않기 때문에 존재하지 않는다(그리고 그것의 inverse 푸리에 변환은 정의되어지지 않는다). 그러나. 일반화된 함수를 포함하는 다양한 형식적인 표현 또는 함수의 한계는 발전되어졌다. 이러한 표현이 이론상의 조절에 사용하는 동안에, 우리는 실제로 CT 스캐너에서 사용되는 임펄스 반응을 설계하기 위해 실용적인 접근을 요구한다. 이것은 스케어, 해밍, 또는 코사인 윈도우와 같은 적절한 윈도윙 함수 $W(\varrho)$를 가진 IQI에 의해 완성되어진다. 여기서, windowing은 필터의 사용을 의미한다. 추가적으로 램프 필터, 관찰된 영상을 수정한다.

그러므로, 실제로 둘둘 말린 배경영사 알고리즘은 대략적인 임펄스 반응을 사용한다.

$$\tilde{c}(\ell) = \mathcal{F}_{1D}^{-1}\{|\varrho| W(\varrho)\} \tag{6.27}$$

정확히 재구현 된 평균 영상 값을 만들어내기 위해 그것은 또한 관습적으로 0에서 0까지 필터 값을 설정한다.

3단계의 재구성(Reconstruction in Three Steps) 필터된 배경영사(6.23)는 재구현하기 위해 3가지 기본적인 단계를 사용한다. (1) 필터링, (2) backprojection, (3) summation 회선 배경영사는 얽힘을 사용하는 실행된다는 것을 제외하고 3가지 단계를 사용한다. 이러한 2가지 접근으로부터 얻어진 재구현 된 영상은 수적인 실행 문제에 의한 라운드오프 오류를 제외하고 이상적일 것이다. 그림 6.15는 필터링 단계를 설명한다. 그림 6.15(a)에서 sinogram의 각각의 줄은 그림 6.15(b)에서 필터 된 sinogram을 얻어내기 위해 윈도우 램프 필터를 사용하여 필터링된다. 램프 필터는 필수적으로 하이패스필터이고 그것의 값은 주파수 0에서 0이다.

결과적으로, 높은 주파수 항목은 강조되었다. 배경영상 값은 지금 0(필터된 sinogram에서 회색), 그리고 음수의 값(필터된 sinogram에서 어두운 값)이다. 영상과 그것과 일치하는 필터 된 영상은 비교를 비해 이런 그림으로 보여진다. 우리는 이미 배경영상 작동은 보아 왔다. 여기서, 배경영상은 원래의 영상이라기보다 각각의 필터 된 영상에 적용되었다.

예를 그림 6.16에 보여 준다. 필터 된 영상은 양수와 음수 값을 가지기 때문에 배경영상

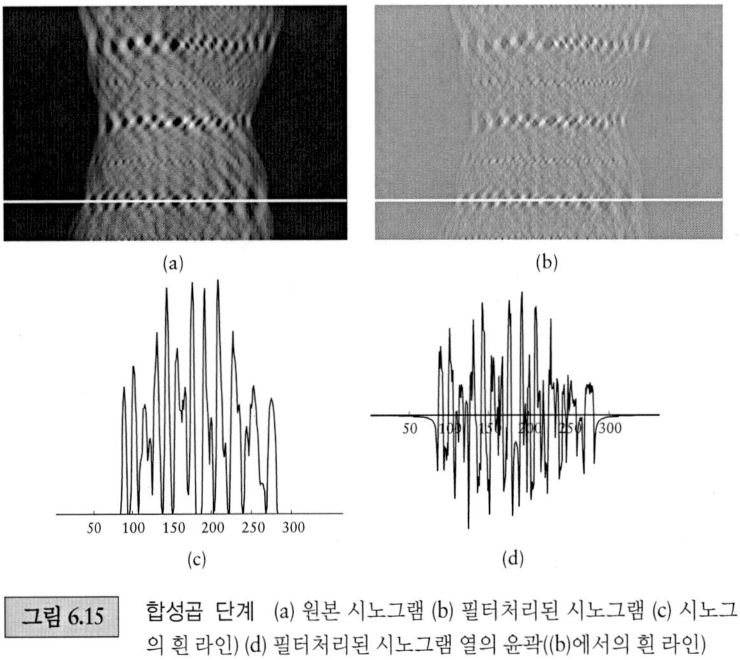

그림 6.15 **합성곱 단계** (a) 원본 시노그램 (b) 필터처리된 시노그램 (c) 시노그램 열의윤곽((a)에서의 흰 라인) (d) 필터처리된 시노그램 열의 윤곽((b)에서의 흰 라인)

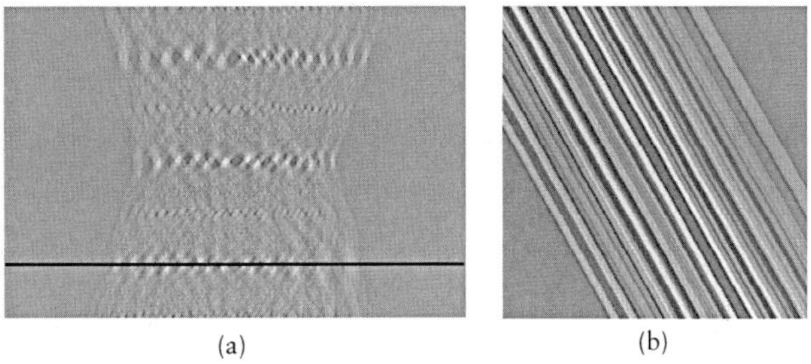

그림 6.16 역투사단계

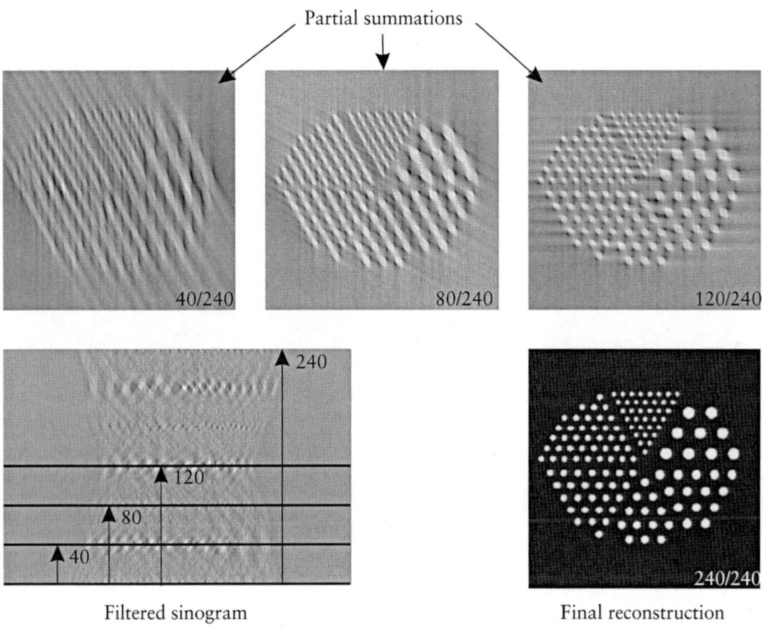

그림 6.17 합단계

또한 양수와 음수 값을 가진다. 음수의 존재는 사물의 지원범위 밖으로 0의 값의 재구현을 허락할 수도 있다 라는 직관적인 수준으로 이해되어질 수 있다. 물론, 이것은 많은 배경영상 이미지의 합을 요구한다. 그림 6.17에서 설명되어진 과정은 재구현의 마지막 단계인 합계 단계이다. 합계의 과정은 "어큐뮬레이터" 개념을 사용하는 것을 동반한다. "0" 이미지를 가지고 시작하여 처음 배경영상 이미지가 더해진다. 그러면 앞으로 두 번째 배경영상 이미지가 더해진다.

배경영상 이미지의 수백 번의 저장은 필요 없다. 필터 된 배경영상의 전반적인 과정은 시간과 메모리에서 매우 효율적이고, 20~30년이 넘어서 가장 대중적인 계산이다.

6.3.4 팬-빔 재구성(Fan-Beam Reconstruction)

6.2절에서 말했듯이, 모든 현대의 상업적인 스캐너는 fan-beam source-to-detector 배열을 가진다. 그러므로 실제로 평행의 선 영상보다 오히려 fan-beam 영상으로부터의 이미지 재구현이 필요하다. 이번 단원에서, 우리는 fan-beam 구조를 할 수 있는 회선 배경영상 재구현 알고리즘을 알아본다.

구조(Geometry) 고려해야 하는 기본적인 fan-beam 구조에는 3가지가 있다.

(1) 측정된 선-경로사이에 동일한 각도를 가지는 것
(2) 동일한 디텍터 공간적 배치를 가지는 것
(3) 동일한 각도와 디텍터 공간적 배치를 가지는 것

3번째 구조는 만약 디텍터가 소스에서 중심을 순회하는 원형사이에 위치되었을 때 유일하게 만족되어질 수 있다. 이번 단원에서, 우리는 원형으로 위치된 디텍터를 가진 동일한 각도의 경우를 생각해 본다. 일직선 위의 동일한 디텍터의 경우 재구현 공식은 아날로그 수단을 사용하여 전개할 수 있다. 우리는 그림 6.18에서 보인 fan-beam 구조를 생각해 본다.

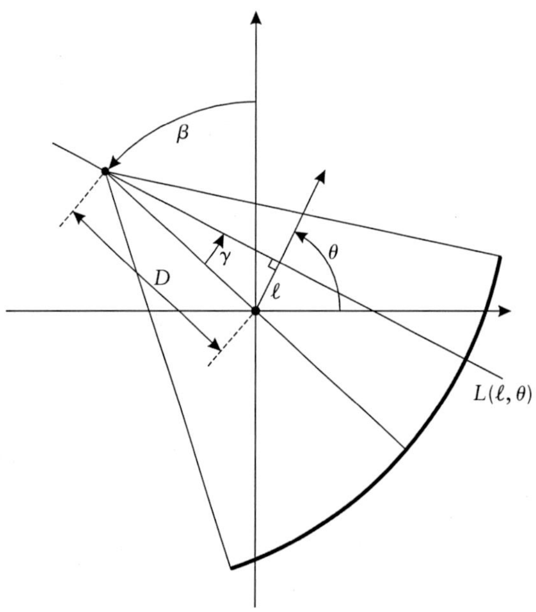

그림 6.18 팬-빔 구조

이것은 실험실 원점 주변을 소스와 디텍터가 함께 회전하는 3G 구조이다. 또한 회전하는 isocenter라고 불린다. 각각의 소스의 회전하는 위치에서 측정된 fan-beam 영상은 $p(\gamma, \beta)$로 나타내어진다.

그림 6.18에서 보듯이 여기서 γ 주어진 디텍터의 각도의 위치이고 소스의 각도 위치이다. γ와 β 둘 다 시계방향과 반대의 방향에서 측정된 각도라는 것에 주의하라. 그러나 그들의 기원은 달라서 그들의 참고 방향이다(0의 값을 취할 때 물리적인 위치). 실제로, β는 isocenter 주변의 소스 위치를 측정한다. 그리고 소스가 y축 위에 존재하면 그것은 0이 된다. 그와 반면에, 감마는 소스 위치 주변을 측정한다. 그리고 디텍터 배열의 중심을 지나가는 선에 대하여 0이 된다. 그것은 평행적인 선의 재구현에 대하여 이미 알고 있는 것을 가지고 시작함으로써 fan-beam 회선 배경영상 공식을 유도하기 위해 가장 쉽다.

그림 6.8에서 우리가 확인하고 있는 fan-beam 영상 선 $L(\ell, \theta)$에서, 여기서 ℓ은 측면의 변위이고 θ는 각도의 위치이다. 이 선의 변수(ℓ and θ)은 fan-beam 변수와의 관계를 알아보면

$$\theta = \beta + \gamma \tag{6.28}$$

$$\ell = D \sin \gamma \tag{6.29}$$

여기서 D는 소스부터 origin까지의 거리이다.

팬-빔 재구성 공식(fan-Beam Reconstruction Formula) fan-beam 재구현 공식에 대한 발달은 우리가 편의를 위해서 반복하는 평행의 선회선 배경영상에 대한 방정식을 가지고 시작하였다.

$$f(x, y) = \int_0^{\pi} \int_{-\infty}^{\infty} g(\ell, \theta) c(x \cos \theta + y \sin \theta - \ell)\, d\ell\, d\theta \tag{6.30}$$

평행의 선 X선 단층사진 촬영의 구조로부터

$$f(x, y) = \frac{1}{2} \int_0^{2\pi} \int_{-T}^{T} g(\ell, \theta) c(x \cos \theta + y \sin \theta - \ell)\, d\ell\, d\theta \tag{6.31}$$

여기서 우리는 $|\ell| > T$일 때는 $g(\ell, \theta) = 0$이라고 가정한다.

그래서 (6.31)에서 우리는 완전한 원을 넘어서는 회전 그리고 반지름 T가 disk 밖인 0이 사물 원점이 중심이다. (r, ϕ)은 평면에서 극좌표라고 하자.

그리고 나서 $x = r \cos \phi$, $y = r \sin \phi$, and $x \cos \phi + y \sin \phi = r \cos \phi \cos \phi + r \sin \phi \sin \phi = r \cos(\theta - \phi)$. 마지막 표현을 (6.31)에 넣으면

$$f(r, \phi) = \frac{1}{2} \int_0^{2\pi} \int_{-T}^{T} g(\ell, \theta) c(r \cos(\theta - \phi) - \ell)\, d\ell\, d\theta \tag{6.32}$$

극좌표에 나타난 주파수에 대한 평행의 선 재구현 공식이다. 우리는 지금 ℓ and θ대신에 γ and β로 적분하기를 원한다. 이것은 조절의 변환, 여기서 (6.28)그리고 (6.29)에서 주어진 이 변환의 함수 행렬식은 $D\cos\gamma$, 그리고 직접 넣어보면

$$f(r,\phi)=\frac{1}{2}\int_{-\gamma}^{2\pi-\gamma}\int_{\sin^{-1}\frac{-T}{D}}^{\sin^{-1}\frac{T}{D}} g(D\sin\gamma,\beta+\gamma)$$
$$\times\, c(r\cos(\beta+\gamma-\phi)-D\sin\gamma)D\cos\gamma\, d\gamma\, d\beta \qquad (6.33)$$

적분이 가능하기 위해 간략화 하면 :

- 외부 적분의 한계는 함수가 β에서 2π주기를 가지기 때문에 0과 2π로 대체 가능하다.
- $\sin^{-1}$은 반지름이 T인 원판에 포함된 물체에서 가능한 가장 큰 각도 γ_m을 나타낸다
- 그러므로 내부 적분에서 가장 높고 가장 낮은 한계를 γ_m과 $-\gamma_m$으로 대신한다.

팬-빔 영상을 아래 식으로 나타낸다.

$$p(\gamma,\beta)=g(D\sin\gamma,\beta+\gamma) \qquad (6.34)$$

이것은 기본적인 fan-beam 재구현 공식을 제공한다.

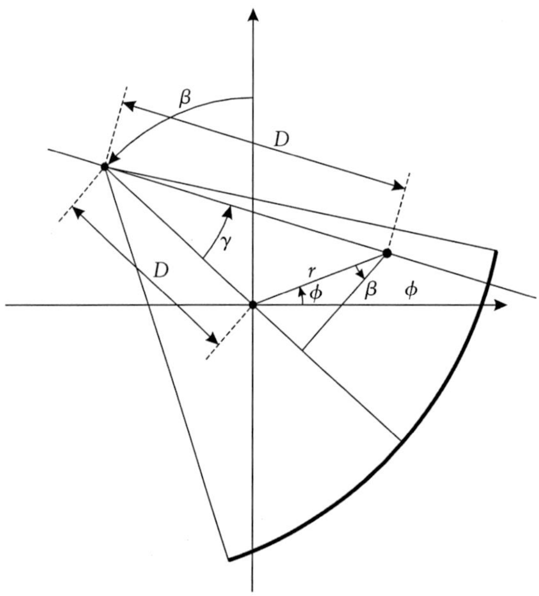

그림 6.19 팬-빔 구조에 대한 중심좌표 이동

$$f(r,\phi)=\frac{1}{2}\int_0^{2\pi}\int_{-\gamma_m}^{\gamma_m}p(\gamma,\beta)c\left(r\cos(\beta+\gamma-\phi)-D\sin\gamma\right)D\cos\gamma \tag{6.35}$$

팬-빔 합성곱 역투사(Fan-Beam Convolution Backprojection) 이번 단원에서는 (6.35)의 팬-빔 재구현 공식을 보통의 컨볼루션 역투사(convolution backprojection)방식과 비슷한 형태로 만들 것이다. 그림 6.19에서 보는 것처럼 극좌표 (r, ϕ)에 의해 주어진 횡단면에 임의의 점을 생각하자. 그림에서 보는 것처럼, 임의 점의 위치는 각도 γ'과 반지름 D'을 사용하는 소스/검출기 위치에 의해 상대적으로 정의되어진다.

$c(\cdot)$의 독립변수는 이러한 좌표를 사용하는데 단순한 형태로 쓰여진다(삼각함수 처리 후).

$$r\cos(\beta+\gamma-\phi)-D\sin\gamma=D'\sin(\gamma'-\gamma) \tag{6.36}$$

그림 6.18에서 보듯이 γ는 임의의 각도이다.

$$f(r,\phi)=\frac{1}{2}\int_0^{2\pi}\int_{-\gamma_m}^{\gamma_m}p(\gamma,\beta)c(D'\sin[\gamma'-\gamma])D\cos\gamma\,d\gamma\,d\beta \tag{6.37}$$

γ와 ϕ를 이용하여 D'와 γ'를 정의한다. 아래의 식에서 보여진다.

$$c(D'\sin\gamma)=\left(\frac{\gamma}{D'\sin\gamma}\right)^2 c(\gamma) \tag{6.38}$$

(6.37)를 다시 보면, 그것이 정의하기에 유용하다는 것을 알 수 있다

$$c_f(\gamma)=\frac{1}{2}D\left(\frac{\gamma}{\sin\gamma}\right)^2 c(\gamma) \tag{6.39}$$

이 정의를 이용하여 (6.37)과 (6.38)를 결합하면, 아래의 식이 만들어진다

$$f(r,\phi)=\int_0^{2\pi}\frac{1}{(D')^2}\int_{-\gamma_m}^{\gamma_m}\tilde{p}(\gamma,\beta)c_f(\gamma'-\gamma)\,d\gamma\,d\beta \tag{6.40}$$

$p(\gamma, \theta) = \cos\gamma p(\gamma, \beta)$은 최종적인 팸-빔 재 구현 공식이다.

'컨볼루션' 과 '역투사' 부분을 더욱 명확하게 검증하기 위해 (6.40)의 재구현 공식을 두 가지로 분리한다.

$$q(\gamma,\beta)=\tilde{p}(\gamma,\beta)*c_f(\gamma) \tag{6.41}$$

$$f(r,\phi)=\int_0^{2\pi}\frac{1}{(D')^2}q(\gamma',\beta)\,d\beta \tag{6.42}$$

여기서 자극응답 $c_f(\cdot)$가 $c(\cdot)$의 가중된 경우일 때 $q(\cdot)$는 간단하게 필터된 투영이고, (6.27)에서처럼 대체적으로 램프필터(ramp filter)이다. 그러나 역투사의 동작은 D'는 좌표(r, ϕ) 그리고 (x, y)에 의존적이기 때문에 약간 다르다. 그러므로 적분된 ray-path를 따라 각각 필터된 투영은 역투사 되나 이러한 가중(weighting)은 소스로부터의 거리에 의존적이다. 그러므로 투영이 팬빔(fan-beam) 일 때 컨볼루션 가중된 역투사(convolution weighted-back projection)을 꼭 생각해야 한다.

6.3.5 나선형의 CT재구현

나선형 CT의 경우에서는, 단일 검출기 어레이와 환자 테이블은 갠트리를 통하여 연속적으로 움직인다. 이런 경우, 획득된 데이터의 성질이 단일 슬라이스(single slice) CT의 경우와 달라진다. 획득된 투영(projection)의 X-RAY는 환자 내의 하나의 면과 일치하도록 움직이기 때문에; 그러나. 지속적인 환자의 움직임 때문에 두 영상은 같은 평면에 일치할 수 없다.

주어진 (팬-빔) 투영은 환자에 의해 측정된 세로의 위치 Z_j에 의해 일치된다. 지수 j는 투영의 위치 z_j와 각 β_j를 결정한다. 360°를 넘는 각 M이 있다고 가정하자. 얻어진 각은 $\beta_i - \beta_i + m = 0$ 으로 반복된다. 반복할 경우 환자는 얼마나 멀리서 움직여져야 하는가?

이것은 나선형의 경사도에 의해 결정된다. 주어진 식은

$$\zeta = z_{j+M} - z_j$$

갠트리 회전 속력과 테이블의 속력에 의해 결정된다. 세로 위치 Z에서 영상 재 구현이 필요하다고 가정한다. 전형적인 X선 단층촬영(싱글-슬라이스 형)에서는 $z = z_0$ 평면 내의 각의 수집에서 많은 투영이 필요하다. 그러나 나선형 구조에서 그러한 투영을 가진다고는 확신할 수 없다(z_0가 어떠한 n에 대한 Z_n과 일치하지 않을수도 있기 때문에)

주변 슬라이스에서 측정되는 투영의 선형보간법을 사용하여 표준 조작만으로 필요한 투영을 "만들어낸다". 예를 들어 각 β_i에 일치하는 투상이 좋다고 가정했을 때.

투영 각 β_i가 모든 선형 위치 $k = 0, 1,2, \ldots$ 에서 $Z+k_M$이 얻어진다는 것을 알 수 있다.

$Z_{j+kM} < z_0 < Z_{j+[k+1]M}$과 같은 k를 간단하게 찾을 수 있다. 스캐너는 Z_{j+kM}와 $z_{j+[k+1]M}$의 두 위치에서 각 β_i의 영상을 획득한다. 이러한 두 투영 사이의 선형보간법(linear interpolation)은 원하는 영상의 평가를 나타낸다.

$$\hat{p}_{z_0}(\gamma, \beta_j) = \frac{z_0 - z_{j+kM}}{\zeta} p_{z_{j+[k+1]M}}(\gamma, \beta_j) + \frac{z_{j+[k+1]M} - z_0}{\zeta} p_{z_{j+kM}}(\gamma, \beta_j) \quad (6.44)$$

투영의 어떠한 위치 γ에 대해서도 유효하다. 이 절차는 k의 선택이 z_0와 j에 의존하지 않는 모든 $j = 1, \ldots$ 에서 M이 반복된다. 이 방법으로, Z_0에서 2차원 슬라이스의 팬-빔 재구현의 투영을 위해 완벽하게 조정한다. 슬라이스 팬-빔 재구현 공식은 슬라이스의 사진 재구현을 위해 사용되어진다. 많은 요소들이 나선형 CT 영상의 질에 영향을 준다.

특별하게, 삽입된 데이터는 나선의 피치에 의해 영향을 받을 것이다. 피치는 갠트리의 회전율과 테이블의 속력에 의해 결정되어진다. 만약 피치가 너무 크면, 팬은 너무 얇은 반면에, 엘리어싱 아티팩트(aliasing artifacts)가 나타날 것이다. 이러한 점을 보완하기 위해 팬을 굵기를 두껍게 할 수 있으며 그것은 자연적인 아날로그 저역통과 필터를 제공한다. 그러면 영상은 엘리어싱으로부터 자유로워지지만 흐려지는 현상이 나타날 것이다. 오늘날의 임상적인 스캐너의 프로토콜은 연구의 정확한 형태를 위해 스캐너에 미리 장착한다. 이러한 프로토콜은 얻어진 값의 속력과 field-of-view 획득 영상의 질에 대해 상반되는 부분들에 대한 조화를 유지시킨다.

6.3.6 콘 빔 CT

빠른 적용범위와 3차원 체적의 재구현을 목표로 콘-빔 방사선 형태와 면적 검출기의 사용을 고려한다. 예를 들어 표준 형광투시경은 신체 주위를 원의 형태로 콘-빔 소스와 2차원 검출기를 회전시키며, 여러 각도의 2차원 투영영상을 전기적으로 기록한다. 원형 source path의 수평면에서의 데이터는 전형적인 팬-빔 스캐너를 사용해서 정확한 결과를 얻을 수 있다.; 그러므로 이미지는 전형적인 방법에 의해 재구현되어진다. 그러나 결국은 사물을 통과하는 다른 평면에서의 수학적으로 정확한 재구현을 나타내기 위한 충분한 보상범위가 없어지게 된다. 이 상황은 예제 6.4에서 주어졌듯이 아날로그식이다. 이 상황은 자주 영상의 끝부분이 잘려버려서 해석하기 어렵게 된다. 다르게 말하면 신체가 X선 콘을 넘어서는 부분이 생긴다는 것이다. 이러한 문제점에도 불구하고, 이른바 콘 빔의 재구현 알고리즘은 적당한 3차원 재구현을 위해 개발되어 왔다. Feldkamp 알고리즘은 가장 널리 알려져 있으며, 위에서 보여진 구조에 대한 최상의 재구현이 가능하게 하기 위해 사용된다.

6.4 CT에서의 영상화질

이전의 단원에서 언급된 이론을 가지고 실제로 CT 시스템의 이상적인 동작을 얻기에는 한계가 있다. 투영의 수와 각 투영마다 ray-paths의 수 때문에 디텍터는 한정된 너비와 샘플링의 한계로 인해 임의의 고해상도를 얻어내기 힘들기 때문이다.

또한, 환자는 X선을 흡수하기 때문에 대량으로 조사할 수 없으며, 그로인해 신호 대 잡음비(SNR)를 맞추는데 한계가 생긴다. 3번째 문제는 인체 조직에 의해 X선이 선택적으로 흡수된 에너지에 의하여 발생된 현상, beam-hardening이다. 이번 단원에서 이러한 현상을 나타내었으며 그것이 CT영상 재구현에 어떠한 영향을 미치는지 보여 주었다

6.4.1 해상능

(6.23)에서 보이는 필터된 역투사는 역 라돈 변환에 대한 공식이다.

그러나 (6.27)에서 보듯이, 이상적인 필터는 실현시키기 힘들기 때문에 대략적인 필터 $W(\varrho)|\varrho|$는 윈도우 함수 $W(\varrho)$를 이용)가 실제로 사용되어진다. 게다가, 검출기의 크기 제한 때문에 그 자체의 선형 적분은 정확한 영상화가 힘들다. 실제로, CT 검출기는 국부적으로 기본적인 실제 신호를 통합하는 면적 검출기, 추가적인 필터 S를 사용하여 만들어질 수 있는 효과이며 표준 함수 $s(\ell)$로 정의되는 검출기의 푸리에 변환을 이용한다. 이러한 결과를 조합해 보면, 필터된 역투사 공식이 성립한다.

$$\hat{f}(x,y) = \int_0^{\pi} \left[\int_{-\infty}^{\infty} G(\varrho,\theta) S(\varrho) W(\varrho) |\varrho| e^{j2\pi\varrho\ell} \, d\varrho \right]_{\ell = x\cos\theta + y\sin\theta} d\theta \tag{6.45}$$

(6.45)에서 재구현은 대략적인 방법이며, 결과함수는 $f(x, y)$의 희미해진 형태이다. 식 (6.45)에 의해 $f(x, y)$와 $f(x, y)$사이의 관계를 알 수 있다. 우선 (6.45)가 함수의 역 라돈 변환(inverse Radon transform)이라는 것을 알아야 한다.

$$\hat{g}(\ell,\theta) = \mathcal{F}^{-1}\{G(\varrho,\theta) S(\varrho) W(\varrho)\} \tag{6.46}$$

1차원 컨볼루션 이론에 의해,

$$\hat{g}(\ell,\theta) = g(\ell,\theta) * \tilde{h}(\ell) \tag{6.47}$$

여기서

$$\tilde{h}(\ell) = s(\ell) * w(\ell) \tag{6.48}$$

그러므로 필터된 역투사의 결과는 희미한 투영의 역 라돈 변환으로 해석되어진다. 희미한 투영으로 어떻게 물체의 영상이 희미해지는 가에 대해 알아보기 위해서 라돈의 컨볼루션 특성을 가져오는 것이 편리하다. 특히, 두 컨볼루션의 라돈 변환은 그것들의 라돈 변환의 컨볼루션이다.

$$\mathcal{R}\left\{f * h\right\} = \mathcal{R}\{f\} * \mathcal{R}\{h\} \tag{6.49}$$

식 (6.49)에서 왼쪽의 컨볼루션은 2차원적이고 반면에 오른쪽은 1차원적이다. 식 (6.49)와 (6.47)을 비교해 보면 확인 가능하다.

$$\mathcal{R}\{h\} = \tilde{h}(\ell) \tag{6.50}$$

그러므로 양쪽의 역라돈변환(inverse Radon transform)을 취하면,

$$h(x,y) = \mathcal{R}^{-1}\{\tilde{h}(\ell)\} \tag{6.51}$$

(6.49) 라돈 변환의 컨볼루션 특성으로부터 주어진 사물의 재구현을 추론해 낼 수 있다.

$$\hat{f}(x,y) = f(x,y) * \mathcal{R}^{-1}\{\tilde{h}(\ell)\} \tag{6.52}$$

그러므로 재구현된 평가 $f(x, y)$는 흐려진 경우이고, $\hat{f}(x, y)$와 시스템의 해상도는 포인트스프레드함수(PSF)가 특징이다. PSF $h(x, y)$을 발견하기 위해 투영 슬라이스 이론(6.18)을 사용한다. $\tilde{h}(\ell)$ 의 푸리에 변환이다

$$\tilde{H}(\varrho) = S(\varrho)W(\varrho) \tag{6.53}$$

θ에 독립적이다. 따라서 $h(x, y)$의 2차원 푸리에 변환은 원형 대칭이며 아래와 같이 주어진다.

$$\mathrm{H}(q) = S(q)W(q) \tag{6.54}$$

PSF 또한 원형 대칭이고 inverse Hankel transform에 의해 주어진다.

$$\mathrm{h}(r) = \mathcal{H}^{-1}\{S(\varrho)W(\varrho)\} \tag{6.55}$$

최종적으로, 재구현된 영상은 아래와 같이 주어진다.

$$\hat{f}(x,y) = f(x,y) * \mathrm{h}(r) \tag{6.56}$$

여기서 $r = \sqrt{x^2+y^2}$. PSF는 원형적 대칭이고 주어진 검출기 너비의 FWHM에 의해 특징화 되며, $S(\varrho)$와 램프필터 윈도우 함수 $W(\varrho)$을 결정한다.

예제 6.5

CT 시스템이 너비 d와 최고 주파수가 $\varrho_0 \gg 1/d$인 직사각형 윈도우 함수(rectangular window Function)를 가지는 직사각형 검출기를 사용한다고 가정하자.

문제 이 CT 시스템에서 PSF는 대략 얼마인가?

해답 너비 d를 가진 직사각형의 검출기는 자극반응함수(impulse response function)의 기본적인 투영을 흐리게 한다.

$$s(\ell) = \mathrm{rect}\left(\frac{\ell}{d}\right)$$

주파수 영역에서는 필터에 의해서 표현된다.

$$S(\varrho) = d\,\mathrm{sinc}(d\varrho)$$

램프 필터 윈도우 함수는 아래와 같이 쓰여진다.

$$W(\varrho) = \text{rect}\left(\frac{\varrho}{2\varrho_0}\right)$$

I/d의 주파수에서 $S(\varrho)$의 첫 번째 0가 나타난다. 검출기에 의한 주파수 차단은 램프 필터 보다 훨씬 작으며 램프 필터 윈도우 함수는 무시 할 수 있다. 그러므로 (원형적 대칭) 2차원 변환 함수는 대략적으로 아래와 같이 주어진다.

$$\text{H}(q) \approx d\ \text{sinc}(dq)$$

$$\mathcal{H}\{\text{sinc}(r)\} = \frac{2\ \text{rect}(q)}{\pi\sqrt{1-4q^2}}$$

정방향과 역방향 Hankel 변환이 비슷하다는 사실을 이용하여,

$$\mathcal{H}\{\text{f}(ar)\} = \frac{1}{a^2}\text{F}(q/a)$$

아래와 같은 대략적인 자극 반응을 도출해 낼 수 있다.

$$\begin{aligned}\text{h}(r) &= \mathcal{H}^{-1}\{d\ \text{sinc}(d\varrho)\} \\ &= d\frac{1}{d^2}\frac{2\ \text{rect}(r/d)}{\pi\sqrt{1-4(r/d)^2}} \\ &= \frac{2\ \text{rect}(r/d)}{\pi\sqrt{d^2-4r^2}}\end{aligned}$$

6.4.2 잡음

측정 통계(Measurement Statistics) CT 검출기는 환자로부터 손실된 X선 펄스의 강도를 측정한다. 본래의 노이즈는 X선의 기본 푸아송으로부터 측정된다. 게다가, 신체에 의한 감약과 제한된 디텍터 효율은 측정되는 광자의 수를 줄이며 더욱이 잡음도 증가시킨다.[2] 이번 절에서 CT 영상의 잡음에 대해 유용하게 사용할 수 있는 식을 공부할 것이다. 첫 번째 접근은 CT 시스템은 스캐너에서 작동하기 효율적인 에너지대의 단일에너지라 가정한다. 이런 경우에는 스캐너의 통계적인 방식은 $N_d = I_d/\bar{E}$와 같이 흡수된 광자의 계수에 주어진

2) 'X-ray 빔은 확률적 방식과 X-ray 속 푸아송의 확률변수의 넘버로 자발적으로 발생한다. 신체감쇠와 검출기 효율 생산을 확률적으로 삭제한(통계용어) X-ray와 X-ray 안의 검출 빔의 푸아송 확률변수에 따른 넘버 등으로.

디텍터의 I_d에서 흡수된 강도를 변환함으로써 접근 가능하다. *i*th 검출기와 *j*th 각을 위한 기본적인 CT 측정을 표시한다.

$$g_{ij} = -\ln\left(\frac{N_{ij}}{N_0}\right) \tag{6.57}$$

여기서 N_0는 발생된 광자수이고 N_{ij}는 검출된 광자의수 이다. 공교롭게도, 광자의 흡수는 통계적인 방법이기 때문에 반복되는 똑같은 실험으로도 다른 측정값이 나타나기도 한다.

실제로, N_{ij}는 평균의 푸아송 랜덤 변수이다.

$$\overline{N}_{ij} = N_0 \exp\left(-\int_{L_{ij}} \mu(s)\, ds\right) \tag{6.58}$$

N_{ij}는 소스에서 *j*th 투영 각의 검출기 I로 부터의 ray-path 이다. 방정식 (6.58)은 (6.1)에서 소개되었던 선형적분의 또 다른 방법이다.

평균이 발생광자의 수와 소스와 검출기의 ray-path 사이의 선감쇠계수의 선형적분에 의존한다는 것을 알 수 있다. 실제로, 이 평균은 바람직한 측정법이다. 기본적인 측정 $\overline{g}_{ij}$은 랜덤변수 N_{ij}의 변환이다. 그러나 N_{ij}의 평균의 변환은 아니다. 그러므로, g_{ij}는 랜덤변수이고 N_0는 크다고 가정하면 그것의 평균은 식 (6.59)(6.60)로 주어진다.

$$\overline{g}_{ij} \approx -\ln\left(\frac{\overline{N}_{ij}}{N_0}\right) \tag{6.59}$$

$$\mathrm{var}(g_{ij}) \approx \frac{1}{\overline{N}_{ij}} \tag{6.60}$$

랜덤변수 N_{ij}는 독립적이고 그것을 따라 랜덤변수 g_{ij} 또한 독립적이라고 가정한다. 주어진 기본적 CT 측정의 2차적 특징, 이러한 특징으로 만든 영상의 2차 통계를 위한 위치를 결정한다. 이러한 2차 통계는(재구현의 질을 측정 할 수 있는) 재구현된 영상의 신호 대 잡음비를 정의할 수 있게 만든다.

영상통계(Image Statistics) 이번 단락에서는 convolution backprojection(CBP : 컨볼루션 역투사)이 사용될 때 재구현된 선감쇠계수의 분산과 평균이 전개된 식을 공부 할 것이다. 간략화를 위해, 평행 광선 구조라 가정한다. CBP 적분의 이산 근사치는 (6.26)에 이산 CBP 공식으로 나타내었다.

$$\hat{\mu}(x, y) = \frac{\pi T}{M} \sum_{j=1}^{M} \sum_{i=-N/2}^{N/2} g_{\theta_j}(iT)\, \tilde{c}\left(x\cos\theta_j + y\sin\theta_j - iT\right) \tag{6.61}$$

여기서 M은 $[0, \pi)$ 범위를 넘어서는 영상의 수를 말하고 $N+1$(odd)는 (ray-path/

projection)의 수를 말하며 T는 검출기 사이의 물리적인 간격, 그리고 $g_{ij} = g_{\theta j}(iT)$이다. $\tilde{c}(\cdot)$는 실제적인 근사치의 램프필터이다. 그러므로 재구현된 영상의 평균은(6.62)이다.

$$\text{mean}[\hat{\mu}(x,y)] = \frac{\pi T}{M} \sum_{j=1}^{M} \sum_{i=-N/2}^{N/2} \bar{g}_{ij}\, \tilde{c}\left(x\cos\theta_j + y\sin\theta_j - iT\right) \tag{6.62}$$

N_0, M 그리고 N은 만족 할 만큼 크다. 그러므로 CBP는 측정의 정도가 증가함에 따라 정확한 재구현 영상의 평균에 가까워진다. g_{ij}은 랜덤변수에 독립적이라고 예상되기 때문에 (6.63)에 주어진 합계의 변수는 변수의 합과 같다.

$$\sigma^2(x,y) = \text{var}[\hat{\mu}(x,y)] \tag{6.63}$$

$$= \frac{\pi^2 T^2}{M^2} \sum_{j=1}^{M} \sum_{i=-N/2}^{N/2} \text{var}[g_{ij}] \left[c\left(x\cos\theta_j + y\sin\theta_j - iT\right)\right]^2 \tag{6.64}$$

$$= \frac{\pi^2 T^2}{M^2} \sum_{j=1}^{M} \sum_{i=-N/2}^{N/2} \frac{1}{\overline{N}_{ij}} \left[c\left(x\cos\theta_j + y\sin\theta_j - iT\right)\right]^2 \tag{6.65}$$

앞으로 나아가기 위해 더 과감히 접근할 것이다.

$$\sigma^2(x,y) = \sigma_\mu^2 = \frac{\pi^2 T^2}{M^2 \overline{N}} \sum_{j=1}^{M} \sum_{i=-N/2}^{N/2} \left[c\left(x\cos\theta_j + y\sin\theta_j - iT\right)\right]^2 \tag{6.66}$$

검출된 광자의 평균은 일정하다. 명백하게 말하자면 거의 모든 물체에서 잘못된 값이다.

그러나, 이 근사치를 이용해서 약간의 중요한 관계의 전개가 가능해진다. 그렇지 않으면 요약이 불분명해진다. 근사치 N 값은 N으로 사용한다. N과 M을 크게 하기 위해 근사치를 만든다. 마지막 등식은 Parseval' s 이론에 따른다. 직사각형 윈도우의 대역폭 ϱ_0는 램프 필터에 적용한다. 직사각형 윈도우 램프필터와 근사값 $\overline{N}_{ij} = N$, 재구현 영상의 분산은 주어진 값과 (x, y)에 독립적이다. 결과에 따른 영상의 노이즈 분산에 관한 식을 판단한다.

직사각형 윈도우의 대역폭이 증가한다면, 이미지의 분산 또한 증가한다. 사용자의 직관에 따라 노이즈가 높은 주파수 성분을 가지질 때, 이미지 대역폭은 높은 주파수에서 감소하는 경향이 있다. 윈도우 함수로 만들어진 핵의학 영상의 적용 측면에서 보면 노이즈의 분산과 영상 선예도의 감소 간의 최적의 균형을 맞추는 것이 매우 중요한 것을 알 수 있다. 검출기 간의 간격인 T가 감소하면, 분산도 감소하게 된다. 그러나 이를 위해 각각 검출기들의 크기를 부득이하게 감소시키거나 효율을 감소시키면, 줄어든 간격이 낮은 N에 의하여 오프셋 되는 것을 유의하여야 한다. N이 증가한다면 분산은 감소한다. 일반적으로, 여기서 N_0는 증가한다. 발생된 X-ray 에너지가 증가함에 따라 N 또한 증가할 수 있고, X-ray 흡수량이 낮아진다. 그러나 SNR을 설명하는 절에서 보면 이러한 방법은 대조도가 소실됨을 알 수 있다. 만약 M이 증가한다면, 분산은 감소한다. 따라서 더 기울일수록 좋아진다.

각도에 따른 시간이 일정하다고 가정한다. — 일정한 총 스캔 시간을 의미하는 것은 아니다. 일정한 총 스캔 시간을 위해 증가시킨 M은 향상된 각샘플링(angular sampling)으로부터 얻어진 이득을 제공할 수 있다. N/T는 검출기 어레이에 따른 단위 거리당 광자의 평균수를 나타낸다. fan-beam 구조에서 N_0의 증가에 의해 이 비율은 증가하고 이미지 분산은 감소한다.

영상의 신호 대 잡음비(Image SNR) 선감약계수를 측정할 때 이미지 분산은 매우 중요한 개념이다. 그러나 방사선학에서는 조직 간의 대조도 또한 고려하여야 한다. 이는 물체의 시각적 영향이나 의학 영상에서 구조의 경계 때문이다. 그러므로 SNR의 유용한 정의는 대조도와 노이즈를 포함해야만 한다. SNR을 이와 같이 정의한다.

$$\mathrm{SNR} = \frac{C\overline{\mu}}{\sigma_\mu} \tag{6.73}$$

C는 $\overline{\mu}$로부터 $\overline{\mu}$ 내의 절편 변화이고, σ_μ는 평균 선감약계수를 의미한다. 그리고 O는 측정의 표준편차이다. 따라서 식 (6.73)은 식 (3.69)에서 언급된 미분 SNR의 CT 버전이다. 식 (6.72)와 (6.73)을 결합한다.

$$\mathrm{SNR} = \frac{C\overline{\mu}}{\pi}\varrho_0^{-3/2}\sqrt{\frac{3}{2}(\overline{N}/T)M} \tag{6.74}$$

좋은 CT 스캐너의 설계에서, $k \approx 1$일때 $\varrho_0 \approx k/d$로 설정하고, d는 검출기의 폭이다.

$$\mathrm{SNR} \approx 0.4kC\overline{\mu}d^{3/2}\sqrt{(\overline{N}/T)M} \tag{6.75}$$

만약 $d = T$(3G 스캐너)라면

$$\mathrm{SNR} \approx 0.4kC\overline{\mu}d\sqrt{\overline{N}M} \tag{6.76}$$

fan-beam의 경우

$\overline{N}_f$: 평균광자수/팬-빔: fan_beam의 광자계수를 의미한다.

D: 검출기의 수

L: 검출기 배열의 길이

그 결과 식 $\overline{N} = \overline{N}_f/D$와 $d = L/D$가 만들어진다.

$$\mathrm{SNR} \approx 0.4kC\overline{\mu}LD^{-3/2}\sqrt{\overline{N}_f M} \tag{6.77}$$

그러므로 팬빔의 경우 검출기의 수가 증가하는 상태에서 실제적으로 더 낮은 SNR을 갖는다. 그 이유는 램프필터를 가진 투영의 컨볼루션은 검출기 사이의 잡음을 결합한다. 검출기의 수가 증가할수록 이러한 면적이 증가한다. 왜 검출기의 수를 세 개 또는 한 개로 줄일 수 없는가? 비록 훌륭한 SNR을 제공하는 시스템일지라도 해상도가 열악할 수 있다는 것을 6.4.1을 통해 알 수 있다.

예제 6.6

fan-beam CT 시스템에서 하나의 소스와 검출기를 D, 각도는 M, 재구성된 영상 J라 할 때, $D = M = J = 256$이라고 생각하자. 각 검출기의 넓이 $d = 0.25$ cm와 $\varrho_0 = 1/d$로 절단한 직사각형 창의 램프필터(ramp filter)를 사용하였다고 가정하자. 스캐너는 물에서($\mu = 0.15\ \text{cm}^{-1}$) 영상이 좋지 않고 대조도 $C = 0.005$를 가진다.

문제 우리는 적어도 20 dB 정도인 영상의 SNR(Signal-to-noise ratio)을 요구한다. SNR 제한 값 내에서의 검출기에서 투영도 당 광자의 최소값은 얼마인가?

해답 $\text{SNR(dB)} = 20 \log_{10} \text{SNR}$로부터,

$$\text{SNR} = 10^{20\text{dB}/20} = 10$$

$\text{SNR} = C\overline{\mu}/\sigma_\mu = 10$ 이므로,

$$\sigma_\mu = \frac{0.005}{10} \times 0.15\ \text{cm}^{-1} = 7.5 \times 10^{-5}\ \text{cm}^{-1}$$

따라서,

$$\sigma_\mu^2 = 5.625 \times 10^{-9}\ \text{cm}^{-2} = \frac{2\pi^2}{3} \frac{\varrho_0^3 T}{M\overline{N}}$$

투영도당 광자수는

$$P_p = \overline{N}D = \frac{2\pi^2}{3} \frac{\varrho_0^3 T}{M\sigma_\mu^2} D$$

$\varrho_0 = 1/\text{d}$, $T = d = 0.25$ cm, $D = M$으로부터,

$$P_p = \frac{2\pi^2}{3} \frac{1}{0.25^2} \frac{1}{\sigma_\mu^2} = 1.87 \times 10^{10}\ \text{최소값}$$

6.4.3 아티팩트

이번 절은 영상에서 나타나는 아티팩트에 대해 알아보고 간단하게 설명한다. 이것들 중에 몇몇은 그림 3.12에서 설명하고 있다.

엘리어싱 만약 언더샘플링(undersampling)됐을 경우 그 투영들은 엘리어싱(aliasing)되었을 것이다

그 투영의 효과는 2.8절에서 논의된 것처럼 더 높은 주파수 정보는 낮은 주파수의 아티팩트(artifact)로 나타날 수 있을 것이다. 이 아티팩트가 재구성의 과정을 통하여 계속해서 나타나면(CBP 와 푸리에 법) 영상에서도 아티팩트가 나타날 것이다. 아티팩트 중에 가장 확연하게 보이는 것은 영상 범에 내의 작은 밝기의 물체로부터 발산됨으로써 보이는 선 아티팩트이다. 투영이 충분하지 못한 경우 엘리어싱이 발생한다. 이 아티팩트 또한 재구성된 영상안에서 나타난다. 종종 곡선의 작은 반지름이 가지는 위치에서 물체의 경계선(CBP 선)이 퍼진다. 물체와 FOV 내의 가장자리의 정확한 위치에 따라 이러한 선들은 밝거나 검게 나타날 수 있다. 엘리어싱은 충분히 높은 선의 샘플링으로 보이는 물체는 영역이 제한되거나 또는 저역통과필터로 하여 제거될 것이다. 이러한 두 가지 목적은 현재 임상 스캐너에의 몇 가지 단계를 통해 달성가능하다. 높은 샘플링 비율은 팬빔이 제공하는 다수의 검출기와 다수의 각 샘플링에 의해 달성된다. 결국, 검출기의 수는 물리적 크기, 효율성, 그리고 작은 검출기들이 받는 적은 양자와 더 높은 측정의 수에 의해 제한된다. 각 수는 저장수용시간과 조사량으로 하여 제한된다.(스캔과 재구성 둘 다) (각각의 투영아티팩트) 저역통과필터링은 boxcar filter와 같은 역할을 하는 각각의 검출기의 물리적 간극에 의해 얻어진다. 각도 내에서의 저역통과필터링은 효율적이지 않다.

아티팩트가 생기는 또 다른 가능 원인은 역투사의 합계 과정에 있다. 평면 내에 (x_i, y_i)점이 제한되게 설정하기 위해서는 필터된 투영값을 공급해야 한다. 결정적인 문제는 어떻게 많은 픽셀이 FOV 이상 사용될 것인가 그리고 보간법은 어떠한 방법을 사용할 것인가이다.

아주 소수의 경우에는 교정된 영상이 엘리어싱된 경우가 만들어진다. 실제적으로 존재하지는 않지만 형태가 있는 것처럼 물결무늬 형태로 나타난다. 조잡한 영상들처럼 투영들은 역투사전에 저역통과필터링을 할 것이다. CT 시스템의 설계의 일반적인 경험적 방법은 검출기의 수가 대략적으로 투영의 수와 동일해야 하고 재구성된 영상의 측면의 점의 수와도 거의 동일해야 한다.

대표적인 3G 시스템은 700개의 검출기, 1000개의 투영을 획득하고 512 × 512 영상으로 재구성되어진다.

빔 경화 빔 경화(beam hardening)는 5.2.2에서 언급된 것처럼 X-ray의 선택적인 에너지 감쇠가 원인이 된다. 그리고 몸을 통해 퍼지는 동안 X-ray 스펙트럼의 평균 에너지가 증가하는 현상을 보인다. 그림 4.8에서 보여지는 것처럼 인체 내에서 선감약계수(linear attenuation coefficient)는 E가 증가하면 감소한다. 결과적으로, 모든 CT X-ray 소스는 에너지 스펙트럼을 가지기 때문에 낮은 에너지 광자들은 우선적으로 흡수되고 전달된 빔은 높은 에너지 광자들이 많아진다. 효율적인 에너지의 개념은 다에너지(polyenergetic) 소스 사용에 있다는 것을 6.2절에서 결론 내릴 수 있다. 그러나 이 개념은 그 방출 스팩트럼(exit spectrum)이 흡수 스팩트럼(entering spectrum)과 동일하다는 것을 가정한다. 이것이 사실이 아닐 때 표준 재구성 방법이 사용되고, interpetrous lucency artifact가 나타날 것이다(뼈에서 종종 발생하기 때문에 "interpecrous"이라 불린다). 이 아티팩트들은 특히 머리를 스캔 할 때 뇌의 실질 세포 주위의 halo-effect와 같은 현상이 나타난다(뼈의 외부의 고리 때문에). 선 아티팩트로 인해 몸의 각 부분에서 특히 뼈의 끝단과 몸 안에 금속 조각이 (파편, 수술용 클립, 나사 등) 발견 될지도 모른다. 전처리된 투영 자료, 후처리된 영상 그리고 이중에너지 영상을 포함하는 아티팩트 제거 보상법이 존재한다. 일반적으로, 방사선사는 간단하게 얻어내려는 것과 그 영상에 따라 해석하는 것을 알아 낼 수 있을 것이다.

다른 동작음(Other Artifacts) CT 영상의 아티팩트에서 세가지 원인은 중요한 요소이다 : (1) 전자적 또는 시스템 흐름 , (2) X-ray 산란, 그리고 (3) 움직임

특정 그룹의 전자적 또는 시스템적 아티팩트는 교정되지 않았거나 이득의 변화에 의하여 생긴다. 검출기가 완전히 실패함으로써 가장 드라마틱한 효과가 생긴다. 3G 스캐너에서 상황에서는 종종 검출기의 제로 광자가 검출되고 모든 각 위치(angular position)에서 100% 감쇠가 일어난다. 결과적으로 재구성은 반지름이 검출기의 어레이 중심으로부터 검출되는 위치가 같은 링 아티팩트를 포함한다. X-ray 산란은 일반적으로 각 투영의 convolutional blurring 현상을 야기시킨다. 흐려진 투영은 흐려진 영상을 만들어 낸다.[3)]

광선을 평행하게 하거나 선택적인 에너지의 검출로 산랑의 방지는 가능하나 효율이 떨어지는 단점이 있다. 디컨볼루션(deconvolution)에 의해 산란의 보상 또한 가능하나 투영의 노이즈를 더욱 증가시키는 경향을 보인다. 산량의 양을 측정하는 데 사용하는 방법 중 하나는 off-plane 검출기이다. 마지막으로, 움직임은 어려운 문제이다.

완벽한 스캔은 1초~10초의(일반적으로) 시간을 가진다. 심장은 스캔하는 동안 큰 움직임을 가진다. 긴 스캔동안 환자가 호흡을 유지할 수 없게 되면 문제가 생긴다.

데이터는 심장의 순환과 호흡의 순환 동안 획득할 수 있다. 연속적인 주기의 데이터의 획득을 종합하여 동시에 얻어진 것처럼 간주할 수 있다. 이러한 방법들은 임상적인 상황에서 필요하다고 판단되어질 때 몇몇의 기계들에 의해 사용되어진다.

---

3) aliasing 문제가 된다면 low-pass 필터링한 영상이 아마 바람직한 특성을 가진 것이다.

6.5 요약 및 핵심 개념

CT는 기울어진 구조물의 중첩과 횡단면 영상 슬라이스에서 직접 포커싱되는 것에 의해 야기되는 투영방사선사진법의 대조도 소실에 따른 문제점을 해결해야 한다

이 방법은 공간 해상능의 손실로 대조도를 향상시킨다. 그러나 의학영상의 도처에서 사용되는 CT에 대조도 이득은 매우 중요한 요소이기 때문에 이러한 방법을 사용한다.

이 장에서 이해해야 하는 주요 개념들을 다음과 같이 나타내었다.

1. 단층 사진은 신체를 통과하는(신체를 지나는) 횡단면 또는 슬라이스 영상이다.
2. X-ray CT는 선감약계수의 분포 단층사진을 만들며, 이것은 Houns field 단위로 표현된다.
3. CT 스캔 설계의 일반적인 7가지 방식은 X-ray source와 검출기 사이의 관계 그리고 검출기의 크기(정도, 한계)와 작동에 관련되어 있다(그리고 환자의 침대).
4. 투사 방사선사진술에 사용되는 기본적인 영상 방정식은 동일하여야 한다. 투영의 전체적인 조화가 횡단면 영상의 재구성에 사용된다는 것이 차이점이다.
5. 가장 일반적인 재구성 알고리즘은 투영 슬라이스 원리로부터 발생하는 필터된 역투사이다.
6. 실제로, 재구성 알고리즘은(parallel-beam, fan-beam, helical-scan, 또는 cone-beam같은) 스캐너의 구조적인 면을 고려해야 한다.
7. 투사 방사선사진술에서처럼, 잡음 한계는 영상의 잡음에 대한 신호의 비율이다.
8. 그 밖에 아티팩트들은 엘리어싱과 beam hardening을 포함하고 투영 방사선 사진술에서처럼 컴프턴 산란 광자를 포함한다.

▣ 참고문헌

- Kak, A. C., and Slaney, M. *Principles of Computerized Tomographic Imaging*. New York: IEEE Press, 1988.
- Macovski, A. "Physical Problems of Computerized Tomography." *Proceedings of the IEEE* 71, 1983: 373-78.
- Macovski, A. *Medical Imaging Systems*. Englewood Cliffs, NJ: Prentice Hall, 1983.
- Wolbarst, A. B. *Physics of Radiology*. Norwalk, CT: Appleton and Lange, 1993.

▣ 연습문제

기기장치

6.1 CT 실험 측정 두 가지의 Hounsfield 수 : 물 $h_m^W = 10$와 공기 $h_m^A = -1100$

(a) a와 b 값을 찾아라.

$$ah_m^W + b = h^W$$
$$ah_m^A + b = h^A\,.$$

(b) 각각의 물과 공기에 대한 올바른 CT를 수 h^W와 h^A가 있는가?

(c) 이 교정실험에 대한 a와 b의 값은 무엇인가?

6.2 6G CT 스캐너로 2 cm/s 스피드의 움직임을 가진 환자 차트를 가지고 있다고 가정하자. x-ray 소스 검출기 장치 4π/s의 속도로 회전한다. 또한 이것은 1 ms 투사된 영상의 측정에 대한 것을 가정한다.

(a) 나선형의 피치값은 무엇인가?

(b) 각도가 2 π 이상의 시스템 측정에 얼마나 많은 투사된 선량이 조사되었는가?

(c) 60 cm torso 스캔에서 얼마나 긴 선량을 조사할 수 있는가?

라돈 변환

6.3 라돈변환이 선형 작용표임을 보여라.

6.4 $f(x - x_0, y - y_0)$의 라돈 변환는 $g(\ell - x_0 \cos\theta - y_0 \sin\theta, \theta)$임을 보여라.

6.5 $f(x, y) = \exp(-x^2 - y^2)$의 2-D 라돈 변환 $g(\ell, \theta)$를 찾아라(힌트 : 간략화 된 자신의 통합에 대한 $f(x, y)$의 회전 대칭을 사용하라).

6.6 $h_\theta\theta$가 정수가 아닌 경우 외에 함수 $h_\ell(\ell)h_\theta(\theta)$은 2-D라돈 변환 $g(\ell, \theta)$를 대변하지 않는다는 것을 보여라.

6.7 (a) 2-D 함수 $f(x, y) = \cos 2\pi f_0 x$의 2-D 라돈 변환을 찾아라.

(b) (a) $f(x, y) = \cos 2\pi ax + \cos 2\pi by$와 $f(x, y) = \cos 2\pi(ax + by)$를 반복하라.

6.8 처음 발생되어진 CT 스캐너는 사각형 형태의 개체 이미지로 사용되어졌다(즉, 한 변의 길이 = 1). 물체는 공기에 의해 둘러싸여 있다. 그리고 μ_0의 선형감쇠계수 함수를 가지고 있다. coordinate system은 개체의 중심에 설치하고, x-과 y-축은 물체의 옆면과 유사하다.

(a) 선형 감약 함수 $\mu(x, y)$에 대한 수학적인 표현으로 써라(힌트: rect 함수를 이용하라).

(b) $\mu(x, y)$의 푸리에 변환은 무엇인가?

(c) $g(\ell, \theta)$는 X선 강도와 $\mu(x, y)$를 사용하여 계산하고 투영 사이의 수학적 관계를 써라.

(d) projection slice theorem을 사용하여 $G(\varrho, \theta)$를 찾아라.

(e) $g(\ell, \theta)$에 대해 나타난 $G(\varrho, \theta)$의 푸리에 변환의 역의 값을 구하라.

(f) $g(\ell, 30°)$(축을 포함)와 배면에 영사된 이미지 $b_{30°}(x, y)$를 그려라.

6.9 라돈 변환의 합성을 증명하라.

$$\mathcal{R}\{f * h\} = \mathcal{R}\{f\} * \mathcal{R}\{h\}.$$

CT복원

6.10 "unit square function"은 다음의 식에 의해 주어진다.

$$s(x, y) = \begin{cases} 1 & -1 \le x \le 1, -1 \le y \le 1 \\ 0 & \text{otherwise} \end{cases}$$

$g_s(\ell, \theta)$는 $s(x, y)$의 2-D 라돈 변환이 된다.

(a) $g_s(\ell, \theta + \pi/2) = g_s(\ell, \theta)$를 보여라.

(b) $g_s(\ell, -\theta) = g_s(\ell, \theta)$를 보여라.

(c) $-\infty < \ell < +\infty$, $0 \le \theta < 4/\pi$의 범위 안에서 $g_s(\ell, \theta)$의 값을 주고, $g_s(\ell, \theta)$, $-\infty < \ell < +\infty$, $0 \le \theta < \pi$에 대해 서술하라.

(d) $\theta = 0$, $\theta = \pi/8$와 $\theta = \pi/4$에서 $g_s(\ell, -\theta)$를 그려라.

(e) $g_s(\ell, \theta)$, $0 \le \theta < \pi/4$에 대해 밝혀라.

6.11 밀집된 물체는 다음과 같이 정의된다.

$$m = \int_{-\infty}^{\infty} \int_{-\infty}^{\infty} f(x, y)\, dx\, dy,$$

그리고 이것의 밀집된 중심은 $c = (c_x, c_y)$와 같이 정의된다.

$$c_x = \frac{1}{m} \int_{-\infty}^{\infty} \int_{-\infty}^{\infty} x f(x, y)\, dx\, dy,$$

$$c_y = \frac{1}{m} \int_{-\infty}^{\infty} \int_{-\infty}^{\infty} y f(x, y)\, dx\, dy.$$

밀집된 투영도는 다음과 같이 정의된다.

$$m_p(\theta) = \int_{-\infty}^{\infty} g(\ell, \theta)\, d\ell,$$

그리고 밀집된 중심은 다음에 의해 주어진다.

$$c_p(\theta) = \frac{1}{m_p(\theta)} \int_{-\infty}^{\infty} \ell g(\ell, \theta)\, d\ell.$$

(a) $m_p(\theta) = m$를 보여라.

(b) $c_p(\theta) = c_x \cos\theta + c_y \sin\theta$를 보여라.

(c) 삼각함수를 다음과 같이 정의하여라.

$$f(x, y) = \begin{cases} 1 & 0 \le y \le 1 - |x| \\ 0 & \text{otherwise} \end{cases} .$$

삼각함수에 대한 $m_p\left(\frac{\pi}{4}\right)$와 $c_p\left(\frac{\pi}{4}\right)$를 찾아라.

6.12 $(x, y)=$ (2, 0)와 (2, 2)에 위치한 작은 금속 알갱이로 구성된 물체 (0, −2)와 (0, 0) 사이에 직선으로 있는 와이어 부분을 고려하라.

(a) 물체를 그려라. 평행선 안에 각자의 옆에 위치에서 추정된 N 광자들은 움직인다. 단순화 하기 위해, 각각의 금속 개체의 각도는 그것을 바탕으로 주입된 1/2 광자를 중지한다고 가정하자.

(b) $\theta = 0°$와 $\theta = 90°$에 대한 ℓ의 함수로 보일 수 있는 광자의 수를 그려라.

(c) $\theta = 0°$와 $\theta = 90°$에서 볼 수 있는 것을 그려라.

(d) $\theta = 0°$에서 얻을 수 있는 배면에 영사된 이미지를 스케치하라(필터링 없이).

6.13 그림 P6.1에 있는 개체를 고려하라. 그것은 중심 등변 삼각형이고, 각 측면은 한쪽이 x축으로 된 길이이다. 이것은 지속적인 선형 감쇠계수 μ에 있고 1G CT 표준시 스캐너에 있는 개체를 가정하자. $\mu = 1$과 $a = 6$임을 가정하자.

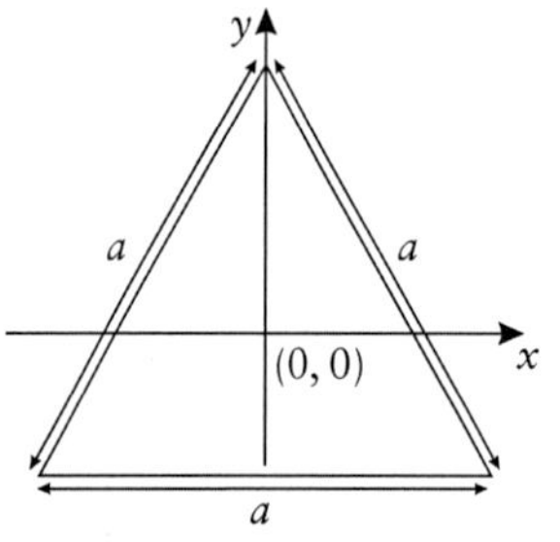

그림 P6.1 문제 6.13

(a) 투영된 $g(\ell, 60°)$에 대한 공식을 계산하고 그려라.

(b) $b_{60°}(0, a/4)$와 계산되었던 것보다 위인 $g(\ell, 60°)$에 대한 값은 무엇인가?

(c) $F(\varrho \cos 60°,\ \varrho \sin 60°)$를 찾아라.

6.14 여과된 배면 영사한 이미지 안에서 "rho-filter"에 대한 $\tilde{c}(\ell)$의 근사치를 찾고, 다음에 의해 주어진 폭 ϱ_0의 삼각 창문으로 $|\varrho|$를 곱한 것을 결정하라.

$$W(\varrho) = \begin{cases} 1 - \dfrac{|\varrho|}{\varrho_0} & |\varrho| \le \varrho_0 \\ 0 & \text{otherwise} \end{cases} .$$

(a) 필터 $\tilde{c}(\ell)$의 근사치에 대한 값을 구하라.

(b) $\varrho_0 \to \infty$를 설명하라.

6.15 다음을 보여라.

$$\int_0^{2\pi} \int_0^{\infty} \varrho G_\theta(\varrho) e^{j2\pi\varrho\omega\cdot x}\, d\varrho\, d\theta = \int_0^{\pi} \int_{-\infty}^{\infty} |\varrho| G_\theta(\varrho) e^{j2\pi\varrho\omega\cdot x}\, d\varrho\, d\theta$$

6.16 다음의 문제에서 우리가 다음에 의해 주어진 배면 영사된 이미지에서 "잘못됨"을 밝혀라.

$$f_b(x, y) = \int_0^{\pi} g(x\cos\theta + y\sin\theta, \theta)\, d\theta\,,$$

그리고 다음을 알맞게 고쳐라.

(a) 2-D 델타 함수 $\delta(x, y)$의 2-D라돈 변환은 $\delta(\ell)$임을 보여라.

(b) $\delta(x, y)$의 배면 영사한 이미지가 $\dfrac{1}{\sqrt{x^2 + y^2}}$임을 보여라(힌트: 극좌표 (r, ϕ)에서 (x, y)를 써라; 작은 θ에 대한 $\sin\theta \approx \theta$인 사실을 이용하라; $\delta(a\ell) = \delta(\ell)/|a|$인 사실을 이용하라).

(c) $\delta(x - x_0, y - y_0) = \delta(\ell)/|a|$의 배면 영상 이미지는 $1/\sqrt{(x - x_0)^2 + (y - y_0)^2}$임을 보여라. 즉, 배면 영사된 이미지 작동은 변함없다.

(d) $f_b(x, y) = f(x, y) * (1/\sqrt{x^2 + y^2})$를 보여라.

(e) 이것은 원칙적으로 $f_b(x, y)$에서 $f(x, y)$를 복구할 수 있는 방법에 대해 설명한다. 당신의 접근방식과 예견할 수 있는 문제를 설명하라.

6.17 각각의 측정된 영사 $g(\ell, \theta)$ (l의 함수에 대한 관점)와 함께 배면 영사된 이미지 $b_\theta(x, y)$는 발생되어질 수 있다.

(a) $b_\theta(x, y)$에 대한 공식을 써라. 우리는 단 하나의 영사를 알고 있다: $g(\ell, 30^o) = e^{-|\ell|}$

(b) $b_{30^\circ}(1, 2)$의 값은 무엇인가?

(c) $b_{45^\circ}(1, 2)$을 밝힐 수 있는가? 만약 그렇다면, 무엇인가? 만약 그렇지 않다면, 왜 그런가?

(d) $b_{210^\circ}(1, 2)$을 밝힐 수 있는가? 만약 그렇다면, 무엇인가? 만약 그렇지 않다면, 왜 그런가?

(e) $b_{30^\circ}(1, 2)$를 그려라. $g(\ell, \theta)$는 다음과 같은 값이 알려진 샘플이다 : $g(nT, \theta)$, $-\infty < n < \infty$.

(f) 샘플로 된 영사 $g(n, 30^\circ)$로부터 $b_{30^\circ}(1, 2)$를 밝힐 수 있는가? (즉, $T = 1$) 만약 그렇다면 그것은 무엇인가? 만약 그렇지 않다면 왜 그렇지 않은지, 근사값을 제시

하여 설명하라.

(g) 샘플로 된 영사 $g(n, 30°)$로부터 $b_{30°}(1, 2)$를 밝힐 수 있는가? 만약 그렇다면, 그것은 무엇인가? 만약 그렇지 않다면 왜 그렇지 않은지, 근사값을 제시하여 설명하라.

6.18 램프 필터 $c(\cdot)$에 의한 다음과 같은 관계가 만족할 수 있도록 증명하여라.

$$c(D' \sin \gamma) = \left(\frac{\gamma}{D' \sin \gamma} \right)^2 c(\gamma) .$$

영상의 질

6.19 컴퓨터 단층촬영 시스템에서, 각각의 투영은 실제로 극소 펜슬빔 대신 너비 W의 균일한 주사광선을 사용하여 얻을 수 있다. Convolution 후면투영이 사용될 때 함수 $f(x, y)$의 $\hat{f}(x, y)$의 추정 결과를 찾아라.

6.20 감쇠계수가 물의 그것과 5% 다른 물의 20-cm(직경) 실린더에서 가라앉힌 상처의 컴퓨터 단층촬영 복원의 신호 대 잡음 비율을 찾아라. 이 스캔된 자료는 제공된 100 투영들마다 각각 0.1 R(roentgen)이 사용되어진다. 검출기와 빛 면적은 2.0 × 2.0 mm이다. 복원 필터에 대한 적절한 가정을 만든다. $\bar{\mu} = 0.15\ \text{cm}^{-1}$일꺼라 추정되며 검출기는 서로를 서로 관련되어 있다. 또한 그것은 뢴트겐당 2.5×10^{10} photons/cm^2 추정된다.

6.21 Joe는 새로운 CT Scanner를 설계하고 있다. 하나의 소스와 D 검출기로 된 Fan-Beam으로 설계될 예정이다. 그는 M Angle과 $D = M = N$의 설계법칙에 따라 엄격히 실행되고 N by N 픽셀로 복원 이미지들을 사용할 것이다. 각 검출기 d의 너비는 D 검출기와 함께 1 meter 검출기 배열을 완전히 채우기 위하여 가능한 크게 선택되어 질 것이다. 복원 rho-filter는 대역폭 $\varrho_0 = 1/d$ 가진 사각창을 사용하여 설계되어질 것이다.

(a) Joe는 적어도 20dB의 신호대잡음비를 가지는 물($\bar{\mu} = 0.15\ \text{cm}^{-1}$)이 내장되어 있고 명암 $C = 0.005$를 가지는 상처를 요구한다. $D = M = N = 300$이라 추정된다. 제약된 신호대 잡음비를 충족시키기 위해 요구되는 검출기의 투영 당 광자가 가장 작은 수는 무엇인가?

(b) 환자는 0.125 m^{2}의 단면적을 가지는 것으로 추정된다(각 fan beam에 완전히 있다). 환자는 2.5×10^{10}의 광양자가 1 cm^2 조직을 통과할 때 1 roentgen 정도로 노출되어진다. 환자는 dose와 roentgens의 노출이 동등하다고 추정되어진다. part (a)의 신호대 잡음비 필요조건을 만족시키고 전체 횡단면 검사를 위한 총 dose량 보다 적거나 2 rad와 동등하게 유지할 수 있는 가장 큰 $D(= M = N)$는 무엇인가?

6.22 3세대 CT 스캐너의 신호대 잡음비를 최적화하기 위한 고정된 길이 L의 배열을 맞추기 위해 검출기 D의 수를 결정해야 한다.

(a) $W(\varrho)$가 대역폭 ϱ_0인 단면 사각창일 때, 정확한 rho-필터는 $\bar{c}(\ell) = \mathscr{F}^{-1}\{|\varrho|W(\varrho)\}$이다. d가 검출기의 너비일 때 $\varrho_0 = \min\{d^{-1}, \varrho_{\max}\}$이고 $\varrho_{\max}$는 상수로 고정된다. 투영 M의 수는 1.5 D로 주어진다. D의 함수로서 신호대 잡음비의 표현식을 찾아라.

(b) 에일리어싱을 피하기가 위해 $J \times J$ 픽셀의 복원된 이미지를 사용한다. $\varrho_{\max} = J/(2L)$을 선택하기 위해 결정되어진다. 또한, $1 \le D \le J$의 범위 안에 있기 위해 검출기의 수를 제한한다. 어떠한 D가 가장 좋은 신호대 잡음비를 제공하는가?

6.23 1세대 CT 스캐너에 기계적인 문제가 있다. 각각의 투영각도는 $\ell = 0$일 때 0로 측정된다. 균일한 디스크를 이미지화 시키기 위해 스캐너를 사용한다.

(a) 부비강조영상을 그려라.

(b) 복원된 이미지는 어떻게 보이는가?

(c) 만약 스캐너가 항상 $\ell = \ell_0$일 때 측정을 생략한다면 복원된 이미지는 어떻게 보이겠는가?

적용 및 고급의 주제들

6.24 $f(x, y) = \sum_{j=1}^{n} f_j\phi_j(x, y)$을 알고 있다. i번째 선적분은 $g_i = \int_{L_i} f(x, y)ds$, $i = 1, \ldots, m$ 정의되며 i번째 측정된 v_i가 잡음일 때 선적분은 $y_i = g_i + v_i$, $i = 1, \ldots, m$, 이다. 벡터 $f = [f_1 \cdots f_n]^T$, $y = [y_1 \cdots y_m]^T$, $v = [v_1 \cdots v_m]^T$를 새로이 정의한다. 행렬 표기에서 H가 $m \times n$의 행렬일 때, 측정량은 $y = Hf + v$로 주어진다.

(a) H의 (i, j)째 H_{ij}를 결정하라.

(b) 이상적인 환경에서 $v = 0$, $m = n$, H^{-1}이 존재하지 않는다. $f = H^{-1}y$는 f의 정확한 복원으로 주어진다(라돈변환은 생각지 않는다). 다음의 상황은 무엇을 의미하는지 설명하라.

1. H^{-1} exists but $v \neq 0$
2. $v = 0$ but $m < n$.
3. $v = 0$ but $m > n$.

(c) $m > n$, H의 계수가 n이다. $\hat{f}$ 표현식을 찾아라. 벡터는 $E = (y - Hf)^T(y - Hf)$으로 최소화 된다(f의 각각의 요소의 파생물과 out E를 곱하고 각각을 0로 설정하여라. 행렬표기법을 이용하여 f를 풀어라. 그리고 체계화하여라).

(d) 일반적인 시스템에서 복원된 이미지에서 픽셀을 가진다. 그리고 360 × 512 선적분 측량을 가진다. 이렇게 크기가 주어졌을 때, 복원되도록 하는 것에 주요 어려운 점에 대해 설명하라.

6.25 (a) $0 \le \theta \le \pi/4$일 때 2-D 라돈변환 $g_\theta(\ell)$를 찾아라. 사각형의 함수는

$$f(x,y) = \begin{cases} 1 & -1/2 \le x, y \le 1/2 \\ 0 & \text{elsewhere} \end{cases}$$

정의된다.

(b) $g_\theta(\ell)$를 그려라. $(0 < \theta < \pi/4)$

(c) $\int_{-\infty}^{\infty} g_\theta(\ell)\, d\ell$ 를 구하여라.

(d) $\theta = 0,\ \theta = \pi/2$ 가능할 때 두 개의 영상을 가정하자.
후면투영 $\hat{f}(x, y)$의 대략적인 합계의 표현식을 찾아라(두 개의 이미지만 주어짐). 그리고 그 결과를 그려라.

(e) 일반적으로, 유한한 수의 투영만 주어졌을 때 $f(x, y)$의 완벽하게 복원이 가능한가? 설명하라.

6.26 1세대 CT 스캐너는 그림 P6.2의 보여진 개체를 비추기 위해 사용된다. $E > 100$ keV라 가정하면

$$\mu_1(E) = 1.0 \exp -E[\text{keV}]/100[\text{keV}]\,\text{cm}^{-1} \ \text{그리고}$$

$$\mu_2(E) = 2.0 \exp -E[\text{keV}]/100[\text{keV}]\,\text{cm}^{-1}$$

각각의 입사 광자 분사는 다색이지만 오직 두 광자만 에너지를 가진다. $E > 100$ keV일 때 10^6 광자가 있으며 140 keV일 때 0.5×10^6의 광자가 존재한다.

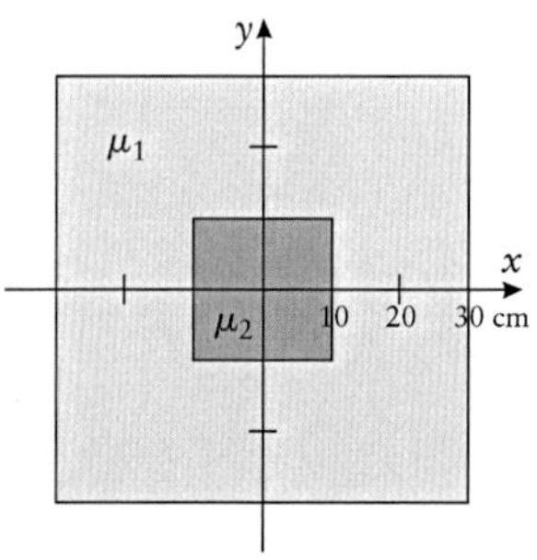

그림 P6.2 문제 6.26

(a) X선 방사의 입사강도를 계산하여라.

(b) 이 부분에 있는 검출기의 크기를 무시하고 $\theta = 0°$에서 측정된 투영에 대한 I_d의 함수로 강도를 찾아라. 그리고 그려보아라.

(c) 가운데 사각형에 주어진 측정된 투사영상 $I_d(x)$의 영역 명암을 계산하여라. 투영 $g(\ell, 0)$의 영역 명암은 얼마인가?

(d) 검출기의 너비가 1 cm라 가정하자. 측정된 투영 $I_d(x)$를 그려라. (x는 연속변량) 이 변경 사항은 영역 명암 영향을 주는가? 설명하라.

6.27 CT 시스템은 각도가 $\theta_i = \pi i/M$, $i = 0, \ldots, M-1$일 때 함수 $f(x, y)$의 M 평행광선 투영을 얻을 때 설계되어진다. 영상의 수집은 다음의 시스템으로 예측되어진다. M-projection Radon transform은

$$\mathcal{D}_M f = \{g(\ell, \theta_i) |\ i = 0, \ldots, M-1\},$$

로 정의된다. $g(\ell, \theta_i) = \iint f(x, y)\delta(x\cos\theta_i + y\sin\theta_i - \ell)\, dx\, dy$은 각도가 θ_i 영상이다.

(a) 배열검출기가 $D_4 f$를 결정하기 위한 4개의 자리를 그려라. 투영은 각각의 자리에서 획득되어지는데 그것을 기록하여라.

(b) $D_M f$가 $f(x, y)$의 $F(u, v)$ 푸리에 변환을 부분적으로 표현하고 있다는 것을 알고 있다. u에 있는 지점을 그려라 . v-plane이 범위는 $D_4 f$ 로부터 $F(u, v)$이다. 투영은 하위집합에게 증가를 주고 있는데 그것을 표시하여라.

(c) $f_2 = \cos 2\pi f_x x \cos 2\pi f_y y$, $f_x = \cos(3\pi/16)$, $f_y = \sin(3\pi/16)$일 때, $G = D_M f_1$, $G_2 = D_M(f_1 + f_2)$ 값이 주어진다면 $M = 4$일 때 $G_2 = G_1$임을 증명하여라.

(d) f_2가 주어졌을 때 $G_2 \neq G_1$를 만족하기 위한 M의 가장 작은 값을 찾아라.

(e) (c)의 결과는 그것의 M-투영 라돈 변환을 하지 않고 원본에 기능을 추가할 수 있는 것을 의미한다. 이론상으로 $D_M f$의 고스트 함수가 없는 충분히 큰 M을 만드는 것이 가능한가? 연습 때 어떤 상황이 일어났는가?

(f) 검출기 중 하나는 각각의 투영을 관찰할 때 효율적인 저주파 통과 필터를 가진 큰 검출기를 사용한다. f_2는 여전히 고스트 함수일 수 있는가? 설명하라.

6.28 그림 P6.3은 너비와 같은 크기의 3개의 사각형을 구성하는 개체이다. 좌표계 근원은 중간 사각형의 중심에 위치해 있다. 3개의 사각형에 있는 선형감수계수는 $\mu = 0.1$ cm^{-1}, $\mu = 0.2$ cm^{-1}, 그리고 $\mu = 0.3$ cm^{-1}이다. 그리고 평행광선이 사용된다.

(a) $g(\ell, 0°)$를 찾아라.

(b) $g(\ell, 90°)$를 찾아라.

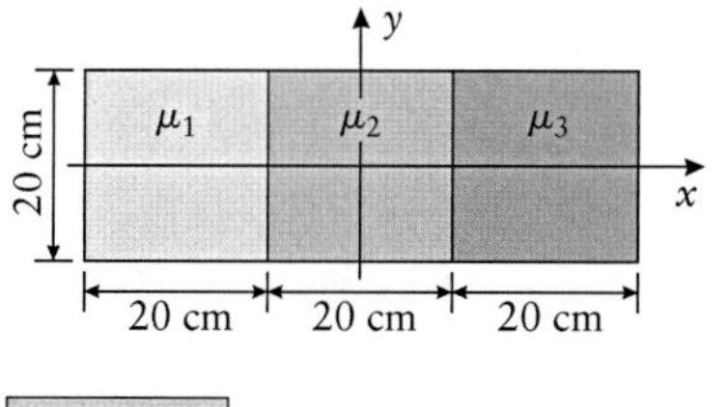

그림 P6.3 문제 6.28

(c) $g(\ell, 45°)$를 찾아라. 함수를 그리고 축에 표시하여라.

(d) $b_{45°}(x, y)$를 그려라. 그리고 $b_{45°}(1, 1)$의 값을 찾아라. 3세대 CT 스캐너를 사용하고 있다. 원천검출기의 거리는 1.5 m이다.

(e) 그림에서 보여진 전체 개체를 비춘 가능한 가장 작은 원형의 시야(FOV)는 무엇인가? FOV를 충당할 배열검출기의 가장 짧은 길이는 얼마인가?

(f) CT의 '경험법칙'을 사용할 때, 배열검출기가 256개의 요소들을 가지고 있는지 아닌지를 획득하여 질 수 있는데 그것은 많은 각도들을 결정한다. 복원된 이미지는 픽셀의 크기가 얼마이어야 하는가?(이미지는 전체 FOV를 충당한다.)

6.29 측 너비가 40 cm인 사각형 개체는 1세대 CT 스캐너 비춰지고 있다.

(a) 분광기는 어떤 종류의 소스와 검출기에 사용되어야하는가?

(b) 개체 전체를 충당하기 위한 가장 작은 원 FOV는 무엇인가?

(c) 스캐너에서 가장 작은 각도증가는 0.25°이다. 그리고 CT의 '경험법칙'을 엄격하게 지켰다. 각각의 각도에 얼마나 많은 선적분 측정해야 하나? 만약 복원된 이미지는 FOV를 충당하기에 충분히 크다면 픽셀의 크기는 얼마인가?

(d) 복원된 이미지는 잡음이 있었다. 그것은 각도 증가를 할 수 없다는 경험법칙을 위반하지 않았다. 주어진 신호대 잡음비를 두 배의 값으로 가능하겠는가? 설명하라.

(e) 개체는 0.1 cm^{-1}의 정수 선형감수계수를 가진다. $g(\ell, 45°)$를 그려라. 그리고 축에 표시하라.

(f) $b_{45°}(x, y)$를 그려라. 그리고 $b_{45°}(10, 10)$의 값을 찾아라.

6.30 CT 스캐너를 디자인하고 있다. 수식 $M = D = J$와 $\varrho_0 = 1/d$를 사용한다. 60 cm의 지름을 갖는 원형의 FOV가 필요하고, 한 변의 길이가 60 cm인 사각형의 영상을 얻을 것이다.

(a) 시스템이 1 mm로 분리된 두 선원을 구분하기 위해, 픽셀 영역의 적절한 위치와 상관없이 적어도 하나의 정사각형 픽셀이 그들 사이에 항상 놓여야 한다. 사용해야하는 검출기의 최소값은 얼마인가?

(b) 0.8 mm 폭의 한 줄로 나란히 고정된 925개의 검출기를 사용한다. 배열된 검출기의 가운데로부터 180 cm 떨어진 곳에 X선원이 놓여져 있다. 팬안에 FOV가 고정되어 있는가? 이유를 답하라. $\bar{\mu} = 0.2\ cm^{-1}$과 각 투영된 검출기에 투사되는 평균 1.5×10^{11} 광자가 있다고 가정하자.

(c) 선형감쇠계수가 0.25 cm^{-1}인 종양덩어리의 대략적인 SNR은 몇 dB인가?

6.31 슬립링 기술(X선관과 검출기가 연속적으로 360° 회전)을 가진 3세대 CT 스캐너를 사용하는 큰 재산을 가지고 있다. 하나의 검출기 채널을 가동하는 것만 제외하면 모든 것이 작동을 잘 수행한다. 다행스럽게도, 검출기 사이의 채널이 전환될 수 있어서 어떠한 검출기로부터도 데이터를 얻을 수 있지만, X선관의 각 펄스에 대해 하나의

검출기만 허용된다. 관은 밀리세컨드당 1개의 펄스 비율로 지속적으로 펄스된다. 갠트리는 초당 한 번 공전해서 회전할 수 있다. fan-beam의 기하학적 구조는 그림 P6.4에서 보여준다.

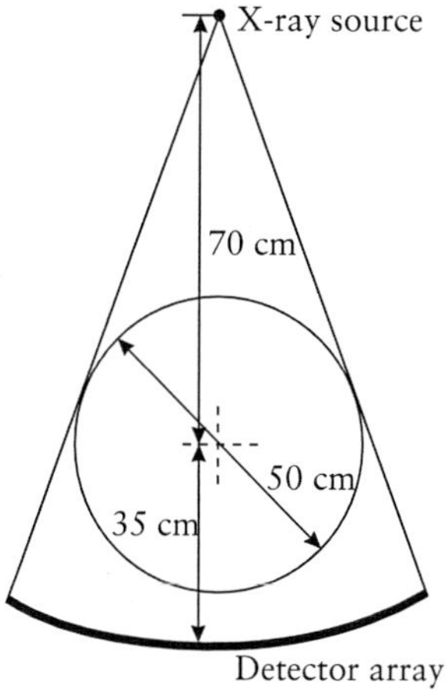

그림 P6.4 문제 6.31

(a) 묘사된 기하학적 구조로부터 fan의 각도를 알아보자.

(b) 묘사된 배열로 둘러싸인 703개의 검출기 사이의 간격을 결정해보자.

(c) 가운데 검출기의 데이터가 갠트리의 반시계방향으로 회전을 하면서(가능한 빨리) 획득되어진다. 선적분은 얼마나 획득되는가? 사이노그램 도표가 하나의 획득주기를 통해 얻은 데이터의 궤도를 그려라.

(d) 왼쪽 하단의 검출기에서 데이터를 획득하고, 가능한 가장 빠르게 회전하고 X선관 펄스를 하는 갠트리가 다시 반시계방향으로 회전하면서 얻어진다고 가정하자. 이때 선적분은 얼마나 획득되는가? 사이노그램 도표의 궤도를 그리고, 선적분의 반복 여부를 설명하라.

(e) (c)와 (d)에 기반한 전략은 불필요한 중복 없이 사이노그램에 스캔할 것이다. 거의 정확하게 CT의 어림 계산하기 위해서 사이노그램이 스캔할 것을 얼마나 많은 회전이 요구되는가? 설명하라.

(f) 환자를 스캔하기 위해 결코 사용되지 않아야 할 CT 스캐너는 무엇이 나쁜가?

6.32 피사체의 움직임은 CT 영상의 왜곡을 야기할 수 있다. 이는 피사체의 움직임이 적절한 라돈 변환이 아닌 영상을 만들어내기 때문에 일어난다. 기하학적인 평행 광선이라 가정한다.

(a) 라돈 변환 $\delta(x, y)$는 $\delta(\ell)$를 증명하여라. 그것들을 사이노그램으로 그려라.

(b) 다음의 이론을 증명하여라.

$$\mathcal{R}f(x - x_0, y - y_0) = g(\ell - x_0 \cos\theta - y_0 \sin\theta, \theta).$$

(c) 라돈 변환의 $\delta(x - 1, y)$를 찾아라. 그것들을 사이노그램으로 그려라.

우리는 스캐너가 $\theta \in [0, \pi/2]$를 획득하는 동안 피사체는 $\delta(x, y)$이고, $\theta \in [0, \pi/2]$를 획득하는 동안 피사체는 $\delta(x - 1, y)$이다. 다시 말해서 피사체는 (0, 0)에서 (1, 0)으로 스캔되는 동안 움직였다.

(d) 이 스캔으로 획득된 것을 사이노 그램으로 그려라.

(e) 다음을 증명하여라:

$$\int_{-\infty}^{\infty} \ell g(\ell, \theta)\, d\ell = q_x \cos\theta + q_y \sin\theta,$$

일 때,

$$q_x = \int_{-\infty}^{\infty}\int_{-\infty}^{\infty} x f(x, y)\, dx\, dy \qquad \text{and}$$

$$q_y = \int_{-\infty}^{\infty}\int_{-\infty}^{\infty} y f(x, y)\, dx\, dy.$$

(f) 피사체가 라돈변환을 할 수 없을 때, 스캐너에 의해 획득된 사이노그램을 나타내어라.

6.33 그림 P6.5(a)는 광자에너지의 함수에 따른 물질의 선형감쇠계수와 다색의 X선 소스의 입력에너지 스펙트럼을 보여준다.

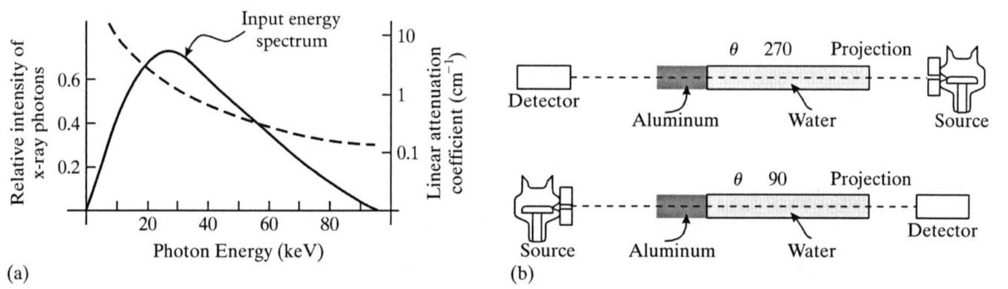

그림 P6.5 문제 6.33

(a) X선 빔이 물질을 통과하고 난후 에너지 스펙트럼을 그려라. 그림을 설명하라.

(b) 피사체가 1세대 CT 스캐너를 사용해 이미지가 얻어진다고 가정하자. 그림 P6.5(b)에서 같은 피사체로 영상을 얻으면서 서로 다른 두 개의 위치에 소스와 검출기가 있다. 두가지 측정값은 이상적으로 동일해야 하지만 실제로는 왜 다른

지 설명하라.

(c) 두 개의 측정값이 다르게 나온다는 사실은 CT의 복원이 왜곡을 야기한다는 것이다. 이런 왜곡을 줄이기 위한 한 방법으로 다른 값보다 높은 두 개의 에너지를 서로 다른 입력 X선 스펙트럼으로 두 개의 측정값을 얻는 것이다. 똑같은 X선관을 사용하여 이 두 개의 측정값을 어떻게 얻는지 설명하라.

(d) dual energy CT라고 불리는 이것의 설정은 교정이 필요하다. 아래에 주어진 표에 측정값이 나타나있고, 4개의 측정값은 두 입력 스펙트럼을 사용하여 피사체를 두 번 테스트하여 만들어진다(그림 P6.6). 표의 값은 선적분이다(X선 강도나 광자수가 아닌). g_{c1}^{H}보다 g_{c1}^{L}이 더 나은 이유를 설명하라.

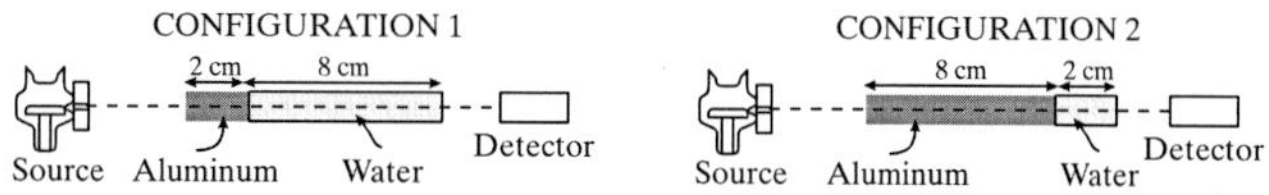

그림 P6.6 문제 6.33

	구성 1	구성 2
높은 광자에너지 (keV)	$g_{c1}^{L} = 2.2$	$g_{c2}^{H} = 4.3$
낮은 광자에너지 (keV)	$g_{c1}^{L} = 3.16$	$g_{c2}^{H} = 6.79$

(e) X선원이 75 keV(단일에너지)를 허용한다고 가정하자. μ(aluminum, 75 keV) = 0.7 cm^{-1}과 μ(water, 75 keV) = 0.1866 cm^{-1}이 주어지고, 두 개의 각 구성은 g_{c1}^{75} g_{c2}^{75}이므로 선적분을 찾아라.

(f) 보정을 위해, 계수는 높고 낮은 스펙트럼을 사용한 측정값이 단일에너지의 75 keV의 X선원으로부터 기대하는 값을 내고 선형 방정식과 결합하여 사용할 수 있도록 결정된다. (e)에서 결과값으로,

$$g_{c1}^{75} = a^{L}g_{c1}^{L} + a^{H}g_{c1}^{H}$$
$$g_{c2}^{75} = a^{L}g_{c2}^{L} + a^{H}g_{c2}^{H}$$

이와같은 계수 a^{L}과 a^{H}를 찾아라.

(g) 임의의 피사체에서 dual energy CT 스캐너는 2개의 사이노그램 $g^{L}(\ell, \theta)$과 $g^{H}(\ell, \theta)$를 얻을 것이다. μ(object, 75 keV)의 사이노그램이 주어지고, 재구성된 피사체의 수학적인 표현을 서술하라.

PART

핵의학 영상 3

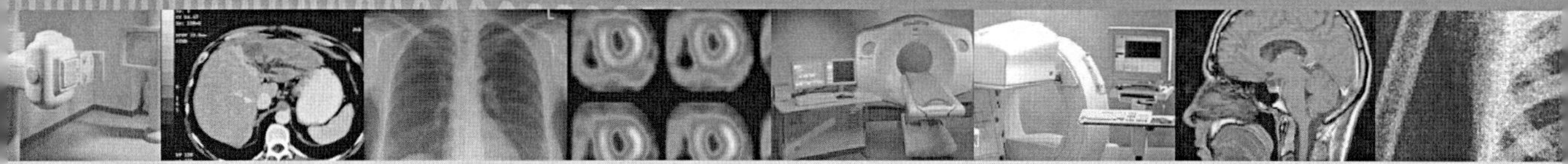

개요

본 책의 2부에서 영상을 형성하기 위하여 인체를 투과하는 광자들을 이용한 2개의 영상기법인 투영 방사선 사진술(projection radiography)과 컴퓨터 단층촬영(computed tomography, CT)에 대해서 살펴보았다. 3부 핵의학(nuclear medicine)에서는 인체 내부로부터 방출되는 광자들을 이용한 영상기법에 대해 살펴보자.

핵의학에서는 투영 방사선 사진술과 컴퓨터 단층촬영과는 다르게 물질의 체내분포에 의한 생물학적인 작용이 주된 관심이 된다. 물질의 각 분자들은 방사성 원소로 표지되어 있다. 여기서, 방사성 원소(radioactive atom)의 방사성 붕괴(radioactive decay)에 의해 방출되는 전리 방사선(ionizing radiation)은 체내 분자의 분포를 결정하는 데 이용되며, 전리 방사선 그 자체에 대해서는 핵의학에서 관심이 없다. 방사성 동위원소로 표지된 물질인 방사성 트레이서(radiotracer)의 체내분포가 인체의 생리학적, 생화학적 기능에 의해 결정되기 때문에 핵의학은 기능성 영상기법으로 여겨지며, 그림 3.1은 이러한 특징을 보여 준다. 그림 3.1(a)는 팔, 어깨 그리고 늑골의 방사선 투과영상을 보여 주며, 영상의 명암 차이는 뼈를 통해 투과된 X-선들의 다양한 흡수에 의해서 변화한다. 그림 3.1(b)는 해당 영역에 대한 핵의학에서의 골 주사(bone scan) 영상을 보여 준다. 여기서, 영상의 명암 차이는 뼈의 신진대사 작용을 보여 준다.

핵의학 영상은 내과 전문의가 특정장기에 대한 생리학적, 생화학적 기능정보를 필요로 할

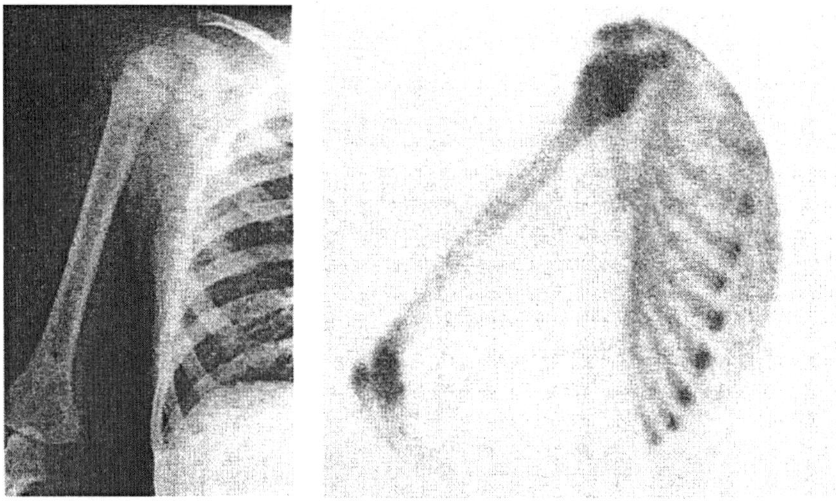

(a) (b)

그림 Ⅲ.1 팔, 어깨 그리고 늑골을 보여 주는 대표적인 (a) 투과 영상과 (b) 핵의학 방출 영상.

때 이용된다. 예를 들면, 골 주사와 심근관류영상(myocardial perfusion imaging)은 핵의학에서 가장 일반적으로 사용되는 영상기법이다. 그림 I.1(b)와 Ⅲ.1(b)에서의 골 주사는 뼈들의 신진대사 작용을 보여 주고, 그림 Ⅲ.1(a)와 같은 방사선 투과영상으로부터 얻어지는 해부학적 정보를 보완한다. 방사선 투과영상은 골절 상태를 보여 주고, 골 주사는 치료 과정 동안의 능동적인 신진대사를 보여 준다. 마찬가지로 관상 동맥들의 해부학적 구조를 영상화한 관상동맥조영술(coronary angiography)은 심근에 혈액을 공급하는 혈관들을 나타내는 반면, 심근관류 영상은 근육 내 혈류의 분포를 보여 준다.

그림 Ⅲ.2는 핵의학 기법인 심근관류 영상으로, 혈류를 따라 심근에 분포된 포타슘 유사체(potassium analog)인 탈륨 클로라이드(thallium chloride)의 분포를 보여 준다. 그림 Ⅲ.2(a)는 심장의 해부도를 나타내고, 그림 Ⅲ.2(b)는 정상적인 심장 영상을 보여 준다. 그림 Ⅲ.2(c)는 첨부 하중격 심근경색증(apical inferoseptal myocardial infarction)을 가진 심장을, 그림 Ⅲ.2(d)는 하측부 심근경색증(inferolateral myocardial infarction)을 가진 심장을 보여 준다. 그림 Ⅲ.2(a)와 비교하여 그림 Ⅲ.2(c)와 (d)에서 화살표로 나타낸 영상의 명암이 저하된 부분을 살펴보자.

그림 Ⅲ.1(a)와 (b) 그리고 그림 Ⅱ.1(d)의 혈관과 그림 Ⅲ.2의 관류(perfusion)를 비교할 때, 해부학적 구조와 생리학적 기능 사이의 명확한 구분이 필요하다. 이처럼 구조적 영상은 해부학적 측면에서, 기능적 영상은 생리학적 측면에서 중요하다.

일반적으로, 방사성 트레이서는 정맥주사, 흡입 또는 경구투여를 통해 환자의 체내로 주

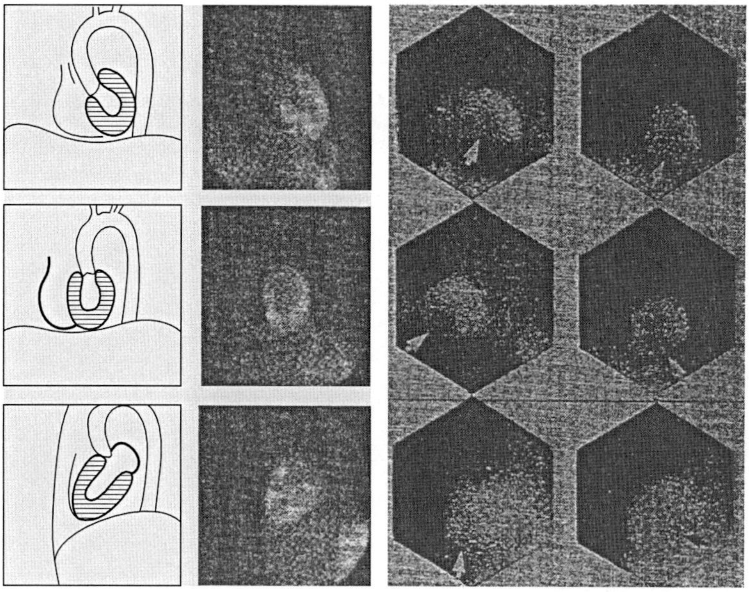

(a) (b) (c) (d)

그림 III.2 심근관류 영상 상위 열: 전방 투영(anterior projection). 중간 열: 좌전사위 투영(left anterior oblique projection). 하위 열: 좌측방향 투영(left lateral projection). (a) 해부도. (b) 정상적인 심장. (c) 첨부 하중격 심근경색증을 가진 심장. (d) 하측부 심근경색증을 가진 심장. (M. P. Sandler, et al., Diagnostic Nuclear Medicine, 3/e, Lippincott, Williams, and Wilkin, 1996.)

입된다. 핵의학 영상장비는 인체 내부의 방사성 동위원소 분포를 측정하여 기능적 영상을 구성하는데, 이러한 영상들은 특정 질환마다 다른 영상을 보여 준다. 통상적으로 수많은 방사성 트레이서들이 핵의학에서 사용되기 때문에, 실제로 다양한 핵의학 연구에서 인체 내부의 생리학적 과정이나 장기의 기능을 평가할 수 있다. 과거에는 핵의학 기술이 실험용 동물들에게만 사용되어졌으나, 현재는 인체의 기능적 영상을 얻는 데 사용되어진다. 방사성 트레이서들의 체내분포를 정확하게 측정하기 위해서 고 분해능, 고 감도를 가진 핵의학 영상 장비들이 개발되어 왔다. 디지털 영상처리 기법은 핵의학에서 영상의 향상뿐만 아니라 생리학적 기능에 대한 정보의 획득에도 중요한 역할을 하고 있다.

그림 III.2는 핵의학에서 평면 영상(planar imaging) 또는 평면 섬광계수법(planar scintigraphy)이라고 불리는 투과 영상들이다. 같은 방법으로 컴퓨터 단층촬영은 투영 방사선 사진술에 근거한 3차원 단층촬영 기법(3-D tomographic modality)이고, 방출 컴퓨터 단층촬영(emission computed tomography)은 평면 섬광계수법을 기본으로 하는 3차원 핵의학 영상기법이다. 그림 III.3은 평면(2차원 투영) 영상과 방출 단층촬영 영상을 보여 주며, 단층촬영 영상은 단일 광자 방출 컴퓨터 단층촬영(single photon emission computed tomography, SPECT)에 의해 획득된 것으로 각 영상에서 흰색으로 묘사된 선의 위치에 따

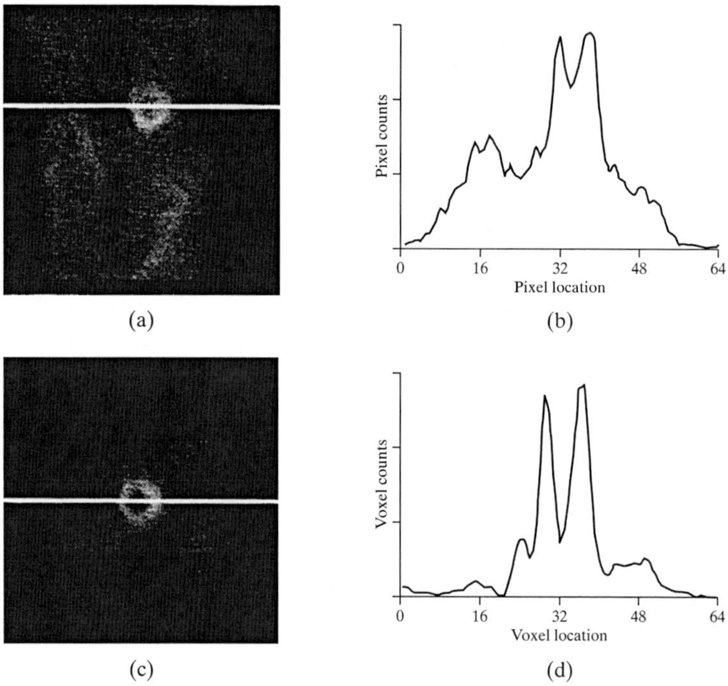

그림 III.3 **심근관류 영상** 상위 열: 평면 영상. 하위 열: 단층촬영 영상. 그림 (a)와 (c)는 대표적인 심근관류 영상이고 그림 (b)와 (d)는 각 영상에 대응하여 표시된 선을 따라 화소 위치의 계수 함수를 보여 준다. 계수 함수에서 두 개의 피크값(peak)으로 표현되는 좌심실 심벽과 두 개의 피크값 사이의 저점(valley)으로 표현되는 강(cavity) 사이의 대조도(계수 차이)는 평면 영상보다 단층촬영 영상에서 더 큰 것을 확인할 수 있다. (Reprinted from Nuclear Medicine and PET, Fifth Edition, by Christian, Bernier and Langan, page 245, Figure 9.2, © 2004, with permission from Elsevier.)

라 영상의 명암에 대응하는 계수 함수를 보여 준다. 그림 I.4(c) 역시 방출 컴퓨터 단층촬영 영상을 보여주는 데 이 영상은 뇌의 양전자 방출 단층촬영(positron emission tomography, PET)을 이용하여 획득한 것이다.

CHAPTER

7 핵의학의 물리학

7.1 서론

핵의학은 계측 가능한 방사선의 공간 분포를 획득하기 위해서 인체 내에 삽입된 방사성 트레이서를 이용한다. 섬광 카메라(scintillation camera)와 같은 외부 영상 기기들은 환자로부터 방출되는 신호들을 기록하고, 컴퓨터 단층촬영으로부터 얻을 수 있는 영상과 유사한 2차원 평면 또는 단면 영상들을 제공한다.

투영 방사선 사진술 또는 컴퓨터 단층촬영과는 달리 핵의학 영상에서는 특정 방사성 트레이서를 이용하여 서로 다른 생리적, 생화학적 기능들을 영상화할 수 있다. 투영 방사선 사진술 또는 컴퓨터 단층촬영과 같은 투과 영상기법에서의 신호 특성은 특정 영상과 기기 변수들에 의존하는 반면, 정보의 기본적인 유형은 영상에 따라 변하지 않는다. 하지만 핵의학에서 사용하는 여러 종류의 방사성 트레이서들은 확연히 다른 기능들을 가지고 각기 다른 영상을 생성하므로 그 자체가 제공하는 기본정보들 역시 각각 다르다.

7장에서는 방사성 핵종(radionuclide), 방사성 붕괴, 핵의학 영상의 기초가 되는 방사성 방출에 대한 물리적 현상들을 알아보자.

7.2 명칭

4장에서 언급했듯이 원자는 핵자로 불리는 양성자와 중성자로 구성된 핵과 궤도를 선회하는 전자로 구성되어 있고, 모든 원자는 양성자와 중성자의 수에 의해 구별된다. **원자번호** Z는 어떤 원소의 원자핵에 있는 양성자의 수와 같고, **질량수** A는 어떤 원소의 원자핵에 있는 양성자와 중성자를 합친 수이다. 이와 같이 원자번호와 질량수로 규정된 원자핵의 종류를 핵종이라고 하는데 만약 특정 핵종이 방사성 물질이고 방사성 붕괴를 일으킨다면 이러한 것들을 **방사성 핵종**이라고 한다. 핵종들은 일반적으로 $^{A}_{Z}X$ 또는 X-A로 표시되는데 X는 원소기호를 나타낸다.

C-11와 C-6처럼 같은 원자번호와 다른 질량수(중성자의 수가 다름)를 가진 원자들은 **동위원소**(isotope)라고 한다. PET에 사용되는 양전자(positron) 붕괴는 9장에서 다룰 것이다. 동위원소들은 같은 수의 양성자들을 가지기 때문에, 화학적으로 동일한 성질을 가진다. 같은 질량수를 가지지만 원자번호가 다른 원자들을 **동중원소**(isobar)라 부른다. 예를 들어, C-11은 B-11로 붕괴하는데 이 둘은 동중원소이다. 같은 수의 중성자를 가지는 원자들은 **동중성자원소**(isotone)라 하고, 같은 원자와 질량수를 가지고 다른 에너지 준위를 가진 원자들은 **핵이성원소**(isomer)라고 한다.

위에서 소개한 핵종관련 용어들은 핵의학을 공부하는 데 있어서 매우 중요하다. 특정 원소의 방사성 동위원소들은 핵의학에서 전리 방사선원의 역할을 하기 때문에 특정 핵종의 선택은 매우 중요하다.

7.3 방사성 붕괴

7.3.1 질량 결손과 결합에너지

원자를 구성하는 양성자, 중성자, 전자 각각의 질량 합은 원자 전체의 실제 질량보다 크다. 여기서 원자 구성요소들의 질량의 합과 원자의 실제 질량 사이의 차이를 **질량 결손**(mass defect)이라고 한다.

예를 들어, 안정된 C-12는 각각 6개의 양성자와 중성자 그리고 전자들을 가지고 있다. 원자 단위에서 원자의 질량은 **원자질량단위** u로 표현되며, 1 u는 정확히 C-12 원자 질량의 1/12이다. 양성자의 질량은 1.007276 u, 중성자의 질량은 1.008665 u, 그리고 전자의 질량은 0.000548 u이므로 C-12의 질량 결손은 (6 × 1.007276) + (6 × 1.008665) + (6 × 0.000548) − 12 = 0.098934 u이다.

아인슈타인의 유명한 관계식 $E = mc^2$는 질량과 에너지의 관련성을 나타내는 수식으로 물질과 에너지는 생성 또는 파괴될 수 없고, 단지 다른 형태로 전환된다는 것을 나타낸다. 아인슈타인 방정식에서 질량은 에너지와 관련이 있기 때문에, 원자로부터의 질량 결손과 동일한 양의 에너지 손실이 생긴다. 여기서 손실된 **결합에너지**(binding energy)는 $E = \Delta mc^2$을 이용하여 계산할 수 있고, Δm은 질량 결손 그리고 c는 빛의 속도(3×10^8 m/s)를 나타

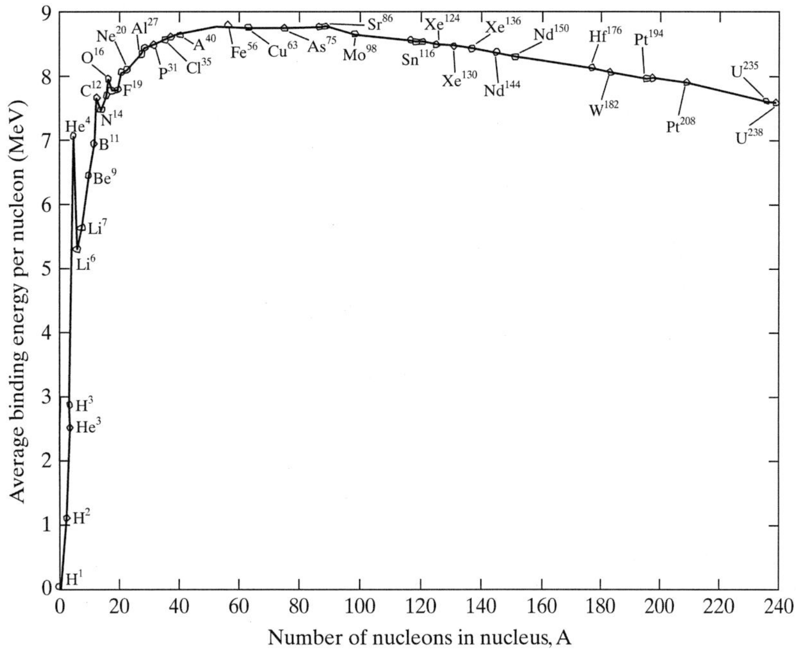

그림 7.1 질량수에 따른 핵자당 평균 결합에너지 (Adapted from Kraushaar and Ristinen, 1984)

낸다. 이 책에서 사용되는 단위는 전자볼트(eV)인데 이것은 진공에서 전자 1개가 1 V의 전압 전위에 의해 가속되어 움직일 때 얻게 되는 운동에너지의 양으로 정의된다. $E = mc^2$에 의하면 1 u는 931 MeV와 같다.

일반적으로, 무거운 핵종은 더 많은 질량 결손을 보이고 그 결과 더 큰 결합에너지를 가진다. 그러므로 총 결합 에너지 그 자체보다 핵자당 결합에너지를 고려하는 것이 더 적합하다. 예를 들어, C-12의 질량 결손은 0.098934 u이고, 결합에너지는 0.098934 × 931 = 92.1 MeV이므로 핵자당 결합에너지(결합에너지/핵자)는 92.1/12 = 7.67 MeV/nucleon이 된다. 질량수에 따른 핵자당 결합에너지에 대한 그래프는 그림 7.1에 나타나 있다.

결합에너지는 핵 내의 양성자와 중성자 그리고 핵 외의 궤도 전자(orbiting electron)들에 영향을 준다. 정전기 인력(electrostatic attractive force)은 핵에서 양전하를 가지는 양성자들과 음전하를 가지는 궤도 전자들처럼 서로 정반대의 전하를 가지는 입자들 사이에 존재한다. 내각 궤도 전자에는 이탈하려는 전자의 힘보다 더 큰 핵으로부터의 인력이 작용한다. 원자로부터 전자를 완전히 제거하기 위한 에너지는 전자결합에너지로서, 내각 궤도 전자의 경우, 핵으로부터의 인력이 더 크게 작용하기 때문에 핵과 가까운 궤도에 위치한 전자일수록 보다 큰 전자결합에너지가 필요하다. 일반적으로, 정전기 척력(electrostatic repulsive force)은 같은 전하를 가지는 입자들 사이에 존재하는데 양성자의 경우, 핵의 지름보다 더

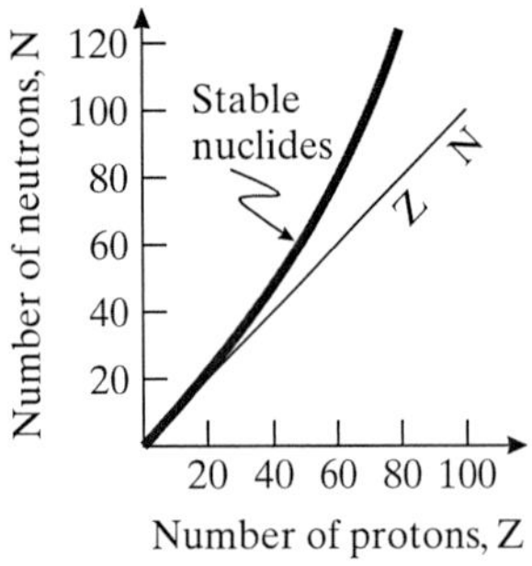

그림 7.2 안정한 원소들은 안정선에 놓이는 양성자/중성자 배열을 가진다.

먼 거리로 분리되었을 때 서로 반발하는 척력이 작용한다. 그러나 핵의 지름보다 가까운 거리에서는 중성자와 양성자 사이에 핵력 또는 강한 인력이 작용한다. 핵에서 양성자와 중성자가 분리되기 위해 필요한 에너지는 핵의 결합에너지이다.

방사성 붕괴는 원자가 안정화되기 위해 핵 내의 양성자와 중성자를 재배열하는 과정이다. 방사성 붕괴는 자발적으로 일어나고, 붕괴 과정에서 에너지가 방출된다. 방사성 붕괴의 결과, 방사성 모 원자(parent atom)가 가지는 에너지보다 적은 고유에너지를 가지는 딸 원자(daughter atom)가 생성된다. 이러한 에너지의 변화는 위에서 논의한 핵 결합에너지에 반영되는데 결합에너지는 원자로부터 손실된 에너지의 양이므로, 딸 원자는 모 원자보다 더 높은 핵자당 결합에너지를 가진다.

7.3.2 안정선

자연에서 발견된 양성자와 중성자들의 서로 다른 결합들은 안정된 비방사성 핵종과 불안정한 방사성 핵종들로 나눌 수 있다. 일반적으로, 모든 핵자들의 수와 양성자 대 중성자 비는 핵종이 안정한가 아니면 불안정한가를 결정한다.

양성자와 중성자의 비를 나타낸 그래프에서 원자 번호가 작은 원자핵은 양성자와 중성자의 수가 같을 때 안정되어 있고, 원자번호가 큰 원자핵은 중성자의 수가 양성자의 수보다 많을 때 안정하다. 그림 7.2의 곡선은 안정한 핵종들을 나타내는 안정선(line of stability)이다. 일반적으로 불안정한 방사성 핵종은 안정선에서 멀리 떨어져 존재한다. 방사성 핵종들은 방사성 붕괴를 통해 양성자 대 중성자의 비가 변하고 안정선에 가까워진다.

핵자당 결합에너지가 클수록, 더 안정한 원소이다. 따라서, 방사성 붕괴는 원자가 핵자당 결합에너지를 증가시키면서 안정화되는 과정이다. 방사성 붕괴를 통해 모 원자가 딸 원자를 생성하는데, 딸 원자는 항상 모 원자보다 핵자당 결합에너지가 더 높다. 그림 7.1은 방사성 붕괴에서 모 원자와 딸 원자 사이의 관계를 보여 준다.

7.3.3 방사능

방사능(radioactivity)은 방사성 원소가 1초당 붕괴하는 수로 나타내고, 방출되는 방사선의 종류 또는 에너지와 무관하다. 방사능의 일반적 단위는 Ci이고, 1 Ci = 3.7×10^{10} dps이며 dps(disintegrations per second)는 초당 붕괴를 의미한다.

$$1 \text{ Ci} = 3.7 \times 10^{10} \text{ Bq} \tag{7.1}$$

방사능의 국제 단위계는 Bq로 표시하고, 1 Bq = 1 dps이며 1 Ci = 3.7×10^{10} Bq이다. 핵의학에서 사용되는 핵종들의 방사능은 일반적으로 mCi 또는 MBq 정도이다.

예제 7.1

방사선원으로부터 거리 r에 있는 검출기에 입사하는 방사선의 강도는 아래와 같이 주어진다.

$$I = \frac{AE}{4\pi r^2}$$

여기서 A는 물질의 방사능이고, E는 각 광자의 에너지이다.

문제 1 mCi의 방사능을 가진 Tc-99 m로부터 20 cm 떨어진 곳에서의 방사선 강도는 얼마인가?

해답 표 7.1에서 Tc-99 m의 광자 에너지

$$E = 140 \text{ keV}$$

이다.

방사능은 A = 1 mCi = 3.7×10^7 Bq이므로 선원으로부터 20 cm 떨어진 곳에서의 방사선 강도는

$$I = \frac{3.7 \times 10^7 \text{ Bq} \times 140 \text{ keV}}{4\pi (0.2 \text{ m})^2} = 1.03 \times 10^{10} \frac{\text{keV}}{\text{sec} \cdot \text{m}^2}$$

이다.

7.3.4 방사성 붕괴 법칙

단위 시간당 붕괴하는 원자의 수 또는 방사능은 존재하는 방사성 원소의 수에 비례하므로 식 (7.2)에서 N은 방사선원 내 방사성 원소들의 수를 나타낸다.

$$-\frac{dN}{dt} = \lambda N \tag{7.2}$$

여기서 λ는 비례 상수가 되고, 붕괴상수(decay constant)라고 한다. 붕괴상수의 단위는 1/시간이고, 주어진 방사성 핵종의 고유 상수가 된다. 시간 $t = 0$일 때의 원자의 수를 N_0로 가정하면 어떤 시간 t에서 원자들의 수 N_t는 식 (7.3)의 수식을 이용하여 구할 수 있다.

$$N_t = N_0 e^{-\lambda t} \tag{7.3}$$

방사선원의 방사능 (A)은 단위 시간당 붕괴하는 원자의 수로 정의된다.

$$A = -\frac{dN}{dt} = \lambda N \tag{7.4}$$

그리고

$$A_t = A_0 e^{-\lambda t} \tag{7.5}$$

일반적으로 식 (7.3) 또는 (7.5)를 방사성 붕괴식이라고 한다. 여기서 초기값 N_0 또는 A_0와 곱해지는 인수를 붕괴인수(decay factor, DF)라 하고 아래와 같이 주어진다.

$$\text{DF} = e^{-\lambda t} \tag{7.6}$$

반감기(half-life) $t_{1/2}$는 방사능(방사성 원소의 개수)이 1/2로 줄어드는 데 걸리는 시간을 나타내며, 아래와 같이 정의된다.

$$\frac{A_{t_{1/2}}}{A_0} = \frac{1}{2} = e^{-\lambda t_{1/2}} \tag{7.7}$$

양 변에 자연로그를 취하여 재배열하면 다음과 같다.

$$t_{1/2} = \frac{0.693}{\lambda} \tag{7.8}$$

따라서 반감기와 붕괴상수는 고정된 관계를 가지며, 반감기는 주어진 방사성 핵종에 대한 상수이다.

예제 7.2

두 방사성 핵종 P와 Q가 있다. P의 반감기는 Q의 반감기의 2배이고, $t = 0$일 때 $t^P_{1/2} = 2t^Q_{1/2}$라고 가정하자. 또한, 두 방사성 핵종 모두 N_0 원자를 갖고 있다.

문제 언제 두 방사성 핵종의 방사능이 동일하게 될 것인가?

해답 $t^P_{1/2} = 2t^Q_{1/2}$이므로, 두 방사성 핵종의 붕괴 상수는 $\lambda_P = \lambda_Q/2$의 관계를 갖는다. 따라서 $t = 0$일 때, P와 Q에 대한 방사성 핵종은 다음과 같다.

$$A_0^P = \lambda_P N_0 \quad \text{와} \quad A_0^Q = \lambda_Q N_0 = 2A_0^P$$

방사능 붕괴 법칙에 의해서 다음과 같은 관계식을 얻을 수 있다.

$$A_t^P = A_0^P e^{-\lambda_P t} \quad \text{와} \quad A_t^Q = A_0^Q e^{-\lambda_Q t} = 2A_0^P e^{-2\lambda_P t}$$

그리고 A_t^P와 A_t^Q를 동일시함으로써, t에 대한 식으로 정리할 수 있다.

$$e^{-\lambda_P t} = 2e^{-2\lambda_P t}$$

따라서 $t = \dfrac{\ln 2}{\lambda_P} = t^P_{1/2}$ 일 때 두 방사성 핵종의 방사능은 동일해진다.

7.4 붕괴유형

여러 가지 유형의 방사성 붕괴는 다양한 전리 방사선을 생성하기 때문에 매우 중요하다. 중요한 네 가지 방사성 붕괴는 (1) 알파 입자를 방출하는 알파 붕괴(alpha decay), (2) 베타 입자를 방출하는 베타 붕괴(beta decay), (3) 양전자를 방출하는 양전자 붕괴(positron decay), (4) 감마선을 방출하는 핵이성체 전이(isomeric transition) 등이다. 또한 방사성 붕괴과정에서 방출되는 전리 방사선은 크게 입자 방사선(particulate radiation)과 전자기 방사선(electromagnetic radiation)으로 나눌 수 있다. 방사성 붕괴로 생성되는 주요한 입자 방사선으로는 알파, 베타, 양전자 등이 있다. 알파 입자는 두 개의 양성자와 두 개의 중성자로 이루어져 있고, 베타 입자는 전자와 같으며 양전자는 양전하를 갖는 전자이다. 방사성 붕괴로 생성되는 전자기 방사선에는 감마선이 있다. 이 중에서 우리는 의료영상에 사용되는 양전자와 감마선만을 다룰 것이다.

7.4.1 양전자 붕괴와 전자포획

양성자 대 중성자의 비율이 낮은 핵종은 안정화되기 위해서 전자포획(electron capture) 또는 양전자 붕괴과정을 거쳐야 하는데, 이러한 과정이 발생하지 않더라도 양성자가 중성자로 변환하면 핵종은 안정화된다. 양전자 β^+는 양전자 붕괴 과정에 의해 방출된다.

$$p \rightarrow n + \beta^+ + \nu$$

여기서 p는 양성자, n은 중성자 그리고 ν는 중성미자(neutrino)를 나타낸다. 예를 들면 C-11은 양전자를 방출하고 B-11로 붕괴된다.

$${}^{11}_{6}C \rightarrow {}^{11}_{5}B + \beta^+ + \nu$$

양전자는 +1의 양전하를 가지고 전자와 같은 정지 질량(rest mass)을 갖는다. 양전자와 함께 방출되는 중성미자는 질량과 전하가 없는 소립자(subatomic particle)이다. 양전자 붕괴 과정을 갖는 핵종에서 양전자와 중성미자 총합의 운동에너지는 일정하다. 그러나 양전자와 중성미자 사이에서 이러한 총 에너지의 구분은 방출 때마다 다르다.

양전자와 전자가 만나면 특이한 원자 과정이 발생한다. 방출된 양전자는 물질 내에서 수 mm를 움직이고 운동에너지를 잃게 되는데, 이 운동에너지는 베타 입자나 에너지를 갖는 전자와 같이 충돌과 방사성 전이(radionuclide transfer)를 통해 물질에 전달된다. 양전자가 조직 내의 자유전자(free electron)와 충돌하면 상호간 소멸현상이 일어나고, 에너지 보존 법칙에 의해 한 쌍의 511 keV 에너지를 갖는 소멸 광자(annihilation photon)가 생성된다. 511 KeV 에너지는 $E = mc^2$로부터 구할 수 있는 전자 또는 양전자의 정지 질량에너지이다. 또한 운동량 보존 법칙에 의해 두 개의 광자는 서로에 대해 180° 방향으로 방출된다.

양전자 붕괴를 거친 원자들은 선택적으로 또 다른 하나의 붕괴를 할 수 있는데 이는 핵이 실제로 전자를 포획하는 것이다.

$$p + e^- \rightarrow n + \nu$$

일반적으로 내각 궤도(K 또는 L 궤도)의 전자들이 포획되는데 이들은 핵으로부터 가장 근접한 궤도 전자들이다. 방사성 핵종 선원은 시간적으로 볼 때 일부 시간에는 전자포획을 하고, 다른 시간에는 양성자 붕괴를 거친다. 그러나 원자는 두 가지 유형 중 한 번에 한 가지 붕괴만을 하게 된다.

7.4.2 핵이성체 전이

방사성 핵종은 원자번호와 질량수가 같은 더 안정적인 핵종으로 붕괴될 수도 있다. 모 핵종과 딸 핵종 모두 같은 원소일 뿐만 아니라 동위원소일 수도 있다. 한 경우, 모 핵종은 일반적으로 에너지 준위가 높은 준안정 상태(metastable state)로 존재하고 여분의 에너지는 감마선의 형태로 방출한다. 4장을 상기해 보면 감마선은 우리에게 친숙한 X-선과 실제적으로 구분하기가 어렵다(어떤 교재에는 파장과 에너지를 기반으로 X-선과 감마선을 구분하지만,

실제로는 발생원으로 구분할 수 있다).

핵이성체 전이의 한 예는 다음과 같다.

$$\text{Cs-137} \rightarrow \text{Ba-137m} \rightarrow \text{Ba-137} + \gamma \tag{7.9}$$

여기서 γ는 Ba-137m이 Ba-137로 붕괴될 때 방출되는 662 keV의 감마선 광자를 나타내고, Ba-137m의 “m”은 준안정 상태를 나타낸다.

7.5 붕괴 통계

방사성 붕괴는 무작위 과정(random process)이라고 할 수 있다. 만약 여러분이 정확히 N_0개의 원자를 갖는 동일한 2개의 방사성 핵종들을 가지고 반감기의 1000분의 1의 시간 동안 붕괴수(number of decay)를 측정하는 2가지 실험을 수행한다면 틀림없이 서로 다른 결과를 얻게 될 것이다. 이렇게 상이한 결과들은 실험오차에 의한 것이 아니고 본질적으로 무작위 성질을 갖는 방사성 붕괴에 의한 것이다. 이는 7.3, 7.5절에서 다뤄졌던 방사성 붕괴 법칙이 평균을 기반으로 이해되어야 한다는 것을 말해 준다. 방사성 붕괴 법칙은 순간의 정확한 원자의 수 또는 방사능의 양을 예측하는 것이 아니고 그 평균값을 예측하는 것이다.

많은 수의 방사성 원소 및 반감기보다 매우 적은 시간에 대한 방사성 붕괴의 무작위 성질은 3.4.3에 처음 소개했던 푸아송 분포(poisson distribution)에 따르고 그 수식은 아래와 같다.

$$\Pr[N = k] = \frac{a^k e^{-a}}{k!} \tag{7.10}$$

여기서 a는 분포 매개 변수이다. 이는 확률 질량 함수(probability mass function)로 실험에서 무작위 변수 N이 k가 될 확률을 나타낸다. 푸아송 무작위 변수의 평균과 분산이 (3.53)과 (3.54)에 언급했던 분포 매개 변수 a와 동일하다는 사실을 알 수 있다.

예를 들어 N_0개의 방사성 원소가 긴 반감기를 가지고 있다고 가정해 보자. 짧은 시간 Δt 동안에 이 원자의 아주 작은 일부가 붕괴하기 때문에 우리는 이 시간 동안의 N_0는 상수라고 가정할 수 있고, 방사성 붕괴 법칙으로부터 짧은 시간 동안 정확히 $\Delta N = \lambda N_0 \Delta t$만큼의 붕괴가 일어날 것으로 기대할 수 있다[식 (7.2) 참조]. 사실은 반복 측정을 통해서 실제로는 붕괴수가 고정된 값이 아닌 변화하는 값이라는 것을 알게 될 것이다. 또한 붕괴의 평균값이 예상값에 가까운 것도 알 수 있을 것이다. 이 값은 실제 방사성 붕괴의 무작위 성질을 나타내는 푸아송 분포의 평균값으로 대체될 수 있다. 본 실험을 위해 아래와 같은 수식을 구할 수 있다.

$$a = \lambda N_0 \Delta t$$

그리고 이러한 방사성 원소의 붕괴를 결정하는 푸아송 분포는 다음과 같다.

$$\Pr[\Delta N = k] = \frac{(\lambda N_0 \Delta t)^k e^{-\lambda N_0 \Delta t}}{k!} \tag{7.11}$$

극히 짧은 시간 동안 붕괴가 일어나지 않을 확률을 구하기 위해서 식 (7.11)에 $k = 0$을 대입하면 다음과 같다.

$$\Pr[\Delta N = 0] = e^{-\lambda N_0 \Delta t} \tag{7.12}$$

매우 작은 Δt에 대해서는 식 (7.13)으로 표현하기도 한다.

$$\Pr[\Delta N = 0] \approx 1 - \lambda N_0 \Delta t \tag{7.13}$$

매우 짧은 시간동안 한 번의 붕괴 혹은 붕괴가 전혀 일어나지 않을 수 있고, 확률의 합은 1이 되어야 하므로 $\lambda N_0 \Delta t$을 N_0개의 방사성 원소가 Δt동안 1번 붕괴하는 확률로 나타낼 수 있다. 여기서 방사성 붕괴상수 λ를 이해하는 또 다른 방법을 찾을 수 있고, 붕괴상수 λ는 짧은 단위 시간동안 방사성 원소당 방사성 붕괴 확률로 생각할 수 있다.

만약 Δt가 매개 변수로서 변경될 수 있다면, 식 (7.11)은 푸아송 계수 과정(Poisson counting process)으로 알려진 시간에 따라 변하는 $\Delta N(\Delta t)$의 특성을 나타낸다. 이와 같은 방법을 이용하여 일정시간 동안 발생되는 붕괴 개수를 측정할 수 있다. 이 경우 λN_0의 크기는 푸아송 비(Poisson rate)로 알려져 있다[예제 3.7 참조]. 이는 초당 붕괴 개수를 나타내는 단위로서 푸아송 과정(Poisson process)에서는 강도(intensity)의 한 유형으로 생각될 수 있다. 또한 붕괴 과정에 방사능 A의 양을 나타내기도 한다. 그러나 푸아송 과정은 방사성 핵종의 반감기보다 매우 짧은 시간 동안에 일어난다는 것을 명심하여야 한다. 반면에 방사성 붕괴는 매우 긴 시간 동안의 방사능 A의 변화를 나타내는 것이다.

예제 7.2

환자검사를 위한 만족할만한 영상을 얻기 위해서는 10분 내에 적어도 350만개의 광자를 측정하여야 한다.

문제 처음 1초 동안 6000개의 광자를 측정한다고 가정하자. 검사가 성공하기 위해서 방사성 핵종의 반감기는 최소 얼마가 되어야 하는가?

해답 처음 1초 동안 측정되는 광자의 수는

$$\Delta N = \int_0^1 \lambda N_0 e^{-\lambda t} dt = N_0(1 - e^{-\lambda}) = 6\ \mathrm{K}$$

10분 안에 적어도 350만개가 필요하므로

$$\Delta N = \int_0^{600} \lambda N_0 e^{-\lambda t} dt = N_0(1 - e^{-600\lambda}) \geq 3500\ \mathrm{K}$$

위의 두 식을 이용하면

$$\frac{1 - e^{-600\lambda}}{1 - e^{-\lambda}} \geq \frac{3500}{6}$$

다시 부등식을 풀면

$$\lambda \leq 9.45 \times 10^{-5}\ \mathrm{sec}^{-1}$$

최소 반감기는

$$t_{1/2} = \frac{0.693}{9.45 \times 10^{-5}\mathrm{Sec}^{-1}} = 7333\ \mathrm{sec} \approx 2\ \mathrm{hr}$$

7.6 방사성 트레이서

알려진 방사성 핵종은 약 1,500개로 그 중 200여 개가 구매 가능하다. 그러나 핵의학에 사용할 수 있는 것은 단지 12개 정도이며 그 이유는 다음과 같다. 첫째, "깨끗한" 감마선 방사체(emitter)가 필요하며, 깨끗한 감마선원은 알파나 베타입자를 방출하지 않는다(이러한 입자들은 영상 형성에 도움이 되지 않고 환자가 받게 되는 방사선량만을 증가시킨다). 양전자 방사체 또한 적합한데 이는 양전자가 즉각적으로 전자와 함께 소멸되어 감마선을 방출하기 때문이다. 둘째, 방사선 사진술(radiography)이나 CT에서 영상 대조도(image contrast) 형성을 위해 방사선의 감쇠(attenuation)가 필요하지만 이와 다르게 핵의학에서는 방사체의 위치를 측정해야 하기 때문에 방사선 감쇠가 없는 것이 더 좋다. 방사선의 감쇠는 환자가 받는 선량(dose)을 증가시킬 뿐만 아니라 동시에 측정해야 하는 신호를 감소시킨다. 이러한 요건들로 인해 핵의학에 사용되는 감마선의 에너지는 높아야 하고 인체에 의해 약간의 감쇠만을 거치고 투과되어야 한다. 즉, 감마선의 인체를 투과할 때 측정가능할 정도로 고에너지를 가져야 하지만 너무 높은 에너지를 가질 경우 계측기와 반응하지 않으므로 핵의학에

표 7.1 핵의학에서 흔히 사용되는 방사성 핵종들

감마선 방사체			
Z	핵종	반감기	광자에너지 (keV)
24	Chromium-51	28d	320
31	Gallium-67	79.2h	92, 184, 296
34	Selenium-75	120d	265
38	Strontium-87m	2.8h	388
43	Technetium-99m	6h	140
49	Indium-111	2.8d	173, 247
	Indium-113m	1.73h	393
53	Iodine-123	13.3h	159
	Iodine-125	60d	35, 27
	Iodine-131	8.04d	364
54	Xenon-133	5.3d	81
80	Mercury-197	2.7d	77
81	Thallium-201	73h	135, 167
양전자 방사체			
Z	핵종	반감기	광자에너지 (keV)
6	Carbon-11	20.3min	326
7	Nitrogen-13	10.0min	432
8	Oxygen-15	2.1min	696
9	Fluorine-18	110min	202
29	Copper-64	12.7h	656
31	Gallium-68	68min	1900
33	Arsenic-72	26h	3340
35	Bromine-76	16.1h	3600
37	Rubidium-82	1.3min	3150
53	Iodine-122	3.5min	3100

출처: Wolbarst, 1993.

서 사용되는 감마선 방사체의 에너지 범위는 70~511 keV이다.

방사성 트레이서의 또 다른 중요한 고려사항은 반감기이다. 우리는 일반적으로 초나 시간 단위가 아닌 분단위로 영상을 얻어야 한다. 만약 방사성 핵종이 수초 안에 붕괴한다면, 선원을 잃기 전에 화합물의 신진대사를 관찰할 수 없게 된다. 반면에, 하나의 영상을 만드는 데 수 시간이 걸린다면, 환자의 움직임이 영상 형성에 심각한 문제를 줄 것이고, 원래의 대사 과정은 검사 시간동안 인체 내의 방사성 트레이서의 분포를 변화시킬 것이다. 그렇기 때문에 방사성 핵종의 반감기는 짧아야 하지만 너무 짧아도 안 되고, 일반적으로 적당한 반감기는 약 수 분에서 수 시간 정도라고 할 수 있다. 상대적으로 짧은 시간이 요구되기 때문에 어떤 방사성 트레이서들은 근처의 방사선약국에서 주문하지만 대부분의 방사성 트레이서들은 현장에 있는 발생기 또는 사이클로트론(cyclotron)에서 만들어진다. 흔히 사용되는 방사성 핵종의 목록과 그 특징은 표 7.1에 나와 있다.

방사성 핵종의 중요한 특성은 체내에서 "추적"하기에 용이하고 안전해야 하며, 방사성 핵종 뿐만 아니라 첨부된 화합물 또한 그러해야 한다. 표 7.1에 표기된 몇몇 방사성 핵종은 이러한 관점에서 다른 것들보다 더 유용하다. 예를 들어, 인체에서 자연적으로 발생하는 물질인 요오드는 갑상선에서 모인다. 프로피온산나트륨(sodium salt)의 I-131 또는 I-123은 입을 통하여 복용할 수 있으며, 갑상선 기능을 평가하기 위해서는 하루가 지난 후에 측정할 수 있다. Tc-99m은 신장에서 여과된 디에틸렌 트리아민 펜타-아세트산(diethylene triamine penta-acetic acid, DTPA)을 표지하는 데 사용될 수 있고, 신장의 연속적인 이미지들은 신장의 기능 평가에 사용될 수 있다. O-15로 대체된 하나의 산소 원자, 기체상태의 산소는 혈류측정에 사용되고, PET을 하여 산소 신진대사에 대한 평가에 사용된다. 처음 사용된 분자에 남아 있는 표지된 F-18 원자들을 제외한, 포도당 유사체(fluorodeoxyglucose, FDG)는 포도당(glucose)처럼 인체에서 사용된다. 예를 들어, 뇌에서 FDG의 흡수를 영상화하는 경우, 인식, 지각, 실행 작용들과 같은 정신처리 과정의 양상을 나타내는 것으로 생각해 볼 수 있다.

방사체가 최종적으로 갖추어야할 특성은 단일에너지 붕괴를 해야 한다는 것이다. 단일에너지 방출을 해야 하는 이유는 에너지에 민감한 검출기가 컴프턴 산란(Compton scattering)에 의해 산란된 광자들로부터 1차 산란 광자를 구별할 수 있어야 하기 때문이다. 표 7.1에서 보듯이 일반적인 방사성 핵종의 대부분은 단일에너지를 가진다. Tl-201과 Ga-67같이 단일에너지를 갖지 않는 방사성 핵종조차도 연속적인 에너지 스펙트럼을 가지는 전형적인 X-선에 비하여 단지 두, 세 개의 다른 에너지를 갖는 광자를 방출한다.

Tc-99m은 핵의학에서 감마선을 방출하는 방사성 핵종 중에서 가장 보편적으로 사용되는 핵종이다. Tc-99m은 반감기가 67시간인 Mo-99로부터 카우(cow)라 불리는 장치를 이용하여 쉽게 생성된다. Tc-99m은 체내의 다양한 생리적인 과정을 탐지하는 데 사용할 수 있는 황화 콜로이드(sulphur colloid), 글루코헵토네이트(glucoheptonate), 알부민 대응집(albumin macroaggregate) 그리고 인산염(phosphate)을 포함한 다양한 분자들과 붙어 다닌다. Tc-99m은 6시간의 반감기와 140 keV의 단일 감마선 에너지를 가지고 있으며 다양한 방사성 핵종의 필요조건을 두루 갖추고 있다는 점에서 이상적이라고 할 수 있다. 지금부터는 다음 장에서 설명할 평면 섬광계수법 및 SPECT와 관련되는 기기 사용에 대하여 Tc-99m이 방사성 선원으로서 얼마나 유용한지 예제를 통해 알아보고자 한다.

예제 7.4

Tc-99m과 Tl-201, 두 방사성 핵종을 실험에 사용하려고 한다. t = 0일 때, 두 방사성 핵종 모두 같은 수의 원자를 가진다.

문제 Tc-99m의 계수율(count rate)이 전체 계수율의 20%보다 더 작아질 때는 언제인가?

해답 Tc-99m으로부터 방출되는 광자의 평균수는 다음 식에 의해 구할 수 있다.

$$\Delta N_{Tc}(t) = \lambda_{Tc} N_0 e^{-\lambda_{Tc} t}$$

같은 방법으로 Tl-201은 다음과 같다.

$$\Delta N_{Tl}(t) = \lambda_{Tl} N_0 e^{-\lambda_{Tl} t}$$

Tc-99m의 계수가 총 계수의 20%보다 더 작을 때이므로

$$4\Delta N_{Tc}(t) \leq \Delta N_{Tl}(t)$$

표 7.1로부터, 우리는 $\lambda_{Tc} = 0.693/6\ \mathrm{hr}^{-1}$ 그리고 $\lambda_{Tl} = 0.693/73\ \mathrm{hr}^{-1}$임을 알 수 있다. 위의 수식을 이용하여 풀면 다음과 같은 결과를 얻을 수 있다.

$$t = 36.65\ \mathrm{hr}$$

7.7 요약 및 핵심개념

핵의학은 방사성 핵종의 방사성 붕괴에 의존하는 방사성 트레이서(화학적으로 분류된 방사성 원소의 화합물)를 이용한다. 특정한 방사성 핵종의 선택과 그 거동은 방사성 트레이서의 유용성에 중대한 영향을 끼친다. 이번 장에서는 다음과 같은 핵심개념을 알게 되었고, 이해해야 한다.

1. 핵의학은 방사성 트레이서의 분포를 그려 영상화한다. 이러한 분포는 해부학적 구조에 의한 것이 아니고, 인체의 기능에 의해 좌우된다.
2. 핵의학은 방사능 핵종을 이용한다. 단일 핵종으로 나타나는 방사성 원소는 자발적으로 붕괴하면서 전리 방사선을 방출한다.
3. 주어진 방사성 핵종은 방출된 전리 방사선의 유형을 결정짓는 붕괴방식과 붕괴로 인해 방사성 원소의 수가 절반이 되는 데 걸리는 시간인 반감기에 의해 특성화된다.
4. 방사성 붕괴는 푸아송 분포에 의해 좌우되는 무작위적인 과정으로 비지수적인 관계(non-exponential relation)에 의해 표현되고, 주어진 방사성 핵종의 특성인 시간 함수와 붕괴상수(붕괴 확률)의 함수로 나타낼 수 있다.

5. 방사성 핵종을 사용하는 방사성 트레이서는 적합한 형태의 방사선과 에너지를 방출하고, 적절한 반감기를 가지며 화학적으로 불활성(chemically inert)이여야 한다.

▣ 참고문헌

- Attix, F. H. *Introduction to Radiological Physics and Radiation Dosimetry*. New York: Wiley, 1986.
- Bushberg, J. T., Seibert, J. A., Leidholdt Jr., E. M., and Boone, J. M. *The Essential Physics of Medi-cal Imaging*, 2nd ed., Philadelphia, PA: Lippincott Williams & Wilkins, 2002.
- Carlton, R. R., and Adler, A. M. *Principles of Radiographic Imaging: An Art and a Science*, 3rd ed. Albany, New York: Delmar, 2001.
- Sorenson, J. A., and Phelps, M. E. *Physics in Nuclear Medicine*, 2nd ed. Philadelphia, PA: W. B. Saunders Company, 1987. Wang, C. H., Willis, D. L., and Loveland, W. D. *Radiotracer Methodology in the Biological, Environmental, and Physical Sciences*. Englewood Cliffs, NJ: Prentice Hall, 1975.
- Wolbarst, A. B. *Physics of Radiology*. Nor-walk, CT: Appleton & Lange, 1993.
- Cember, H. *Introduction to Health Physics*, 2nd ed. New York: Pergamon Press, 1983.
- Early, P. J., and Sodee, D. B., *Principles and Practice of Nuclear Medicine*, 2nd ed. St. Louis, MO: Mosby, 1995.
- Johns, E. J., and Cunningham, J. R. *The Physics of Radiology*, 4th ed. Springfield, IL: Charles C Thomas Publisher, 1983.
- Kraushaar, J. J., and Ristinen, R. A. *Energy and Problems of a Technical Society*. New York: Wiley, 1984.

▣ 연습문제

원자의 기초

7.1 1 u가 931 MeV에 해당함을 증명하라.

7.2 중양자(deuteron)는 하나의 양자와 하나의 중성자로 이루어져 있으며 2.01355 u의 질량을 가지고 있다. 중양자의 질량결손과 결합에너지를 계산하라.

방사성 붕괴와 통계

7.3 매개 변수 a를 가지는 푸아송 분포의 평균과 분산을 계산하라.

7.4 13시간의 반감기를 가지는 iodine-123 (^{123}I) 샘플에 1×10^9 개의 방사성 원자가 있다.

(a) 초기 샘플의 방사능은 얼마인가?

(b) 24시간 후에 얼마나 많은 방사성 원자가 존재할 것으로 예상하는가?

(c) 24시간 후에 1×10^8 개의 방사성 원자가 남아 있을 확률은 얼마인가?

7.5 예제 7.1을 참조하여 Tc-99 m이 초기에 1×10^{12}의 원자를 가진다고 가정하자. $t = 0$ 그리고 $t = 1$ 시간일 때 측정한 세기는 얼마인가?

7.6 (a) 반감기가 τ라면, 방사성 샘플의 방사능이 1 Ci에서 1 Bq으로 붕괴되는데 걸리는 시간은 얼마인가?

(b) 핵의학에서 사용되는 방사성 트레이서의 여러분이 원하는 반감기의 근사치는 얼마인가? 밀리초? 초? 분? 시간? 일? 주? 년? 답변에 대해 설명하라.

7.7 그림 P7.1에서 보여지는 영상시스템을 고려하자. D × D의 면적을 가진 정방형 검출기는 x-y 평면상에 존재한다. 검출기의 중앙은 x-y 평면의 원점과 일치한다. 점 선원 S는 z축에 존재하고, 검출기 면으로부터 R의 거리만큼 떨어져 있다. 검출기의 세기는 단위 시간당 검출기의 단위 면적에 검출된 광자의 에너지로서 결정된다. 시간 $t = 0$ 일 때, 방사선원의 방사능을 A_0라 하자.

(a) 검출기 면에 있는 각 점에서의 세기를 시간의 함수로서 나타내어라.

(b) 평면에서의 평균 세기를 시간의 함수로 나타내어라.

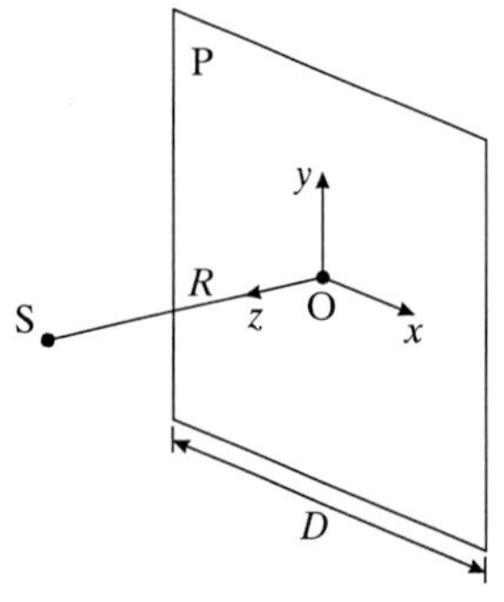

그림 P7.1 방사선원과 평면 검출기로 이루어진 간단한 영상시스템

방사선원과 평면 검출기로 이루어진 간단한 영상시스템.

7.8 (a) 붕괴 인자 DF가 다음 식을 이용하여 반감기와 관련이 있다는 것을 보여라.

$$\mathrm{DF} = e^{-0.693t/T_{1/2}}$$

(b) 방사능 샘플의 평균 존재시간 τ는 $\tau = 1/\lambda$로 주어진다. 반감기의 관점에서 τ에 대해 수식으로 표현하라.

7.9 ^{99m}Tc이 들어있는 약병에 "2 mCi/ml @ 8 a.m."이라고 표기되어 있다.

(a) 당일 오후 4시에 샘플의 방사능은 얼마인가?

(b) 환자에게 주입할 1.5 mCi 주사를 준비하기 위해 당일 오후 4시에 회수되어야 하는 용량은 얼마인가?

CHAPTER

8 평면 섬광계수법

8.1 서론

진단 X-선 영상처럼, 핵의학 영상도 투영 영상(projection imaging)에서 단층촬영 영상(tomographic imaging)으로 발전하였다. 그러나 진단 X-선 영상과 다르게 핵의학에서의 투영 연구는 평면 섬광계수법(planar scintigraphy)이라 부르며 항상 전자적 검출기 형태의 앵거 섬광 카메라(anger scintillation camera)를 사용한다. 단층촬영 영상을 대체하는 단일 광자 방출 컴퓨터 단층촬영(single photon emission computed tomography, SPECT)은 다양한 각도에서 투영 데이터를 얻기 위해 회전하는 앵거 카메라를 이용하며, 방사성 원자핵의 붕괴에 의해 단일 감마 광자를 직접 생성하는 방사성 원소로 표지된 방사성 트레이서(radiotracer)를 사용한다. 또 다른 영상 방법인 양전자 방출 단층촬영(positron emission tomography, PET)은 방사성 원자핵의 붕괴로 생성된 양전자가 즉시 소멸된 후, 두 개의 감마 광자를 방출하는 원자로 분류된 방사성 트레이서를 사용하여 단층촬영 영상법을 수행하고, 투영 영상법은 사용하지 않는다. SPECT와 PET을 종합하여 방출 컴퓨터 단층촬영(emission computed tomography)이라 부르며, 다음 장에서 기술한다. 이번 장에서는 평면(2차원적 투영) 섬광계수법을 중심으로 다룰 것이다.

8.2 기기 구성

핵의학에서 세 가지 기본적인 영상 방식인 평면 영상(planar imaging), SPECT, PET은 논리적으로 두 가지 방법으로 분류할 수 있다. 평면 영상과 SPECT는 감마방사체(gamma emitter)를 방사성 트레이서로 사용하는 반면에, PET은 양전자를 방출하는 방사성 트레이서를 사용한다. 다른 한편으로, SPECT와 PET은 CT와 같은 단층촬영 영상재구성 기술을 요구하지만, 평면 영상은 투영 방사선 사진술처럼 투영에 의해 영상을 구성한다. 이번 장에서는 평면 섬광계수법에 의한 계측을 설명하고, 9장에서는 SPECT에서 사용되는 평면 섬광계수법에 대해 더 자세히 설명할 것이다. 양전자 붕괴의 특수한 성질 때문에 PET 스캐너는 상당히 상이한 계측방법을 가지므로 이 부분 또한 9장에서 설명하겠다.

3부의 개요에서 설명한 것처럼 핵의학 영상은 방사능의 분포를 기반으로 한다. 그러므로 투영 방사선 사진술과 CT와는 달리, 핵의학에서는 총 강도(total intensity)가 아닌 전형적으로 시간당 계수(counts per time)로 표현되는 선원의 붕괴율(decay rate)에 관심을 둔다. 따라서 핵의학 영상은 이벤트 대 이벤트(event-by-event)로 형성된다.

앵거 섬광카메라 또는 감마카메라는 1950년대 후반에 U. C. Berkely의 Donner 실험실에서 Hal Anger에 의해 발명되었다. 이것이 오늘날 가장 일반적으로 사용되는 핵의학 영상기기이다. 그림 8.1과 같이 완전한 카메라 시스템은 멀티-홀 납 콜리메이터(multi-hole lead collimator), 10~25인치의 원형, 정방형 또는 직사각형의 요오드화나트륨(sodium iodide) 섬광 크리스탈(scintillation crystal), 광증배관(photo-multiplier tube, PMT)의 배열, 국지화 논리네트워크(positioning logic network), 파고 분석기(pulse height analyzer), 동기 회로(gating circuit)와 컴퓨터로 구성된다. 이제 이러한 각각의 구성 요소들에 대해 상세히 알

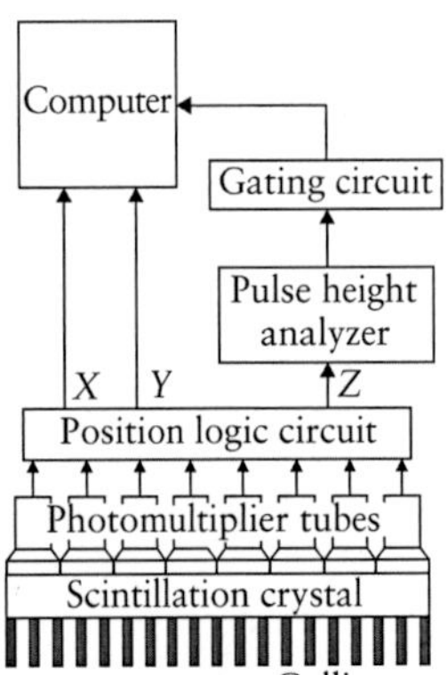

그림 8.1 앵거 섬광카메라의 구성요소

아보도록 하자.

8.2.1 콜리메이터

콜리메이터(collimator)는 기하학적으로 배열된 구멍(hole)을 가진 1~2인치의 두께를 갖는 납판으로 그 면적은 섬광 크리스탈과 같다. 콜리메이터에서 각 구멍으로 분리되어 있는 납판은 격막(septum)이라 부른다. 콜리메이터는 환자와 섬광 크리스탈 사이에 위치하며, 납에서 흡수되지 않고 구멍을 빠져나갈 수 있는 광자들이 크리스탈과 상호작용하게 하기 위해서 해당하는 방향으로의 이동을 허용한다. 따라서 콜리메이터는 광자의 이동방향을 기반으로 광자를 구별하여 통과시키며, 크리스탈의 광자 수용 범위를 제한한다. 평행-홀(parallel-hole), 집속형(converging), 확산형(diverging), 그리고 핀-홀(pin-hole)과 같은 몇몇 형태의 콜리메이터가 앵거 카메라에 사용되고 있다(그림 8.2).

가장 일반적으로 사용되는 콜리메이터는 그림 8.2(a)처럼 크리스탈 표면에 평행한 구멍들이 수직으로 배열된 콜리메이터이다. 이러한 평행-홀 콜리메이터를 이용하면 크리스탈 표면의 영상은 물체의 크기와 같아진다. 콜리메이터는 물결모양의 납 시트(corrugated lead sheet)를 이용하여 주조되거나 조립된다. 과거 콜리메이터의 구멍들은 횡단면으로 볼 때 항상 원형이었으나 오늘날, 콜리메이터는 원형뿐만 아니라 다양하게 정방형, 육각형 혹은 삼각형의 구멍들을 가지고, 각 구멍들 주위에 있는 격막은 균일한 두께를 가진다.

집속형과 확산형 콜리메이터 역시 사용할 수 있지만, 실제로 많이 사용되지는 않는다. 그림 8.2(b)와 같은 집속형 콜리메이터는 점차 구멍의 크기가 작아지는 배열을 가지며 이러한 구멍들은 콜리메이터 전면 가까이에 위치한 초점을 향한다. 크리스탈에 나타나는 영상은 실제 물체의 크기를 확대한 것이다. 그림 8.2(c)와 같은 확산형 콜리메이터는 본질적으로 집속형 콜리메이터를 거꾸로 한 것이다. 확산형 콜리메이터는 크리스탈 뒤에 가상의 초점으로부터 거꾸로 된, 크기가 점차 작아지는 구멍의 배열을 가진다. 이 경우, 크리스탈 표면에 나타나는 영상은 실제 물체보다 작아진다. 집속형과 확산형 콜리메이터는 서로 반대의 구조를

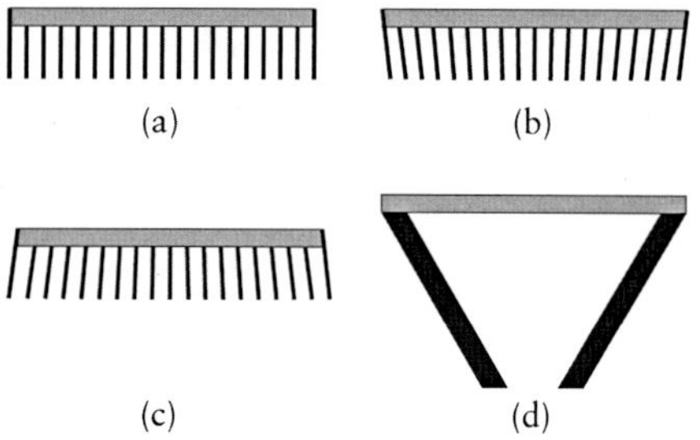

그림 8.2 콜리메이터의 다양한 형태 (a) 평행-홀, (b) 집속형, (c) 확산형, (d) 핀-홀

가지기 때문에, 어떤 콜리메이터들은 삽입물을 사용하여 두 경우 모두 사용가능하도록 설계되어져 있다.

예제 8.1

집속형 또는 확산형 콜리메이터가 앵거 카메라에서 사용될 때, 크리스탈 표면의 영상은 물체와 같은 크기가 아니다.

문제 z_f의 초점 길이의 확산형 콜리메이터를 사용한다고 가정하고, 콜리메이터의 표면으로부터 z 간격만큼 떨어진 곳에 평행한 평면의 물체가 놓여 있을 때 이미지의 크기와 실제 물체 사이의 비율은?

해답 확산형 콜리메이터로 인해, 초점방향으로 이동하는 광자들만이 검출될 수 있다(다른 것은 콜리메이터 벽에 의해 흡수될 것이다). 콜리메이터의 높이를 무시하고 기하학을 사용하면, 영상의 크기와 실제 물체 사이의 비율은 다음 수식과 같이 나타낼 수 있다.

$$\frac{S_i}{S_o} = \frac{z_f}{z + z_f}$$

핀-홀 콜리메이터는 다양한 종류의 콜리메이터를 포함한다. 그림 8.2(d)에서와 같이, 바닥 중심에 2~5 mm의 구멍이 있는 두꺼운 원추 콜리메이터의 경우, 물체가 핀-홀로부터 멀어지면 섬광 크리스탈에서 얻어지는 이미지는 작아진다. 사실상, 카메라 이미지는 콜리메이터의 표면에서 콜리메이터의 길이와 동일한 거리까지 확대되고, 더 먼 거리에서는 점차적으로 더 작아진다.

집속형 콜리메이터와 핀-홀 콜리메이터에 의한 확대는 만들어진 상이 카메라의 시야 범위보다 상당히 작을 때와 물체의 크기 또는 물체 내의 디테일이 시스템 고유의 분해능에 미치지 못할 때에 유용하다. 확대 시, 카메라 표면에 나타난 상은 실물 크기보다 크다. 이것은 실제 카메라 표면에 나타난 분리(separation) 또는 퍼짐(spread)이 카메라의 고유 분해능보다 더 클 뿐만 아니라 카메라가 구분할 수 있는 분해능보다 실제로 더 작다는 것을 의미한다. 이는 상이 작아 눈으로 볼 수 없어 확대경으로 작은 세부항목을 보는 것과 같은 이치이다.

8.2.2 섬광 크리스탈

핵의학에서는 섬광 검출기를 가장 일반적으로 사용하는데, 이는 가스가 들어있는 검출기보다 전자기 방사선에 더 민감하기 때문이다. 이러한 검출기는 이온화 방사선이 크리스탈 안에 에너지를 부여했을 때 빛 광자를 방출하는 몇 가지 크리스탈의 특성을 기반으로 한다. 핵의학 영상 기기에서 가장 일반적으로 사용되는 섬광 크리스탈은 탈륨(thallium)을 도핑한 NaI[Tl]이다. NaI[Tl] 크리스탈은 공기로부터 습기를 흡수하기 때문에, 알루미늄 용기로 밀봉하여야 한다. 알루미늄이 알파와 베타를 흡수하기 때문에, NaI[Tl] 검출기는 일반적으로 X-선과 감마선의 검출만을 위해 사용된다.

감마카메라의 섬광 크리스탈은 일반적으로 직경이 10~25인치 그리고 두께는 1/4~1인치이다. 얇은 크리스탈은 저에너지 감마선 측정을 위해 사용되는 반면에, 두꺼운 크리스탈은 고에너지 감마선 측정을 위해서 사용된다. 물론, 카메라는 1개의 크리스탈만을 가지고 있으며, 사용자는 목적에 적합한 두께의 크리스탈을 선택, 구매할 수 있다. 투영 방사선 사진술에서 사용되는 스크린처럼, 두꺼운 크리스탈은 얇은 크리스탈보다 더 많은 방사선을 제동하지만 분해능은 더 나쁘다. 그러므로 투영 방사선 사진술에서처럼 효율성과 분해능 사이에 트레이드오프(tradeoff) 관계를 가진다고 할 수 있다. 이에 관한 사항은 8장의 후반부에서 설명할 것이다.

8.2.3 광증배관

섬광 크리스탈에서 광전효과(photoelectric effect)나 컴프턴 산란(compton scattering)과정에 의해 상호작용하는 각 감마 광자는 크리스탈에서 수천 개의 빛 또는 섬광 광자를 발생한다. 이 빛은 유리판을 통해 반사되고, 크리스탈 뒤로 전달되며, 광증배관 배열에 입사된다. 그림 8.3에서 보는 바와 같이 각 광증배관은 진공관으로서 두 개의 중요한 구성요소를 가지는데, 하나는 민감한 표면부인 광전음극(photocathode)이고, 다른 하나는 전극의 종류인 다이노드(dynode)이다. 광증배관은 빛 신호를 전기 신호로 바꾸고, 이 전기 신호를 증폭시키는 두 가지 중요한 기능을 한다.

광증배관의 앞쪽 표면에는 빛이 투과할 수 있는 창(window)이 있는데, 이러한 창은 빛이 세슘(cesium), 안티몬(antimony)과 같은 극히 얇은 합금층으로 제작된 광전음극의 감광성 표면과 반응하게 하기 위한 것이다. 광전음극으로 입사되는 4~5개의 광자당 하나의 전자가 광전효과에 의해 광전음극에서 방출되거나 이탈하게 된다.

이러한 광전자들은 첫 번째 다이노드로 가속된다. 다이노드는 양전하를 띤 전극으로 광전음극으로부터 짧은 거리에 위치하게 된다. 첫 번째 다이노드에 도달한 각각의 전자는 3~4개의 전자를 방출한다. 두 번째 다이노드는 첫 번째 다이노드의 전압보다 더 큰 전압을 가진다. 따라서 첫 번째 다이노드에서 방출된 전자들이 두 번째 다이노드로 가속된다. 각각의 전자들

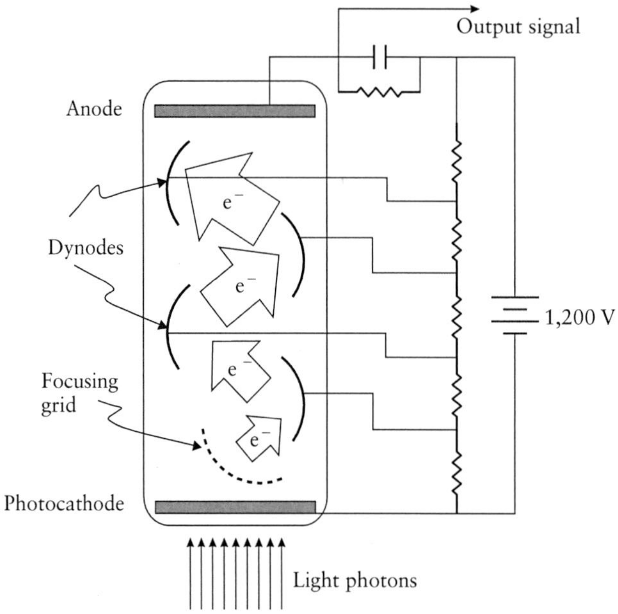

그림 8.3 광증배관의 모식도.

은 두 번째 다이노드에서 3~4개의 전자를 차례로 내보낸다. 이 과정은 광증배관에서 10~14개의 연속적인 다이노드를 통해 반복되고, 10^6~10^8개의 전자가 양전극에 도달하게 된다.

이러한 전자들은 광증배관에서 펄스 형태의 전류로 생성된다. 광증배관은 감마 광자가 NaI 크리스탈과 상호작용하고, 그 에너지를 비축할 때마다 펄스를 연속적으로 출력하게 된다. 전류 펄스는 수 mV~V 범위의 전압 펄스를 제공하기 위해 신호를 증폭하는 전치증폭기 회로에 연결되어 있다.

앞서 언급했던 것처럼 광증배관의 배열은 크리스탈의 뒷부분과 연결되는데, 이러한 배열은 섬광 크리스탈 안에서 발생되는 빛이 어디에서 발생되었는지를 검출하기 위해 사용되고, 이벤트(event) 위치를 파악하는 데 사용되는 신호를 생산하기 위해 필요하다. 과거의 앵거 카메라는 7개의 광증배관을 가졌는데, 그림 8.4와 같이 최신 감마카메라는 37, 61, 75, 91개의 육각형 형태로 배열된 광증배관을 가지고 있다. 일반적으로, 더 좋은 광증배관이라는 의미는 더 높은 공간 분해능과 영상 균일성을 가진다는 것이지만 가격이 비싸고, 교정 절차가 복잡하며 유지비용이 많이 들게 된다.

사용되는 광증배관의 총 수는 크리스탈과 각 광증배관의 크기 및 모양에 따라 결정된다. 물론 섬광 크리스탈에 관을 더 배열하기 위해서는 관의 크기가 더 작아져야 한다. 최초의 광증배관은 둥근 횡단면을 가졌는데, 최근의 광증배관은 관 사이의 틈을 없애고 섬광 크리스탈을 완전히 덮기 위해서 육각형의 횡단면을 갖는다.

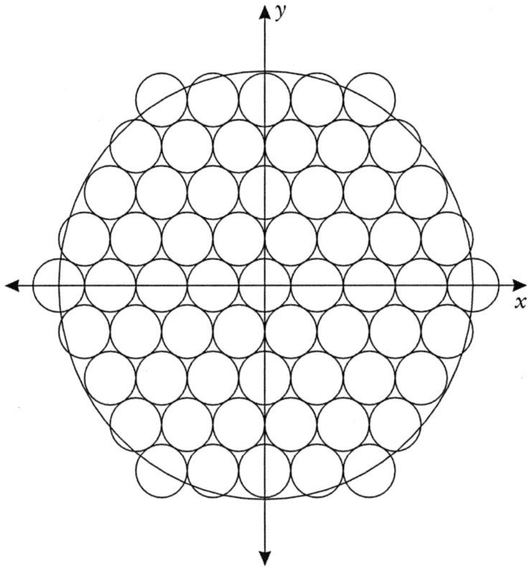

그림 8.4 앵거 카메라의 전면부에 위치한 61개의 광증배관 배열

8.2.4 국지화 논리

감마 광자가 크리스탈과 상호작용을 할 때, 수천 개의 섬광 광자가 생성되고 이것들은 광증배관에 의해서 출력 펄스로 발생된다. 앵거 카메라의 국지화 논리회로의 목적은 크리스탈의 어느 표면에서 이벤트(감마 광자와의 충돌)가 발생되었는지 [그림 8.4 참조]와 모든 관에서의 혼합된 출력신호에서 어떤 신호가 크리스탈의 광 출력 신호인지를 결정하는 것이다. 이러한 출력 신호들은 이벤트의 2차원적 위치를 추정하여 X와 Y로, 전체 광 출력을 Z로 표시한다. 관 출력의 진폭은 광전음극에서 받은 광량(섬광체 광자의 수)에 정확하게 비례한다. 관과 가장 가까운 섬광 이벤트는 출력펄스가 가장 크고, 그와 반대로 관과 멀리 있는 섬광 이벤트일수록 출력펄스는 점점 작아진다. 파고의 공간 분포를 분석함으로써 단일 섬광 이벤트의 위치(X, Y)를 다소 정확하게 결정할 수 있다. 이러한 과정은 뒤에서 자세히 설명할 것인데, 여기서 알아두어야 할 것은 (X, Y, Z) 신호의 비율 또는 카메라로부터 오는 펄스가 전체 방사능에 비례한다는 것과 (X, Y, Z)가 나타내는 이벤트에서 각 Z-펄스의 크기나 높이가 감마 광자로 인해 크리스탈 안에 축적된 에너지에 비례한다는 것이다.

8.2.5 파고 분석기

앵거 카메라의 목적은 환자 인체 내부에 위치하고 있는 방사능 동위원소의 방사능 분포(위치와 방사능 원소의 수)를 영상화하는 것이다. 콜리메이터는 광자들이 크리스탈 안에서 상호작용하기 위해서 결정된 방향으로 진행하는 광자만을 허용하기 때문에, 가장 가까운 콜리

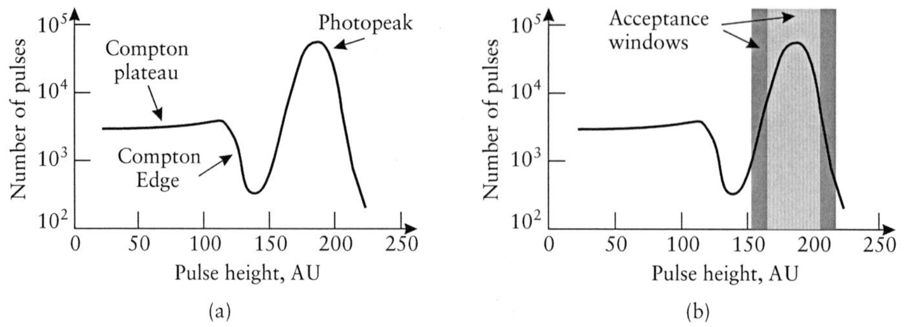

그림 8.5 Tc-99m의 파고 스펙트럼, 펄스 높이 또는 에너지에 따른 펄스의 수 또는 계수율

메이터 구멍을 통하여 크리스탈 안의 섬광 이벤트로부터 그어진 선은 환자의 체내에서 방사성 원소로부터 발생된 광자의 본래 위치와 만나게 된다. 만약 광자가 환자의 인체 내부에서 컴프턴 산란을 일으켰다면, 산란 방향으로 그어진 선은 본래의 위치와 만나지 않게 될 것이고, 크리스탈 안으로 산란된 광자는 환자의 체내에서 컴프턴 상호작용이 발생된 곳의 방사능과 다르게 계측될 수 있다. 따라서 산란된 광자는 분해능과 대조도를 떨어뜨리게 되고 이를 이용하여 최종 영상을 구성하는 것은 바람직하지 않다. 크리스탈과 충돌하는 광자들의 대부분이 환자의 몸에서 산란된 것이라는 것을 명심하여야 한다.

다행히, 컴프턴 산란된 광자는 Z-펄스를 통해 크리스탈에 축적된 에너지를 분석함으로써 일직선으로 도달한 광자와 구별할 수 있고, Z-펄스의 높이는 크리스탈 안에서 축적된 전체 에너지와 비례하게 된다. 사실상, 우리는 방사능으로부터 방출된 감마 광자의 에너지를 알고 있다. 만약에 이러한 에너지가 모두 크리스탈에 축적되었다면, 감마 광자는 환자의 체내에서 컴프턴 산란을 겪지 않았을 것이고, 이는 컴프턴 산란 과정에서 그 에너지의 일부가 소실되기 때문이다. 물론, 감마 광자는 환자 인체 내부에서 상호작용을 하지 않은 상태로 모든 에너지를 가지고 환자에게서 방출될 수 있고, 크리스탈 안에서 컴프턴 산란 과정을 거쳐 그 에너지의 일부만을 축적하게 할 수도 있다. 또한 우리는 위와 같은 이벤트와 환자 인체 내부에서 컴프턴 산란된 후에 광전효과를 통해 크리스탈에 모든 에너지를 축적한 감마 광자를 구별할 수는 없다. 사실상, 크리스탈 안에 모든 에너지가 축적된다면 감마 광자는 산란되지 않았고, 단지 영상을 형성할 수 있는 이벤트라고 확신할 수밖에 없다.

방사성 선원으로부터 에너지 스펙트럼을 획득하기 위해 섬광 분석법(scintillation spectrometry), 또는 파고 분석에 섬광 계수 시스템(scintillation counting system)을 사용한다. 이 에너지 스펙트럼은 그림 8.5(a)처럼 주어진 펄스 높이에 따른 펄스 수를 나타낸 것이다. 측정된 스펙트럼은 선원에 의해 발생된 감마선의 에너지 그리고 체내와 크리스탈 안에서의 상호작용 현상들에 의존하게 된다. 만약 카메라가 정확하게 보정되어 에너지의 단위(keV)를 잴 수 있다고 하더라도 일반적으로 x-축에서 펄스 높이는 임의의 단위(arbitrary unit, AU)를 사용한다.

그림 8.5(a)에서처럼 파고 스펙트럼은 두 개의 주요 성분 즉, 넓은 컴프턴 플라토우(Compton plateau)로 가장 높은 펄스 높이인 광 피크(photo peak)를 가진다. 넓은 플라토우는 컴프턴 산란작용에 의해서 나타나며 이러한 에너지의 광범위한 분포는 컴프턴 산란각의 무작위적인 기질에 기인한다. 컴프턴 엣지(Compton edge)라고 불리는 플라토우의 가장 오른쪽은 산란되지 않고, 입사되는 감마 광자가 크리스탈에서 180°로 후방 산란될 때 나타난다. 따라서 단일 컴프턴 상호작용으로 최대 에너지를 축적하는 것이 가능하다. 광 피크는 선원에서 직선으로 오는 감마 광자를 나타내고, 이러한 감마 광자들은 광전효과 또는 그 이후 발생되는 컴프턴 상호작용을 통하여 모든 에너지를 축적시킨다. 단일 컴프턴 산란작용에서 감마 광자는 모든 에너지를 잃을 수 없기 때문에, 컴프턴 플라토우와 광 피크 사이가 분리된다.

예제 8.2

펄스 높이 분석기는 컴프턴 산란을 일으킨 광자를 배제하기 위해 사용된다.

문제 파고 창 윈도우의 20% 안에 수용될 수 있는 140 keV 광자의 최대 산란각은?

해답 20% 파고 윈도우는 양쪽으로 10%를 말한다.

$$140 \text{ keV} \times 0.1 = 14 \text{ keV}$$

$$140 \text{ keV} - 14 \text{ keV} = 126 \text{ keV}$$

위 수식을 이용하면

$$h\nu' = \frac{h\nu}{1 + \frac{h\nu}{m_o c^2}(1 - \cos\theta)}$$

$$126 \text{ keV} = \frac{140 \text{ keV}}{1 + \frac{140 \text{ keV}}{511 \text{ keV}}(1 - \cos\theta)}$$

계산하여 θ를 구하면 $\theta = 53.54°$.

8.2.6 동기 회로

Z-펄스는 감마선 광자에 의해 크리스탈에 축적된 전체 에너지에 비례하게 되고, 컴프턴 산란 광자와 구별하기 위해서 파고 분석기가 사용된다. 파고 분석기는 그림 8.5(b)처럼 광 피

크(사용되고 있는 특정 방사성 트레이서의 주요 에너지) 주위에 수용 윈도우를 설정하기 위해 사용된다.

윈도우의 낮은 문턱값(threshold)은 작은 에너지를 갖는 컴프턴 이벤트를 구별하기 위해 사용되고, 높은 문턱값은 단일 이벤트보다 더 큰 에너지를 갖는 합산된 이벤트를 구별하기 위해 설정된다. 윈도우의 제한된 넓이 안에서 몇몇 산란 광자는 여전히 수용될 것이고, 산란각이 작기 때문에 광자들의 에너지는 대부분 유지된다. 예를 들어, 140 keV의 광자는 50°까지 산란될 수 있고, 주로 사용되는 20%(즉, 광 피크 에너지 주변의 ±10%의 윈도우) 윈도우에 의해 수용될 것이다. 실제로 광 피크와 중심이 맞지 않는 윈도우는 대부분 카메라에서 응답의 필드 균일성을 떨어뜨릴 수 있기 때문에 적당한 틀 설정이 필요하다. 이것은 일반적으로 광증배관 바로 전에서 수집 효율성을 조금 향상시키는 결과를 가져온다.

마이크로프로세서에 기반을 둔 교정회로를 가지고 있는 현재의 카메라는 오프셋 파고 윈도우를 가지고도 좋은 균일성을 유지한다. 이러한 카메라는 산란을 더욱 줄이기 위해서 광 피크의 중간보다 더 낮은 부분에서 나타나는 컴프턴 산란 광자를 제거함으로써 광 피크의 높은 부분을 더욱 높게 한다. 어떤 카메라는 몇몇 방사성 핵종(예를 들어 Ga-67)의 다중 방출을 동시에 영상화하기 위해서 두, 세 개의 분리된 파고 윈도우를 가진다. 이 방법은 다중 에너지 방출을 측정하는 계수(count)를 보다 짧은 시간 안에 가능하게 한다.

8.2.7 영상 획득

국지화 논리와 (동기 회로를 포함하는) 파고 분석기는 모두 에너지 구분 윈도우(energy discrimination window) 내에서 발생되는 각 섬광 이벤트의 추정된 위치 (X, Y)를 결정하는 데 사용된다. 최초의 앵거 카메라는 아날로그였으며, 사진 영상 형성에 사용되었다. 이 시스템에서 파고 분석기를 거친 각각의 Z-펄스와 관련된 X와 Y 펄스는 음극선관 표면에서 빛의 위치를 결정하는 데 사용되었다. 긴 시간동안 빛을 수집하여 영상을 형성할 수 있지만, 완전한 영상을 얻기 위해서는 수분의 긴 시간이 필요하기 때문에 영상을 기록하기 위해서 통합매체가 사용되었다. 가장 흔히 사용된 매체는 여러 종류의 사진 필름이었다. 사진 카메라(photographic camera)는 음극선관에 설치되어 있고 셔터는 전체 영상 획득시간 동안 열려 있게 되며, 필름을 현상함으로써 방사능 분포 영상을 얻게 되었다.

과거 20년 동안 카메라는 컴퓨터와 연결하여 사용되어 왔다. 앞에서 설명한 바와 같이, 컴퓨터를 거쳐 아날로그 획득영상을 디지털로 바꾸는 동안 (X, Y, Z) 신호들은 (일반적으로 16비트 양자화로) 디지털화되고, 영상을 만들기 위해 소프트웨어가 사용되었다. 오늘날 카메라에서 [그림 8.1 참조] 각 광증배관의 출력은 아날로그-디지털 변환기에 의해 디지털화되고, 아래에 설명되는 국지화 논리와 영상 형성은 모두 디지털 방법으로 수행된다. 그러므로 컴퓨터와 소프트웨어는 전산화 단층촬영에서처럼 평면 섬광계수법 영상형성 과정에 있어서도 필수적이다. 다음 장에서는 영상형성 과정에 도움을 주는 컴퓨터에 대해 설명할 것이다.

8.3 영상 형성

평면 섬광계수법에서 영상을 만들기 위한 최우선의 메커니즘은 앵거 카메라의 전면에서 발생하는 각 섬광 이벤트들의 위치를 추정하고 검출하는 것이다. 여기서는 이벤트가 발생하는 위치들이 어떻게 추정되는지, 영상을 만들기 위해 위치정보를 어떻게 결합할 것인지, 그리고 이러한 영상들이 인체 내부의 방사능 분포를 수학적으로 어떻게 나타내는지에 대해 서술할 것이다.

8.3.1 이벤트 위치 추정

하나의 섬광 이벤트는 앵거 카메라에 결합되어 있는 광증배관들의 출력을 만드는 빛을 생산한다. 광증배관들의 출력 진폭은 섬광 이벤트로부터의 거리에 비례하고, 이는 섬광 이벤트의 위치 (X, Y)로 부호화된다. 여기서는 일반적인 수학 테두리 내에서 이벤트 위치 추정에 대한 논의를 시작하고, 아날로그와 디지털 카메라로 상세하게 설명할 것이다.

크리스탈의 중심을 원점 $(0, 0)$으로 하는 좌표계를 생각해 보자. 광증배관들을 각각 $k = 1, \ldots, K$로 명명하면 광증배관들의 위치는 (x_k, y_k)로 표현할 수 있다. 섬광 이벤트에 의한 광증배관들의 출력 진폭은 a_k로 가정한다. 이러한 진폭들은 빛의 2차원 분포를 나타내는 표본들로 표시되고, 이 분포의 최대값 위치는 이벤트의 위치 (X, Y)로 나타낼 수 있다.

(X, Y)를 여기서는 최대 진폭을 가지는 광증배관의 위치로 정하였지만, 이는 단지 광증배관의 크기와 유사한 해상도를 산출하는 위치에 대한 개략적인 추측만을 제공한다. 대신에 감마카메라는 (X, Y)를 추측하기 위해 집합체의 중심을 계산한다. 광증배관 응답들의 집합체 중심을 계산하기 위해 첫 번째로 식 (8.1)을 이용할 수 있다.

$$Z = \sum_{k=1}^{K} a_k \tag{8.1}$$

이것은 빛 분포의 집합체를 나타낸다. 이 신호는 섬광 이벤트로부터 발생하는 모든 빛에 비례하고 Z-펄스로 불리며, 앞에서 논의한 파고 분석 회로에 사용된다. 모든 집합체 Z로 주어진 집합체 중심의 구성요소 (X, Y)는 다음과 같이 계산된다.

$$X = \frac{1}{Z} \sum_{k=1}^{K} x_k a_k \tag{8.2}$$

$$Y = \frac{1}{Z}\sum_{k=1}^{K} y_k a_k \tag{8.3}$$

이러한 세 가지 값 (X, Y, Z)는 앵거 카메라의 "핵심"을 나타내며, 이 값들은 섬광 이벤트의 위치 (X, Y)와 이벤트에서 발생하는 모든 빛 또는 모든 에너지와 동등한 출력 Z를 제공한다.

이 방법에 대한 몇 가지 중요한 사항들은 다음과 같다. 첫 번째로 a_k는 각각의 광증배관에서 연속적으로 생성되는 전자들을 야기하는 섬광 이벤트로부터 발생한 짧은 시간의 파형 즉 펄스를 의미한다. X, Y 그리고 Z 각각의 숫자는 짧은 시간의 프레임들을 적분한 것 또는 펄스들의 최대값으로부터 얻어진 값들을 나타낸다. 두 번째로 이벤트로부터 멀리 떨어진 광증배관에서 발생되는 작은 신호들은 위치추정을 방해할 수 있다. 그러므로 X와 Y를 추측하기 위해 필요한 특정 레벨 이상의 신호만을 받아들이기 위한 문턱값 회로(threshold circuit)가 추가된다. 식별 회로(discriminator circuit)라고도 불리는 이 회로는 모든 광증배관들의 출력을 이용하는 Z값을 추측하는 데 사용되지 않는다. 식별 회로는 비컴프턴과 비다중성 이벤트에 의한 충분한 범위 내에서 Z 신호를 결정하는 파고 동기 회로와 혼동하지 않도록 주의해야 한다.

오늘날의 앵거 카메라에서 이벤트 위치 추측은 디지털화되어 있다. 대부분의 카메라 설계에서 각 광증배관의 출력들은 일반적으로 최소 16비트의 정밀도를 가지고, 분리된 아날로그-디지털 변환기로 보내진다. 그 후, 프로그램이 가능한 판독전용 기억장치(programmable read-only memory, PROM)에 포함된 소프트웨어는 위에 제시한 집합체 중심에 관한 식을 이용하여 이벤트 위치를 결정한다. 디지털 위치 추정 시스템의 잠재적인 장점은 대안적인 알고리즘들이 쉽게 만들어진다는 것이다.

오래된 예전의 아날로그 앵거 카메라에서는 (X, Y) 위치 추정을 위해 네 개의 저항 회로들과 두 개의 이득 조절 차이 증폭기(gain-controlled difference amplifier)들을 이용하였다. 개개의 구분된 저항 회로는 X 위치와 Y 위치가 양 또는 음인 광증배관들의 모든 신호들을 합하고 가중치를 주는 데 사용되었다. 기존의 앵거 카메라 좌표 시스템은 중심의 좌표를 원점 (0, 0)으로 정해 놓았기 때문에 그림 8.6에 나타난 것과 같이 양과 음 위치 값들이 생성된다. 이 회로의 네트워크는 X^+, X^-, Y^+, Y^- 4개의 신호들을 생성하고, 추정되는 이벤트 위치는 아래의 두 식에 의해 결정된다.

$$X = \frac{X^+ - X^-}{Z} \tag{8.4}$$

$$Y = \frac{Y^+ - Y^-}{Z} \tag{8.5}$$

회로의 네트워크에서 저항값들은 광증배관의 위치에 의해 결정되고, 위의 식으로 산출한 결과값과 동일한 식 (8.2)와 (8.3)의 집합체 중심 계산에 의한 결과값으로 선택된다.

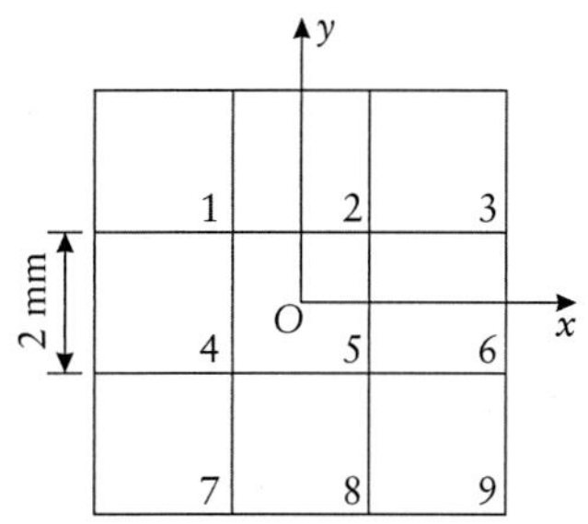

그림 8.6 앵거 카메라 내에 위치한 9개 정방형 광증배관의 배열.

예제 8.3

그림 8.6에 보이는 것과 같이 9개의 정방형 광증배관들이 3 × 3 배열로 정렬된 앵거 카메라가 있다고 가정하자. 각각의 광증배관은 숫자가 부여되어 있고, 순서대로 광증배관에 의해 기록된 펄스 높이는 5, 10, 15, 10, 40, 30, 0, 5, 10이다.

문제 Z-펄스 값과 이벤트의 위치를 계산하라.

해답 Z-펄스 값은 각각의 광증배관에서 출력된 펄스 높이들의 합으로 구할 수 있다.

$$Z = 5 + 10 + 15 + 10 + 40 + 30 + 0 + 5 + 10 = 125$$

광증배관들의 중심들은 아래와 같고,

$$c_1 = (-2, 2),\quad c_2 = (0, 2),\quad c_3 = (2, 2)$$
$$c_4 = (-2, 0),\quad c_5 = (0, 0),\quad c_6 = (2, 0)$$
$$c_7 = (-2, -2),\ c_8 = (0, -2),\ c_9 = (2, -2)$$

추정되는 이벤트의 위치는 아래와 같다.

$$X = \frac{1}{Z}\sum_{k=1}^{K} x_k a_k = 80/125 = 0.64 \text{ mm}$$

$$Y = \frac{1}{Z}\sum_{k=1}^{K} y_k a_k = 30/125 = 0.24 \text{ mm}$$

8.3.2 수집 모드

광 피크 에너지 윈도우에서 표시되는 펄스 높이인 각각의 섬광 이벤트 측정을 위해서, 앵거 카메라는 이벤트의 추정위치 (X, Y)와 시간 그리고 Z-펄스의 최대값 높이를 제공한다. 목록 모드 수집(list mode acquisition)에서 (X, Y) 신호들은 그림 8.7(a)에 나타낸 것처럼 (X, Y) 좌표들의 목록 형태를 가지고 컴퓨터 메모리로 바로 전송된다. (X, Y) 신호들 외에, Z-펄스 역시 기록되며, 1~10 msec의 시간마다 시간 표시가 삽입된다. 그리고 환자의 심전도 모니터로부터의 R-파 생성처럼 생리학적인 트리거 마커 또한 삽입된다. 목록 모드 수집에서 수집하는 시간동안에는 컴퓨터 메모리에 매트릭스와 영상들이 생성되지 않는데, 비록 영상들이 바로 생성되지 않더라도 (X, Y) 신호들은 컴퓨터 메모리에 영원히 기록되고, 순차적으로 디지털 매트릭스들 안으로 유연하게 구성되기 때문에 목록 모드 수집은 유용하다. 이벤트 위치의 정밀도는 오직 X와 Y 위치들을 저장하는 비트의 수에 의해서만 제한되는데, 단점이라면 하나의 단순한 연구를 위해서도 거대한 저장 공간이 필요하다는 것이다.

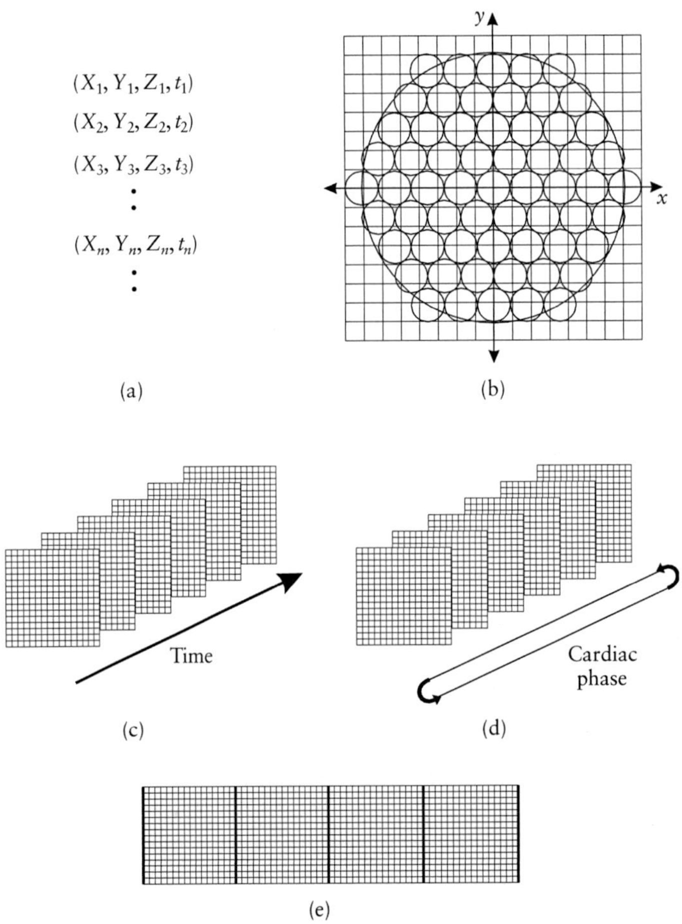

그림 8.7 앵거카메라 취득 모드 (a) 목록 모드, (b) 정적 프레임 모드, (c) 동적 프레임 모드, (d) 다중 순차 수집, (e) 전신 수집

그림 8.7(b)에서 보이는 정적 프레임 모드 수집(static frame mode acquisition)은 2.2절에서 소개된 것처럼 마치 불연속적인 픽셀들의 유한한 수집인 컴퓨터의 매트릭스와 유사한 앵거 카메라의 단면을 보여 준다. 따라서 각각의 픽셀은 카메라 면의 어떤 구역에 상응되고, (*X*, *Y*) 신호값들의 특정 범위에 의해 표시된다. 영상은 스캔의 초기에 제로 영상으로 시작되어 만들어지고, 각 섬광 이벤트의 (*X*, *Y*)를 포함하는 픽셀이 증가하기 시작한다. 마지막으로 만약 400,000개의 이벤트들이 측정되면 최종 영상에서 모든 픽셀값들의 합은 400,000이 될 것이고 이는 스캔에서 총 계수(total count)로 불린다.

그림 8.7(c)의 동적 프레임 모드 수집(dynamic frame mode acquisition)은 프레임 모드 영상들의 일시적인 연속을 보여 주는 것이다. 첫 번째 영상이 생성되고 저장된 후, 버퍼 매트릭스는 0이 되고, 또 다른 영상은 동일한 형태로 축적된다. 이 모드는 방사성 트레이서의 섭취, 배출 또는 재분배와 같은 일시적인 생리학적 변화를 연구하는 데 사용된다. 동적 과정의 연속 동영상은 프레임을 추가하고, 수집이 완료된 후 재생함으로써 만들어질 수 있다.

일반적으로 각각의 픽셀에서 상대적으로 낮은 노이즈와 높은 계수를 산출하기 위해 동적 프레임 모드 영상에서의 픽셀들은 작아야 한다(노이즈를 줄이기 위해 픽셀의 크기를 크게 하는 것은 5.37에서 보듯이 방사선 사진술에 관한 내용에서 이미 논의하였다).

그림 8.7(d)에 보이는 다중 순차 수집(multiple-gate acquisition)은 프레임 모드 수집을 더욱 확장한 것이다. 이 모드에서는 카메라에서 생성된 데이터들이 연속적으로 컴퓨터 메모리의 매트릭스에 분배된다. 트리거 신호는 일반적으로 심전도의 R-파와 같은 생리학적인 트리거처럼 매트릭스 사이에서 데이터의 분포를 조절한다. 트리거 직후, 카메라에서 생성된 데이터는 고정된 시간 간격을 위해 첫 번째 매트릭스에 위치하게 된다. 시간 간격이 경과되었을 때, 데이터는 동일한 시간 간격을 가지고 두 번째 매트릭스에 위치하게 된다. 이 과정은 시간 데이터 분배가 첫 번째 프레임에서 시작하는 새로운 트리거 신호가 발생할 때까지 또는 새로운 트리거 신호의 발생 때까지 아무런 데이터를 받지 못하는 경우인 컴퓨터 메모리에 할당된 모든 매트릭스들이 사용될 때까지 계속된다.

다중 순차 수집은 반복적인 동적 과정을 연구하는 데 사용된다. 예를 들어, 방사성 물질이 포함된 혈류와 박동하는 심방을 검사하는 심장 동기 혈액 저류 연구(cardiac gated blood pool study)에서 신호를 수집하는 동안 수많은 심박동의 응답 위상으로부터 얻어진 데이터는 중첩되고, 결과적으로 영상의 연속은 하나의 평균 심장 주기를 의미한다. 예를 들어 심장 주기는 16이나 64 프레임으로 나누고, 각각의 프레임은 주기의 1/16과 1/64로 나타낸다.

전신 수집(whole body acquisition)은 정적 프레임 모드 수집의 또 다른 변형이다. 이 모드에서 인체는 그림 8.7(e)에 나타난 것처럼 픽셀들의 매트릭스로 나눠진다. 그리고 정적 프레임들의 연속은 순서대로 촬영되어 인체로부터 수집된다. 카메라 또는 침대를 양자택일하여 연속적으로 움직이게 할 수 있다. 카메라는 전신을 스캔할 수 있으므로 전신 영상을 획득할 수 있고, 카메라와 마주한 환자의 위치는 유지된다.

2차원 매트릭스의 크기는 1024 × 1024까지 가능하지만, 핵의학에서 가장 흔히 사용되

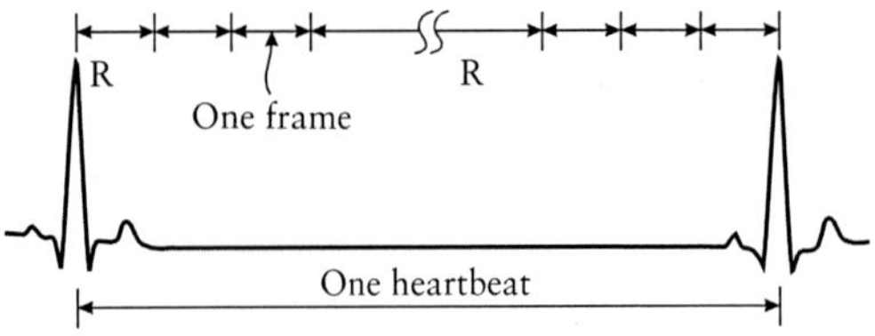

그림 8.8 심장 박동의 한 주기는 프레임으로 나누어진다. 심전도 신호의 R-파는 다중 순차 프레임 모드에서 트리거 수집을 위해 사용된다.

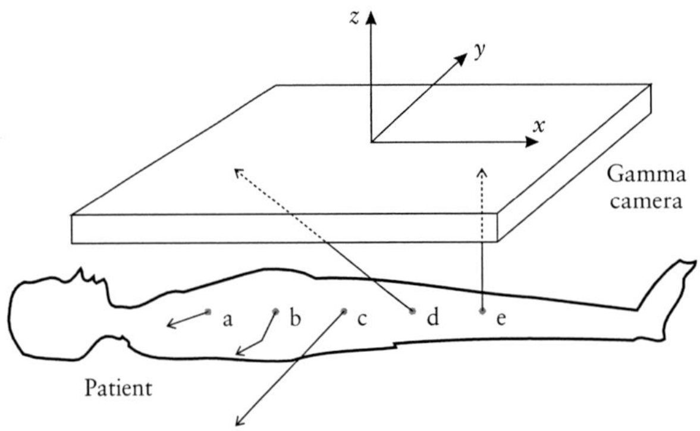

그림 8.9 그림은 다섯 개 광자들 (a, b, c, d, e)의 경로와 카메라가 중앙에 위치한 좌표 시스템을 보여준다.

는 매트릭스의 크기는 64 × 64, 128 × 128 그리고 256 × 256 이다. 카메라가 가지는 성능 한계 내에서 매트릭스의 크기가 커질수록 영상에서의 디지털 공간 해상도는 좋아진다. 2.8절의 나이퀴스트 정리(Nyquist theorem)에 의해 주어진 아날로그 영상에서 디지털 샘플링 요건들은 공간 해상도를 보존하기 위해 필요하다. 나이퀴스트 정리는 신호를 정확히 표현하기 위해 샘플링 주파수를 신호에서 나타난 최대 주파수의 두 배로 정하였다. 따라서 픽셀 크기는 앵거 카메라의 공간 해상도의 1/2보다 더 작아야 한다. 실제로 픽셀의 크기는 2~6 mm이다.

예제 8.4

다중 순차 수집 모드는 박동하는 심장을 연구하는 데 사용된다. 이 모드에서 심전도의 R-파에 의해 트리거 되는 각각의 수집 주기는 그림 8.8에 나타나 있다.

문제 심박수를 50 bpm (beats per minute)이라고 가정한다. 우리는 75 ms 동안 지

속되는 각각의 프레임을 원한다. 프레임들의 전체 수는 얼마인가?

해답 심박수가 50 bpm이므로 각각의 심장 박동은 60/50 = 1.2초 동안 지속되고, 그 각각의 프레임은 75 ms 동안 지속된다. 그러므로 전체 프레임 수는 아래와 같다.

$$N = \frac{1.2 \text{ sec}}{75 \text{ ms}} = 16 \text{ frames}$$

8.3.3 앵거 카메라 영상 방정식

인체 내부로부터 방출되는 광자가 생성되었다고 가정할 때, 통계적으로 광자는 어떤 방향으로든 동일한 확률로 퍼져 나간다고 할 수 있다. 그림 8.9에서 보듯이, 광자는 인체에 흡수되고(a, b), 산란되며(b) 때로는 산란 혹은 산란되지 않고 인체로부터 벗어난다(c, d, e). 만약 광자가 인체로부터 방출된다면, 어떤 광자는 앵거 카메라와 충돌하게 되고(d, e), 대부분의 광자는 다른 방향으로 진행할 것이다(c). 감마선이 카메라와 충돌하게 되면, 대부분의 감마선은 잘못된 방향으로 진행하여 콜리메이터 내의 납에 흡수될 것이다.

영상 방정식에서 컴프턴 산란은 무시하고, 광자는 직선으로 진행한다고 가정한다. 인체 내에서 방사능은 $A = A(x, y, z)$로 각 광자의 에너지는 단일에너지 E로 가정한다. 식 (4.16)으로부터 감쇠가 일어나지 않는다고 가정을 하면, (x, y, z)로부터 방출되는 광자에 대한 검출기에서의 시간당 에너지 플루언스 비율(energy fluence rate) 또는 세기는 수식 (8.6)과 같이 주어진다.[1)]

$$I_d = \frac{AE}{4\pi r^2} \tag{8.6}$$

r은 (x, y, z)로부터 검출기의 위치 $(x_d, y_d, 0)$까지의 거리를 나타낸다.

$$r = \sqrt{(x - x_d)^2 + (y - y_d)^2 + z^2}$$

그러나 다시 한 번 상기하자면 우리는 세기가 아닌 방사능에 관심 있다. 핵의학에서 방사능은 환자로부터 나오는 시간당 광자 플루언스 비율(photon fluence rate)로서 표현될 수 있다. 식 (4.14)에서 시간당 광자 플루언스 비율을 ϕ로 정의하였고, 식 (4.17)에서 세기를 구하기 위해 E에 ϕ를 곱하였다. 그래서 다음 식에서는 I_d를 대신해서 ϕ_d를 사용할 것이다. (x, y, z)와 $(x_d, y_d, 0)$ 사이의 선을 따라서 더해지는 감쇠는 아래 식으로 나타낼 수 있다[그림 4.25 참조].

1) 여기서 A는 방사능을 나타내므로 식 (4.16)에서의 면적을 나타내는 A와 혼동하지 않도록 유의해야 한다.

$$\phi_d = \frac{A}{4\pi r^2} \exp\left\{-\int_0^r \mu(s; E)\, ds\right\} \tag{8.7}$$

여기서 선의 시작 ($s = 0$)은 점 (x, y, z)에서 시작한다고 가정한다.

이제 우리는 평행-홀 콜리메이터에 관심을 두고, 하나의 구멍을 통과한 응답을 고려해야 한다. 이 경우, 적분 선은 z축에 평행하다. 여기서 z 방향으로 진행하지 않는 모든 감마선은 콜리메이터의 납에 완전히 흡수된다고 가정한다. 이러한 가정 하에 식 (8.7)은 아래 식과 같다.

$$\phi_d = \frac{A}{4\pi z^2} \exp\left\{-\int_z^0 \mu(x, y, z'; E)\, dz'\right\} \tag{8.8}$$

여기서 검출기는 점 (x, y, z) 바로 밑에 위치한다. 그림 8.9에서 $(x_d, y_d, 0) = (x, y, 0)$를 참조하라. 이러한 상황 하에서 오직 점 (x, y, z)로부터 발생한 방사능만을 고려할 수 있다. 사실, 검출기 위치 $(x, y, 0)$에서 관측되는 시간당 광자 플루언스 비율은 콜리메이터를 통과한 모든 방사선 선원들의 적분 값이다. 그림 8.9의 상황과 평행-홀 콜리메이터만을 고려함으로써, 오직 이렇게 적분된 시간당 광자 플루언스 비율을 제공할 수 있는 방사선 선원들만이 z축에 놓이게 된다. 그러므로 영상 방정식은 아래와 같다.

$$\phi(x, y) = \int_{-\infty}^0 \frac{A(x, y, z)}{4\pi z^2} \exp\left\{-\int_z^0 \mu(x, y, z'; E)\, dz'\right\} dz \tag{8.9}$$

식 (8.9)는 감마카메라의 표면에 기록된 시간당 광자 플루언스 비율이 투영 방사선 사진술의 식 (5.3)처럼 투영 타입이라는 것을 알 수 있지만 중요한 차이점을 가지고 있다. 이 식은 단일 에너지만을 고려하기 때문에 매우 간단하고, 방사선 사진술이나 CT처럼 에너지 스펙트럼을 적분할 필요가 없다. 그러나 식 (8.9)는 CT 재구성에서 사용되는 유효한 에너지를 포함하는 이상적 모델처럼 $A(x, y, z)$의 간단한 적분만은 아니다. 사실, 깊이에 의존적인 신호 손실을 가지는 두 개의 방사선 선원들 중, 하나는 역제곱 법칙을 따르고, 다른 하나는 방사선 선원과 검출기 사이의 물체에 의존적인 감쇠 법칙을 따르게 된다. 이러한 영향 때문에 카메라에 가까운 방사선원이 카메라에서 멀리 있는 동일한 선원보다 더 큰 시간당 광자 플루언스 비율을 제공할 것이라고 추측할 수 있다.

깊이에 의존적인 감쇠의 다른 중요한 결론은 카메라가 인체와 같은 면에 있을 때와 반대편에 위치할 때, 관측되는 시간당 광자 플루언스 비율이 큰 차이를 보인다는 것이다. 이것은 인체에서의 감쇠가 더 크기 때문에 낮은 에너지의 방사성 트레이서에 있어서 특히 중요하다. 확대함으로써 가까운 곳과 먼 곳에 있는 물체의 크기를 왜곡시키는 X-선 필름들처럼, 우리는 물체에 의존적인 감쇠와 인체 해부학에 대한 지식을 가지고 핵의학에서 평면 영상을 판독하여야 한다. 결국 물체에 의존적인 감쇠는 SPECT에서 같은 문제를 일으키게 될 것이고, 우리는 CT에 적용된 효과적인 에너지 모델처럼 컴퓨터를 이용하여 다루기 쉬운 좀 더 간단한 영상 모델을 필요로 하게 될 것이다.

평면 선원 위에서 앵거 카메라에 형성된 영상이 깊이에 의존적인 영향을 가진 인체 내 방사능의 투영임을 확인하였다. 투영 방사선 사진술의 경우와 같이, 깊이에 의존적인 영향 없이 영상을 보기 위하여 평면 선원을 고려하는 것은 유용한다. 이러한 개념은 다음 장에서 흐려짐(blurring)과 노이즈와 같은 다른 영향들을 다루기 시작할 때 부분적으로 활용된다.

핵의학 영상에서 선원 또는 물체는 방사능의 분포 $A(x, y, z)$이다. $z = z_0$인 평면으로 제한된 방사능을 가지는 평면 선원 $A_{z_0}(x, y)$를 정의하면 아래와 같다.

$$A(x, y, z) = A_{z_0}(x, y)\delta(z - z_0) \tag{8.10}$$

물론 그림 8.9의 형상을 따르기 위해 $z_0 < 0$이어야 한다. 식 (8.10)을 식 (8.9)에 대입하고, 식 (2.6)을 적용하면 아래 식이 산출된다.

$$\phi(x, y) = A_{z_0}(x, y)\frac{1}{4\pi z_0^2}\exp\left\{-\int_{z_0}^{0}\mu(x, y, z'; E)\,dz'\right\} \tag{8.11}$$

식 (8.11)은 평면 선원으로부터 측정된 시간당 광자 플루언스 비율이 두 가지 요인에 의해 비교된 선원의 평면 내 방사능을 나타낸다. 첫 번째 요인인 $1/(4\pi z_0^2)$는 역제곱 법칙에 의한 신호 감소를 나타낸다. 신호 감소는 z_0에 의존하는 동안 x와 y에 독립적으로 일정하다. 그래서 그것은 검출기의 표면에 나타난 방사능 선원들의 상대적인 진폭에 영향을 미치지 않는다. 두 번째 요인은 평면 $z = z_0$에서 $z = 0$까지 운동한 광자들의 적분된 감쇠의 영향이다. $\mu(x, y, z'; E)$가 x와 y에 독립적이지 않다면 즉, 실제적인 경우가 아니라면 이 부분은 일정하지 않고, 그것은 영상 평면을 가로질러 상대적인 선원 진폭의 변화를 야기한다. 이는 평면 섬광 영상 내 다른 부분에 위치한 선원들 사이에 상대적인 세기를 비교하는 데 있어서, 이상적인 평면 선원조차 본래의 어려움이 있음을 강조한다.

8.4 영상품질

공간분해능, 민감도 및 필드(field)의 균일성을 포함하여 앵거 카메라의 성능에 영향을 주는 요소들은 많다. 이러한 요소들에 의한 영향을 개선하기 위해 최근 앵거 카메라는 보정회로를 갖추고 있다. 지금부터 평면 섬광계수법의 영상품질에 영향을 주는 위 요소들과 그 외의 다른 요소들에 대해 알아보도록 하겠다.

8.4.1 분해능

3.3절에서 언급했듯이 앵거 카메라는 반치폭(full width at half maximum, FWHM) 값으

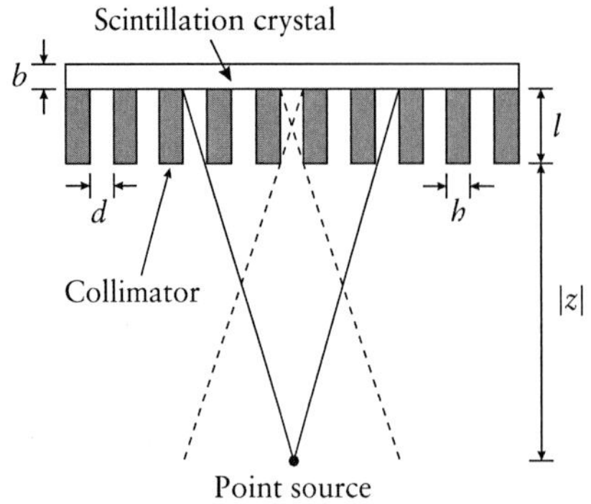

그림 8.10 분해능의 깊이 의존성을 보여주는 콜리메이터 구조.

로 정의되는 분해능을 이용하여 광자의 상호작용 위치를 알아낼 수 있다. 분해능에 영향을 많이 미치는 가장 중요한 두 가지 요소들은 콜리메이터 분해능과 고유 분해능이라고 할 수 있고, 두 요소들에 의해 앵거 카메라 시스템의 최종 분해능이 결정된다고 할 수 있다. 섬광계수법 촬영 시 스캔 시간이 길어질 수 있기 때문에 환자의 움직임은 분해능에 영향을 주는 또 다른 요소가 되는데 여기서는 환자의 움직임에 의한 경우는 언급하지 않을 것이다.

콜리메이터 분해능 평행-홀 콜리메이터가 가장 보편적으로 사용되고 있으므로 이 콜리메이터의 성능에 대해서 중점적으로 알아보겠다. 그림 8.10을 참고로 해서 콜리메이터 분해능은 다음 식과 같이 표현할 수 있다[연습문제 8.12 참조].

$$R_C = \frac{d}{l}(l + b + |z|) \tag{8.12}$$

여기서 d는 콜리메이터 구멍의 직경을 나타내고, l은 콜리메이터 구멍의 깊이, b는 섬광체의 유효 깊이를 나타내며 $|z|$는 콜리메이터 표면에서부터 환자까지의 거리를 나타낸다. 위 수식의 가장 중요한 특징은 반치폭이 표적거리 $|z|$에 의존한다는 것이다. 특히 $|z|$가 증가할수록 콜리메이터의 분해능은 더 떨어지게 된다. 그러므로 표적이 멀어질수록 흐릿한 영상을 얻게 된다.

예제 8.5

콜리메이터 구멍을 더 깊게 하면 컴프턴 산란 광자들을 제거할 수 있는데, 이것 또한 영상시스템의 분해능에 영향을 주게 된다.

문제 만약 컴프턴 산란 광자들을 제거하기 위해 구멍의 깊이를 두 배로 한다면 콜리메이터 분해능은 어떻게 되는가? 콜리메이터 분해능의 한계는 있는가?

해답 식 (8.12)에서

$$R_C = \frac{d}{l}(l + b + r) = d + \frac{b + r}{l}d$$

콜리메이터 구멍의 깊이가 두 배로 될 때, 콜리메이터 분해능은 다음과 같다.

$$R_C' = \frac{d}{2l}(2l + b + r) = d + \frac{b + r}{2l}d < R_C$$

그러므로 구멍의 깊이를 두 배로 하면 콜리메이터의 분해능 또한 향상된다. 만약 구멍의 깊이를 무한대로 만든다면 콜리메이터 분해능은 분해능의 한계인 구멍의 직경, d에 가까워 진다. 나중에 알게 되겠지만 더 깊은 구멍은 콜리메이터의 민감도를 감소시키게 된다. 콜리메이터 분해능을 평면 선원에 대한 영상 수식의 요소로 넣을 수 있다.

식 (8.12)는 콜리메이터의 점 확산 함수(point spread function, PSF)에 대한 정확한 수식은 아니지만 PSF가 반치폭(FWHM = R_C)과 같이 가우스 분포를 갖는다고 볼 수 있으므로 일반화 할 수 있다[예제 3.4, 3.5 참조].

$$\text{FWHM} = 2\sigma\sqrt{2\ln 2}$$

FWHM = R_C이므로 콜리메이터 PSF에 대한 근사치는 다음과 같다.

$$h_C(x, y; |z|) = \exp\left\{-4(x^2 + y^2)\ln 2 / R_C^2(|z|)\right\} \tag{8.13}$$

여기서 표적거리 $|z|$에 의존성을 명확히 하였다.

앞 절에서의 평면선원 수식 $A(x, y, z) = A_{z_0}(x, y)\delta(z - z_0)$를 고려해 보자. 모든 콜리메이터로부터 선원의 거리를 $r = |z_0|$으로 가정하고, 식 (8.13)을 식 (8.11)에 대입하면 다음과 같은 식을 얻을 수 있다.

$$\phi(x, y) = A_{z_0}(x, y)\frac{1}{4\pi z_0^2}\exp\left\{-\int_{z_0}^{0}\mu(x, y, z'; E)\,dz'\right\} * h_C(x, y; |z_0|) \tag{8.14}$$

x-y 평면에서 콜리메이터는 공간적으로 같기 때문에 이 경우, PSF의 흐려짐은 정합(convolution)으로 표현된다. 그러나 기본적인 영상 수식과 콜리메이터 PSF는 모두 깊이에

대해서 의존성이 있으므로 3-D 선원에 대하여 3-D 정합을 사용하지는 않을 것이다.

식 (8.12)는 광자가 항상 콜리메이터의 격막에 의해 흡수된다는 가정을 전제로 하고 있다. 그러나 몇몇 광자들은 격막을 투과하게 되고, 이러한 격막은 R_C가 예상했던 것보다 커지는 원인이 될 수 있다. 격막 투과를 설명하기 위한 간단한 방법은 식 (8.12)에서 구멍의 깊이가 실제보다 조금 작다고 가정하는 것이다[연습문제 8.5 참조]. 유효 구멍 깊이(l_e)는 다음과 같이 정의된다.

$$l_e = l - 2\mu^{-1} \tag{8.15}$$

여기서 μ는 일반적으로 납으로 구성된 콜리메이터의 광자 에너지에 따른 선감약계수(linear attenuation coefficient)이다. 유효 구멍 깊이는 실제보다 짧고, 광자의 에너지가 높을수록 투과가 더 잘되기 때문에 광자의 에너지가 가장 높을 때 가장 짧다(μ는 에너지가 높을수록 작아진다). 위 정의를 이용하여 콜리메이터 분해능 수식에 적용하면 다음과 같다.

$$R_C = \frac{d}{l_e}(l_e + b + r) \tag{8.16}$$

이 수식은 콜리메이터가 사용된 방사성 트레이서의 에너지에 따라 그 분해능이 변한다는 것을 나타낸다. 특히 저 에너지의 방사성 트레이서를 위해 설계된 콜리메이터는 고 에너지 방사성 트레이서를 사용할 때 더 낮은 분해능을 보일 것이다. 이것은 고 에너지 광자가 격막에 흡수되지 않고 투과하기 때문이다. 섬광체 크리스탈 유효 두께(b) 역시 에너지 의존성을 가지므로 알아두어야 한다. 평균적으로 고 에너지 광자들은 크리스탈에 더 많이 투과된 이후에 흡수될 것이고, 콜리메이터의 분해능을 추가적으로 떨어뜨리게 될 것이다(이 경우 R_C는 더욱 커지게 된다).

고유 분해능 콜리메이터 분해능은 콜리메이터의 기하학적 구조와 광자의 에너지 의존적인 격막 투과에 관계한다. 그러나 추가적인 흐려짐은 섬광체 자체에서 발생하며, 이것을 앵거 카메라의 고유 분해능이라고 한다.

고유 분해능은 방사선 사진술에서 증감지(intensifying screen)의 분해능과는 다소 차이가 있다. 투영 방사선 사진술과 평면 섬광계수법 두 경우 모두 섬광체(또는 형광체)에 광자가 흡수되었을 때 섬광빛을 방출한다. 투영 방사선 사진술에서, 방출되어 흩어진 빛은 검출기(필름 혹은 고체상태)에 영구히 기록되고, 이것들은 영상의 흐려짐으로 나타난다. 평면 섬광계수법의 경우, 방출된 섬광빛은 하나의 흡수가 일어난 위치를 추정하는 데 사용되며 고유 분해능을 설명하는 (X, Y)를 추정하는 것은 부정확하다.

앵거 카메라에서 (X, Y)를 추정하는 것이 부정확한 두 가지 이유가 있다. 첫 번째 이유는 흡수된 광자의 진행경로와 관련이 있다. 4장에서 언급했듯이 광자는 마지막으로 흡수되기 전에 몇 번의 컴프턴 산란을 겪은 후 광전효과에 의해 흡수된다. 섬광체에서 일어나는 이러한 컴프턴 산란은 섬광빛을 생성하게 되는데 이 빛은 광자의 마지막 흡수로 생성되는 빛보다 그 세기는 작으나 여러 곳으로 퍼지게 된다. 이러한 섬광빛은 광증배관의 배열로 검출되고, 광자의 경로에 따라 최대빛의 분포를 흐트러트림으로써 (X, Y)를 추정하는 데 어려움을 준다.

(X, Y)를 추정하는 데 있어 부정확한 두 번째 이유는 노이즈(또는 통계적 변동)이다. 광자가 콜리메이터 구멍을 직선으로 통과하여 곧바로 하나의 광전효과로 흡수되었다고 가정해 보자. 콜리메이터의 기하학적 구조 혹은 컴프턴 산란을 피한다는 것은 "꿈"에 가까운 일이며 우리가 이상 세계에서 살 수 있다면 가능한 일일 것이다. 사실 물리학과 전자공학에서는 완벽에 못 미치는 고유의 통계적 변동이 항상 발생한다.

우선, 광전효과에 의해 발생되는 섬광빛의 개수와 공간적 분포는 모두 무작위이다. 비록 섬광체의 물리학적 세밀한 분석이 발생되는 섬광빛의 평균값을 예측하는 데에는 좋은 모델이 될 수 있으나 정확한 수는 예측할 수 없다. 따라서 광증배관으로 입사되는 빛의 개수와 공간적 분포 또한 무작위이다. 광증배관 안에서 상황은 점점 더 악화되고 전자사태(electron cascade) 과정 또한 무작위이다. 이것들은 모두 광증배관 배열에서 최대 펄스 높이 $(a_k, k = 1, \ldots, K)$의 통계학적 변수가 된다. 이러한 변동들은 (X, Y)를 추정하는 데 관련 있는 통계적 에러 변동이 되고, 통계적 에러 변동은 방사성 선원을 공간에 국지화하는 데 추가적 흐려짐을 야기한다.

앵거 카메라의 고유 분해능은 또 다른 FWHM과 R_I로 표현할 수 있다. 여기서 R_I는 섬광 과정에서 두 가지 변동의 원인을 제공한다. 가우스 식에 의해 위 과정과 관련된 앵거 카메라의 고유 PSF는 다음과 같다[3.23 참조].

$$h_I(x, y) = \exp\left\{-4(x^2 + y^2)\ln 2 / R_I^2\right\} \tag{8.17}$$

콜리메이터 분해능과는 다르게 고유 분해능은 표적이나 표적거리에 의존하지 않는다. 평면 선원에 대한 영상 수식에 고유 분해능 요소를 추가하면 다음과 같다.

$$\phi(x, y) = A_{z_0}(x, y)\frac{1}{4\pi z_0^2}\exp\left\{-\int_{z_0}^{0}\mu(x, y, z'; E)\,dz'\right\} * h_C(x, y; |z_0|) * h_I(x, y) \tag{8.18}$$

일반적으로 고유 분해능이 콜리메이터 분해능보다 일반적 영상 깊이에서 훨씬 좋다(i.e., $R_I \ll R_C$). 그러므로 콜리메이터의 기하학적 특성이 유효 분해능을 좌우하게 된다. 유효 분해능은 3.3.4절에 언급했듯이 R_I와 R_C의 서브시스템 사태(subsystem cascade)의 결과이다.

8.4.2 민감도

위에서 언급했듯이 인체에서 나오는 모든 감마선이 카메라로 향하는 것은 아니다. 가능한 카메라로 똑바로 들어오는 것들을 검출하려고 하는데, 이러한 검출을 방해하는 두 가지 요소가 있다. 첫째로 콜리메이터에 의해 광자가 흡수되는 것이고, 둘째는 광자가 콜리메이터와 섬광체 크리스탈 모두를 투과하는 것이다. 민감도(또는 효율성)가 매우 뛰어난 카메라는 대부분의 광자를 검출할 것이고, 민감도가 낮은 카메라는 대부분의 광자를 제거하거나 놓치게 될 것이다. 대부분의 카메라는 이 중간에 있게 되는데 지금부터 민감도에 대해 더욱 자세히 알아보도록 하자.

콜리메이터 민감도 식 (8.12)로부터 콜리메이터 구멍이 더 깊을수록 분해능이 더 좋아진다는 것을 알 수 있다(R_C는 더 작아진다). 그러나 구멍이 깊어질수록 콜리메이터에 부딪치고 통과하여 섬광체 크리스탈에 도달하는 감마선 광자들의 수는 더 줄어들게 된다. 이는 콜리메이터가 효율성(또는 민감도)이 떨어진다는 뜻이다. 콜리메이터 민감도라고도 불리는 콜리메이터 효율 ϵ은 다음과 같다.

$$\epsilon = \left(\frac{Kd^2}{l_e(d+h)} \right)^2 \tag{8.19}$$

여기서 K는 약 0.25이다. ϵ의 크기는 콜리메이터를 통과하여 카메라로 향하는 각각의 방출된 광자들의 (평균화된) 비율을 나타낸다. 다른 모든 조건들이 비슷하기 때문에 ϵ을 가능한 크게 하는 콜리메이터의 파라미터를 선택해야 한다.

평행-홀 콜리메이터의 분해능은 식 (8.12)을 보면 알 수 있듯이 콜리메이터 표면에서 가장 좋고 $|z|$에 따라 점점 떨어진다. 반면 식 (8.19)에서 민감도는 선원과 콜리메이터 간의 거리와는 상관없음을 알 수 있다. 언뜻 보기에는 역제곱법칙에 어긋나는 것처럼 보이지만 사실은 그렇지 않다. 거리가 길어짐에 따라 각각의 구멍이 인지하는 인지 영역(field of view, FOV)은 넓어지게 된다. 다시 말해서 각각의 구멍은 거리가 멀어질수록 더 많은 영역을 볼 수 있다는 것이다[그림 8.10 참조]. 다른 관점에서 살펴보면 선원이 콜리메이터로부터 충분히 멀리 있다면 더 많은 구멍들이 같은 선원을 볼 수 있게 될 것이다. 방사성 선원이 콜리메이터의 표면에서 멀어지게 되면 중앙 구멍의 계수율은 역제곱법칙에 따라 감소하게 된다. 그러나 더욱더 많은 구멍들이 선원을 인지할 수 있을 것이며 그에 따라 최종 계수율은 상수가 될 것이다. 더 많은 구멍들이 선원을 보기 때문에 콜리메이터를 투과한 광자들은 크리스탈 표면으로 넓게 퍼지면서 영상은 점점 더 나빠지게 될 것이다. 따라서 거리가 멀어짐에 따라 분해능은 나빠지게 된다.

식 (8.19)은 콜리메이터의 전반적인 민감도를 나타내는데, 이는 검출기에 의해 검출된 최종 계수를 나타내는 것이다. 8.3.3절에 언급했던 거리에 대한 요소가 없기 때문에 이상하게 보일 수 있다(역제곱법칙의 영향이 없다). 그러나 8.3.3절에서는 한 점에서 검출된 시간당

표 8.1 콜리메이터의 종류에 따른 해상도 및 민감도

Collimator	d(mm)	l(mm)	h(mm)	Resolution @10 cm (mm)	Relative sensitivity
LEUHR	1.5	38	0.20	5.4	12.1
LEHR	1.9	38	0.20	6.9	20.5
LEAP	1.9	32	0.20	7.8	28.9
LEHS	2.3	32	0.20	9.5	43.7

LEUHR = low energy ultra-high resolution
LEHR = low energy high resolution
LEAP = low energy all purpose
LEHS = low energy high sensitivity

광자 흐름 비율에 중점을 둔 것인데, 이 경우에는 역제곱법칙에 의한 영향을 받는다. 전반적인 민감도가 같은 방법으로 영향을 받지 않는 이유는 선원으로부터의 계수가 없어지는 것이 아니라 카메라의 다른 부분으로 분포되기 때문이다.

$|z| >> l_e + h$를 만족하는 고정 선원거리 $|z|$에 의해

$$R_C \approx \frac{d}{l_e}|z| \tag{8.20}$$

그리고 위 수식을 식 (8.19)에 적용하면 다음의 수식을 얻는다.

$$\epsilon \approx \left(\frac{R_C K d}{|z|(d+h)}\right)^2 \tag{8.21}$$

위 식은 분해능과 민감도가 양립할 수 없는 트레이드오프 관계인 것을 보여 주고 있다. 따라서 우리는 이미 격막 투과로 인한 고 에너지, 중 에너지, 저 에너지 콜리메이터 분리의 필요성에 대해 인지하고 있지만 같은 에너지대에서 분해능과 민감도를 결정하는 다른 콜리메이터에 대해 고려해야 할 필요가 있다. 예로서 표 8.1은 몇몇 저 에너지(140 keV용) 콜리메이터와 각각의 분해능과 민감도를 보여 준다.

예제 8.6

예제 8.5를 통하여 더 깊은 구멍을 가진 콜리메이터를 사용함으로써 컴프턴 산란 광자를 줄이고 콜리메이터의 분해능을 높일 수 있다는 것을 알 수 있었다.

문제 만약 다른 변수들은 고정한 채 구멍의 깊이를 두 배로 한다면 민감도는 어떻게 되겠는가?

해답 간단히, $l_e = l$로 가정하면 식 (8.19)에 의해 콜리메이터의 민감도는 다음과 같다.

$$\epsilon = \left(\frac{Kd^2}{l_e(d+h)}\right)^2$$

콜리메이터 구멍의 길이가 두 배이면 다음과 같이 표현할 수 있다.

$$\epsilon' = \left(\frac{Kd^2}{2l_e(d+h)}\right)^2 = \epsilon/4$$

그러므로 콜리메이터 구멍의 깊이를 두 배로 하면 민감도는 75% 감소한다.

검출기 효율 검출기를 거치는 모든 감마선이 검출기 크리스탈에 에너지를 축적하는 것은 아니며, 만약 에너지 축적이 없다면 아무 신호도 발생되지 않을 것이다. 섬광 검출기들은 전자기 방사선에 대해 10~50%의 효율을 가지고 있는데, 이렇게 효율의 범위가 넓은 이유는 효율, 분해능, 감마선 에너지 등이 다르기 때문이다.

앵거 카메라에 사용되는 크리스탈의 직경은 10~25인치로 다양하며, 두께는 0.25~1인치 정도이다. 일반적으로 두꺼운 크리스탈은 입사 광자와 상호작용할 가능성이 더 커지며 그 에너지를 축적하여 검출될 수 있기 때문에 카메라의 민감도를 향상시킨다. 그러나 너무 두꺼운 크리스탈은 크리스탈, 광증배관과 광도파관(light pipe) 사이의 복잡한 상호작용으로 인해 공간분해능을 저하시킨다. 일반적으로 광도파관은 크리스탈과 광증배관을 광학적으로 결합하는 데 사용된다. 0.25인치(약 1 mm) 두께의 크리스탈은 0.5인치 두께의 크리스탈보다 고유분해능이 더 좋다. Tl-201과 같은 저 에너지 방사성 동위원소에서 방출되는 감마선 계수 시에는 민감도의 변화는 없지만, Tc-99m을 계수할 경우에는 0.5인치 두께의 크리스탈이 0.25인치 두께의 크리스탈보다 15% 낮은 민감도를 갖게 된다. 일반적으로 높은 에너지에서 민감도의 변화는 더욱 커진다.

8.4.3 균일성

카메라의 필드 균일성은 균일한 방사능 분포를 나타낸다. 불균일한 응답은 크리스탈의 민감도 변화에 의해 일어나는 것으로 불균일성을 보정하기 위해 플러드(flood) 혹은 시트(sheet) 방사선 선원이 영상화되고, 기록되며 그 기준으로 사용된다. 임상에서 사용하는 영상은 취득과정에서 다른 영역에 비해 계수가 너무 낮은 곳은 계수를 더하고, 너무 높은 것은 빼 주는 방식으로 보정된다.

카메라 불균일성의 대부분은 공간분해능의 결과로 나타나는데, 이는 광자의 상호작용 위치를 잘못 표시되게 할 수 있다((X, Y)위치를 결정하는 데 오류를 준다). 이러한 왜곡을 보정하기 위해 기준영상이 취득되고, 디지털 보정 좌표함수들이 생성되며 저장된다. 각각의 좌표함수들은 (X, Y) 보정상수를 가지고 있다. 정교한 마이크로프로세서 회로는 실시간으로 영상 취득 시간동안에 이와 같은 보정상수를 이용하여 계수를 재배치한다. 현재 사용되고 있는 많은 카메라들은 환자 영상화에 사용되는 같은 방사선 핵종을 가지고, 보정지도(correction map)를 만들어 사용한다. 몇몇의 카메라는 핵의학과에서 사용하는 모든 방사성 핵종과 환자 연구를 위해 선택된 몇 개의 보정지도 세트를 컴퓨터에 저장시켜 놓는다.

카메라의 다른 부분에서의 펄스 위치 변동 또한 불균일성의 원인이 될 수 있는데 이와 같이 공간적으로 의존하는 에너지 변동은 마이크로프로세서 회로로 보정할 수 있다. 에너지 변동과 공간 왜곡은 공간분해능의 감소와 선형성 및 균일성의 저하를 야기한다. 오늘날 카메라의 경우, 공간 왜곡(특히 에너지에 의존하는 응답) 보정 후, 곱셈의 요소(multiplicative factors)를 사용하여 명확한 균일성 보정을 수행한다.

8.4.4 에너지 분해능

파고 분석은 영상의 대조도를 감소시키는 산란 광자 제거를 위해서 중요하다. 그러므로 파고 분석기의 성능, 특히 에너지 분해능이 중요한데 이상적인 검출기의 경우 광 피크는 하나의 수직선이고, 여기서 펄스 높이는 방출된 엑스선 혹은 감마선의 에너지를 나타낸다. 실제로는 광 방출이 통계적이고, 파고 분석기가 유한한 분해능을 가지므로 수직선은 종 모양(bell-shape)의 광 피크를 보여 주게 된다. 본질적으로 계측된 펄스 높이 스펙트럼은 시스템의 에너지 임펄스 응답(impulse response) 함수와 이상적 스펙트럼의 정합으로 표현할 수 있다.

파고 분석기의 낮은 에너지 분해능은 광 피크를 넓어지게 한다. 에너지 분해능은 반치폭을 사용하여 공간 분해능의 특성을 나타냈던 것과 유사하게 광 피크의 반치폭으로 정량화할 수 있다. 반치폭은 처음 광 피크의 최대에서 계수를 하고, 최대 계수의 절반에 해당하는 광 피크 양쪽을 연결한 폭의 길이로서 결정된다. 마지막으로 이 폭을 광 피크의 펄스 높이로 나누면 에너지 분해능이 되는데 일반적으로 % 단위를 사용한다. 반치폭이 더 작은 값일수록 더 좋은 에너지 분해능을 뜻하는데 일반적으로 섬광 시스템은 평균 8~12%의 반치폭을 가진다. 섬광 시스템에서 시간 분해능 역시 에너지 분해능과 관계가 있는데 시간 분해능 내에 두 개의 섬광이 발생한다면 각각의 펄스가 더해져 한 개의 신호가 생성될 것이다.

파고 분석기를 정확히 보정하기 위해서는 축적된 에너지와 펄스 높이와의 정량적 관계가 정립되어, 알려져 있는 에너지 선원의 광 피크가 원하는 펄스 높이에 위치할 때까지 광증배관에 공급된 전압 또는 증폭기의 증폭도가 조절되어야 한다. 광증배관에 공급되는 전압을 바꿈으로써 광증배관의 증폭도와 검출기에서 나오는 펄스의 크기를 바꿀 수 있다. 각각의 다이노드에 걸리는 전압이 증가하면 이전 다이노드에서 벗어난 전자들은 더욱 큰 운동에너지를 갖게 되고, 다음 다이노드와 충돌함으로써 더 많은 전자들이 방출된다. 이러한 과정으로 광증배관은 더 큰 신호를 만들게 되고, 증폭기의 증폭도를 바꿈으로써 각각의 신호 크기를 직접적으로 바꿀 수도 있다.

8.4.5 노이즈

감마선 방출에서부터 광증배관의 전자 사태까지 영상화 처리 전반에 걸쳐 (3.4.3에 언급했듯이) 푸아송 확률 법칙(Poisson probability law)이 적용된다. 특히 검출된(단위 영역당) 광자의 수는 푸아송 랜덤 변수(Poisson random variable)이다(6.4.2에 언급했던 비슷한 방법으로). 푸아송 과정(Poisson process)에서 분산(variance)은 투영 방사선 사진술에서 노이즈 분석을 간단히 하는 데 사용하는 평균(mean)과 같다. 평면 섬광계수법에 있어서 이러한 것의 의미를 공부해 보자.

신호대잡음비 투영 방사선 사진술과 평면 섬광계수법은 결국 영상을 형성하는 데 기여하는 단위 영역당 총 광자의 수에 의해 제한되기 때문에 신호 대 잡음비(signal-to-noise ratio, SNR)의 계산은 본질적으로 두 경우에 있어서 같다. 5장에서 투영 방사선 사진술의 경우, 총 광자의 수와 세기를 연관시켰다[식 (5.35) 참조]. 이와 관련된 식은 식 (4.16)에 나타나 있으며, 여기서는 세기 대신 시간당 에너지 흐름 비율을 사용하였다. 5.4.1과 비슷한 방법으로 취득한 총 광자의 평균수에 초점을 맞출 것이다.

카메라의 고유 신호 대 잡음비는 다음과 같다.

$$\mathrm{SNR} = \frac{\bar{N}}{\sqrt{\bar{N}}} = \sqrt{\bar{N}} \tag{8.22}$$

그러므로 검출되는 광자 수를 늘림으로써 영상의 고유 신호대잡음비는 커지게 된다. 이것은 투영 방사선 사진술의 경우와 같게 된다.

프레임 모드에서 앵거 카메라의 전면부는 픽셀의 수직 격자로 나뉜다. 카메라의 전면부를 정사각형의 $J \times J$ 개수의 픽셀들로 격자를 덮는다고 가정해 보자. 그리고 선원에 대한 사전 지식 없이 모든 J^2 픽셀에 검출된 광자가 고르게 퍼져 있다고 본다면 픽셀당 고유 신호대잡음비는 다음과 같이 주어진다.

$$\mathrm{SNR}_p = \sqrt{\frac{\bar{N}}{J^2}} = \frac{\sqrt{\bar{N}}}{J} \tag{8.23}$$

위 수식으로 쉽게 알 수 있듯이 픽셀당 신호 대 잡음비는 픽셀 크기가 작아질수록 작아지는 것을 알 수 있다. 그러므로 평면 섬광계수법 영상에 512 × 512 행렬(matrix)을 사용하는 것이 항상 좋다고 말할 수는 없는 것이다. 카메라가 픽셀 분해능만큼 충분한 분해능을 가질 수 없다는 사실 이외에도 신호대잡음비가 급격히 떨어져 영상의 질을 떨어뜨릴 수 있다.

종종 배경(background)으로부터의 핫스팟(hot spot)이나 콜드스팟(cold spot)을 이해하는 것은 매우 유용하다. 이러한 것은 3.2절에 언급했듯이 대조도 C의 개념이 필요하다. 여기서 대조도는 배경으로부터 여러 픽셀들이나 하나의 픽셀 계수의 부분적인 변화를 말한다. 만약 $\overline{N}_b$가 평균 배경 계수이고, $\overline{N}_t$가 평균 표적 계수(mean target count)라고 한다면 대조도는 다음과 같이 나타낼 수 있다.

$$C = \frac{\overline{N}_t - \overline{N}_b}{\overline{N}_b} \tag{8.24}$$

부분적 신호 대 잡음비(local SNR)는 다음과 같이 정의할 수 있으며

$$\mathrm{SNR}_l = \frac{\overline{N}_t - \overline{N}_b}{\sqrt{\overline{N}_b}} \tag{8.25}$$

다음과 같이 간략히 할 수 있다[식 (5.38) 참조].

$$\mathrm{SNR}_l = C\sqrt{\overline{N}_b} \tag{8.26}$$

실질적 문제로, 확률 질량 함수(probability mass function)의 파라미터는 알려져 있지 않기 때문에 평균 계수는 알 수 없다. 대신 평균에 근접한 값이 사용된다. 예를 들어 $t_n(n = 1, \ldots, N)$이 N 픽셀의 표적 계수를 나타내고 $b_m(m = 1, \ldots, M)$이 (표적주위의) 배경의 계수를 나타낸다면 평균값은 다음과 같이 나타낼 수 있다.

$$\hat{\overline{N}}_t = \frac{1}{N}\sum_{n=1}^{N} t_n \tag{8.27}$$

$$\hat{\overline{N}}_b = \frac{1}{M}\sum_{m=1}^{M} b_m \tag{8.28}$$

이러한 추정값들은 식 (8.26)에 사용되어 부분적 신호 대 잡음비를 추정하는 데 사용된다. 이러한 종류의 계산은 실제로 기기의 검출감도(detectability)를 평가하는 데 사용되며 콜리메이터, 영상화 시간, 픽셀 크기 등을 선택하는 데 도움을 준다.

8.4.6 계수율에 영향을 미치는 요소들

이전 절에서 검출되는 계수의 수를 늘리면 앵거 카메라의 효율이 향상된다는 사실을 알 수 있었다. 이러한 것은 투영 방사선 사진술의 경우와 유사하며 몇몇 해결방안도 동일하다(예를 들어 검출기 효율 향상, 선량 증가). 그러나 몇몇 투영 방사선 사진술과 차이가 큰 실질적

인 경우에는 평면 섬광계수법에 초점을 맞추어야 한다. 예를 들어 평면 섬광계수법에서 콜리메이터의 효율을 증가시키면 곧바로 분해능 손실을 가져오게 된다. 그러므로 의료 목적으로 요구되는 분해능 유지를 위해서는 콜리메이터 효율을 향상시킬 수 없다.

또한, 검출 광자 수를 늘리기 위해 검출기 효율을 향상시킬 수 있는데 만약 검출기 크리스탈 물질을 같은 기하학적 구조에서 감마선 저지능이 더 높은 물질로 바꿔서 검출 효율이 향상된다면 좋을 것이다. 현재까지 많은 연구를 통하여 매우 효율적인 고유 물질들이 개발되었는데 앞으로 이 연구가 얼마나 더 진행될지는 아직 명확하지 않다. 효율향상을 위한 명확한 방법은 크리스탈 두께를 증가시키는 것이나 이것은 분해능을 떨어뜨리게 된다.

투영 방사선 사진술에서처럼 선량을 증가시킬 수도 있는데 그러려면 높은 농도의 방사성 트레이서를 환자의 체내에 주입시켜야 한다. 이렇게 하면 환자에게 이온화 방사선의 선량을 증가시키게 되는 것 외에도 투영 방사선 사진술과는 다르게 평면 섬광계수법에서는 카메라에 입사되는 광자 수를 크게 하는 데 어려움이 따른다. 특히 검출기에 에너지를 축적한 후 섬광 광자가 발생하는 데 일정 시간이 걸리며, 전기기기가 계수하는 데 또 일정시간이 소요된다. 이러한 시간을 앵거 카메라의 불감시간(dead time) 또는 구별시간(resolving time) τ이라고 하며, 검출기는 추가적 에너지의 축적에 대해서 부분적으로만 반응한다. 구별시간의 역수는 카메라의 최대 계수율(maximum counting rate)를 말하며 아래와 같이 표현할 수 있다.

$$\text{Maximum counting rate} = \frac{1}{\tau} \tag{8.29}$$

임상적 상황에서 구별시간은 일반적으로 10~15 μs이고, 최대 계수율은 초당 60,000~100,000번이다.

실제로 계수율을 최대에 가깝게 유지하기 위해서는 고려해야 할 점들이 많이 있다. 물론 환자 선량이 그 중 하나이다. 환자의 위치 역시 계수율에 영향을 미칠 수 있는데, 만약 방사성 트레이서가 카메라에 가까운 부분에 위치한다면 계수율은 높아질 것이다. 콜리메이터 또한 계수율에 큰 영향을 주는데, 더 민감한 콜리메이터는 더 높은 계수율을 나타내는 반면 분해능은 더 낮아질 것이다.

최대 계수율을 넘게 되면 펄스 산적(pulse pileup)을 야기할 것이고, 이러한 현상은 여러 개의 광자가 크리스탈에 흡수될 때 너무 가까운 거리에서 동시에 충돌하기 때문에 발생되며 계수되지 않는다. 광자는 에너지 윈도우를 사용하거나 또는 전자기기의 불감시간에 의해서 계수되지 않을 수도 있다. 이러한 경우, 에너지 윈도우 또는 불감시간 때문에 신호측정은 불가능하고 환자에게만 불필요한 선량을 줄 수 있다.

8.5 요약 및 핵심개념

핵의학은 인체 생리학과 생화학 관련 기능 영상들을 생성한다. 평면 섬광계수법은 핵의학 기법으로서 앵거 섬광 카메라를 이용하여 방사성 트레이서들의 분포를 2차원 영상으로 보여 준다. 본 장에서는 아래와 같은 주요 개념들을 소개하였다.

1. 평면 섬광계수법은 투영 방사선 사진술과 유사한 핵의학 기법이다.
2. 평면 섬광계수법에서는 콜리메이터, 섬광 크리스탈, 광증배관, 국지화 논리, 파고 분석기로 구성된 앵거 섬광 카메라와 영상획득장비를 사용한다.
3. 일반적으로 콜리메이터는 평행-홀, 집중형, 분산형 및 핀-홀의 형태를 가진다.
4. 광자와 크리스탈의 충돌 위치 결정은 방사선 사진술 영상 형성과는 다르게 질량중심 계산(center-of-mass calculation)에 기반을 둔다.
5. 기본적 영상화 수식은 방사능 (요구되는 파라미터)과 감쇠 (요구되지는 않으나 매우 중요한 추가적 요소) 항들을 포함하고, 이 둘은 분리될 수 없다.
6. 영상의 질은 카메라의 콜리메이터 분해능 및 고유 분해능과 시스템의 민감도 및 주입된 방사능, 그리고 취득 시간이 영향을 주는 노이즈 그리고 계수율에 의존한다.

▣ 참고문헌

- Chandra, R. *Nuclear Medicine Physics*, 5th ed. Baltimore, MD : Williams and Williams, 1998.
- Goris, M. L., and Briandet, P. A. A *Clinical and Mathematical Introduction to Computer Processing of Scintigraphic Images*. NewYork : RavenPress, 1983.
- Rao, D. V., Chandra, R., and Graham, M. C. *Physics of Nuclear Medicine*. NewYork : American Institute of Physics, 1984.
- Rollo, F. D. *Nuclear Medicine Physics : Instrumentation and Agents*. St. Louis, MO : C.V. Mosby, 1977.
- Sorenson, J. A., and Phelps, M. E. *Physics in Nuclear Medicine*, 2nd ed. Philadelphia, PA : W.B. Saunders, 1987.
- Swenbwrg, C. E., and Conklin, J. J. *Imaging Techniques in Biology and Medicine*. San Diego, CA : Academic Press, 1988.

▣ 연습문제

기기구성

8.1 (a) 앵거 감마 카메라의 구성과 기능을 그림으로 설명하여라.

(b) 영상화하기 위해 방사선 핵종을 선택할 때 물리적으로 고려해야 할 사항은 무엇

인가?

8.2 앵거 카메라에 사용할 콜리메이터를 설계한다고 가정하자. 방사성 트레이서가 140 keV의 감마선을 방출하고 콜리메이터와 환자간의 거리(r)는 10 cm이다.

(a) 감마선이 45° 각도로 입사될 때 격막 투과를 60% 이하로 하는 격막의 최소 두께(h)는 얼마인가?

(b) 콜리메이터의 해상도와 민감도가 다음과 같이 주어졌다고 가정할 때,

$$\text{Resolution} = d\left(1 + \frac{r}{l}\right), \qquad \text{Sensitivity} = \frac{d^4}{l^2(d+h)^2},$$

여기서 d는 콜리메이터 홀(hole)의 직경이고, l은 콜리메이터 홀의 길이이다. $h = 0.2$ mm라고 가정할 때, 해상도와 민감도가 각각 7.8 mm, 28.9×10^{-4}이 되려면 l과 d의 값은 각각 얼마가 되어야 하는가?

(c) 설계에서 다른 부분의 변화 없이 홀의 길이만을 길게 할 때의 장단점을 서술하라.

(d) 섬광체를 교체함으로써 긴 홀에 대하여 보정할 수 있는가?

8.3 광자는 컴프턴 산란으로 진행방향이 바뀌고 에너지를 잃는다. 방사선 영상에서 펄스 높이 분석은 이러한 산란을 제거하기 위해 사용된다. 펄스 높이 윈도우는 펄스 높이 스펙트럼의 광 피크 주위로 대칭으로 되어 있다. 윈도우의 최대 폭은 보통 광 피크 에너지의 퍼센트로 나타난다.

(a) 140 keV 광자가 산란할 수 있는 최대각도와 150 keV를 중앙으로 하는 20% 오프셋 윈도우로 수광될 수 있는 최대각도를 계산하라.

(b) 140 keV와 364 keV 광자가 각각의 광 피크를 중앙으로 하는 20% 윈도우를 사용했을 때, 수광될 수 있는 최대 산란 각도를 구하라.

(c) 주파수의 함수로서 앵거 카메라의 "방향적 선택성"에 대한 결론을 유도하라.

8.4 앵거 카메라가 홀이 하나인 평행 홀 콜리메이터를 가진다고 가정하자. 측정된 세기는 단위 영역, 단위 시간당 축적된 에너지이다. 홀의 직경은 d, 방사능이 A인 점 선원이 홀의 바로 아래로 카메라로부터 r 만큼 떨어져 있다.

(a) 측정된 세기는 얼마인가?

(b) 홀의 직경을 두 배로 한다면 세기는 어떻게 되는가?

(c) 카메라와 선원 사이의 거리를 두 배로 한다면 세기는 어떻게 되는가?

8.5 광자는 콜리메이터의 격막을 투과할 수 있다. 이는 광자가 하나의 콜리메이터 홀로 들어가서 때로는 다른 홀에서 검출될 수 있다는 것을 의미한다. 콜리메이터의 구조와 해상도에 대해 격막 투과 효과를 고려하고, 홀의 직경을 d, 격막의 두께를 h, 홀의 길이를 l이라고 하자. 컴프턴 산란과 섬광체의 두께는 무시하라.

(a) 광자가 하나의 홀로 들어가서 근접한 다른 홀에서 검출될 때, 격막을 투과하는

최소거리 w는 얼마인가? $l \gg 2d + h$로 가정하여 표현을 간소화하라.

(b) 격막의 두께가 최소거리 w를 투과하는 광자를 95% 제거할 만큼 충분히 두껍다고 가정할 때, 이를 만족하는 h에 대한 부등식은 어떻게 되는가? [(a)번 문제의 간소화된 표현을 이용하라.]

(c) 격막 투과는 콜리메이터의 해상도에 얼마만큼 영향을 주는가?

영상 형성

8.6 (a) 집속형 콜리메이터를 사용하는 앵거 카메라를 위한 영상 수식을 유도하라.

(b) 앵거 카메라가 확산형 콜리메이터를 이용할 때의 영상 수식을 유도하라.

8.7 1 × 1 cm 크기의 광증배관 9개가 그림 P8.1과 같이 3 × 3으로 배열되어 있고, 섬광 이벤트에 대한 각 광증배관의 출력은 다음 수식과 같이 모델링 되어 있다.

$$\text{Resolution} = d\left(1 + \frac{r}{l}\right), \qquad \text{Sensitivity} = \frac{d^4}{l^2(d+h)^2}, \qquad \text{(P8.1)}$$

여기서 (x, y)는 섬광 이벤트의 위치를 나타내고 (x_i, y_i)는 i번째 광증배관의 중심을 나타낸다.

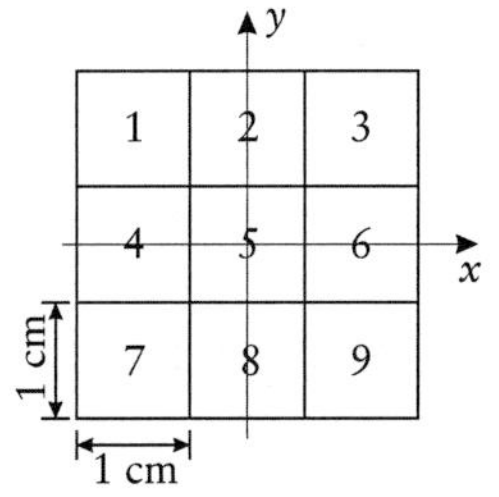

그림 P8.1 문제 8.7

8.7 (a) 섬광 이벤트가 (−0.5, 0.5) cm에서 발생했을 때, 각 광증배관의 출력을 구하라.

(b) 섬광 이벤트의 예측된 위치는 어디인가?

(c) 예측된 위치와 실제 위치가 같은가? 그렇지 않다면 이유를 설명하라.

8.8 광증배관으로부터 일련의 섬광 이벤트가 검출되었다. 기록된 펄스들은 180의 높이를 가지는 광 피크를 중심으로 하고 있다. 그림 P8.2(a)와 같이 펄스 높이는 크리스탈에 축적되는 에너지와 비례관계를 가진다.

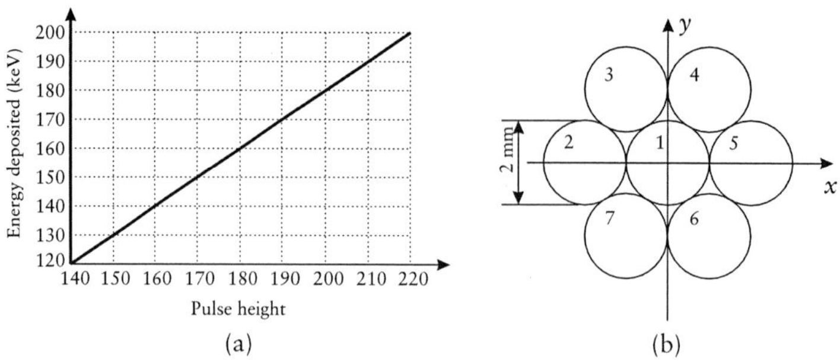

그림 P8.2 문제 8.8

8.8 (a) 광 피크 주위에 50° 이상의 컴프턴 산란을 겪는 광자를 배제하는 검수 윈도우 (acceptance window)를 세팅하려고 한다. 검수 윈도우에 수용되는 광자 에너지의 범위는 얼마인가?

그림 P8.2(b)와 같이 앵거 카메라에 7개의 광증배관이 x-y 좌표를 가지고 위치한다고 가정하자. 광증배관의 직경은 2 mm이고, 각각의 광증배관은 번호를 가지고 있다. 하나의 섬광 이벤트는 광증배관들로부터 하나의 응답을 산출하며, 번호에 따라 40, 5, 15, 15, 20, 45, 30을 기록한 7개의 광증배관을 제외하고, 다른 광증배관들의 펄스 높이는 0을 기록하였다.

(b) Z-펄스를 계산하라. 이 펄스는 검수 윈도우에 수용되는가?

(c) 이벤트 (X, Y)의 위치를 예측하라.

(d) 최대 크기를 갖는 광증배관의 위치와 세팅한 (X, Y)가 다른 이유를 설명하라.

영상 품질

8.9 치료 핵의학 영상에서 실제 공간분해능은 세 가지 요인 즉, 카메라의 고유 분해능(I), 콜리메이터 분해능(C), 환자에 의한 영향(P)에 의해 결정된다. 임펄스 응답은 세 가지 선형 이동 불변 시스템 사태로부터 발생되는 것으로 모델링 된다고 가정하자.

(a) 각 시스템이 장방형 함수에 의해 주어지는 임펄스 응답을 가진다고 가정하고, 각각의 너비가 r_I, r_C 그리고 r_P일 때 사태 시스템의 FWHM을 구하라.

(b) 각 시스템이 가우스 임펄스 응답 함수를 가진다고 가정하고, 각각의 표준편차가 σ_I, σ_C 그리고 σ_P라고 가정할 때 사태 시스템의 FWHM을 구하라.

8.10 시간에 걸쳐 수많은 영상을 얻기 위해 필요한 연구를 실시하고 있다. 각 이미지의 수집은 10분 동안 지속되고, 연구에서는 Tc-99m가 방사선 트레이서로 사용된다. 영상들은 128 × 128 배열을 가진 프레임 모드로 기록되고, 만족스러운 품질의 영상을 얻으려면, 적어도 각 영상에서 2백만 개의 계수가 필요하다.

(a) 이 연구에서 충분한 계수를 가지는 마지막 영상을 얻기 위해서는 처음 일분 동안 몇 개의 계수를 가져야 하는가?

(b) 영상 개수의 상관관계로서 픽셀 당 SNR는 얼마인가?

(c) 10% 대비로 종양이 있다고 가정하자. 마지막 영상에서 종양이 5 dB의 국지적인 SNR을 가지고 있다면 첫 번째 영상에 대한 대략적인 계수는 얼마인가?

8.11 앞서 공부하였던 예제 8.4에서 각각의 영상 프레임이 64×64 배열을 가진다고 가정한다면, 연구가 종료될 때 평균적으로 각 픽셀에 대해 1,000개의 계수가 필요하다. 또한 카메라는 초당 최대 128,000개의 광자를 검출할 수 있다.

(a) 얼마나 많은 심장박동수가 필요한가?

(b) 이 연구가 완료될 때까지 얼마나 오랜 시간이 걸리는가?

(c) 각 픽셀당 SNR은 몇인가?

(d) 두 배의 SNR을 얻기 위해서 연구를 늘린다면 완료되기까지 얼마나 오래 걸리겠는가?

8.12 기하학적 인자를 사용하여 식(8.12)의 콜리메이터 분해능 공식을 유도하라.

적용

8.13 앵거 카메라의 중앙에 위치하고, 지름이 d인 한 개의 홀을 가지는 표준 콜리메이터를 사용한다고 가정하자(예를 들어 $x = 0$, $y = 0$). 작은 방사성 점 선원이 카메라의 중심으로부터 20 cm 앞에 위치하고 있다.

(a) 감마선 광자가 콜리메이터 홀을 통과할 때 카메라는 응답을 산출한다. 이 광자에서 일어나는 현상과 X와 Y 신호, Z 펄스를 생성하기 위한 이벤트의 시퀀스는 어떻게 되는지 설명하라.

(b) X 신호는 다음 광자가 카메라에 충돌할 때까지 일정하다고 가정하자(그러므로 시간에 대하여 신호 $X(t)$는 구분적으로 일정한 값을 가진다). 홀이 작은 지름을 가질 때를 $X_1(t)$, 큰 지름을 가질 때를 $X_2(t)$라고 할 때, 각각에 대하여 $X(t)$를 유도하라. 또한, 홀의 지름이 커질 때의 변화를 설명하고, 신호를 같은 크기의 수평, 수직면 위에 그려라.

(c) 단일 홀에서 지름이 커지게 되면 Z-펄스 시퀀스가 변화하는가?

(d) 홀의 지름을 두 배로 할 때, 카메라의 민감도를 같게 하기 위해서 홀의 길이는 어떻게 해야 하는가?

8.14 평면 섬광계수법 보정 실험은 “uniform flood” 팬텀을 사용한다. 이 팬텀으로 64×64 픽셀을 가지는 앵거 카메라의 각 픽셀은 평균적으로 초당 4개의 감마 광자와 충돌한다.

(a) 카메라 전체에서 2×10^6개가 계수되는 것이 이상적이라고 한다면, 보정 스캔을 완료하는 데에는 (평균적으로) 얼마나 걸리겠는가?

섬광체로부터 방출되는 빛 Z-펄스는 매번 감마선이 부딪히는 짧은 순간동안 일어난다. 아래 그림에서 보듯이 방출된 섬광빛 Z-펄스의 피크높이가 A(예를 들어, 전압)이고, 0까지 250 μs 동안 선형적으로 감소하는 삼각형 모델을 가정하자. 펄스 높이 분석기는 피크를 계측하고, 그 피크 전압을 기록하므로 그림에서 보여지는 펄스에 대해서는 펄스 높이 분석기가 값 A를 기록한다. 2개 또는 그 이상의 감마선의 응답은 그것에 대한 도달시간에 따라 지연되는 Z-펄스의 합이라 가정하자.

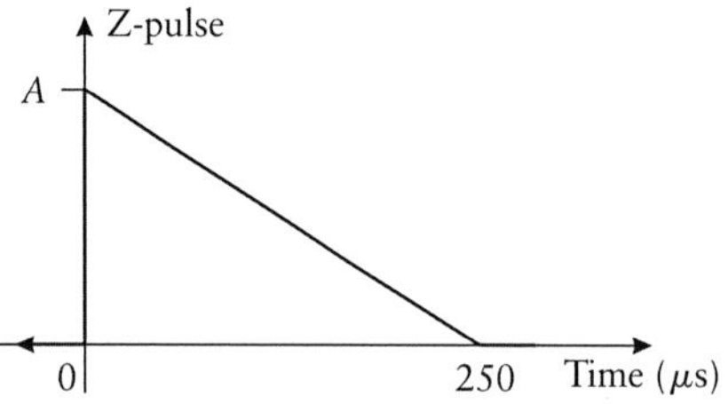

그림 P8.3 문제 8.14

(b) 각각 $t = 0$, $t = 100$ μs일 때 카메라에 부딪힌 두 개의 광자로부터 발생한 결합된 Z-펄스를 그려라. 펄스 높이 분석기의 출력은 어떻게 되는가? (힌트: 높이의 시퀀스는 다른 시간대에서 형성되어야 한다.) 광 피크를 A라 하고, ±20%의 식별 윈도우가 사용되었다고 가정하자.

(c) 만약 첫 번째 광자가 부딪힌 후, 짧은 시간 안에 두 번째 광자가 부딪힌다면 식별 윈도우 때문에 두 번째 광자는 계측되지 않을 수도 있다. 차례대로 두 번째 광자가 독립된 이벤트로서 계측되기 위하여 요구되는 분리 시간을 결정하고, 설명하라.

(d) (a) 파트에서 여러분이 계산한 시간 내에 실험을 완료하는 것이 이론적으로 가능한가? 그에 관하여 설명하라.

(e) Z-펄스의 높이가 너무 낮아 광자가 무시될 수 있는 상태에 관하여 설명하라.

(f) 실험에서 시간에 관계없이 2백만 개가 계수된다고 가정하면 하나의 픽셀에서의 고유 SNR은 무엇인가?

8.15 방사선 트레이서로 가득 채워져 있는 작은 알약이 원점에 위치해 있다(아래 그림에서 왼쪽). 알약이 x-y 평면에서만 감마선을 방출하는 2차원 상에 있다고 가정하고, 방사능 $A = 0.027$ mCi라고 가정하자.

(a) 계측기 (1-D 앵거카메라)에 부딪히는 광자의 평균비율은 얼마나 되는가? 계측기는 NaI(Tl) ($\mu = 0.644$ cm^{-1})로 이루어져 있고, 두께 $b = 2.5$ cm라고 가정

하자

(b) 계측기의 중앙에서 계측기의 효율은 얼마나 되는가?

(c) 만약 앵거 카메라가 원점 주위를 단계적으로 회전하고, 각 방향에서 2×10^5개가 검출되어 계수된다면, 10초 동안 얼마나 많은 방향이 수집될 수 있는가? (회전시간은 무시한다.) 두께 h = 5 mm, 높이 l = 12 cm, 직경 d = 5 mm를 갖는 평행 홀 콜리메이터가 그림 (b)에서 보는 바와 같이 카메라에 장착되어 있다.

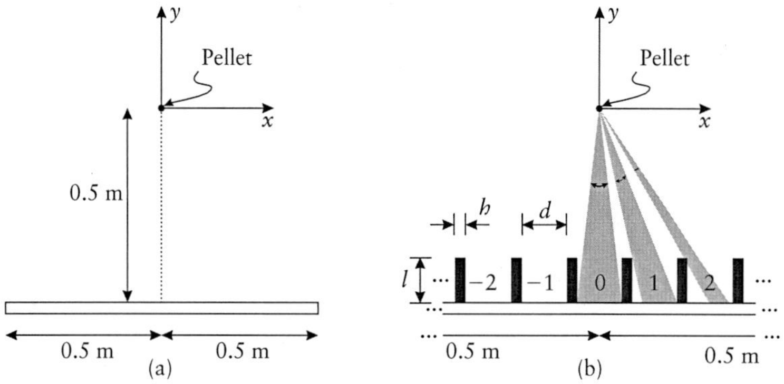

그림 P8.4 문제 8.15

(d) 알약의 범위에서 콜리메이터 분해능 R_c는 얼마인가?

(e) 컴프턴 산란이 발생하지 않고, 격벽은 부딪힌 감마선을 항상 흡수한다고 가정하자. 중심에 있는 세 개의 홀을 통해 계측기로 입사되는 광자들의 비율을 구하고, 홀의 번호 n = −1, 0, +1에 대한 함수를 그려라.

(f) (e)의 결과로부터 추론한 대략적인 분해능 $\hat{R}_c$는 얼마인가? R_c와 비교하고 예상되는 차이점들을 추측하라.

8.16 앵거 카메라 콜리메이터는 다음과 같은 차원을 갖는다: 격벽 두께 h = 6 mm, 격벽 높이 l = 10 cm, 홀의 직경 d = 3 mm. 계측기의 두께 b = 2.5 cm. 비정 z = 0.5 m.

(a) 콜리메이터의 분해능을 구하라.

(b) 앵거 카메라의 고유 분해능이 0.2 mm라고 하자. 가우스 분포를 가지는 고유 PSF에 대한 식을 적어라.

(c) 앵거 카메라의 전체 분해능을 구하여라. 앵거카메라의 최종 이미지(frame mode)는 다음 그림과 같다..

0	0	0	0	0	0	0	0	0
0	0	0	0	0	0	0	0	0
0	0	3	3	3	3	3	0	0
0	0	3	8	8	8	3	0	0
0	0	3	8	8	8	3	0	0
0	0	3	8	8	8	3	0	0
0	0	3	3	3	3	3	0	0
0	0	0	0	0	0	0	0	0
0	0	0	0	0	0	0	0	0

$\times 10^6$

그림 P8.5 문제 8.16

(d) 스캔된 총 계수를 구하여라

(e) 카메라의 중앙에서 국지적인 대조도와 SNR을 구하여라.

CHAPTER

9 방출 전산화 단층촬영

핵의학에서 평면 섬광계수법은 직접 영상기법을 사용하고, 프레임 모드 취득방식의 마지막 단계에서 직접적으로 영상을 획득하게 된다. 이에 반해 핵의학에서 단일 광자 방출 컴퓨터 단층촬영(single photon emission computed tomography, SPECT)과 양전자 방출 단층촬영(positron emission tomography, PET)은 전산화 단층촬영 영상 재구성 방법을 사용하게 되고, 컴퓨터 단층촬영(computed tomography, CT)과 같이 이 두 영상기법들은 투영 정보를 필요로 하며, 정보들은 가로 또는 세로의 단층 영상으로 재구성된다. SPECT 시스템은 사용자 필요에 따라서 검출기 배열 주위에 설계될 수 있다. 그러나 일반적으로 다른 각도 방위를 가지는 여러 개의 투영 영상들을 얻기 위해서 한 개 혹은 여러 개의 고품질 앵거 카메라를 기반으로 신체 주위를 회전할 수 있도록 설계된다. 이렇게 획득한 자료들을 이용하여 인체의 다중 단면층(multiple cross-sections)을 재구성할 수 있다. 다중 단층(multi-slice) CT가 투영 방사선 사진술이라면, SPECT는 평면 섬광계수법이라고 할 수 있다.

그러나 PET은 고유하게 분류되며 다른 어떤 영상기법에도 포함되지 않는다. PET는 양전자가 소멸되면서 생성되는 두 개의 511 keV 감마 광자들에 의해서 만들어지는 선(line)의 위치를 측정한다. 수많은 동시 발생 선(coincidence line)을 축적한 후, 방사능의 선적분이 이루어지고 전산화 단층촬영방법에 직접적으로 적용된다. 양전자 단층촬영의 고유한 화학적 성질과 물리적 특성들로 인해 PET에 대한 많은 연구들이 진행되었다. PET에 가장 많이 사용되는 방사성 핵종인 C-11, N-13, O-15 그리고 F-18은 유기 분자에서 자연적으로 생성되는 원소의 동위원소이다(여기서 F는 드물게 수소에 대한 생등입체성 치환자(bioisosteric substitute)로 사용된다). 그 결과, 방사성 의약품 합성은 간소화되고, 분자에 작은 변화를 주어서 추적이 가능해지도록 하는 트레이서 원리는 더욱 안정되었다. 실제로 유용한 PET 방사성 의약품들은 *in vivo*로 혈류, 산소, 포도당과 지방산 신진대사, 아미노산 운반과 신경수용체 밀도와 같은 중요한 생리적, 생화학적 과정을 측정하는 데 사용 가능하다. 또한 이러한 방사성 핵종들은 짧은 반감기(C-11: 20분, N-13: 10분, O-15: 2분, F-18: 110분)를 가지므로 사전 주입(prior injection)에 의해 잔류 방사능의 영향 없이 같은 날 연속적인 연구를 가능하게 한다.

PET의 물리적 특성은 정확도와 정밀도를 향상시키는 데 작은 고밀도의 크리스탈은 PET의 공간 분해능을 향상시키고(현재 사용되는 있는 PET 스캐너의 최대 해상도는 4 mm 정도이다), 광자 방향을 결정하기위한 시준(collimation)의 부족은 PET의 민감도를 급격하게 증가시킨다. 마지막으로 동시 검출(coincidence detection)은 수학적으로 정확한 감쇠 보정을 가능하게 한다.

9장에서는 방출 전산화 단층촬영 시스템을 포함하는 SPECT와 PET의 기기구성, 영상 재구성 방법들과 영상의 질에 대해서 공부할 것이다.

9.1 기기구성

9.1.1 SPECT 기기구성

SPECT는 붕괴 시 하나의 광자를 방출하는 표준 핵의학 방사성 의약품을 사용한 횡단면 단층촬영(transaxial tomography)을 의미하고, 각각의 특화된 링(ring) 검출기 시스템 또는 회전 앵거 카메라를 사용한다. 링 검출 시스템은 환자를 둘러싸는 개개의 검출기(일반적으로 NaI 크리스탈) 배열로 이루어져 있다. 이 시스템은 우수한 단층사진을 제공하지만 가격이 매우 비싸고, 상대적으로 사용빈도가 적기 때문에 링 검출 시스템에 대해서는 더 이상 설명하지 않기로 하겠다. SPECT에서 가장 대표적인 측정시스템은 환자 주위를 360° 회전하는 특수 받침대에 설치된 회전 앵거 카메라이다. 전형적인 회전 앵거 카메라 시스템을 그림 9.1에서 보여 주고 있다.

단일 헤드 시스템(single-head system)의 경우, 회전 앵거 카메라는 180° 또는 360°로 회전 가능하다. 각 각도에서 투영 영상(표준 평면 영상)을 얻을 수 있으므로, 효과적으로 신체의 다른 인접한 단면으로부터 다중 일차원 투영이 동시에 획득된다. 카메라 회전을 멈춘 후에, 각 단면은 역투영(backprojection)에 대한 정합(convolution)을 이용하여 독립적으로 재구성되고, 횡단면 영상들이 수집되어 용적의 형태로 재구성된다. 이러한 내용은 9.2절에서 자세히 다룰 것이다.

2가지 종류의 콜리메이터가 SPECT에 사용된다[8.2.1 참조]. 일반적으로 평행-홀 콜리메이터(parallel-hole collimator)가 사용되는데 이는 CT에서 평행 빔 구조에 해당하고, 구조

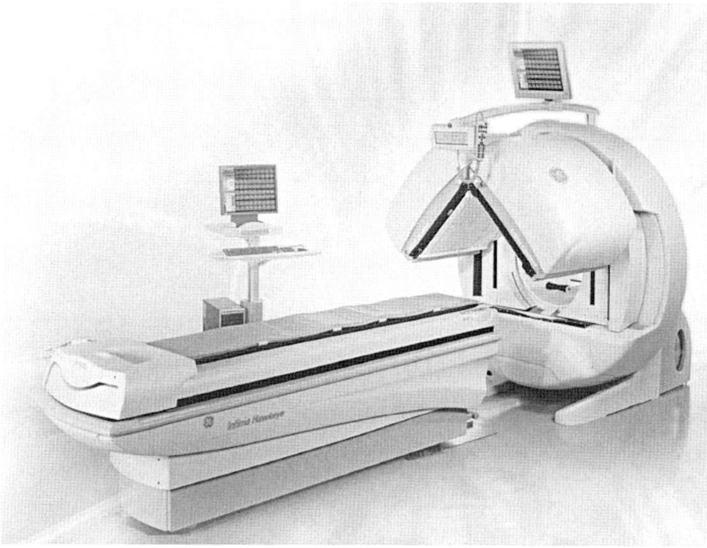

그림 9.1 이중 헤드 SPECT 시스템

는 축 방향과 동일 평면(in-plane)에 모두 평행하다. 경우에 따라서는 팬-빔 콜리메이터(fan-beam collimator)가 사용되는데, 이 콜리메이터는 수렴 콜리메이터(converging collimator)와 같이 동일한 평면에 수렴하지만 축 방향에 대해서 평행-홀 구조를 가진다. 각 인접한 1-D 투영에서 팬-빔 콜리메이터를 가지고, "stack"은 팬-빔 구조를 가지지만 조각(slice-to-slice) 구조는 평행하다. 때로는 더 정교한 영상 재구성 알고리즘에 필요한 복잡한 구조를 가지는 콜리메이터가 사용되기도 하는데 그러한 시스템들은 여기서 다루지 않겠다.

SPECT 시스템에서 최근의 가장 큰 진보는 다중 앵거 카메라 검출기(헤드라고도 불림)를 사용한 것이다. 그림 9.1은 이중 헤드 시스템(dual-head system)을 보여 주고 있다. 표 9.1에서 보는 것과 같이 추가 카메라 헤드들은 민감도를 높여 주게 되고, 90°와 180°에 헤드를 위치할 수 있는 이중 헤드 가변 각도(dual-head variable-angle) 시스템이 특히 많이 사용된다. 이 시스템은 가장 일반적인 핵의학 절차인 전신 골 주사(bone scan)와 심장 SPECT를 수행하는 데 활용되며, 모든 핵의학 영상 절차 중 적어도 70%를 차지하는데, 심장 SPECT는 180° 투영 영상 데이터를 사용하는 반면, 대부분의 SPECT는 360° 투영 영상 데이터를 이용한다.

다중 헤드 시스템에 의해서 제공되는 민감도 향상은 세 가지 장점을 갖는다. 첫째, 단일-헤드 시스템과 동일한 데이터 획득시간동안 사용할 경우 잡음을 감소시킨다. 둘째, 단일-헤드 시스템과 동일한 수의 데이터 획득에 있어서 획득시간을 감소시킨다. 데이터 획득시간의 감소는 더욱 많은 환자에게 핵의학 시술을 제공하고, 환자의 움직임에 의한 오차를 감소시킴으로써 영상의 질 향상에 도움을 주며, 시간 경과에 따라 주입된 트레이서의 농도저하로

표 9.1 동일한 카메라 헤드와 콜리메이터를 사용한 단일-다중헤드 시스템의 상대 민감도와 획득 시간 비교

	360°		180°	
	Acquisition Times	Relative Sensitivities	Acquisition Times	Relative Sensitivities
Single	30	1	30	1
Double (heads@180°)	15	2	30	1
Double (heads@90°)	15	2	15	2
Triple	10	3	20	1.5

인한 영향을 줄일 수 있다. 셋째, 높은 분해능/낮은 민감도의 콜리메이터들의 사용을 통해 더 높은 분해능을 얻을 수 있다.

예제 9.1

다목적 콜리메이터를 사용한 단일-헤드 시스템으로 30분 동안 스캔하여 N개를 계수(count)한다고 하자. 또한 이중-헤드 시스템을 가지고 동일한 연구를 수행하는데, 여기에 사용되는 콜리메이터는 단일-헤드 시스템에서 사용했던 다목적 콜리메이터보다 민감도가 15% 감소된 (즉 분해능이 향상된) 콜리메이터를 사용한다고 가정하자.

문제 이중-헤드 시스템에서 단일-헤드 시스템과 같은 수를 계수하는 데 걸리는 시간은 얼마인가? 그리고 영상의 질은 같은가?

해답 30분 동안 각각의 고분해능 헤드는 $0.75 \times N$개를 모은다. 그러므로 이중-헤드는 30분 동안 $2 \times 0.75 \times N$개를 계수한다. 시간 t는 단지 N개를 모으기 위한 시간이므로

$$\frac{t}{30\ \text{min}} = \frac{N}{2 \times 0.75 \times N}$$

그러므로

$$t = \frac{30\ \text{min}}{1.5} = 20\ \text{min}$$

두 시스템의 총 계수량은 같지만, 이중-헤드 시스템의 분해능이 더 높기 때문에 영상의 질은 20분 안에 획득된 이중-헤드 시스템의 경우가 더 좋을 것이다.

다중-헤드 시스템은 일반적으로 30분 안에 SPECT 스캔을 수행한다. 이 시간은 매우 중요한데 30분이 지나면 환자의 움직임이 영상의 질에 매우 중요한 요소가 되기 때문이다. 3-헤드 시스템 또는 *N*-헤드 시스템은 머지않아 개발될 것이다. 그러나 기하학적 구조의 제한(환자를 많은 수의 헤드 안에 넣는 것), 품질 조정 문제(모든 검출기들을 어떻게 보정할 것인가?) 그리고 가격(*N* 헤드는 *N*개의 콜리메이터가 필요함)은 이러한 설계 및 제작을 어렵게 하는 요소들이라 할 수 있다.

평면 섬광계수법에서보다 SPECT에서 앵거 카메라의 성능이 훨씬 좋아야 한다는 연구결과들이 발표되어 왔다. 예를 들어, 재구성 인공물(artifact)을 피하기 위해서는 불균일성을 1% 이내로 감소시켜야 하며, 이는 차후 컴퓨터 불균일성 보정을 위해 균일한 필드에서 30~120 $\times 10^7$개 기준 영상(reference image)을 요구한다. 또한 카메라 영상은 컴퓨터 행렬 내에서 자동적으로 정확히 정렬되거나 회전축 보정(axis-of-rotation correction)이 이루어져야 하며, SPECT를 양적으로 정확하게 하기 위해 몇몇 다른 요소들 역시 계측되어야 한다. 현재, SPECT 영상의 주관적인 해석을 야기하는 감쇠, 산란 그리고 공간 분해능 보정의 필요성에 대한 논의가 계속되고 있다.

9.1.2 PET 기기구성

가장 흥미로운 단층촬영 기법의 하나는 PET로서, 양전자를 방출하는 방사성 핵종이 사용되는 PET는 기능성 영상화(functional imaging) 기술로 핵의학 영상기법 중 하나이다. 그림 9.2는 전형적인 PET 시스템을 보여 주고 있는데 PET 시스템의 외부가 플라스틱으로 처리되어 있어 CT나 MRI 시스템처럼 보이지만 하드웨어 측면에서 많은 차이점을 가지고 있다.

환자에게 주입되는 양전자-방출 방사성 의약품을 고려하며 그림 9.3을 보자. 양전자가 방

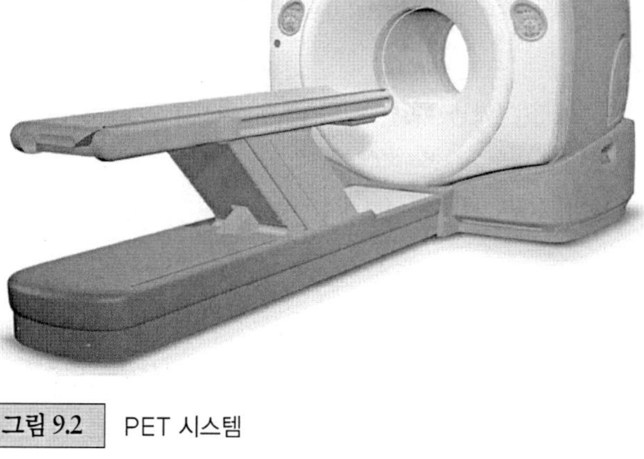

그림 9.2 PET 시스템

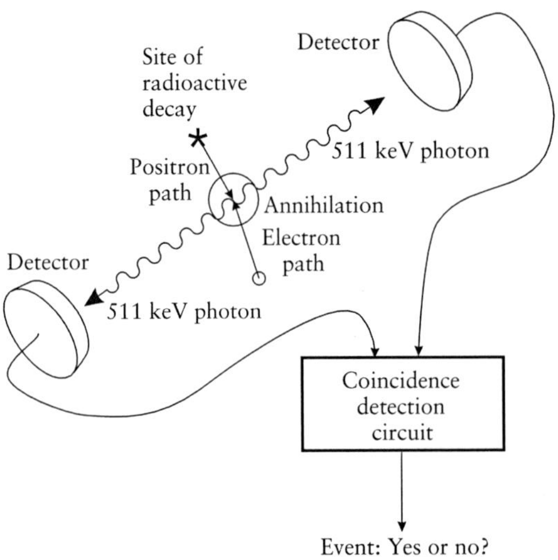

그림 9.3 양전자 붕괴와 소멸에 따른 동시 검출

출되면 피부 내에서 수 밀리미터를 이동하게 되고, 피부 내에 양전자의 운동 에너지가 축적된다. 양전자가 피부 내에서 자유전자와 만나면 상호간의 소멸이 발생하게 되며, 이때 511 keV는 전자 또는 양전자의 정지 질량을 위한 에너지 등가이므로 에너지 보존의 법칙으로부터 두 개의 511 keV 소멸 광자가 생성된다.

운동량 보존의 법칙으로부터, 두 개의 511 keV 광자들은 소멸 장소로부터 180° 반대방향으로 방출된다. 양전자-전자의 소멸에 의해 방출된 두 개의 511 keV 감마선 광자들 하나하나를 개별적으로 검출하기 위해서 단일-헤드 앵거 카메라를 사용할 수 있다. 영상은 평면 섬광계수법 또는 SPECT 재구성을 이용하여 형성된다. 두 광자는 콜리메이터를 통과하여 멀티-헤드 시스템과 함께 180° 방향에 위치한 두 개의 앵거 카메라에 의해 검출되고, 이 경우 섬광계수법 또는 SPECT 기술은 영상을 형성하기 위해 사용된다.

양전자 소멸은 두 감마선을 동시에 발생시킨다는 장점을 가지고 있으며, PET는 같은 시간에 511 keV 광자 쌍을 검출하기 위해 소멸 동시 검출(annihilation coincidence detection, ACD)이라 불리는 전자 회로(그림 9.3)를 사용한다. 그러므로 오직 동시에 발생하는 감마선들만이 이벤트로 인식되고, 다른 모든 이벤트들은 무시된다. 검출된 두 개의 광자들은 최근의 스캐너에서 사용되고 있는 2~20 ns의 시간 윈도우(time window)에 의해서 '동시 발생' 인지 아닌지가 결정된다.

이때 중요한 것은, 만약 서로 반대에 위치한 두 검출기들이 511 keV의 감마선들을 동시에 검출한다면, 소멸 이벤트는 반드시 두 검출기를 잇는 선 상에서 발생된다는 것이다. 다르게 말하면, 소멸 동시 검출은 본질적으로 광자들의 이동 방향에 대한 정보를 제공한다는 것이다. 여기서 검출기 시준은 검출기의 민감도를 감소시키기 때문에 필요하지 않는데 만약

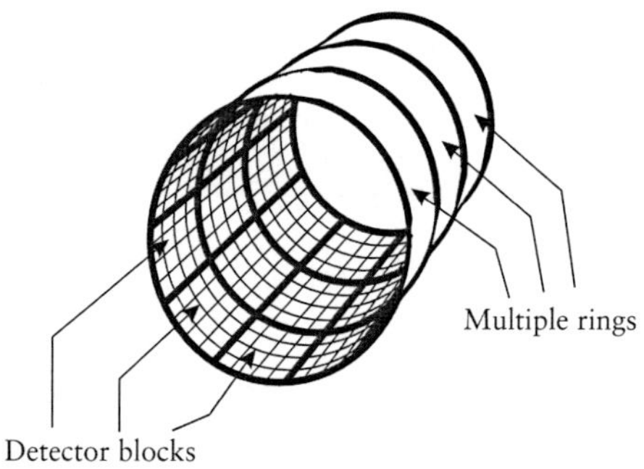

그림 9.4 다중 링 PET 시스템의 구조와 검출기 블록 다중 링

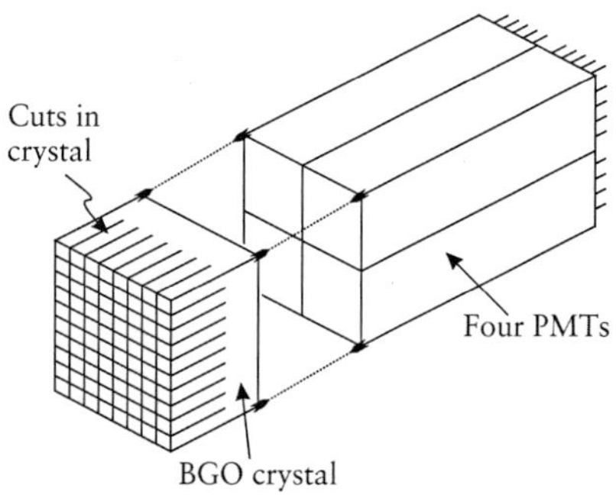

그림 9.5 PET 검출기 블록의 구조

검출기가 고정된 위치에 남아 있다면 검출기 시준은 방향에 대한 의존성을 야기할 수 있다.

이중-헤드 SPECT 스캐너는 PET를 위해 소멸 동시 검출 회로와 함께 사용될 수 있는데 이 경우, 두 개의 헤드는 서로 180° 방향에 위치하고 콜리메이터들은 제거된다. 헤드들은 환자 주위의 모든 각도로부터의 방출을 검출하기 위해 회전하게 되고, 단층촬영 재구성 방법은 단면 영상을 재구성하기 위해 사용된다. 511 keV의 광자들을 효과적으로 정지시키기 위해 일반적으로 앵거 카메라 내부에 있는 NaI(Tl) 크리스탈을 두껍게 만들 필요가 있으나, 낮은 에너지의 SPECT를 위해 동일한 카메라가 사용된다면 위치 불확실성이 증가하게 된다. 이러한 경우와 비효율적인 각도 문제 때문에 이중-헤드 SPECT 스캐너는 PET를 위한 최선의 선택이 될 수 없다.

완전한 PET 시스템은 다중 링 검출기로 환자를 둘러싸게 되는데, 각 링의 직경은 약 100 cm로 그림 9.4에 나타나 있다. 각 검출기는 소멸 동시 검출 회로 전체에 걸쳐 다른 모든 검출기와 전기적으로 연결되어 있다. 오래된 시스템들은 기본 검출기로서 PMT에 연결된 단일 섬광 크리스탈을 사용하였다. 그러나 더 나은 해상도를 위해 앵거 카메라 원리에 기반을 둔 검출기 블록(detector blocks)이 개발되었다. 예를 들어, 각 검출기 블록은 그림 9.5와 같이 2 × 2 행렬로 배열된 4개의 PMT에 하나의 섬광 크리스탈이 결합되어 있다. 섬광 크리스탈은 일반적으로 8 × 4, 8 × 7, 또는 8 × 8과 같이 작은 크리스탈들의 배열로 나누어지고, 이러한 하위 크리스탈들 하나하나는 각 섬광 이벤트에 의해 생긴 빛을 부분적으로 분리시킨다. 상대적인 PMT 신호 세기는 앵거 카메라에서처럼, 질량 중심 계산의 근사에서 이벤트를 포함하는 하위 크리스탈의 확인을 위해 사용된다.

전형적인 PET 스캐너는 총 144개(= 링 3개 × 검출기 블록 48개)의 검출기 블록을 형성하기 위해 48개의 검출기 블록이 있는 링 3개를 가진다. 각 검출기 블록은 4개의 PMT로 결합되는 64개의 하위 크리스탈을 가지며, 이러한 PET 스캐너는 24개(= 링 3개 × 하위 크리스탈 8개)의 링과 링마다 384개(검출기 블록 48개 × 하위 크리스탈 8개)의 검출기를 가진다고 할 수 있다.

PET 스캐너는 종종 검출기 링 사이에 납 또는 텅스텐 격막들(septa)을 가진다. 격막들의 목적은 2차원 절편(slice)의 배치로 광자들을 시준하기 위해서이며, PET의 재구성 방법은 서로 분리된 각 절편 또는 단면에 적용된 2차원 재구성으로 줄어든다. 이러한 구조는 절편 사이에 산란된 광자들의 영향을 줄이므로 SPECT의 구조와 매우 유사하다. 격막들이 제거되면 스캐너는 3차원 방식으로 작동되고, 크리스탈 쌍 사이로 동시 이벤트가 획득된다. 격막이 없는 완전한 3차원 수집과 재구성은 지난 몇 년간 큰 진전을 보였다. 3차원 작동을 위해 제거가 가능한 격막들을 가진 스캐너의 사용은 민감도를 5~10 정도 증가시켜 준다. 민감도의 증가는 가격의 증가를 가져왔지만 3차원 PET에서 산란 교정을 위해 정확한 수집 후 소프트웨어 알고리즘이 개발되고 있는 중이다. '모조(pseudo)' 2차원 형식에서의 작동은 일반적이며 이러한 형식에서도 검출기 링들 사이에 격막들이 사용되지만 인접한 링들 사이의 소멸 동시 검출들은 인식되고 계수된다. 이 방식에서 검출기 사이의 절편들 또한 재구성되는데 만약 N개의 검출기 링들이 있다면 $2N$-1개의 절편들이 필요하게 될 것이다. 이 장에서는 2차원 단층촬영 형식에서의 PET 스캐너 작동에 대해서만 알아보겠다.

초기의 PET 스캐너는 검출기의 섬광 크리스탈로 NaI(Tl)를 이용하였고, 동일한 물질이 평면 섬광계수법과 SPECT에도 사용되었다. 511 keV 광자들은 평면 섬광계수법과 SPECT에 사용되는 낮은 에너지의 광자들보다 투과도가 높기 때문에, 현재 대부분의 PET 시스템은 섬광 크리스탈로 NaI(Tl) 대신에 bismuth germanate(BGO)를 사용한다. 511 keV 광자에 대해서 BGO의 선감약계수(linear attenuation coefficient)는 0.964 cm^{-1}이고, NaI(Tl)의 선 감약 계수는 0.343 cm^{-1}이다. 그러므로 BGO 검출기는 NaI(Tl) 두께의 약 1/3이면 동일한 저지능(stopping power)을 가질 수 있다. 일반적인 BGO 크리스탈의 두께는 약 3 cm이고, 각각의 크리스탈은 6 × 6 mm의 크기를 갖는 더 작은 하위 크리스탈들로 구성된다. NaI(Tl)와 비교했을 때, BGO의 광 변환 효율은 단지 12~14%에 불과하다.

NaI(Tl)와 BGO는 각각 230 ns와 300 ns의 시간 상수를 갖는 비교적 느린 섬광체들이다. 더 빠른 섬광체들은 소멸 동시 검출 회로에 사용함에 있어서 좁은 시간 윈도우(time window)를 가진다는 장점이 있다. 보다 좁은 시간 윈도우는 실제로 2개의 서로 다른 소멸 이벤트로부터 발생한 광자들을 동일한 소멸 이벤트에서 발생한 것으로 간주하는 무작위 동시 발생(random coincidence)을 거절하는 경향이 있다. PET에 사용하기 위한 새로운 검출기 물질들이 학계와 산업계에서 활발히 연구되고 있는데 대표적으로 단일 크리스탈 무기 섬광체인 cerium이 첨가된 lutetium oxyorthosilicate(LSO)와 gadolinium oxyorthosilicate(GSO)을 등이 있다. LSO와 GSO의 붕괴 시간은 50 ns로 NaI(Tl)과 BGO에 비해 매우 빠르다. 감쇠 계수를 비교해 볼 때, 이 크리스탈들은 여전히 좋은 저지능을 가지기 때문에 높은 공간 분해능을 위해 비교적 작게 만들어 사용할 수 있다.

평면 섬광계수법으로서, PET 검출기의 출력은 에너지 판별 회로에 의해 분석된다. 보통 에너지 판별 윈도우는 광 피크 중심에 맞춘다. 이러한 방식으로 인체 내에서 콤프톤 산란이 된 후에 검출된 광자들은 무시되고, 광자의 다중 동시 검출 역시 무시된다. 때때로, 콤프톤 플라토우(plateau)를 포함시키기 위해 판별 윈도우를 낮추기도 한다. 검출기에서 컴프턴 상호작용이 일어나서 상당한 양의 에너지가 저장되는 것이 일반적이지만 에너지 축적 없이 검출기를 탈출하는 광자들도 존재하게 된다. 일반적으로 양전자 소멸 동안 생성된 두 개의 511 keV 광자들 중 하나의 적당한 위치가 표현되면, 1차 콤프톤 이벤트는 실제로 정확한 이벤트로 검출된다. 더 낮은 윈도우 문턱값(threshold)의 설정은 두 가지 형태의 콤프톤 이벤트를 받아들일 수 있게 되는데 환자의 체내에서 발생한 컴프턴 이벤트는 제외하고, 섬광체 크리스탈에서 발생한 컴프턴 이벤트만을 계수하여야 한다. 일반적으로 낮은 에너지의 문턱값은 300~350 keV 정도이다.

PET/CT 결합 시스템 핵의학을 논의할 때, 우리는 항상 영상 데이터의 '기능적' 본질을 강조한다. 특히 PET에서는 핵의학 연구들을 통한 충분한 임상학적 분석 근거가 있고, CT 또는 MRI의 해부학적 참고영상들로부터 도움을 받을 수 있다.

PET와 CT의 데이터를 결합하기 위한 가장 일반적인 방법은 내과의사가 컴퓨터 화면에서 PET 영상을 준비하고 라이트 박스(light box)에서 CT 필름을 검토한 뒤, 마음속으로 영상을 결합(image fusion) 하는 것 또는 영상 기록을 결합하는 데 있어 소프트웨어를 사용하는 것이다. 이러한 과정은 일반적으로 컴퓨터로부터 처리된 영상들을 필요로 하는데, PET 영상은 CT 검사와 함께 변조 및 기록되어, 융합된 영상으로 표시된다. PET와 CT를 기록하는 최상의 방법은 PET와 CT를 이용한 검사들이 일반적인 갠트리(gantry)와 환자 테이블을 가지는 결합된 시스템에서 수행되는 것이다. 몇몇 PET 장비 제작자들은 PET/CT 시스템을 개발하였다.

PET/CT 결합 시스템에서, PET와 CT 검사는 환자의 이동 없이 수행되어진다. 결합 시스템은 분리된 각 스캐너의 영상들보다 더 높은 위치 정확도를 가지고, 기록되며 융합될 수 있는 기능적, 해부학적 영상을 제공한다. PET/CT 결합 시스템의 경우, 환자가 하나의 테이블에서 동일한 곳에 위치하기 때문에 향상된 기록 정확도를 가진다. 그러나 호흡과 복부의 움직임과 같은 생리적인 움직임은 피할 수 없다. 이러한 움직임은 기록 정확도를 감소시키고,

CT 지도를 사용하여 감쇠 보정된 PET 영상에서 인공물을 생산한다. CT 검사는 일반적으로 호흡을 멈춘 동안 이루어지지만, PET 검사는 호흡운동이 허용된다는 것에 주목하자. 향상된 위치 정확도에 더하여 PET와 CT가 하나의 시스템으로 결합된 이후로, PET/CT 결합 시스템이 가진 융합 소프트웨어를 통해 PET와 CT의 자료 모두 쉽게 이용할 수 있게 되었다. 그러나 PET와 CT의 자료는 신호 수집 후 즉시 동일한 컴퓨터를 거칠 필요는 없다.

CT 영상은 해부학상의 위치 분별을 위한 CT 사용 외에도, PET 영상에서 감쇠 수정을 실행하기 위한 감쇠 지도로서 사용되어진다. 위에서 언급한 것처럼 PET의 이론적 장점 중 하나는 측정된 피부 감쇠 값이 방출 데이터에서 감쇠의 효과를 위한 정확한 교정을 위해 사용될 수 있다는 것이다. 실제로, 감쇠 교정은 PET 영상에서 중요한 한계를 나타낸다. 일반적으로 감쇠를 측정하기 위해 방사성 선원을 사용하는 것은 감쇠 지도가 종종 낮은 계수와 높은 잡음을 가진다는 것을 의미한다. 이러한 잡음은 감쇠 수정이 수행될 때, 투과 데이터로부터 방출 데이터로 전파되며 영상의 질을 저하시킨다. 포도당 유사체(fluorodeoxyglucose, FDG)를 이용한 전신 영상에서, 투과 스캔은 축 시야당 1~3분의 시간이 소요되고, 감쇠 교정은 전형적으로 모든 자료 수집 시간의 25~35% 정도를 차지한다. CT를 사용하는 가장 큰 이유는 CT가 빠른 나선형 스캔을 사용하여 빠르게 영상을 획득하고, 고 분해능, 높은 대조도 그리고 낮은 잡음 감쇠 지도를 제공하기 때문이다. 감쇠 보정을 위한 X선 CT 영상들은 다색 (polychromatic) X선 빔으로 측정된 감쇠 값들을 511 keV 단일 에너지 감쇠 값들로 변환하여야 한다는 것에 주목하자.

9.2 영상 구성

여기서는 횡단면 내 선 적분으로부터 2차원 단면 영상으로의 재구성에 초점을 두고자 한다. 이러한 접근은 2차원 PET, SPECT와 일치하는데 이것은 6장에서의 CT 재구성 방법의 개발과 완벽하게 유사하다고 할 수 있다.

9.2.1 SPECT 영상 형성

좌표계 첫 번째로 해야 할 일은 편리한 좌표계를 설정하는 것이다. SPECT에서는 앵거 카메라가 회전하므로 고정 좌표계와 회전 좌표계 모두 필요하다. 이러한 좌표계는 "카메라-중심" 표기법과는 다르므로 8장에서 평면 섬광계수법을 위해 사용될 수 있다. 여기서는 3차원인 인체 내에서의 방사능을 표시하기 위해 표기법 $A(x, y, z)$를 사용할 것이고, 고정된 Z 위치를 위한 재구성된 단면을 표시하기 위해 $A(x, y)$를 사용할 것이다. 그림 9.6에서와 같이 고정된 실험실 구조는 환자 몸을 따라 z축을 나타내고, $A(x, y)$는 환자의 축 단면을 묘사한다. 여기서 우리는 전통적인 수학적 계산과 물리적 표시법과 일치하는 오른손 법칙(right-

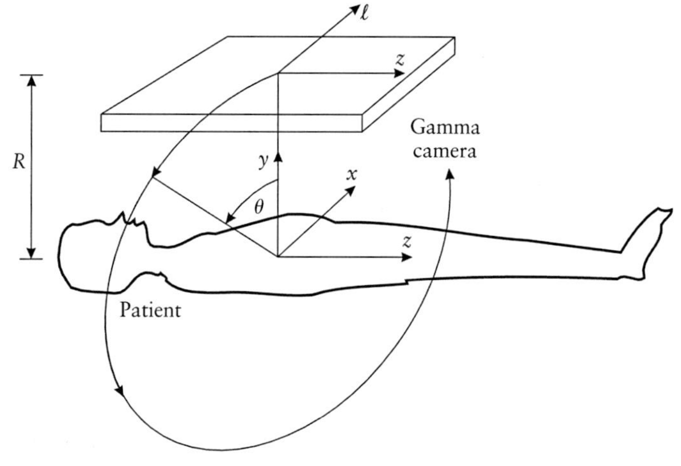

그림 9.6 SPECT 시스템의 구조

handed frame)을 선택했다. 하지만 의학 영상에서는 환자의 발부터 머리까지를 z축으로 하는 왼손 법칙(left-handed system)도 많이 사용된다는 사실을 명심하자.

근본적으로, 앵거 카메라를 사용하는 SPECT를 위한 투영 영상 방정식은 평면 섬광계수법을 위한 영상 방정식과 동일하다. 그러나 우리가 택한 실험 좌표계 때문에 8장에서 사용한 것과는 다르게 앵거 카메라에서의 좌표계를 사용할 필요가 있으며 조금 다른 영상 방정식이 아래에 나타날 것이다. 그림 9.6에서와 같이 회전각 θ가 0일 때, x축과 일치하는 변수를 사용한다. 배열에 상관없이 실험 좌표계 z와 동시에 카메라 상의 다른 좌표계 역시 z가 된다. 추가적으로 앵거 카메라가 원점으로부터 고정된 거리 R에 있는 것으로 가정하면 좌표계는 선 적분의 측면 지점(lateral position)을 나타낼 것이다. 그리고 SPECT에서 단면의 재구성에 사용된 구조는 CT의 경우와 동일하다.

영상 방정식 평행 빔 구조를 의미하는 평행-홀 콜리메이터가 있다고 가정하면 카메라가 $\theta = 0$인 원위치에 있을 때, 평면 섬광계수법에서 사용되는 좌표계를 SPECT의 좌표계에 적용시킬 수 있다. $x \to z$, $y \to \ell$, 그리고 $z \to y$라 하면, 식 (8.9)는 아래와 같이 고쳐 쓸 수 있다.

$$\phi(z, \ell) = \int_{-\infty}^{R} \frac{A(x, y, z)}{4\pi(y-R)^2} \exp\left\{-\int_{y}^{R} \mu(x, y', z; E)\, dy'\right\} dy \qquad (9.1)$$

여기서 주목해야 할 것은 A와 μ에 대한 표기법인데 A는 방사능(activity), μ는 감쇠계수(attenuation coefficient)를 의미한다.

좌표계 z는 시준이 x-y 평면에서 적분할 수 없기 때문에, 선택된 구조와는 관련이 없고, 여기서 우리는 z에 대한 의존성을 명백히 무시했지만 카메라에서 각각의 z 좌표계에 의해

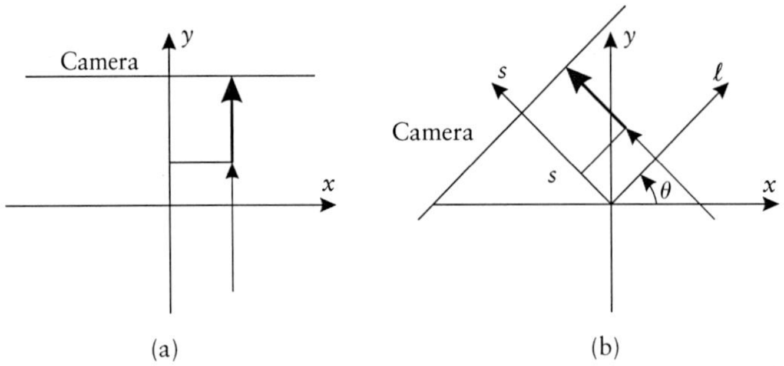

그림 9.7 SPECT 영상 방정식을 위한 적분 형태

분리된 재구성 문제를 잊어서는 안된다. 카메라가 회전할 때, 적분 선들은 더 이상 y 방향이 아니고, 설계에 의해 적분 선들은 CT의 경우와 동일하다[그림 6.6 참조].

$$L(\ell, \theta) = \{(x, y) \mid x \cos\theta + y \sin\theta = \ell\} \tag{9.2}$$

식 (9.1)에서 지수부분 때문에 선 적분의 형태를 사용할 수 없게 되고, 대신에 식 (6.8)과 식 (6.9)에서 소개한 매개 변수를 사용할 수 있다.

$$x(s) = \ell \cos\theta - s \sin\theta \tag{9.3}$$

$$y(s) = \ell \sin\theta + s \cos\theta \tag{9.4}$$

그림 9.7에 나타낸 구조를 고려하여 신중하게 대입하면

$$\phi(\ell, \theta) = \int_{-\infty}^{R} \frac{A(x(s), y(s))}{4\pi(s-R)^2} \exp\left\{-\int_{s}^{R} \mu(x(s'), y(s'); E)\, ds'\right\} ds \tag{9.5}$$

식 (9.5)는 SPECT 영상 방정식을 위한 출발점이 되는데 유감스럽게도, 식 (9.5)를 영상 방정식으로서 다루기 힘들게 만드는 두 개의 복잡한 요소들이 있다. 첫 번째 요소는 선 감쇠계수 μ를 알 수 없는 두 번째 함수가 존재한다는 것이다. 이 문제에 대한 많은 연구가 있어 왔는데 그것은 μ가 어떻게든 측정되고, 추측되더라도 피적분함수에서 추가 조건의 존재는 비교적 어려운 재구성 문제를 남긴다는 것이다. 이것은 피적분함수에서 위치 의존 요소(역제곱 법칙과 광자 감쇠)에 따라 발생하고, 본질적으로 식을 복잡하게 만드는 두 번째 요소의 한 측면이 된다. 8.4.2절에서 논의되었던 동일한 콜리메이터의 민감도 고려사항들을 여기에 다시 적용해 보자. 여기서 주목해야할 점은 식 (9.5)에서 본질적인 문제들이 식 (8.9)의 그것들과 동일하다는 것이다.

이러한 요소들이 제공될 때에도 닫혀진 형태의 재구성 방법은 알 수 없기 때문에 반복 방법(iterative method)이 사용될 수 있고, 이 방법들은 비교적 최근에 상업적 시스템들에서 많

이 사용된다. 그러나 이 방법들은 오직 통계학상의 최적화만을 추구하고, 부가적인 복잡 요소들은 언급하지 않는다.

직접 식 (9.5)를 풀기 위해 노력하는 대신에, 역제곱 법칙과 감쇠 부분들을 무시하고 적분을 해 보는 것도 하나의 연습이 될 것이다. 척도 인자(scaling factor)를 무시하면 식 (9.5)는 아래 식과 같이 된다.

$$\phi(\ell,\theta) = \int_{-\infty}^{\infty} A(x(s), y(s))\, ds \tag{9.6}$$

적분의 상한 값은 콜리메이터 뒤 $A = 0$로 가정하면 무한대가 되고, 임펄스 함수를 사용하면 식 (9.6)은 다음과 같이 고쳐 쓸 수 있다.

$$\phi(\ell,\theta) = \int_{-\infty}^{\infty}\int_{-\infty}^{\infty} A(x,y)\delta(x\cos\theta + y\sin\theta - \ell)\, dx\, dy \tag{9.7}$$

위 식은 정확히 CT 영상 방정식의 형태가 된다[(6.10) 참조]. 실제로, 이 식에 따라 $\phi(\ell, \theta)$가 $A(x, y)$의 2차원 라돈 변환(2-D Radon transform)인 것을 발견할 수 있다. 6장에서부터 사용한 표기법을 이용하면, 다음의 식들을 얻을 수 있다.

$$f(x,y) = A(x,y) \tag{9.8}$$

$$g(\ell,\theta) = \phi(\ell,\theta) \tag{9.9}$$

식 (9.8), (9.9)는 식 (6.11), (6.12)와 비교되는 식들이다. CT와 SPECT 사이에 중요한 차이는 SPECT 영상 방정식이 검출기에 의해 기록된 실제의 강도를 라돈 변환 관계를 이용하여 사용한다는 것이다. 반면에 CT는 데이터의 대수 변환을 필요로 한다.

재구성 위에서 만든 근사치 때문에, CT에서처럼 SPECT에서도 동일한 재구성 공식을 사용할 수 있다. 특히, SPECT를 위한 정합 역투영(convolution backprojection) 공식은 아래에 주어져 있다.

$$A(x,y) = \int_{0}^{\pi}\int_{-\infty}^{\infty} \phi(\ell,\theta)\tilde{c}(x\cos\theta + y\sin\theta - \ell)\, d\ell d\theta \tag{9.10}$$

이러한 역 공식(inverse formula)은 SPECT에 일반적으로 사용되고, 여기서 $\tilde{c}$는 식 (6.27)에서 정의한 근사 경사 필터(ramp filter)이고, 편의를 위해 종종 사용된다.

$$\tilde{c}(\ell) = \mathcal{F}_{1\mathrm{D}}^{-1}\{|\varrho|W(\varrho)\} \tag{9.11}$$

CT에서 경사 윈도우 필터 $W(\varrho)$의 정의가 크게 중요하지 않은 이유는 차단 주파수 ϱ_0가 충분히 높으면 영상 품질이 거의 감소되지 않기 때문이다. 그러나 SPECT에서 윈도우 필터

(windowing filter)는 영상 품질을 위해 매우 중요하다. 특히, 만약 너무 많은 고 주파수들이 통과하게 된다면, SPECT 영상은 노이즈에 의해 큰 영향을 받을 것이다. 실제로, 노이즈 증폭은 경사 필터의 미분 때문에 나타난다. 반면에, 만약 $W(\varrho)$가 매우 낮은 공간 주파수만을 통과시킨다면 영상 세부 묘사는 없어질 것이다. 9.3절에서 W의 선택에 대해 좀 더 알아보도록 하겠다.

9.2.2 PET 영상 구성

좌표계 여기서 우리는 분리된 축 검출기 링들 내에서 수집된 자료로부터 축 단면의 재구성인 2차원 PET에 대해서만 알아보도록 하겠다. 고정된 z 평면에서 채택될 수 있는 단 하나의 검출기 링만을 고려할 것이고, 이러한 평면에서의 구조는 CT와 SPECT에서처럼 기존의 단면 x-y 좌표계로 볼 것이다.

응답선 평면 섬광계수법과 SPECT와 함께 PET는 검출된 광자들을 계수하지만 이것은 단일 감마선 검출보다 소멸 동시 검출에 기초를 두게 된다. 그림 9.8과 9.9에서 보듯이 소멸 동시 검출을 위해 서로 반대편에 위치한 검출기들을 연결하는 선을 응답선(line of response, LOR)이라 한다. 고 방사능 영역은 낮은 방사능 영역보다 응답선을 따라 더 많은 동시 발생 선, 동시 이벤트 또는 계수들을 보여 줄 것이다. 어떤 주어진 응답선을 따라서 동시 계수의 총 수는 그 선을 따라 총 방사능의 적분으로 나타낼 수 있다. 우리는 소멸이 가지고 온 응답선으로는 소멸이 발생된 정확한 위치를 아는 것이 불가능하다는 것을 명심하여야 한다.[1] 그 결과, 개개의 선에서 측정된 계수는 그 선에서의 방사능 적분으로 표현되고, SPECT와 같이 PET에서도 방사능의 선 적분을 측정하게 된다.

영상 방정식 양전자 소멸의 측면에서 어떤 현상이 발생될지 생각해 보자. 두 개의 감마선이 발생되어 서로 반대방향으로 진행할 것이고 SPECT에서와 마찬가지로 감마선은 잠재적으로 상이하게 움직일 것이다. 감마선은 체내에 흡수되고, 산란되어 검출기와 충돌하거나 벗어나게 된다. 여기서 영상 방정식을 만들기 위해 초기 방향이 x-y 평면인 감마선이 검출기와 충돌하는 경우만 생각하면 감쇠만이 고려해야 할 현상이 될 것이다.

그림 9.8에서 보듯이 두 개의 감마선이 s_0에서 발생하여 $L(\ell, \theta)$ 상에서 서로 반대방향으로 진행한다고 가정하자. 식 (9.3)과 (9.4)에서 주어진 선 변수에 따르면 하나의 광자는 $+$ 방향으로, 다른 광자는 $-$방향으로 진행할 것이다. 광자들이 인체에 흡수되지 않는다면 검출기와 충돌할 것이고, 완벽한 소멸 동시 검출로 간주되면 동시 이벤트로서 카운트될 것이다. 그러나 체내에서 양전자 소멸의 위치 때문에 한 광자는 다른 광자보다 검출기로 향하는

1) 빠른 섬광체(faster scintillator)들은 응답선을 따라서 이벤트들의 국지화 정도(degree of localization)를 허용하는 ToF(time-of-flight) PET를 사용하게 한다.

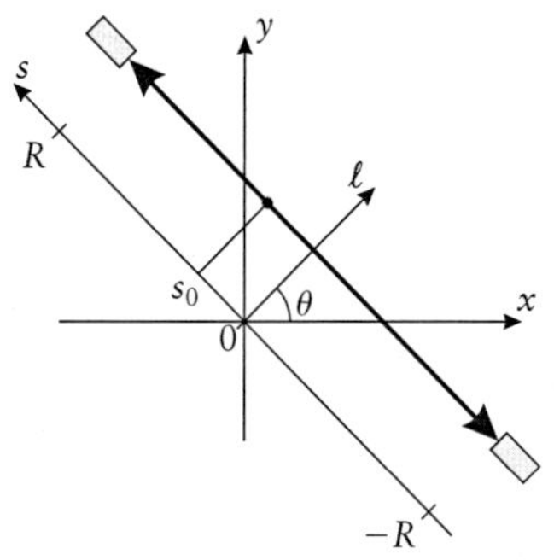

그림 9.8 PET 영상 방정식을 위한 적분 좌표

경로에서 좀 더 감쇠가 되고, 이 선상에서 예상되던 카운트의 일부분이 달라질 수도 있다. SPECT에서처럼 우리는 PET의 영상 방정식에서도 감쇠 부분을 예상하여야 한다.

하나의 광자에 의한 영향보다 여러 개의 광자에 의한 통계상의 영향들을 고려하여 감쇠의 영향을 이해하는 것이 제일 쉬운 방법이다. 따라서 $L(\ell, \theta)$ 상에서 진행하는 감마선들의 위치 s_0에서 N_0 양전자 소멸 영상 획득 시간의 전 과정을 통틀어 고려하여야 한다. 이것은 N_0 감마선 광자들이 $+s$ 방향에서 진행하고, N_0 감마선 광자들이 $-s$ 방향에서 진행하게 되는 것을 의미한다. 만약 우리가 평면에서 근본적인 감쇠 $\mu(x, y; E)$에 대한 지식을 가지게 된다면 $+s$ 방향에서 N^+, $-s$ 방향에서 N^-로 얼마만큼의 광자들이 각각의 검출기에 도달할 것인가를 예측할 수 있다. 그림 9.8과 함께 식 (4.29)를 참조하면 아래와 같은 식을 얻게 된다.

$$N^+ = N_0 \exp\left\{-\int_{s_0}^{R} \mu(x(s'), y(s'); E)\, ds'\right\} \tag{9.12}$$

$$N^- = N_0 \exp\left\{-\int_{-R}^{s_0} \mu(x(s'), y(s'); E)\, ds'\right\} \tag{9.13}$$

식 (9.13)이 후방 적분 한계를 가진다는 것에 주목하자. 그러나 감쇠는 광자의 진행방향에 관계한다. 만약 한계가 반전된다면 ds는 $-ds$가 되고, 식 (9.13)은 여전히 결과식이 될 것이다.

공교롭게도, N^+와 N^-에 대한 지식은 전적으로 필요한 것이 아니다. 이러한 숫자들은 각 검출기에 얼마나 많은 개개의 광자들이 소멸되고 또한 만들어지는 지를 알려준다. 그러나 동시 이벤트는 동일한 소멸로부터 양쪽의 광자들이 그들의 각 검출기에 도달했을 경우에만 인정된다. 사실 우리는 흡수되지 않고 비행하는 광자들의 감쇠 유형에만 관심이 있는데 이것을 이해하기 위한 열쇠는 광자가 흡수될 수 있다는 사실이 아니라 계측기에 도달하는 $+s$ 광자와 $-s$ 광자를 이해하는 것이다. 그러므로 그것은 관계된 광자들의 감쇠 인자들의 곱이

되고, s_0에서 양전자 소멸로부터 발생한 수많은 동시 이벤트들 $N_c(s_0)$은 평균적이고 완벽한 소멸 동시 검출로 가정했을 때 아래에 주어진 식 (9.14)에 의해 구할 수 있다.

$$N_c(s_0) = N_0 \exp\left\{-\int_{s_0}^{R} \mu(x(s'), y(s'); E)\, ds'\right\} \exp\left\{-\int_{-R}^{s_0} \mu(x(s'), y(s'); E)\, ds'\right\} \tag{9.14}$$

이 식은 두 개의 지수 함수 부분들이 지수들의 합에 의해 결합될 수 있다는 것과 적분들의 합은 전체 선에 대한 하나의 적분으로 결합될 수 있음을 보여 준다. 이러한 조작은 아래 식을 산출한다.

$$N_c(s_0) = N_0 \exp\left\{-\int_{-R}^{R} \mu(x(s'), y(s'); E)\, ds'\right\} \tag{9.15}$$

식 (9.15)는 비록 감쇠에 의존적이지만 소멸에 의한 광자의 위치에는 상관이 없으며, 전체 선의 크기에만 의존한다는 것을 보여 주고 있다. 이것은 SPECT를 비롯하여 PET 영상 방정식을 간략하게 하는 데 중요한 근거를 제시한다.

식 (9.15)는 오직 선 $L(\ell, \theta)$ 위의 위치 s_0에서의 양전자 소멸로부터 발생한 동시 이벤트들의 특성만을 나타낸다. 이 선에서 일어나는 모든 이벤트들을 수집하기 위해 선의 전영역에서의 방사능을 적분할 필요가 있다. SPECT와 PET 사이의 비교를 용이하게 하기 위해 우리는 동일한 광자 플루언스 율(fluence rate) 표시로 ϕ를 사용할 것이며, ϕ는 동시 플루언스 율로 해석될 수 있다. 데이터 획득에서는 총 카운트의 단위를 사용한 반면, 우리가 유도한 식에서는 단위가 비율임을 주목하자. 따라서 아래 식을 얻을 수 있다.

$$\phi(\ell, \theta) = K \int_{-R}^{R} A(x(s), y(s)) \exp\left\{-\int_{-R}^{R} \mu(x(s'), y(s'); E)\, ds'\right\} ds \tag{9.16}$$

K는 검출기 면적과 효율, 인플루언스(influence) ϕ 같은 모든 다른 상수들을 포함하는 단일 상수이다. 식 (9.16)에서 지수 인수는 s에 의존하지 않으므로 피적분함수로부터 제거할 수 있다. 재정리된 부분들은 PET를 위한 최종 영상 방정식을 나타낸다.

$$\phi(\ell, \theta) = K \int_{-R}^{R} A(x(s), y(s)) ds \exp\left\{-\int_{-R}^{R} \mu(x(s), y(s); E)\, ds\right\} \tag{9.17}$$

식 (9.17)은 식 (9.5)와 유사하지만 적분 한계 내에서 미묘한 차이가 있다.

영상 재구성 동시 카운트는 평행 또는 팬-빔 투영에서 모두 사용될 수 있는데 여기서 우리는 그림 9.9에 나타낸 것처럼 오직 평행 빔 투영만을 고려한다. 식 (9.17)로부터 방사능 $A(x, y)$를 재구성하고자 하지만 감쇠 (x, y) 역시 PET 영상 방정식에 포함되는 것을 알 수 있다.

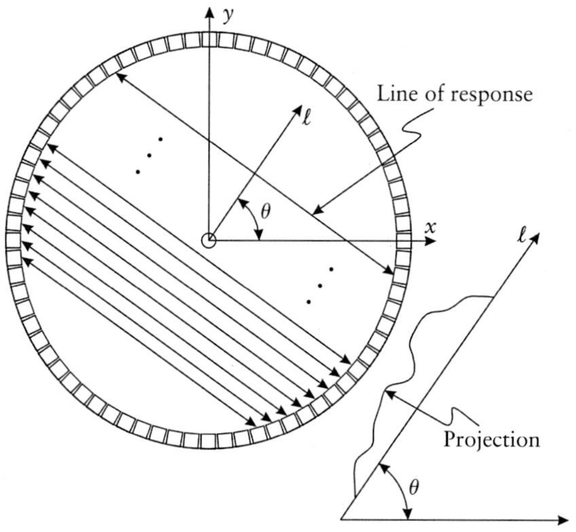

그림 9.9 평행 빔 투영을 구성하는 응답 선들

SPECT에서 했던 것처럼 감쇠를 무시하면 대략의 영상 방정식은 아래와 같이 주어진다.

$$\phi(\ell,\theta) = K\int_{-R}^{R} A(x(s), y(s))\, ds \tag{9.18}$$

측정된 동시 카운트들은 응답선에서의 방사능에 직접적으로 비례한다. 다르게 말하면, PET 스캐너는 방사능의 라돈 변환을 측정하고, 우리는 6장에서 만든 재구성 방법을 이용할 수 있다.

CT 및 SPECT와 마찬가지로 무엇이 측정 $g(\ell, \theta)$와 부합되고, 무엇이 재구성하기 위한 기능 $f(x, y)$인지를 PET에서 확인할 필요가 있다. 앞선 논의로부터 우리는 식 (9.8)과 식 (9.9)를 동일한 것으로 볼 수 있다.

$$f(x,y) = A(x,y) \tag{9.19}$$

$$g(\ell,\theta) = \phi(\ell,\theta)/K \tag{9.20}$$

그러므로 정합 역투영은 직접적으로 PET 데이터에 의해 획득된 투영 데이터로 적용될 수 있다.

$$A(x,y) = \int_0^{\pi}\int_{-\infty}^{\infty} \phi(\ell,\theta)\tilde{c}(x\cos\theta + y\sin\theta - \ell)\, d\ell d\theta \tag{9.21}$$

이것은 미지의 척도 상수 K까지 방사능을 근사치로 재구성할 것이다. SPECT에서와 마찬

가지로 $\tilde{c}$는 식 (9.11)에서와 같이 적절한 윈도우 함수를 사용하여 정의되는 근사 경사 필터이다. 비록 정합 역투영이 검출기들의 물리적 크기에 의해 야기되는 흐려짐과 상대적으로 낮은 광자 계수들에 의해 발생되는 정적 노이즈들을 무시하지만 그것은 오랫동안 PET 재구성에서 전형적인 방법으로 남아 있다.

감쇠 교정 SPECT와 다르게 PET에서는 감쇠를 직접적으로 다루게 된다. 앞에서 이미 언급한 $\mu(x, y)$를 가정하면, 식 (9.17)을 이용하여 우리는 식 (9.22)와 같이 감쇠 교정된 값들을 표현할 수 있다.

$$\phi_c(\ell,\theta) = \frac{\phi(\ell,\theta)}{K\exp\left\{-\int_{-R}^{R}\mu(x(s),y(s);\,511\text{ keV})\,ds\right\}} = \int_{-R}^{R} A\,(x(s),y(s))\;ds \qquad (9.22)$$

$\phi_c(\ell, \theta)$가 정확히 선 $L(\ell, \theta)$을 따라 방사능의 적분이 되는 것을 알 수 있고, 교정된 동시 카운트들은 좀 더 정확한 방사능의 영상을 재구성하기 위해 식 (9.21)에 사용될 수 있다.

$$A_c(x,y) = \int_0^{\pi}\int_{-\infty}^{\infty}\phi_c(\ell,\theta)\tilde{c}(x\cos\theta + y\sin\theta - \ell)\,d\ell d\theta \qquad (9.23)$$

PET에서 투영 데이터를 획득하기 위해 인체 외부에 작은 방사성 선원을 위치시키고 투과 연구를 하는 것은 표준 방법이고, 이것은 $\mu(x, y)$의 적분과 관련이 있다. 아니면 위에서 언급했던 결합된 PET/CT 시스템에서 실제 CT 값들이 사용될 수 있다. PET 계수들을 보정하기 위해 $\mu(x, y)$의 적분들이 필요해지는데 실제 $\mu(x, y)$의 재구성은 하지 않고, 감쇠 교정과 함께 정합 역투영은 반드시 사용해야 한다. PET에서 정합 역투영은 단독으로 아니면 감쇠 교정과 함께 사용되는 것이 가장 보편적인 재구성 방법이 된다. 그러나 PET는 노이즈에 영향을 받게 되고, 새로운 알고리즘은 투영으로부터의 재구성뿐만 아니라 노이즈를 처리하기 위해서도 필요하게 된다. 다음 장에서 이 부분에 대하여 간단히 살펴보겠다.

9.2.3 반복 재구성

정합 역투영과 동등한 여과 역투영(filtered backprojection, FBP)은 SPECT와 PET에서 가장 일반적으로 사용되는 재구성 알고리즘이다. 여과 역투영은 효율적인 수단이고, 제한된 검출기 해상도, 컴프턴 산란, 감쇠와 노이즈 등과 같이 영상 처리를 방해하는 방출 전산화 단층 영상에 존재하는 물리적 요소들로부터 상대적으로 견고하다. 그리고 만약 영상 방정식이 실물 그대로를 정확히 표현할 수 있다면 여과 역투영의 사용은 최적이라고 할 수 있다. SPECT와 PET는 더 나은 실물 영상이 반영되도록 물리적 요소들을 표본화하는 것이 가능하다. 여과 역투영보다 더 좋은 재구성을 만들기 위해 더 정확하고, 정밀한 영상 모델과 많은 알고리즘들이 개발되어 왔다. 폭넓게 말해서, 이러한 알고리즘들은 반복 재구성

(iterative reconstruction) 알고리즘의 한 종류로 분류된다.

반복 재구성 알고리즘에서, 여과 역투영을 계속 사용함으로써 방사능의 분포에 대한 초기 추정이 가능하다. 이러한 초기 추정을 $A^{(0)}(x, y)$라고 표시하자. 만일 이것이 방사능의 실제 분포라면, 우리는 결과로서 확실한 측정을 기대할 수 있다. 방사성 선원으로부터 $I^0(\ell, \theta)$라고 부르는 예상 측정치를 도출하는 것을 정문제(forward problem) 또는 전방 투영(forward projection) 문제를 푼다고 한다. 새로운 부비강조영상(sinogram) 데이터는 측정된 부비강조영상과 즉시 비교될 수 있는데 만일 수집과 복원 과정이 정확하게 표본화되었고, 초기 가정이 정확하다면 이 데이터들은 정확히 일치하게 될 것이다. 반면에 초기 가정이 잘못되었다면, 이 가정은 수정되어야 한다. 반복 재구성 알고리즘들은 관측 실수에 의해 가정된 분포를 변경하기 위해 다른 방법들을 사용한다. 각각의 알고리즘이 $A^{(i)}(x, y)$, $i = 0, 1, 2 \ldots$,와 같이 추측된 횡단면의 배열을 만들지라도 최종적으로 재구성되기 위해서는 다시 검토되어야 한다. 이러한 알고리즘 대부분의 중요한 특징은 감쇠, 산란 그리고 깊이에 따른 흐려짐에 대한 통합 보상을 시도하는 것이다. 이러한 접근은 최대우도 기대값 최대화(maximum likelihood by expectation maximization, ML-EM)로 알려진 알고리즘을 포함한다. 이러한 종류의 알고리즘은 투영/역투영 과정으로 흐려짐, 산란 그리고 감쇠 영향의 표본 결합을 가능하게 한다. 이러한 세 가지 주요 물리적 영향에 대한 이해는 매우 정확한 영상 재구성을 가능하게 하였다.

최대우도 기대값 최대화 알고리즘은 푸아송 우도 목표 함수(Poisson likelihood objective function)의 대수를 최대화함으로서 찾을 수 있다.

$$L(\mathbf{f}) = \sum_j \left\{ p_j \ln \left(\sum_i A_{ji} f_i \right) - \sum_i A_{ji} f_i \right\} \tag{9.24}$$

최대우도 기대값 최대화 알고리즘은 기대값 최대화 알고리즘을 사용함으로써 복셀(voxel) 값으로 갱신된다.

$$f_i^{k+1} = \frac{f_i^k}{\sum_{j=1}^{m} A_{ji}} \sum_{j=1}^{m} A_{ji} \frac{p_j}{\sum_{i'=1}^{n} A_{ji'} f_{i'}^k} \tag{9.25}$$

여기서 f_k는 k번째 추정한 영상, p_j는 j번째 투영 값 그리고 A_{ji}는 투영기 j에서 검출된 복셀 i로부터 방출된 광자의 확률로 주어진 시스템 행렬이 된다.

지금까지 최대우도 기대값 최대화 접근법은 특히, 유효 잡음이 존재할 경우에 증가된 재구성 시간과 이에 대한 해결법 강구에 어려움을 겪어 왔다. 이 점에 있어서는 Hudson과 Larkin이 반복 재구성을 가속시키기 위해 부분집합을 활용하여 배열된 부분집합 기대값 최대화(ordered subsets expectation maximization, OSEM) 알고리즘을 개발함으로써 비약적인 발전을 이루었다. 이러한 접근법에서 투영 데이터는 부분집합 또는 블록들의 배열로 모아진다. 예를 들어, 만일 투영의 전체 세트가 336개의 영상으로 구성되고, 14개의 부분집합을 가진다면 각각의 부분집합은 24개의 영상으로 구성될 것이다. 가장 중요한 것은 이러한 부분집합들이 상호간에 배타적이고 철저한 투영 데이터를 사용하는 것이고, 부분집합들은 독립적으로 병렬 처리된다는 것이다. 알고리즘을 한 번 반복하는 것은 모든 부분집합을 통해 한 번 처리되는 것으로 배열된 부분집합은 반복 재구성의 연장이 된다. Hudson과 Larkin의 연구에서, 그들은 Shepp과 Vardi의 기대값 최대화 접근법을 사용하였다. 이는 일반적인 표준 기대값 최대화 알고리즘과 마찬가지로, 역투영 — 투영 — 역투영의 순서로 이루어진다. 각 반복에서 이전 반복으로부터의 재구성은 새로운 시작점이 되고, 배열된 부분집합 기대값과 최대화에서 표준 기대값 최대화 알고리즘은 각각의 부분집합에 적용된다. 이러한 접근법은 SPECT와 PET 영상에 모두 적용가능하다. SPECT에서 부분집합은 예를 들어, 3-헤드 시스템에서 각 헤드처럼 투영들의 자연적 분류에 해당한다. PET에서 투영 데이터는 블록들 또는 부분집합들로 정의하는 신호수집 후에 유사한 방식으로 재편성될 수 있다. SPECT와 PET를 포함하는 방출 단층촬영에서 배열된 부분집합 기대값 최대화는 재구성으로 빠르게 접근하게 된다.

9.3 SPECT와 PET의 영상 품질

영상의 물리학적 시점에서 볼 때, 다섯 가지 주요 요소는 방출 단층촬영에서의 영상 품질과 절대 방사능의 정량화에 영향을 미친다. 이들은 SPECT 또는 PET 스캐너의 면과 축 공간 해상도(axial spatial resolution)처럼 한정된 공간 해상도, 조직에 의한 광자의 감쇠, 산란된 광자의 검출, 오직 PET 영상에만 적용할 수 있는 임의의 광자의 뜻하지 않은 계수 그리고 방사능 붕괴의 통계로부터 나온 노이즈를 포함한다.

9.3.1 공간 해상도

3장에서 처음으로 소개한 것처럼 모든 영상시스템은 작은 대상을 영상화하기 위한 한정된 능력을 가진다. 방출 단면촬영 시스템의 공간 해상도는 2개의 작은 방사성 점 선원이 영상에서 서로 분리되어 구별되기 위해 떨어져 있는 거리로 생각할 수 있다. SPECT 시스템의 공간 해상도는 8.4.1절에 논의된 요인들에 의해 결정되는 투영 데이터에서의 해상도에 의해 주로 결정된다. 그리고 식 (9.11)로 주어진 근사 경사 필터는 노이즈를 감소시키기 위한 저역통과 필터 $W(\varrho)$를 포함하기 때문에 특수 필터가 사용되면 영상 재구성에 영향을 미친다.

PET 시스템의 공간 해상도는 각 검출기 구성요소의 물리적인 단면 크기와 재구성의 영향에 의해 주로 결정된다. 게다가, PET는 본질적으로 양전자의 방출 위치보다는 오히려 소멸 위치를 사용하기 때문에 양전자가 소멸 전에 이동하는 거리인 양전자 레인지(positron range)는 해상도를 제한한다.

실제로, 우리는 선형 이동 불변(linear shift-invariant, LSI) 시스템의 결과로서 SPECT와 PET의 해상도를 표본화할 수 있다[그림 2.47 참조]. SPECT와 PET 해상도의 개발은 CT 해상도의 경우와 동일하며, 6.4.1절에 모두 유도하였다. 흐리지만 재구성된 영상과 대상체 사이의 최종 관계식은 식 (6.56)과 동일하다.

$$\hat{f}(x, y) = f(x, y) * \mathrm{h}(r) \tag{9.26}$$

여기서, $r = \sqrt{x^2 + y^2}$이다.

CT에서 $h(r)$은 종속된 PSF (point spread function)를 나타내고, SPECT에서 $h(r)$은 (1) 평면에서 1차원 투영 PSF[y는 0으로 설정하고, $x = \ell$인 식 (8.13)] 그리고 (2) w[식 (6.48)에서 w와 동일]를 포함한다. PET에서 $h(r)$은 (1) 양전자 레인지 함수, (2) 검출기 너비를 위한 장방형 함수 (rect function) [(6.48)에서 s와 동일] 그리고 (3) w를 포함한다.

SPECT와 PET에서 한정된 공간 해상도는 두 가지 중요한 결과를 가져온다. 첫 번째는 영상이 흐려지는 것으로 흐려짐의 정도는 공간 해상도에 의존한다. 흐려짐은 큰 구조의 가장자리 묘사를 방해하고, 대상체의 작은 부분을 보지 못하게 한다. 두 번째, 큰 방사능이 있는 부분에서 측정된 값은 감소되고, 상대적으로 작은 방사능이 있는 부분에서의 측정값은 증가되어 대조도가 감소함으로써 서로 인접한 부분을 식별하지 못하게 된다. 다른 방식으로 말해서, 앞의 식 (3.1)을 참조하면 $f_{\max}$의 감소와 $f_{\min}$의 증가는 대조도를 감소시킨다. 이러한 상황에서 한정된 공간적 해상도는 작은 구조에서 방사능을 과소평가하게 된다. 그 영향은 대상체의 크기가 영상시스템 해상도의 약 3배가 될 때까지 제거되지 않는다. 단층촬영 스캐너의 축 해상도에 적용되는 이러한 영향들을 부분 용적 효과(partial volume effects)라고 한다.

9.3.2 감쇠와 산란

핵의학 영상에서 검출된 광자들은 전자기 방사선이다. 그러므로 광자들은 4장에서 논의한 것과 같이 인체 조직 내에서 2가지 주요 상호작용인 광전효과와 컴프턴 산란을 겪게 된다. 광전효과는 광자를 완전히 흡수시키고, 관측되는 계수율을 감소시키는 반면 산란된 광자들은 여전히 검출된다. 감쇠는 광전효과에 의한 흡수와 컴프턴 산란에 의한 산란을 합한 것으로, 교정 계획은 이 과정을 독립적으로 또는 공동으로 처리할 수 있다. 그림 9.10에 나타낸 이벤트 C는 PET에서의 산란 동시 발생을 나타낸다.

투영 방사선 사진술에 대한 5.4.3절에서의 논의와 같이, 산란각이 큰 산란은 영상에서 낮은 수치의 배경 흐림을 만들어내는데 이것은 대조도의 감소를 의미한다[그림 5.41 참조]. 이러한 대조도 감소는 식 (3.1)과 앞에서 해상도의 영향에 대해 논의한 것처럼 본질적으로 $f_{\max}$ 감소 또는 $f_{\min}$ 증가보다는 산란 배경의 추가로부터 발생한다.

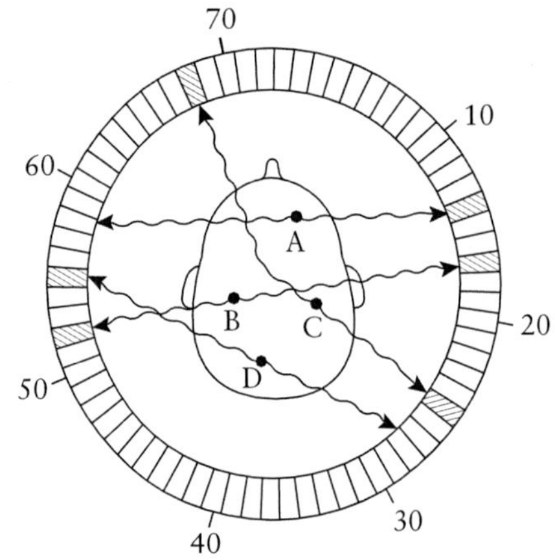

그림 9.10 PET에서의 동시 계수. B는 올바른 동시 발생, A와 D는 무작위 또는 우연한 동시 발생 그리고 C는 산란된 동시 발생

물리학과 수학은 SPECT가 아닌 PET에서 보다 이론적으로 완벽한 감쇠 교정을 가능하게 한다. 이것은 PET와 SPECT를 위해 통용되는 방사성 핵종의 광자 에너지에서 반직관적으로 주어진 차이점이다. PET에서 사용하는 광자 에너지와 물에서의 선형 감쇠 계수는 각각 511 keV와 0.095 cm^{-1}인 반면에 SPECT에서는 각각 140 keV와 0.145 cm^{-1}이다. 에너지의 차이는 3.7배이지만, 감쇠 계수에서의 차이는 약 50%이다. PET에서의 높은 감쇠에 대해서 낮은 기준을 두는 이유는 두 광자들이 환자로부터 빠져 나와야 하고, 동시에 검출되어야 하기 때문이다. 이는 SPECT보다 전체 감쇠 경로 길이가 동시발생 영상(coincidence imaging)을 위해 더 길어야 한다는 것을 의미한다. 이러한 구별은 환자의 사이즈에 따라 기하급수적으로 증가한다. 예를 들어, PET에서 30 cm 직경의 환자는 16의 평균 감쇠 보정계수를 요구하는 반면, 40 cm 직경의 환자는 50의 보정 계수를 요한다. 참고로 광자들이 20 cm의 조직을 통과하는 심장 SPECT 영상에서 감쇠 보정 계수는 20이다.

감쇠와 산란은 영상 내에서 방사능의 분포와 관계되어 명백하게 상대적으로 영향을 미친다. 비록 영상에 대한 주관적인 판단이 생길지라도 이러한 영향을 위해 교정하는 것은 중요하다. SPECT에서 식 (9.10)에 주어진 정합 역투영 공식은 감쇠를 위한 보정이 포함되어 있지 않다. 중요한 것은 식 (9.5)의 검사는 감쇠 항이 방사능 항에서 분리할 수 없기 때문에 어떠한 분석도, 닫혀진 형태의 교정(closed-form correction)도 가능하지 않다는 것을 나타낸다. 실제로 식 (9.10)으로부터 비감쇠 교정되어진 재구성된 방사능 분포는 다음과 같은 수식에 의한 일차 교정과 같은 평균 감쇠 교정 계수를 이용하여 교정된다.

$$A_c(x, y) = \frac{1}{\mathrm{ACF}} A(x, y) \tag{9.27}$$

여기서, 감쇠 교정 계수(attenuation correction factor, ACF)는

$$\mathrm{ACF} = \int_{-\infty}^{R} \exp\left\{-\int_{y}^{R} \mu(x, y', z; E)dy'\right\} dy \tag{9.28}$$

PET에서 식 (9.22)와 식 (9.23)에서 표현된 것처럼 감쇠를 위한 정확한 보정을 만들어 낼 수 있다. SPECT와 PET 모두 산란은 투영 단계에서 대게 추측되고, 재구성 전에 제거된다.

9.3.3 무작위 동시 발생

PET에서 무작위 또는 우연한 동시 발생은 모두 가능하다. 무작위 동시 발생은 하나의 전자-양전자 소멸 이벤트로부터 생성된 하나의 소멸 광자와 다른 전자-양전자 소멸 이벤트로부터 생성된 다른 소멸 광자가 동시에 검출될 때 발생한다. 그림 9.10에서 이벤트 A와 D는 무작위 또는 우연한 동시 발생을 나타낸다.

무작위 동시 카운트 비(random coincidence count rate)는 동시 발생에서 동시 시간 윈도우와 서로 반대편에 위치한 두 개의 검출기로부터의 개별적인 단일 카운트 비의 곱에 의해 주어진다.

$$R = 2\tau S^{+} S^{-} \tag{9.29}$$

2τ는 동시 시간 윈도우(coincidence time window) 너비이고, S^{+}와 S^{-}는 서로 반대편에 위치한 검출기들의 개별 카운트 비이다.

인지 영역(field of view, FOV)에서 방사능이 증가할수록, 실제 동시 발생률(coincidence rate)은 선형적으로 증가하지만, 무작위 동시 발생률은 방사능 증가의 제곱만큼 증가한다. 민감도는 동시 시간 윈도우의 너비가 증가함으로써 증가될 수 있다. 농시 발생 영상에서 중요한 것은 시간 윈도우 조절의 최적화에서 무작위 동시 발생과 함께 실제 동시 발생의 민감도를 균형 잡는 것이다. 몇몇 제조자는 시스템의 시간 해상도의 관점에서 윈도우를 특수화시킨다. 일반적으로 2~20 ns 범위의 시간 윈도우는 검출기 구성 물질의 속도에 의해 1차적으로 결정된다.

실제적으로, 무작위 또는 우연한 동시 발생은 식 (9.29)의 사용을 통해 관찰된 투영 데이터로부터 감산되어진다.

9.3.4 대조도

한정된 공간 분해능과 산란의 영향을 고려하는 과정에서 SPECT과 PET에서의 영상 대조도에 대한 공간 분해능과 산란의 영향을 주목하자. 두 경우 모두 대조도에 대한 고려사항은 (3.1)에 처음으로 소개된 부분을 따르고, 식 (8.24)에서 평면 영상화를 위해 명확하게 고쳐

진다. SPECT과 PET에서 대조도의 정의는 같지만, f_{max}와 f_{min}은 재구성된 영상으로부터 존재한다.

9.3.5 노이즈와 신호대잡음비

이 결정적인 효과들이 영상의 신호 대 잡음비(signal-to-noise ratio, SNR)의 신호 성분에만 영향을 끼친다는 것을 기억하는 것은 중요하다. 다르게 말하면 오직 양적인 정확성에만 영향을 준다. 노이즈는 방사성 붕괴의 무작위적인 통계학상의 성질로부터 발생하고, 잠재적으로 영상 하드웨어와 특정 영상 처리 공정에서 발생하며 신호대잡음비의 요소에 영향을 준다. 다시 말해서, 그것은 정밀도에 영향을 준다. SPECT과 PET에서 투영 데이터의 노이즈는 평면 섬광계수법에서의 상황과 일치하고, 8.4.5절에 주어진 개발을 따른다. 그러나 재구성 과정은 투영 방사선 사진술과 비교했을 때, CT에서의 재구성이 노이즈를 바꾸는 방법과 유사하게 노이즈 크기와 상관관계를 변화시킨다.

실제로, 재구성된 SPECT나 PET 영상에서의 노이즈를 추측하는 것은 어렵다. 일반적으로 체계화하기 위해 CT에서의 분산에 대한 식을 유도한 것과 동일한 가설을 세우자. (1) 측정된 선 적분들은 통계학상으로 독립이고, (2) 대상체는 선 적분들이 본질적으로 동등한 것처럼 충분히 동일하다. 이처럼 단순한 가정들과 함께, 6.4.2절에 제시된 것과 동일한 재구성된 SPECT나 PET 영상에서의 분산 유도는 (x, y) 위치에 독립적이고, (6.72)에 의해 주어진다.

궁극적으로 병변 검출감도(lesion detectability) 또는 양적 정확성과 정밀도 같은 해답 수행 매개변수(key performance parameter)는 신호대잡음비 또는 전체 오차에 의존한다. 대조도와 잡음은 CT와 SPECT/PET에서 같은 방법으로 정의되기 때문에, 식 (6.73)에서 CT를 위해 제시된 신호대잡음비 식과 마지막 신호대잡음비 식은 식 (6.74)로서 동일하다.

9.4 요약 및 핵심개념

핵의학 영상에서 단층촬영 영상은 SPECT, PET와 함께 완성된다. SPECT는 회전하는 앵거카메라를 이용하고, PET는 전형적인 영상시스템을 이용한다. 이번 장에서는 여러분이 이해하기 쉽게 아래에 주요 개념들을 제시하였다.

1. 방출 컴퓨터 단층촬영술은 SPECT와 PET을 포함한다.
2. SPECT는 평면 섬광계수법 각각의 투영 영상들을 기반으로 한다.
3. PET는 투영 신호를 가지지 않고, 양전자-전자 소멸을 따르는 한 쌍의 감마 광선 (소멸 광자)의 동시 검출에 기반을 둔다.

4. SPECT은 흔히 다중 카메라 시스템이 있는 회전 앵거 섬광 카메라들과 함께 실행되고, PET는 일반적으로 PET 스캐너와 함께 작동된다.
5. 본질적으로, 기본적인 SPECT 영상 방정식은 재구성의 고려사항을 용이하게 하는 표기법의 변화를 제외하고 평면 섬광계수법과 동일하다. 재구성은 CT를 위한 주요특징을 따른다.
6. 기초적인 SPECT 영상 방정식에서 방사능과 감쇠 부분은 구분되지 않는다. 따라서 SPECT에서 감쇠 보정을 위한 완결 형태의 해는 없다.
7. 기초적인 PET 영상 방정식은 한 가지 중요한 차이 외에 SPECT의 영상 방정식과 유사하다. 동시 검출의 사용은 적분 한계가 전신에 미치는 감쇠를 초래한다. 따라서 PET는 감쇠 보정을 위한 완결 형태의 해를 가진다.
8. 반복적인 재구성은 함축적으로 붕괴의 무작위적인 성질을 설명하는 새로운 전산화 집중적 접근이고 감쇠, 산란, 흐려짐의 표본을 결합할 수 있다.
9. SPECT와 PET에서 영상의 질은 해상도, 산란과 잡음에 의해 제한된다.

▣ 참고문헌

- Bendriem, B. and Townsend, D. W. *The Theory and Practice of 3D PET*, Dordrecht, Netherlands: Kluwer Academic Publishers, 1998.
- Bushberg, J. T., Seibert, J. A. Leidholdt, E. M. Jr., and Boone, J. M. *The Essential Physics of Medical Imaging*, Philadelphia, PA: Lippincott Williams and Wilkins, 2002.
- Carlton, R. R. and Adler, A. M. *Principles of Radiographic Imaging: An Art and a Science*, 3rd ed. Albany, NY: Delmar, 2001.
- Chandra, R. *Nuclear Medicine Physics, Fifth Edition*, Baltimore, MD: Williams & Williams, 1998.
- Groch, M. W. and Erwin, W. D. Single-photon Emission Computed Tomography in the Year 2001: Instrumentation and Quality Control. *Journal of Nuclear Medicine Technology*, 29:9–15, 2001.
- Hudson, H. M. and Larkin, R. S. Accelerated Image Reconstruction Using Ordered Subsets of Projection Data, *IEEE Transactions on Medical Imaging*, 13(4):601–609, 1994.
- Rao, D. V., Chandra, R., and Graham, M. C. *Physics of Nuclear Medicine*. New York: American Institute of Physics, 1984.
- Rollo, F. D. *Nuclear Medicine Physics: Instrumentation and Agents*. St. Louis, MO: C. V. Mosby,1977.
- Shepp, L. A. and Vardi, Y. Maximum Likelihood Reconstruction for Emission Tomography, *IEEE Transactions on Medical Imaging*, MI-1(2):113–122, 1982.

• Sorenson, J. A. and Phelps, M. E. *Physics in Nuclear Medicine*, 2nd ed. Philadelphia, PA: W. B. Saunders,1987.

▣ 연습문제

9.1 2 × 2로 배열된 4개의 정방형 PMT와 슬릿 (slit)을 통해 8 × 8의 개별 검출기들로 나누어진 BGO 단일 결정(single crystal)으로 구성된 PET을 가정하자. 각각의 PMT와 검출기들은 동일한 면적을 가지며, 각 PMT의 가로, 세로 길이는 2 × 2 인치(inch)이다.

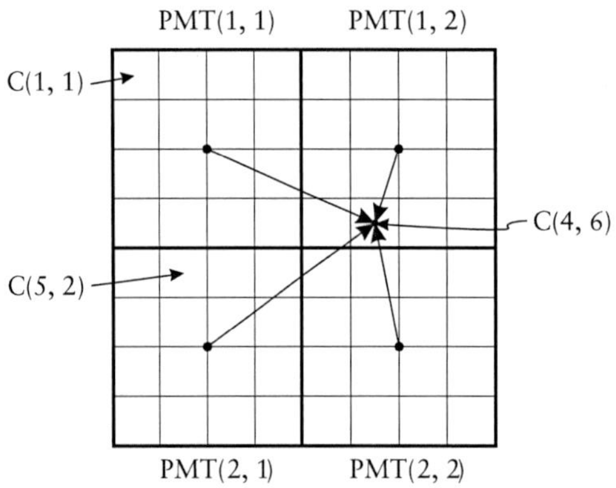

그림 P9.1 문제 9.1

문제에서 제시한 구조는 그림 P9.1에 나타나 있다. PMT의 중심과 하위 결정(subcrystal)의 중심 사이의 거리 r에 의존하는 개개의 하위 결정에서 발생한 이벤트에 대한 PMT의 응답은 아래와 같다.

$$\text{PMT 응답} = \exp[-r/\tau],$$

여기서 $\tau = 1$ 인치.

(a) 결정 $C(k, l)$에서의 이벤트에 대한 PMT(i, j) 응답의 일반식을 구하라.

(b) 결정 C(4, 5)에서의 이벤트에 대한 각각의 PMT 응답들을 계산하라.

(c) 노이즈의 발생가능성을 무시하고, 이벤트가 발생한 결정을 확인하는 새로운 구조를 생각해보자.

(d) PMT의 신호에 노이즈가 미세하게 추가되어 이벤트의 위치분별에 오차를 발생시킬 수 있는 최악의 시나리오에 대해 생각해보자.

9.2 NaI(Tl)와 BGO는 둘 다 PET 검출기로 사용될 수 있다. BGO의 경우, 511 keV의 광자가 충돌할 때의 선감약계수가 0.964 cm^{-1}인 반면, NaI(Tl)의 경우에는 0.343 cm^{-1}이다. 그리고 BGO는 NaI(Tl)만큼 효율적으로 감마선 광자를 가시광선 광자로 전환시키지 못하며, 전환 효율은 대략 13%이다. 여기서, 한 검출기는 NaI(Tl)를 이용하고, 다른 하나는 BGO를 이용하는 2개의 검출기가 있고, 이 두 검출기는 모두 결정(crystal)과 충돌하는 511 keV의 광자들의 75%가 정지하는 것으로 설계되었다고 가정하자.

(a) NaI(Tl)과 BGO를 사용하는 각 검출기들의 두께를 계산하라.

(b) NaI(Tl)에서의 광 방출율은 BGO에서보다 더 높은 고유 신호 대 잡음비(intrinsic SNR)를 가진다. 고유 신호대잡음비에 대한 NaI(Tl)와 BGO 사이의 비율을 계산하라.

9.3 1.5 m의 간격을 두고 서로 마주보는 가로, 세로 길이가 모두 30 cm인 정방형 앵거 카메라를 가진 이중 헤드 SPECT로부터 여러분이 직접 PET 스캐너(scanner)를 만들기로 결정하였다고 하자.

(a) 여러분은 낮은 에너지 콜리메이터(collimator)와 높은 에너지 콜리메이터 중에서 어떤 콜리메이터를 사용할 것인가? 아니면 콜리메이터를 전혀 사용하지 않을 것인가? 그 이유를 설명하라.

(b) 여러분들이라면 PET 스캐너를 만들기 위해 어떤 종류의 전자기기들을 SPECT에 추가시킬 것인가?

(c) 마주보는 앵거 카메라에서 나오는 X와 Y 신호들을 여러분들이 어떻게 사용할 것인지 설명하라. 만약 Z-펄스를 이용한다면 그 이유에 대해 설명하라.

(d) 여러분은 스캔하는 동안 어떠한 부분까지 앵거 카메라를 회전시킬 것이다. 이 때, PET 재구성을 위한 전체 각도 범위를 얻기 위해 필요한 두 카메라의 위치 각도의 최소값은 얼마인가?

(e) 인체 내 방사성 트레이서의 밀집분포를 고려하자. 이 문제에서 제시한 임시의 PET 스캐너와 원래의 PET 스캐너에서 얼마만큼의 선량을 필요로 하는지 예상할 수 있는가? 이론적으로 설명하라.

9.4 그림 P9.2에서와 같이 R_1, R_2 그리고 R_3의 3부분으로 이루어진 2차원 단면을 고려하자.

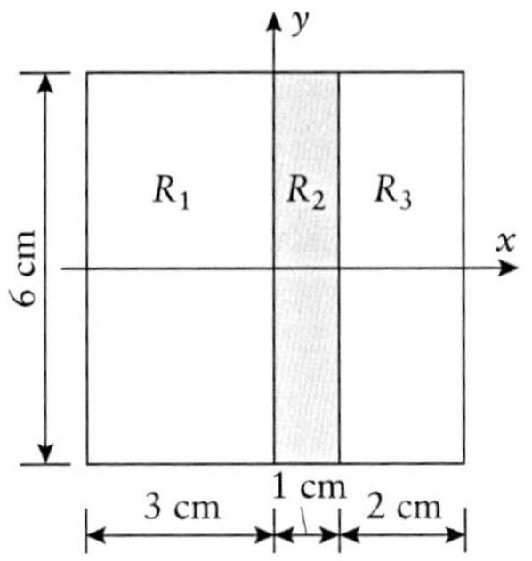

그림 P9.2 문제 9.4

(a) R_1과 R_3는 비방사성 용액(nonradioactive solution)을 포함하고, 오직 R_2에만 511 keV 감마선을 방출하는 방사성 핵종을 함유한 0.3 mCi/cm^{2}의 농도를 가진 용액이 채워져 있다고 가정하자. 3영역에서의 선감약계수는 각각 $\mu_1 = 0.2\text{cm}^{-1}$, $\mu_2 = 0.3\ \text{cm}^{-1}$, and $\mu_3 = 0.1\text{cm}^{-1}$이다. 물체의 외부에 2차원 SPECT 스캐너를 이용하여 방사능을 영상화한다고 가정하고, 투영된 방사능 gSPECT(ℓ, 90°) and gSPECT(ℓ, 270°)을 계산하라.

(b) 이제 (a)에서의 방사성 핵종을 동일한 농도를 가지고 양전자를 방출하는 방사성 핵종으로 교체했다고 가정하자. 3영역에서의 선감약계수 역시 동일하다고 간주하자. 물체를 2차원 PET 스캐너를 이용하여 영상화하면 gPET(ℓ, 90°) and gPET(ℓ, 270°)는 얼마인가?

(c) 방사성 핵종 농도의 정확한 영상을 재구성하기 위해 PET 스캐너에서 감쇠를 어떻게 보상할 것인지 설명하라. SPECT 스캐너의 경우에도 동일하게 수행할 것인가?

9.5 1.5 m의 지름을 가진 원 주위에 밀집되게 위치한 1,000개의 검출기를 가진 PET 스캐너를 가정하자.

(a) 각 검출기들의 예상되는 크기(너비)는 얼마인가? 깊고 긴 검출기와 얇고 짧은 검출기들을 이용해서 둘 사이의 교환에 대해 설명하라.

(b) PET에서 동시 검출을 하는 목적은 무엇인가? PET에서 동시 "이벤트 윈도우"(coincidence event window)로 정의된 명목상의 시간 간격이란 무엇을 말하는가? 이벤트 윈도우를 (1) 작게 또는 (2) 크게 만드는 것은 왜 바람직하지 않은 지 설명하라.

(c) PET 갠트리(gantry)가 흔들거리거나(wobbling) 양분되는(dichotomic) 작동이 없다고 가정하자. 스캐너의 중심에서(CT에서는 기호 T로 표시되는) 선 적분 샘플링 간격(line integral sampling interval)은 얼마인가? CT로부터 일반적인 샘

플링 어림 계산(rule-of-thumb)을 가정하면 전형적인 PET 영상에는 얼마나 많은 픽셀들이 있는가? 그리고 PET 갠트리의 작동이 정확해야만 하는 이유를 설명하라.

(d) PET 스캐너의 해상도가 스캐너의 중심으로부터 멀어질수록 낮아지는 이유를 설명하라.

PART

초음파 영상 4

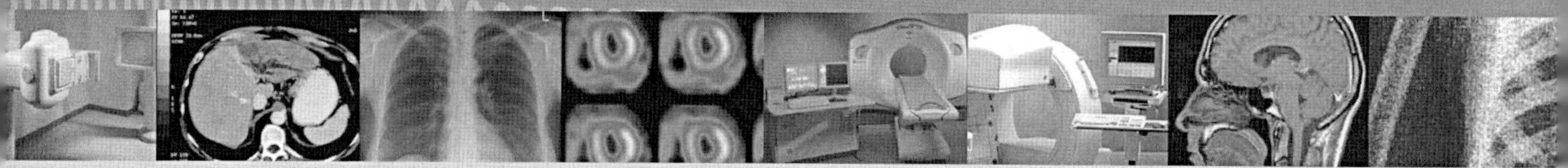

개요

앞의 부분에서는 방사선 기반 영상기법에 대하여 탐구하였다. 방사선 영상에서는 관련된 다양한 원리에 의하여 신체의 구조적, 또는 기능적인 영상을 구할 수 있다. 따라서 이러한 영상기법의 의학적 효용이 매우 높아 일반적으로 자주 사용하게 된다. 그러나 방사선의 사용은 위험을 수반한다. 의료 영상에서 사용되는 방사선의 선량(dose)은 암의 유발 가능성을 내포하고 있다. 비록 진단 영상에서 사용되는 방사선의 선량에 의하여 암이 발생할 확률은 극도로 낮으나 0은 아니다. 특히 자궁 내에 있는 태아를 진단할 때 이러한 사실에 유의하여야 한다.

4부에서는 완전히 비침습적이며 위험요소가 전혀 없는 초음파 영상에 대하여 탐구하고자 한다. 투사 방사선 촬영술과 CT에서는 환자의 신체를 투과하는 빔이 관심 대상이었다. 즉 방사선 빔이 신체의 각 조직부위를 투과하며 다양하게 경험하는 감쇠 현상에 따라 생성된 신호를 분석하였다. 반면 초음파 영상에서는 신체 내 음파의 반사가 탐구대상이다. 즉 신체 조직 각 부위에서 다양한 형태로 반사되어 오는 음파 신호를 분석하여 영상을 구성하게 된다.

음파의 반사에 의한 내부 조직의 형상과 더불어, 초음파는 혈관 내의 혈액과 같은 생체 내에서 이동 중인 물질의 속도를 보여줄 수 있다. 도플러 영상기법을 활용하면 혈액의 흐름을 정량적으로 측정할 수 있다. 완전 비침습적으로 이러한 해부학적 그리고 기능적 정보들

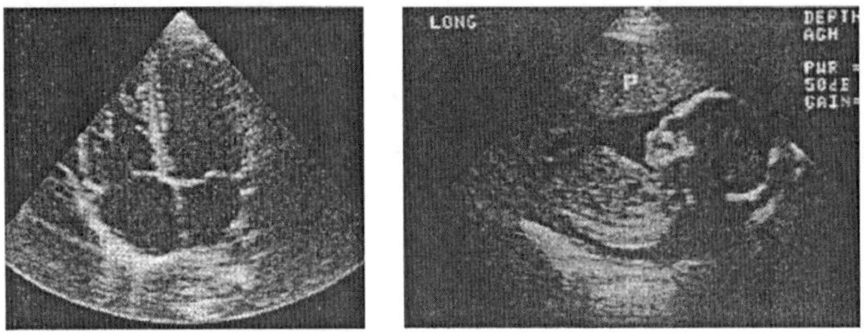

(a) (b)

그림 IV.1 대표적인 두 가지 예 (a) 심장과 4개의 심실을 보여주는 심초음파 영상 (b) 잉태 2기의 정상 태아 영상(R. H. Affner, Clinical Raiology, The Essentials, Lippincott, Williams, & Wilkins, 1993

을 제공하기 때문에 초음파 영상은 널리 적용되고 있다.

기초적인 초음파 영상시스템은 음파변환기, 이를 제어하는 전자부, 그리고 화면표시 장치로 구성되어 있다. 음파변환기는 초음파 에너지를 송·수신하는 두 가지 모두의 역할을 한다. 전자부에서는 빔의 방향을 조절하여 신체 내부를 부채꼴 형태의 이차원 영상으로 보여 준다.

초음파 영상이 가장 많이 적용되는 대상은 자궁 내 태아와 심초음파에서의 심장이다. 심초음파의 대표적인 영상의 예가 그림 IV.1(b)이다. 이때 음파 변환기는 심장의 뾰족한 부분(apex)에 위치하여 심장 내부의 4개의 심실을 보여 주고 있다. 박동 중인 심장의 단면 영상을 통하여 의사들은 심장의 건강 상태에 대한 정보를 얻을 수 있다. 그림 I.1(c)와 같은 초음파 태아 영상은 거의 모든 독자들에게 익숙할 것이다. 그림 IV.1(b)는 잉태 2기 중 취득된 또 다른 초음파 태아 영상이다. 영상의 각도가 적절한 경우 태아의 성별도 감별할 수 있다.

비침습적이고 의사가 진료실에서 즉각적으로 시행할 수 있다는 점이 이차원 심초음파 영상이 널리 사용되는 이유이다. 초음파 영상을 취득할 때에는 음파변환기를 손으로 조정하기 때문에 시술자에게 전문적인 교육이 필요하다. 이는 취득된 영상의 품질, 위치, 각도 등이 시술자의 지식과 경험에 의존하기 때문이다.

CHAPTER

10 초음파 물리

10.1 서론

초음파란 인간이 감지할 수 있는 영역보다 높은 주파수의 소리를 의미한다. 즉, 20 kHz 이상의 모든 소리를 초음파라 할 수 있다. 의료용 초음파 시스템은 일반적으로 1-10 MHz를 사용하나 경우에 따라서는 70 MHz까지 활용하는데, 이에 대하여 10장과 11장에서 상세히 설명하게 될 것이다. 초음파의 전달은 주파수와 관계없이 일상적인 음파 전달 방식을 따르며 그 이론은 음향학을 통하여 이해할 수 있다. 초음파는 매질의 수축과 팽창을 통하여 파동형태로 전달되며, 매질의 특성에 따라 일정한 속도로 전파된다. 더불어, 초음파는 흡수, 굴절, 초점의 형성, 반사, 및 산란 등의 현상을 통해 이해될 수 있다.

초음파를 이용하는 경우 신체의 해부학적 구조를 비침습적으로 영상화할 수 있다. 전기신호를 음파신호로 변환시켜주는 **음파변환기**(transducer)는 초음파 펄스를 생성하며 이는 환자의 체내로 보내진다. 신체기관의 경계면과 복잡한 조직에서 반사 혹은 산란되어 되돌아오는 초음파는 음파변환기를 통하여 다시 전기신호로 전환된다. 초음파 영상시스템은 이렇게 되돌아온 음파신호를 처리하여 인간의 해부학적 정보를 명암(grayscale) 기반으로 나타낸다. 구현된 영상에서 각 점의 밝기는 그 위치에 해당하는 해부학적 구조체에서 반사된 음파의 강도를 보여 준다. 그림 10.1은 초음파 진단영상에서 가장 많이 사용되는 분야(산부인과, 종양학과, 심장학과, 소화기병과)에서 볼 수 있는 초음파 영상의 예시들이다.

초음파는 1950년대 중반 진단영상에 활용되기 시작되었으며, 1970년대 초기에 2차원으로 실시간 영상이 가능한 스캐너가 등장함에 따라 그 사용 빈도가 급속히 늘어났다. 그 후

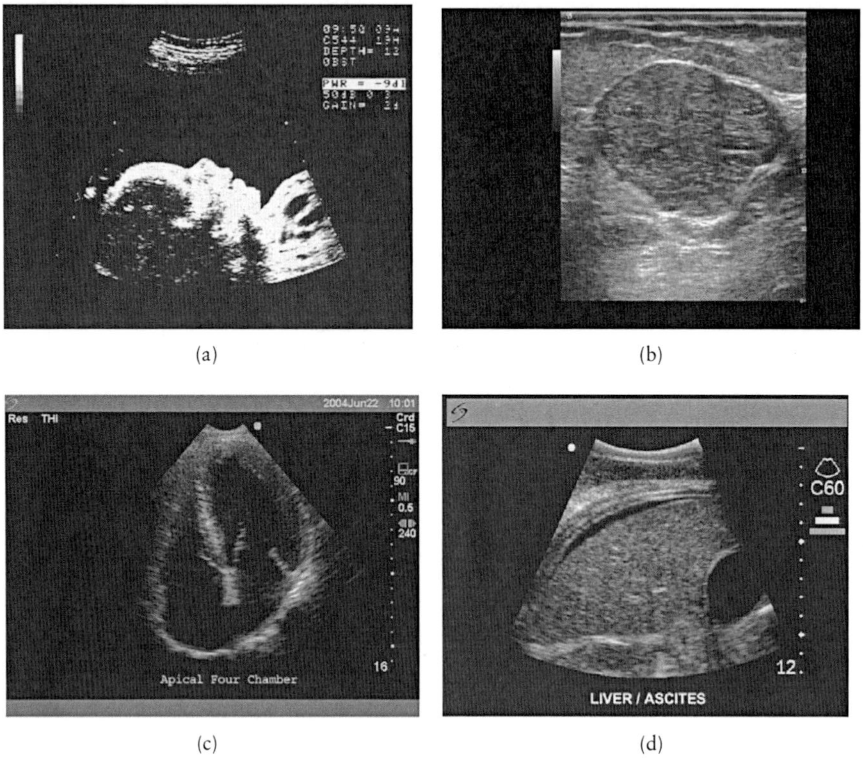

그림 10.1 초음파영상을 통한 인간의 해부학적 영상 (a) 태아의 얼굴 (산과), (b) 유방의 포낭 (종양학), (c) 심장 (심장학), (d) 간 (소화기학), (b) (GE Healthcare의 승인에 따라 사용), (c-d) (SonoSite Inc.의 호의)

의료용 초음파 분야의 이정표로 1980년대 초반의 위상 배열(phased array) 시스템, 1980년대 중반의 칼라 플로우(color flow) 영상, 1990년대의 3차원 영상시스템 등을 생각할 수 있다. 각 제조사에서는 여러 종류의 의료용 초음파 영상기기를 제공하고 있으며, 개개의 시스템은 상호 교체가 가능한 음파변환기들과 다양한 동작 모드들을 제공한다. 이는 서로 다른 인체 기관을 영상화하는 데 필요한 요건이 각각 다르기 때문이다.

이 장에서는 초음파와 생체조직에 관련된 물리적 현상에 대하여 공부하게 될 것이다. 이러한 배경지식은 11장에서 논의하게 될 의료용 초음파 영상기기를 이해하는 데 기초가 될 것이다.

10.2 파동 방정식

음파는 매질의 수축과 팽창을 통하여 전달되는 압력의 파동이다. 음파는 작은 조직의 부피를 수축시켰다가 놓아주면 생성할 수 있다. 물질의 탄성 특성에 따라 수축된 부피가 원래의 평형상태의 부피로 되돌아 가려고 하지만 실제적으로는 평형상태보다 크게 팽창하게 되며, 이는 다시 주변 조직을 수축시키게 된다. 이러한 현상이 인근 조직에 연속적으로 나타남에 따라 음파가 형성될 수 있다.

음파가 진행함에 따라 매질은 음파에 의한 수축과 팽창을 하게 되며 매질내 미세 입자들이 그에 맞춰 앞뒤로 운동하게 된다. 의료용 초음파의 경우 연조직에서의 음파로, 미세 입자들의 음파 이동 방향에 따른 앞뒤 방향 운동에만 중점을 둔다. 이러한 경우를 음파에서 종파라고 한다. 반면 좀 더 단단한 매질의 경우 음파의 진행방향에 수직인 방향으로 미세 입자가 운동하는 횡파도 존재한다. 그러나 이러한 횡파는 의료용 초음파에서는 고려대상이 아니다.

10.2.1 3차원에서의 음파

압축률(compressibility) κ와 매질의 밀도 ρ를 질량보존의 법칙과 운동량 보존의 법칙에 따라 정리하면 음파의 파동 방정식을 직접적으로 유도할 수 있다($B = 1/\kappa$로 체적탄성률: bulk modulus). 음파는 음파의 속도 c로 운동하는데 이는 다음과 같이 주어진다.

$$c = \sqrt{\frac{1}{\kappa\rho}} \tag{10.1}$$

표 10.1에서는 다양한 매질과 생체 조직에서 음파의 속도 및 기타 정보를 제공하고 있다. 일반적으로 음파는 조직에서 1540 m/s의 속도로 그리고 공기에서 330 m/s의 속도로 진행한다.

음파를 수학적으로 표현할 때 여러 가지 특성에 대하여 이해할 필요가 있다. 첫째, 음파는 3차원 현상으로 공간 변수에 의한 함수라는 점에 주목하여야 한다. 예를 들어, 일상적인 연설에서 생성되는 소리는 모든 방향으로 퍼져 나가며 이에 따라 사람들은 여러 방향에서 연사의 목소리를 들을 수 있다. 또한 음파는 시간에 따라 변화한다. 같은 예로 연설에서 외침 등은 시간이 지남에 따라 사라지게 된다. 따라서 소리의 파동을 표현하는 어떠한 물리량을 사용하더라도, 공간 변수 x, y, z와 시간 변수 t를 모두 사용하여야 한다.

음파를 표현하는 전통적인 물리량으로는 수축과 팽창에 따른 **입자의 변위** $\vec{u}(x, y, z, t)$가 있다. 또한 입자의 변위를 시간 변수로 일차 미분한 결과인 **입자의 속도** $\vec{v}(x, y, z, t)$도 음파를 표현하는 데 자주 사용된다. 음파가 종파에 대한 논의로 제한됨에 따라, 각 방향 성분들을 포함한 벡터를 대신한 변위 크기 $u(x, y, z, t)$와 속도의 크기 $v(x, y, z, t)$로 충분히 표현되기도 한다. 이는 위에 표현된 각 물리량의 방향이 언제나 음파의 진행방향과 같기 때문이다. 국소부위에서의 부피적 수축과 팽창은 실질적으로 해당 부위의 매질에 인가되는 압력과 관련 있다. 따라서 음파는 시간과 공간의 함수인 압력 $p(x, y, z, t)$로 표현될 수 있으며 이때 이를 **음향 압력**이라 부른다. 음향 압력은 음파가 존재하지 않는 경우 0이며, 이미 존재하는

표 10.1 다양한 물질의 음향학적 특성

물질	밀도, ρ[kg m^{-3}]	속도, c[ms^{-1}]	특성 임피던스, Z[kg m^{-2}s^{-1}] (×10^6)	흡수계수, α [dB cm^{-1}] (at 1 MHz)	주파수의 변환에 따른 α의 증가비율
공기(기준 온도, 압력)	1.2	330	0.0004	12	f^2
알루미늄	2700	6400	17	0.018	f
황동	8500	4490	38	0.020	f
피마자유	950	1500	1.4	0.95	f^2
수은	13,600	1450	20	0.00048	f^2
Polyethylene	920	2000	1.8	4.7	$f^{1.1}$
Polymethyl-methacrylate	1190	2680	3.2	2.0	f
물	1000	1480	1.5	0.0022	f^2
혈액	1060	1570	1.62	[0.15]	
뼈	1380-1810	4080	3.75-7.38	[14.2-25.2]	
뇌	1030		1.55-1.66	[0.75]	
지방	920	1450	1.35	[0.63]	
신장	1040	1560	1.62	–	
간	1060	1570	1.64-1.68	[1.2]	
폐	400		0.26	[40]	
근육	1070		1.65-1.74	[0.96-1.4]	
췌장	1060		1.65-1.67	–	
물	1000	1484	1.52	[0.0022]	

출처: Data above the line are from P. N. T. Wells, *Biomedical Ultrasonics*, (New York: Academic Press,, 1977). Data in square brackets below the line are taken from A. B. Wolbarst, *Physics of Radiology* (Norwark, CT: Appleton and Lange, 1993)

대기압을 배제한 음파에 의한 변동된 양만을 의미한다.

종파에 있어서는 음향 압력과 입자의 속도간에 관계는 단순하다. 이 둘은 서로 다음과 같은 선형적 관계를 갖는다.

$$p = Zv \tag{10.2}$$

$$Z = \rho c \tag{10.3}$$

여기서 Z는 특성 임피던스(characteristic impedance)라 불린다. 입자의 속도 v와 음파의 속도 c는 전혀 다른 물리량으로 일반적으로 일치하지 않는다. 이 점이 논리적 이해에서의 혼란과 계산에서의 실수를 유발하는 주요 요인이다. 임피던스라는 용어는 전기회로 혹은 전자기장에서의 송전선모델에서 유추되었다. 실질적으로 음향 압력에서의 압력은 전압, 그리고 입자의 속도는 전류와 유사하다고 할 수 있다. 밀도의 단위가 kg/m^{3}이고 속도의 단위가 m/s이므로, 특성 임피던스의 단위는 kg/m^{2}s이다. 이를 다시 rayls라 정의하는데 이는 Rayleigh 경의 이름에서 따온 단위이다.

본 장과 다음 장에서는 음향 압력을 기준으로 종파인 음파를 설명할 것이며, 필요에 따라 입자의 속도와 변위를 활용하게 될 것이다. 물리학적으로 보면 음향 압력 p는 다음의 3차원 파동 방정식을 충족시킨다.

$$\nabla^2 p = \frac{1}{c^2}\frac{\partial^2 p}{\partial t^2} \tag{10.4}$$

이때 ∇^2는 3차원 Laplacian 연산자로 다음과 같이 주어진다.

$$\nabla^2 = \frac{\partial^2}{\partial x^2} + \frac{\partial^2}{\partial y^2} + \frac{\partial^2}{\partial z^2} \tag{10.5}$$

일반적으로 파동 방정식은 압력을 시간에 대한 편미분과 공간에 대한 편미분의 서로 관련된 것이다. 주어진 방정식을 풀기는 일반적으로 어려우나, 두 가지 특별한 경우에 대하여 다루는 것으로 본 교재에서는 충분하며, 이는 평면파와 구면파의 경우이다.

10.2.2 평면파

만약 음파가 공간 상에서 한 방향으로만 변화한다면 이를 **평면파**라 한다. 예를 들어 $p(x, y, z, t)$에서 z와 t가 고정된 값일 때 x와 y에 대하여 일정한 값을 갖는다고 하면, 그 결과는 $p(z, t) = p(x, y, z, t)$로 $+z$ 혹은 $-z$ 방향으로 이동하는 평면파를 나타낸다. 이 경우 식 (10.4)에 $p(z, t)$를 삽입하면 일차원 파동방정식이 된다.

$$\frac{\partial^2 p}{\partial z^2} = \frac{1}{c^2}\frac{\partial^2 p}{\partial t^2} \tag{10.6}$$

여기서 주의하여야 할 점은 방향이 반드시 z 방향이 아니더라도 한 방향으로만 진행하면 평면파라는 것이다. 따라서 z 방향을 고정된 방향으로 생각하기보다는 파의 진행 방향에 따라 축을 회전하여 표시한 일반적 파동의 진행방향으로 이해하는 것이 편리할 것이다.

위의 식 (10.6)의 일반해는 다음과 같다.

$$p(z, t) = \phi_f(t - c^{-1}z) + \phi_b(t + c^{-1}z) \tag{10.7}$$

주어진 해를 식 (10.6)에 대입하여 풀어보면 해가 됨을 증명할 수 있다. 함수 $\phi_f(t - c^{-1}z)$는 **순방향 진행파**(forward traveling wave)로 해석되며 이는 기본 파형 $\phi_f(c^{-1}z)$가 시간이 지남에 따라 z 방향으로 이동하기 때문이다. 반면 $\phi_b(t + c^{-1}z)$는 **역방향 진행파**(backward traveling wave)로 시간에 따라 $-z$ 방향으로 이동한다는 점에서 유추되었다. 함수 $\phi_f(\cdot)$와 $\phi_b(\cdot)$는 모두 2차 미분이 가능해야 한다. 그러나 이러한 제약도 미분의 일반화를 통하여 완화될 수 있다. 각각의 함수 ϕ_f와 ϕ_b가 독립적으로 파동 방정식을 충족함으로 한쪽이 0이 될 수 있다. 따라서 주어진 매질에서 순방향 파로 존재할 수 있다. 11장에서는 특정한 형태의 초음파 변환기에서 생성되는 평면파를 근사치화하는 과정을 탐구하게 될 것이다.

일차원 파동 방정식을 충족시키는 중요한 함수들 중 하나로 정현파 함수(sinusoidal function)를 생각할 수 있다.

$$p(z, t) = \cos k(z - ct) \tag{10.8}$$

위의 식은 위치 변수인 z를 고정시킨 상태에서 시간 변수 t에 대한 함수라고 가정한다면, 고정된 입자 주변의 압력이 각 주파수 $w = kc$에 따라 정현파 형식으로 변화함을 알 수 있다. 이는 주파수와 관련하여 다음과 같이 표현되며, 이때 주파수의 단위는 Hertz(Hz)로 단위 시간당 회전 수를 의미한다.

$$f = \frac{\omega}{2\pi} = \frac{kc}{2\pi} \tag{10.9}$$

거꾸로 시간 변수인 t를 고정된 상태에서 위치 변수인 z에 대한 함수라고 가정한다면, 특정 시간의 압력이 공간상에서의 주파수 k에 따라 정현파 형식으로 변화한다. 이때 k를 파수(wave number)라 한다. 반면 파장 λ는 정현파의 최고점 간의 거리 혹은 최저점 간의 거리를 의미하며 이 두 인자간의 관계는 다음과 같다. 이때 파장은 길이의 단위로 표시된다.

$$\lambda = \frac{2\pi}{k} \tag{10.10}$$

식 (10.9)의 관계를 식 (10.10)에 대입하면 파장과 주파수 그리고 음파의 진행 속도간의 중요한 관계식을 얻을 수 있다.

$$\lambda = \frac{c}{f} \tag{10.11}$$

정현파의 조건을 충족하려면 무한 공간에서 무한 시간 동안의 음파가 요구됨에 따라 실상에서는 불가능하다. 그러나 의료용 초음파 시스템에서는 정현파로 근사화하는데 이는 매우 짧은 시간 동안 국소적인 부분만을 관측하기 때문이다. 일반적인 초음파 영상 기기가 흔히 사용하는 3.5 MHz로 작동된다면 음파의 속도가 1540 m/s일 때 이에 상응하여 파장의 길이는 0.44 mm가 된다. 본 장에서는 명확히 설명할 수는 없지만, 시스템에서 획득할 수 있는 해상도는 대략 파장의 길이 수준이다. 따라서 초음파 영상에서는 밀리미터 이하의 해상도(음파의 진행방향으로의 해상도) 를 획득할 수 있다는 점을 알 수 있다.

예제 10.1

정상 상태에서 주파수가 2 MHz인 정현파가 간조직에서 $+z$ 방향으로 진행한다고 가정하여 보자.

문제 파장의 길이는 얼마인가?

해답 표 10.1에 의거하여 간에서의 음속 c = 1570 m/s이다. 따라서 파장의 길이 λ = 1570 ms^{-1}/(2 × 10^6 Hz) = 0.785 mm이다.

$$p(z, t) = \delta(z - ct) \tag{10.12}$$

일차원 파동방정식의 해가 되는 또 하나의 주요 함수가 유닛 임펄스 함수(unit impulse function or unit delta function) $\delta(\cdot)$이다. $\delta(\cdot)$함수의 특성상 일반화된 미분을 통하여 파동방정식을 만족시킨다. 정형파와 마찬가지로 임펄스(impulse) 함수는 실제적으로 존재할 수 없다. 정형파에서와 같이 임펄스(impulse) 평면파도 진행방향에 수직인 무한한 큰 면의 형태이며 진행방향으로는 파의 길이가 무한히 작은 것으로 간주한다. 이러한 가정은 일반적으로 충족될 수 없으나, 의료용 초음파 시스템의 특성들을 이해하기 위하여 짧은 펄스들을 임펄스 평면파로 근사치화하여 사용한다.

예제 10.2 초음파 음파 변환기가 $+z$ 방향으로 향하고 있다. 시간 $t = 0$ 인 시점에, 음파 변환기에서 다음과 같은 음향 펄스를 생성하였다.

$$\phi(t) = (1 - e^{-t/\tau_1})e^{-t/\tau_2}$$

문제 음파의 속도 c = 1540 m/s로 가정할 때. 순방향 음파는 어떻게 표현되겠는가? 음파 변환기로부터 10 cm 떨어진 위치에 존재하는 경계면에 주어진 펄스의 선행하는 부분이 닿는 시간은 언제인가?

해답 순방향 음파는 다음과 같이 나타내어진다.

$$\phi_f(z, t) = (1 - e^{-(t-z/c)/\tau_1})e^{-(t-z/c)/\tau_2}$$

0.1 m/(1540 ms^{-1}) = 64.9 μs 이후에 음파가 경계면에 도달하기 시작한다.

10.2.3 구형파

등방성 매질에서 기압의 국지적 변동은 구형파를 야기시킬 수 있다. 구형파는 시간 t와 변동의 근원지로부터의 거리 $r = \sqrt{x^2 + y^2 + z^2}$(근원지를 원점이라고 가정하면) 두 변수에 의하여 결정된다. 식 (10.4)를 이용하여 Laplacian 연산을 r에 대하여 적용하면 방사형으로 진행되는 음파의 압력 $p(r, t)$에 대한 수식은 다음과 같이 정리된다.

$$\frac{1}{r}\frac{\partial^2}{\partial r^2}(rp) = \frac{1}{c^2}\frac{\partial^2 p}{\partial t^2} \tag{10.13}$$

위의 수식을 구형 파동 방정식(spherical wave equation)이라 한다.

구형 파동 방정식의 일반해는 아래와 같으며 그 증명 역시 대입을 통하여 가능하다.

$$p(r,t) = \frac{1}{r}\phi_o(t - c^{-1}r) + \frac{1}{r}\phi_i(t + c^{-1}r) \tag{10.14}$$

파동 $\phi_o(t - c^{-1}r)$는 바깥쪽으로 진행하는 파(outward traveling wave), $\phi_i(t + c^{-1}r)$는 안쪽으로 진행하는 파(inward traveling wave)이다. 일반적으로 안쪽으로 진행하는 파를 생성하는 음원은 존재하지 않으므로 거의 대부분의 경우 일반해는 다음과 같이 단순화된다.

$$p(r,t) = \frac{1}{r}\phi_o(t - c^{-1}r) \tag{10.15}$$

일차원 평면파의 일반해에서와 마찬가지로 함수 $\phi_i(\cdot)$가 두 번 미분가능이면 어떠한 함수라도 해가 될 수 있다. 주어진 해는 순방향 진행파와 매우 유사한 형태이며 단지 $1/r$의 요소가 있다는 점에서 다르다. 이는 바깥쪽으로 진행하는 구형파의 경우 거리에 따라 진폭이 감소됨을 나타내는 요소이다. 진폭의 감소는 음원에서 외부로 음파가 진행함에 따라 지나가는 표면적이 증가함에 따라 나타나는 단순 현상이다.

10.3 파동의 전달

10.3.1 음파의 에너지 및 인텐서티

음파는 에너지를 전달한다. 움직이는 입자는 운동에너지를 갖고 있으며, 움직임이 일어날 입자들은 위치에너지를 갖고 있다. 파동에서의 이러한 에너지를 표현하기 위하여, 단위 부피당의 에너지를 운동 에너지 밀도(kinetic energy density)와 위치 에너지 밀도(potential energy density)로 나누어 다음과 같이 각각 정의한다.

$$w_k = \frac{1}{2}\rho v^2 \tag{10.16}$$

$$w_p = \frac{1}{2}\kappa p^2 \tag{10.17}$$

위의 두 에너지 밀도의 합을 음향 에너지 밀도(acoustic energy density)라 정의하며, 이 물리량이 공간상에서 에너지 변화를 제시하게 된다.

$$w = w_k + w_p \tag{10.18}$$

한편, 음파와 함께 이동하는 에너지를 나타내기 위하여 음향 인텐서티(acoustic intensity)가 다음과 같이 정의 되며, 이를 음향 에너지 플럭스(acoustic energy flux)라 부르기도 한다.

$$I = pv \tag{10.19}$$

전기회로에서 개념을 적용하면, I는 전력과 유사하다는 것을 직관적으로 알 수 있다. 따라서 식 (10.19)에 식 (10.2)를 대입하면

$$I = \frac{p^2}{Z} \tag{10.20}$$

가 되며 이는 전기회로 내 저항에서 소모되는 전력 V^2/R과 같은 형태의 표현식이 된다. 음파에서도 파워는 존재한다. 저항이 전기 에너지를 열에너지로 전환시키는 것과는 달리 음파에 있어서 파워는 10.3.4에 설명될 감쇠가 없는 경우 음파와 함께 전달된다. 음향에너지 밀도와 인텐서티는 에너지 보존법칙에 의거하여 다음과 같이 연결하여 표현될 수 있다. 이 방정식에서도 음파의 파워가 전달되는 것이 나타난다.

$$\frac{\partial I}{\partial x} + \frac{\partial w}{\partial t} = 0 \tag{10.21}$$

10.3.2 경계 평면에서 반사와 굴절

그림 10.2에서는 평면파가 입사각 θ_i로 경계 평면에 입사되는 경우를 보여 주고 있다. 음파의 파장이 경계면에 비하여 충분히 작다고 가정할 때, 반사되는 파와 투과되는 파는 다음과 같이 기하 광학(geometric optics)의 법칙을 따른다.

$$\theta_i = \theta_r \tag{10.22}$$

$$\frac{\sin\theta_i}{\sin\theta_t} = \frac{c_1}{c_2} \tag{10.23}$$

여기서 c_1과 c_2는 매질 1과 매질 2에서의 음파의 속도를 각각 나타낸다. 식 (10.23)은

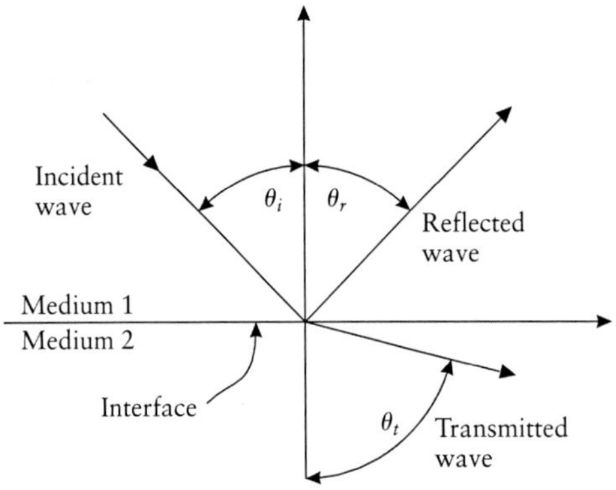

그림 10.2 입사한 평면파의 일부의 에너지는 반사되고 나머지는 경계 평면 반대쪽으로 투과된다.

Snell의 법칙이라 한다.

예제 10.3 매질 1은 지방이고 매질 2는 간이며 평면파가 입사각 $\theta_i = 45°$로 진행한다.

문제 반사각 θ_r과 투과각 θ_t는 각각 어떻게 되는가?

해답 $c_1 = 1450$ m/s이고 $c_2 = 1570$ m/s이므로 $\theta_r = \theta_i = 45°$이다.

$$\sin\theta_t = \frac{1570\sin 45°}{1450} = 0.7656$$

이다. 이를 계산하면 $\theta_t = 49.96°$가 된다. 직관적으로 보면 $c_2 > c_1$임으로 입사각에 비하여 투과각이 더 커야만 한다는 것을 알 수 있다.

경우에 따라서는 $c_2\sin\theta_i/c_1$의 값이 1.0보다 클 수 있다. 이러한 경우 이를 충족시키는 사인함수(sine function)의 역이 존재하지 않으므로 모든 에너지가 반사된다고 결론 지을 수 있다. 각 매질에서의 음파의 전달 속도 c_1과 c_2가 주어지고 $c_2 > c_1$라면 다음에 주어진 임계각 이상에서는 항상 전반사가 이루어진다.

$$\theta_c = \sin^{-1}(c_1/c_2) \tag{10.24}$$

10.3.3 경계면에서의 투과 및 반사 계수

위에서는 평면파의 경계면에서의 기하학적 특성에 대하여 조사하였다. 같은 조건에서 에너지 특성을 고려하고자 한다. 입사파, 반사파, 투과파 모두 경계 평면에서 교차한다. 따라서 경계면에 위치한 입자의 속도 성분 중 경계면과 나란한 방향으로의 성분을 분석해 보면, 입사파에 의해 유도된 성분과 반사파 및 투과파의 합에 의해 유도된 성분이 다음과 같이 반드시 일치하여야 한다.

$$v_i \cos\theta_i = v_r \cos\theta_r + v_t \cos\theta_t$$

식 (10.2)에서 보이듯 $p = Zv$임으로 속도에 이를 대입하면 위의 공식으로부터 다음의 관계를 얻을 수 있다.

$$\frac{\cos\theta_t}{Z_2} p_t + \frac{\cos\theta_r}{Z_1} p_r = \frac{\cos\theta_i}{Z_1} p_i \tag{10.25}$$

또한 경계에서 압력은 연속적이어야 함으로 그 관계는 다음과 같이 나타나다.

$$p_t - p_r = p_i \tag{10.26}$$

식 (10.25)와 (10.26)은 p_t와 p_r에 대한 방정식으로 이를 $\theta_r = \theta_i$의 관계식과 함께 정리하면 다음과 같이 해를 구할 수 있다.

$$R = \frac{p_r}{p_i} = \frac{Z_2 \cos\theta_i - Z_1 \cos\theta_t}{Z_2 \cos\theta_i + Z_1 \cos\theta_t} \tag{10.27}$$

$$T = \frac{p_t}{p_i} = \frac{2Z_2 \cos\theta_i}{Z_2 \cos\theta_i + Z_1 \cos\theta_t} \tag{10.28}$$

여기서 R은 압력 반사력(pressure reflectivity), 그리고 T는 압력 투과력(pressure transmittivity)이라 한다.

식 (10.20)의 $I = p^2/Z$의 관계를 이용하면 인텐서티 반사력(intensity reflectivity) R_I는

$$R_I = \frac{I_r}{I_i} = \left(\frac{Z_2 \cos\theta_i - Z_1 \cos\theta_t}{Z_2 \cos\theta_i + Z_1 \cos\theta_t}\right)^2 \tag{10.29}$$

가 되며 인텐서티 투과력(intensity transmittivity) T_I는 다음과 같이 주어진다.

$$T_I = \frac{I_t}{I_i} = \frac{4Z_1 Z_2 \cos^2\theta_i}{(Z_2 \cos\theta_i + Z_1 \cos\theta_t)^2} \tag{10.30}$$

위의 식에 기술된 인텐서티 투과력을 구하고자 할 때에는 서로 다른 매질에서의 p_t와 p_i

를 반드시 고려하여야 한다.

예제 10.4

음파가 지방/간 간의 경계면에 수직으로 입사한다고 가정하자.

문제 음향 인텐서티의 얼마나 반사되어 되돌아 오겠는가? 지방에서 간으로 혹은 간에서 지방으로 진행하는 경우의 반사되어 돌아가는 음향 인텐서티에 차이가 있겠는가?

해답 수직으로 입사한 경우 인텐서티 반사력은

$$R_I = \left(\frac{Z_2 - Z_1}{Z_2 + Z_1}\right)^2$$

이다. 지방의 음향 임피던스는 1.35×10^{-6} kg m^{-2}s^{-1}이고 간의 음향 임피던스는 1.66×10^{-6} kg m^{-2}s^{-1}이다. 따라서 지방에서 입사하여 간으로 전달 되는 경우 인텐서티 반사력을 계산해 보면

$$R_I = \left(\frac{1.66 - 1.35}{1.66 + 1.35}\right)^2 = 0.0106$$

이 된다. 단지 1% 정도만의 입사한 파워가 경계면에서 반사되어 되돌아가고 거의 99%는 투과된다. 위의 식을 보면 입사한 방향이 어느 쪽이든 무관하게 같은 파워가 반사됨을 알 수 있다(음파가 경계면에 수직이 아닌 각으로 입사한 경우에도 이러한 관계가 유지되겠는가?).

10.3.4 감쇠

실제적으로는 음파의 진폭은 진행함에 따라 줄어든다. 감쇠(attenuation)란 흡수, 산란, 및 모드의 변환 등을 포함한 모든 형태의 작용에 의하여 진폭이 감소하는 것을 나타내는 용어이다. 여기서 흡수(absorption)는 음파 에너지가 열에너지로 변환되면서 매질로 흩어져 버리는 과정을 나타내며 산란(scattering)은 음파가 진행함에 따라 이차적인 구면파가 생성되는 과정을 나타낸다. 반면, 모드의 변환(mode conversion)은 종파가 횡파(shear wave)로 전환되는 과정(혹은 그 역으로 횡파가 종파로의 전환)을 의미한다. 여기서는 위의 모든 작용을 포함한 감쇠에 대한 현상을 수식화하는 점에 초점을 맞추고자 한다.

$+z$ 방향으로 진행하는 평면파 $p(z, t)$의 초기 조건이 $p(0, t) = A_0 f(t)$라고 가정하자. 이상적인 상황에서는 $p(z, t) = A_0 f(t - c^{-1}z)$이어야 하나 감쇠로 인하여 실제 얻을 수 있는 압

력은 다음과 같다.

$$p(z,t) = A_z f(t - c^{-1}z) \tag{10.31}$$

여기서 A_z는 진행하는 파의 실제 진폭으로 위치 변수 z에 의하여 결정된다. 이러한 진폭이 줄어드는 것을 수학적으로 모델화하면 **진폭 감쇠인자**(amplitude attenuation factor) μ_α를 포함하는 다음의 수식을 얻을 수 있다.

$$A_z = A_0 e^{-\mu_a z} \tag{10.32}$$

여기서의 현상적 감쇠는 실질 상황에는 잘 부합하나 이론적으로 유추하기는 어려운 모델이다. 식 (10.31)에서 표현되어 나타난 압력 함수는 더 이상 파동 방정식을 만족하지 않는다.

자연 로그상에서 진폭 비율에 대한 단위는 neper(Np)이며 μ_α의 단위는 nepers/cm이다. 이는 진폭 감쇠 인자를 다음과 같이 얻을 수 있기 때문이다.

$$\mu_a = -\frac{1}{z}\ln\frac{A_z}{A_0} \tag{10.33}$$

진폭의 증폭비를 (dB)로 나타내면 $20\log_{10}\frac{A_z}{A_0}$이므로 **감쇠계수**(attenuation coefficient) α를 다음과 같이 정의하면 유용하다.

$$\alpha = 20(\log_{10} e)\mu_a \approx 8.7\mu_a \tag{10.34}$$

이때의 단위는 dB/cm이며 1 Np = 8.686 dB임에 주의하도록 하자. 실제 진폭의 감쇠를 계산하는 데 있어 감쇠계수 α를 사용하고자 하면, 우선 α를 진폭 감쇠인자 μ_α로 전환한 후 식 (10.32)을 이용하여야 한다.

감쇠 현상이 온전히 음파 에너지가 열에너지로 변환하여 나타난 경우 감쇠계수를 **흡수계수**(absorption coefficient)라 부른다. 대부분의 감쇠 계수에 대한 측정에서는 흡수가 가장 주요한 요인이다. 생체 조직 및 기타 매질에서의 전형적인 흡수 계수를 일부를 표 10.1에서 보여 주고 있다.

매질에서의 흡수 계수는 일반적으로 주파수 f에 영향을 받는다. 이러한 관계를 잘 표현하는 관계식은 다음과 같다.

$$\alpha = af^b \tag{10.35}$$

생체 조직에 있어 b는 1보단 약간 크다. 예를 들어 간에서는 a = 0.56 이며 b = 1.12이다. 대략적으로 근사치화 하여 b = 1을 자주 사용하며, 이는 주파수 f와 감쇠 계수 α 간의 선형적 관계로 이어진다. 표 10.2의 a는 b = 1을 가정하여 얻어진 값이다.

예제 10.5

5 MHz 음파 펄스가 음파변환기로부터 2cm 지방질을 투과한 후 간과의 경계면에 수직으로 입사한다고 가정하자.

문제 음파 펄스가 간의 경계에서 반사되어 되돌아오는 데 소요되는 시간은 얼마나 되겠는가? 감쇠와 반사에서의 에너지 손실을 모두 감안할 때, 되돌아온 음파의 진폭은 dB 단위로 얼마가 되겠는가?

해답 표 10.1에 근거하여 지방에서의 음파의 속도는 1450 ms^{-1}이다. 반사되어 오는 파의 경우 총 진행거리가 4 cm이므로 반사파는

$$t = \frac{0.04\ \mathrm{m}}{1450\ \mathrm{m/s}} = 27.6\ \mu\mathrm{s}$$

후에 되돌아온다. 표 10.2에서 보면 지방의 $a = 0.63\ \mathrm{dBcm^{-1}MHz^{-1}}$이다. 따라서 5 MHz에서의 감쇠 계수

$$\begin{aligned} \alpha &= 0.63\mathrm{dB\ cm^{-1}\ MHz^{-1}} \times 5\ \mathrm{MHz} \\ &= 3.15\ \mathrm{dB\ cm^{-1}} \end{aligned}$$

이다. 이를 진폭 감쇠 인자로 환산하면 $\mu_a = 3.15\ \mathrm{dB\ cm^{-1}}/(8.686\ \mathrm{dB/Np}) = 0.363\ \mathrm{Np/cm}$이다. 따라서 반사에 의한 감소를 무시하는 경우

$$\frac{A_z}{A_0} = \exp\{-0.363\ \mathrm{Np/cm} \times 4.0\ \mathrm{cm}\} = 0.234$$

이다. 이전의 예제에서 intensity 반사계수가 0.0106으로 계산되었으므로 진폭 반사계수는 $\sqrt{0.0106} = 0.103$이다. 이 모든 값은 합하여 보면

$$\mathrm{dB\ loss} = 20\log_{10}\frac{A_z}{A_0} = 20\log_{10}(0.234 \times 0.103) = -32.4\ \mathrm{dB}$$

를 얻을 수 있다.

10.3.5 산란

신체내 많은 반사체들은 음파의 파장에 비하여 매우 작다. 이러한 반사체에는 기학 광학에서 반사 및 굴절 법칙이 적용되지 않는다. 이러한 반사체들은 입사된 평면파에 의하여 여기되어 작은 구면체로 진동한다. 따라서 입사된 음파의 진폭에 비하여 상당히 작은 진폭의 구

표 10.2 생체조직 별 감쇠 특성(주파수의 함수)

Material	$a = \alpha/f$ [dB cm^{-1} MHz^{-1}]
Fat(지방)	0.63
Skeletal muscle(골격근)	
근섬유와 나란한 방향	1.3
근섬유와 수직인 방향	3.3
Cardiac muscle =(심근)	1.8
Blood(혈액)	0.18
Bone(골조직)	20.0
Lung(폐)	41.0
Liver(간)	0.94
Kidney(신장)	1.0
Brain(뇌)	
백질에서 axon과 나란한 방향	2.5
백질에서 axon과 수직인 방향	1.2
회백질	0.5 – 1.0

면파를 생성하게 된다.

그림 10.3에서와 같이 감쇠를 고려한 평면파 $p(z, t) = A_0 e^{-\mu_a z} f(t - c^{-1}z)$가 $(0, 0, d)$에 위치한 작은 점과 같은 반사체에 입사한다고 가정하자. 이때 파는 $+z$ 방향으로 진행한다는 점에 주의하여야 한다. 작은 반사체는 입사된 음파의 R배만큼의 진폭으로 구면파를 생성하는 음원처럼 작용한다. 이때 반사계수(reflection coefficient) R은 개개의 반사체와 매질의 특성에 따른다. 따라서 반사체의 위치 $(0, 0, d)$를 새로운 시작점으로 하는 산란된 파의 방정식은 아래와 같이 얻어진다.

$$p_s(r, t) = \frac{Re^{-\mu_a r}}{r} A_0 e^{-\mu_a d} f(t - c^{-1}d - c^{-1}r) \tag{10.36}$$

위의 식에서는 반사계수와 구면파의 위치에 따른 감소를 고려하였으며 더불어 입사된 음파

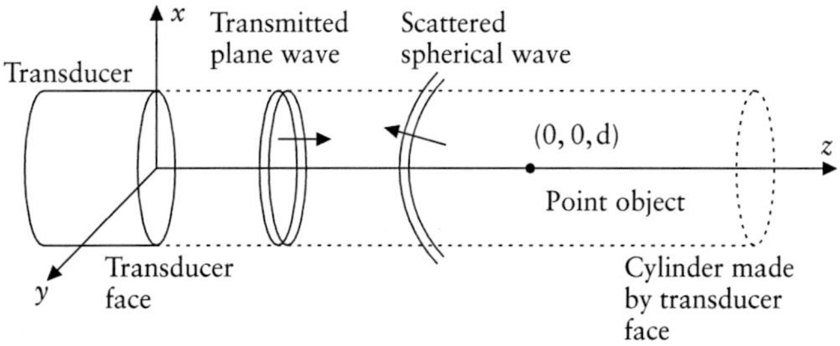

그림 10.3 펄스데코 기초실험

의 감쇠 및 산란된 음파의 감쇠를 모두 포함하였다. 또한 음파가 음원으로부터 $(0, 0, d)$로 전달되는 지연 시간 $c^{-1}d$도 함께 내포하였다. 이 식은 다음 장에 소개될 초음파 영상 방정식의 핵심이다.

10.4 도플러 효과

도플러 쉬프트(Doppler shift)라고도 알려진 **도플러 효과**(Doppler effect)는 음원과 수신부 간의 상대적 움직임에 따라 소리의 주파수가 변화하는 현상을 의미한다. 도플러 효과는 구급차의 사이렌에서 가장 흔히 경험할 수 있다. 음조(음의 고저)는 구급차가 가까이 다가 올수록 높아지고, 멀어짐에 따라 낮아진다. 움직이는 음원과 정지된 관찰자간의 도플러 효과는 그림 10.4(a)에 나타나 있다. 여기서 음원이 되는 사물 O가 소리를 관측하는 음파변환기 T로 부터 멀어지는 오른쪽 방향으로 움직이고 있다. 음파변환기에서 측정되는 소리의 주파수 f_T는 음원에서 생성되는 음파의 정점간의 간격이 벌어지는 점을 고려하면 유추할 수 있다. 만약 음원에서 주파수 f_O인 정현파가 생성된다고 가정하면 음파의 정점간의 간격은 주기로 $1/f_O$이다. 하나의 주기 동안 정점이 이동하는 거리는 c/f_O가 되며 이때 c는 매질에서의 전달 속도를 의미한다. 여기서 음원의 이동 속도가 v라고 한다면, 같은 시간 동안 음원이 이동한 거리는 v/f_O이며, 이러한 이동 후 음원에서는 새로운 정점이 생성되어 나오게 된다. 따라서, 음파변환기 T에서 보았을 때 정점의 간격인 파장은 $(c + v)/f_O$이다. 그러므로 음파변환기 T에서 관측되는 주파수는 다음과 같이 결정된다.

$$f_T = \frac{c}{c+v} f_O \tag{10.37}$$

이러한 현상을 임의의 관측자 이동 속도와 임의의 음원 이동 속도간의 관계로 일반화하고자 할 때, 관측자와 음원간의 방향이 주파수의 변화에 중요한 역할을 한다는 것을 알 수 있다. 따라서, 고정된 관측자에 대하여 임의의 방향으로 움직이는 음원에서 주파수가 f_O인 음파가 발생되면, 관측자 위치에서 측정되는 주파수는 음원과 관측자간의 방향 벡터에 대하여 음원이 이동하는 방향간의 각도 θ를 고려하여 다음과 같이 구할 수 있다.

$$f_T = \frac{c}{c - v\cos\theta} f_O \tag{10.38}$$

특히 음파발생기와 사물간의 위치가 $\boldsymbol{x}_T$와 $\boldsymbol{x}_O$로 주어진다면, 그림 10.4에서 나타나듯 각도 θ는 사물의 이동 속도 벡터 $\boldsymbol{v}$와 다음에 주어지는 벡터 간의 각도이다.

$$\boldsymbol{u} = \boldsymbol{x}_T - \boldsymbol{x}_O \tag{10.39}$$

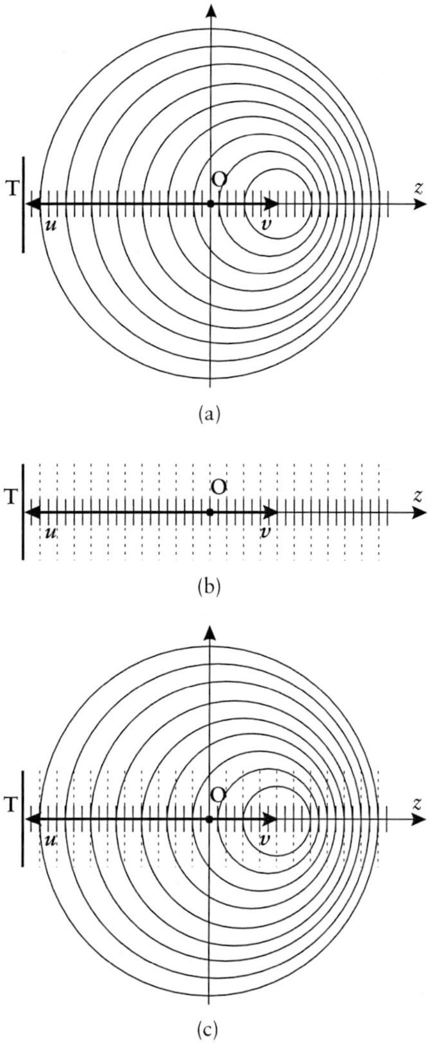

그림 10.4 도플러 효과의 기본원리: (a) 이동 중인 음원 O와 정지한 상태의 관측자 T, (b) 고정된 음원 T와 이동 중인 관측자 O, (c) 정지되어 있는 음원/관측자 T와 이동 중인 산란체 O(수신체 및 음원의 역할을 동시에 함)

그림 10.4(a)는 $\cos\theta = -1$이 되어 식 (10.38)이 (10.37)로 단순화된 경우이다.

도플러 주파수(Doppler Frequency) f_D는 음원의 주파수와 관측된 주파수간의 차이로 정의된다. 그림 10.4(a)의 이동 중인 음원의 경우, 도플러 주파수는 다음과 같이 주어진다.

$$f_D = f_T - f_O \tag{10.40}$$

식 (10.38)을 대입하여 (10.40)을 구하면

$$f_D = \left(\frac{v\cos\theta}{c - v\cos\theta}\right) f_O \tag{10.41}$$

이 된다. 일반적으로 v가 c에 비하여 매우 적으므로 위의 식은 간략하게 다음과 같이 표현할 수 있다.

$$f_D \approx \left(\frac{v\cos\theta}{c}\right) f_O \tag{10.42}$$

도플러 주파수의 부호는 음원이 관측자로부터 멀어지는 방향으로 이동하는가 혹은 가까워지는 방향으로 이동하는 가를 나타낸다. 그림 10.4(a)의 예를 보면 $\cos\theta = -1$이 되어 $f_T < f_O$이고 $f_D < 0$이다. 따라서 도플러 주파수가 음수가 되는 경우는 음원이 관측자로부터 멀어지는 경우이다. 이는 구급차가 멀어짐에 따라 음조가 떨어지는 듯한 인상을 갖는다는 점과 일치한다.

의료초음파에서 도플러 효과는, 위의 설명이 확장된 상황으로 펄스-에코 모드에서 관측된다. 펄스-에코 모드에서는, 음파발생기가 음원이며 동시에 도플러 효과에 의해 변형되어 오는 반사 음파의 관측자이기도 하다. 따라서, 때로는 음파발생기를 두 부분으로 나누어 한쪽에서는 음파를 생성하고 다른 한쪽에서는 반사된 음파를 수집하는 형식으로 구현하기도 한다. 음파발생기에 수집된 음파는 이동 중인 개체로 전달된 음파가 다시 그 이동 중인 개체에서 반사되어 음파발생기로 되돌아온 것이다. 따라서 여기서 반사체는 이동 중인 수신체이며 동시에 이동 중인 음원이기도 하다. 이를 전체적으로 이해하기 위해서 고정된 음원과 이동 중인 수신부간의 관계에 대하여서도 고려하여야 한다. 이 경우 이전에 설명된 것과는 음파발생기와 개체간의 역할이 반대로 된다.

그림 10.4(b)에 나타난 것처럼, 고정된 음원인 음파발생기 T가 주파수 f_S로 음파를 발생하고 있으며 수신부 O가 이동 중인 경우를 생각하자. 음원에서 매질로 발생되는 음파의 파장 $\lambda = c/f_S$이다. 그러나 이동 중인 관측자(개체)에게는 매질에서의 음파의 전달 속도가 c와는 다르게 보여지며 이는 개체가 보기에는 음파의 정점들이 고정된 관측자가 보는 바와 달리 느리거나 빠르게 지나가게 보여지기 때문이다. 실질적으로 개체가 음파발생기로부터 멀어지는 방향으로 이동하는 경우는 음파의 속도가 느리게 보이며, 역으로 가까워지는 경우에는 음파의 속도가 빠르게 보여진다. 이전과 같이 각도 θ를 이용하면, 이동 중인 개체에서 관측되는 주파수는 다음과 같아짐을 알 수 있다.

$$f_O = \frac{c + v\cos\theta}{c} f_S \tag{10.43}$$

그림 10.4(b)에서는 $\cos\theta = -1$이 되어 $f_O < f_S$이다. 음원과 관측자간의 거리가 멀어짐에 따라 관측되는 주파수가 음원의 주파수보다 낮아지는데 이는 직관적 인식과 일치함을 알

수 있다.

도플러 주파수의 정의를 이용하여 현재의 경우에 적용하여 보면 그 결과를 다음과 같이 얻을 수 있다.

$$f_D = f_O - f_S \tag{10.44}$$

여기에 식 (10.43)을 대입하여 보면 그 결과는 다음과 같다.

$$f_D = \left(\frac{v\cos\theta}{c}\right) f_S \tag{10.45}$$

그림 10.4(b)의 경우 도플러 주파수는 음수가 되지만, 만약 개체가 음파발생기에 가까운 쪽으로 이동하게 된다면 도플러 주파수는 양수가 될 것이다.

펄스-에코 모드에서는 음파발생기 T가 받아들이는 음파는 운동 중인 수신부와 운동 중인 발신부의 두 가지 효과에 의하여 주파수의 이동이 있다. 이에 따라 도플러 주파수는 개개의 경우 두 배로 나타난다. 이를 입증하기 위하여 우선 음파변환기 T에서 발생한 음파의 주파수가 f_S라고 가정하자. 개체 O가 위치 벡터 $\boldsymbol{u}$에 대하여 각도 θ의 방향인 속도 벡터 $\boldsymbol{v}$로 이동 중이면 수신되는 음파의 주파수는 식 (10.43)에 의거하여 f_O로 결정된다. 그 개체는 수신된 음파를 반사하거나 산란시키는데 이는 이동 중인 음원이 f_O의 주파수로 음파를 발생시키는 것과 같다. 따라서 음파변환기에서 받아들여지는 신호는 식 (10.38)에서와 같이 주어진다. 식 (10.43)을 식 (10.38)에 대입하면 다음과 같이 정리된다.

$$f_T = \frac{c + v\cos\theta}{c - v\cos\theta} f_S \tag{10.46a}$$

$$= \left(1 + \frac{2v\cos\theta}{c - v\cos\theta}\right) f_S \tag{10.46b}$$

펄스-에코 모드에서 도플러 주파수는 아래의 식과 같다.

$$f_D = f_T - f_S = \left(\frac{2v\cos\theta}{c - v\cos\theta} f_S\right) \tag{10.47}$$

일반적으로 $c \gg v$이므로 이러한 경우 도플러 주파수는 근사치가 다음과 같이 주어진다.

$$f_D = \frac{2v\cos\theta}{c} f_S \tag{10.48}$$

그림 10.4(c)의 예를 적용하면 $\cos\theta = -1$이 되어 $f_D < 0$이 된다. 근사치를 이용하여 펄스-에코 모드의 도플러 주파수는 이동 중인 음원 혹은 이동 중인 수신부의 경우보다 두 배 크게 결정된다. 또한 도플러 주파수가 음수라는 것은 사물이 음파변환기로부터 멀어진다는 것

을 나타낸다.

만약 산란체의 이동 각도 θ가 알려져 있고 그 값이 90도가 아닌 경우에는 측정된 도플러 주파수 f_D와 식 (10.48)을 이용하여 산란체의 이동 속도 v를 유추할 수 있다. 소위 도플러 쉬프트 속도계(Doppler Shift Velocimeter)란 이러한 원리를 이용한 것이다. 또한 태아 관측에서 인기가 있는 도플러 모션 모니터는 단순히 $|f_D|$를 시간에 따라 지속적으로 소리로 들려주는 것이다. 끝으로 각 공간에 분포된 f_D를 크기와 방향에 따라 영상으로 표시해 주는 것이 가능한데, 이것이 도플러 영상의 원리이다.

예제 10.6

5 MHz 음파변환기의 중심축이 혈관 내의 혈액이 흐르는 방향에 대하여 30도 기울어져 있다고 가정하자.

문제 측정된 도플러 주파수가 +500 Hz인 경우 혈액의 속도는 얼마인가? 혈액은 음파변환기에 가까운 쪽으로 이동 중인가 혹은 먼 쪽으로 이동 중인가?

해답 $f_D > 0$임으로 혈액은 음파변환기쪽으로 이동 중이다. 그 속도를 계산해 보면 다음과 같다.

$$
\begin{aligned}
v &= \frac{cf_D}{2f_S\cos\theta} \\
&= \frac{+500\ \text{Hz} \times 1540\ \text{m/s}}{2 \times 5 \times 10^6\ \text{Hz} \times \cos 30^\circ} \\
&= 0.0889\ \text{m/s}
\end{aligned}
$$

10.5 빔 패턴 형성 및 초점 형성

10.3.5에서 산란을 설명하기 위하여 원통에 제한된 평면파를 사용하였다. 실제적으로는 음파변환기에서 생성된 음파에너지는 원통에 제한적으로 존재하는 것이 아니라 원뿔모양으로 퍼져 나간다. 음파변환기에서 정현파(sinusoidal wave)를 발생하여 정상 상태(steady state)에 이르렀을 때 공간에 형성되는 음파의 인텐서티를 필드 패턴(field pattern)이라 부른다.

본 절에서는 정형파를 생성하는 평판에 의하여 생성되는 필드패턴을 탐구할 것이다. 평면 음파변환기는 11.2.2에서 다루어질 위상 배열(phased array)내 개개의 소자의 모델이다. 이어서 곡면형 음파발생기 혹은 렌즈가 첨가된 음파발생기인 초점형 음파발생기의 필드 패턴에 대하여 학습할 것이다.

10.5.1 단순 필드 패턴 모델

음파가 음파변환기에서 생성된 형태 그대로 확장된 원통에 제한되어 있다는 가정을 기하학적 근사화(geometric approximation)라 한다. 이는 음파발생기에서 극단적으로 가까운 위치의 근사치에서만 적당하다. 좀 더 먼 거리에 위치한 경우는 프레넬 근사화(fresnel approximation)가 적용되며, 이를 넘어선 거리에서는 프라운호퍼 근사화(fraunhofer approximation)가 타당하다. 이런 근사화를 수학적으로 논의하기 이전에 필드 패턴의 많은 특성을 보여 주는 단순한 모델을 기하학적 관점에서 살펴보자.

그림 10.5d에서 보여 주는 직경이 D이고 z축을 향하고 있는 음파발생기를 생각해 보자. 이 경우 기하학적 영역은 음파발생기의 표면에서 $D^2/4\lambda$(원반형 음파발생기) 혹은 $D^2/2\lambda$ (정사각형 음파발생기)까지이다. 프레넬 영역은 이를 지나 D^2/λ까지이고, 프라운호퍼 영역은 그 보다 먼 영역 전체이다. 프라운호퍼 영역은 다시 파 필드(far field)라고 불리며 이 영역에서 음파의 빔은 퍼져나가며 빔의 폭은 $w = \lambda z/D$로 근사화할 수 있다. 이러한 관측결과를 정리하여 보면, 거리 z에 대한 빔의 폭은 다음의 식과 같이 정리된다.

$$w(z) = \begin{cases} D, & z \le D^2/\lambda \\ \lambda z/D, & z > D^2/\lambda \end{cases} \tag{10.49}$$

위의 근사치는 프레넬 영역 내에서 음파의 손실을 전혀 고려하지 않은 결과이지만, 그래도 매우 유용하다.

다음 절에서 프라운호퍼 영역 내 빔 폭에 관한 공식을 수학적으로 유도할 것이다. 이때 빔의 폭이 $\lambda z/D$으로 근사화되는 것은 z축에 존재하는 최대값의 절반이 되는 너비를 구한 것임을 알게 될 것이다. 또한 z축에서 멀어짐에 따라서 음파의 에너지가 지속적으로 줄어들어 0이 되었다가 다시 상승하고 이러한 현상이 반복되는 것을 볼 수 있을 것이다. z축으로 벗어나 처음으로 0이 되는 양쪽 사이의 돌기를 주엽(main lobe)이라 부르며 이 후에 나타나는 돌기들을 모두 부엽(side lobe)이라 부른다. 거의 모든 논의의 대상은 주엽이다. 실제 영상을 구성할 때는 대부분 무시되지만 부엽의 에너지가 높아질 때에는 그 영향을 무시할 수

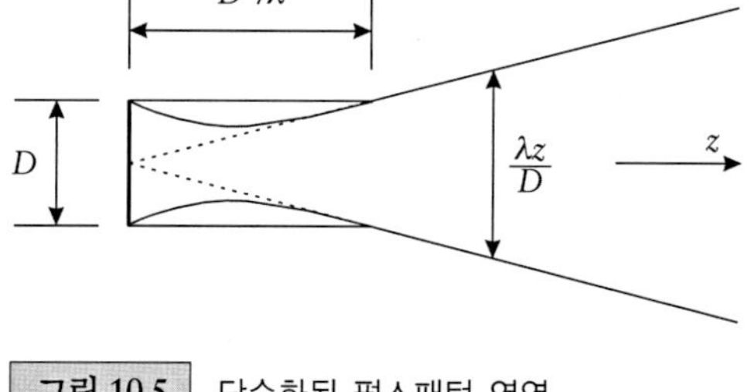

그림 10.5 단순화된 펄스패턴 영역

없게 된다.

예제 10.7 직경이 1 cm인 음파발생기가 물속에서 주파수 2 MHz로 사용되고 있다.

문제 5 cm 위치에서의 빔폭은 얼마인가? 또한 20 cm 위치에서는 어떠한가?

해답 2 MHz 주파수 음파의 물에서 파장은 $\lambda = c/f = 1484\ \text{m/s}/2 \times 10^6\ \text{s}^{-1} = 0.742\ \text{mm}$이다. 기하학적 영역에서 파 필드로의 바뀌는 경계는 $z = D^2/\lambda = (10\ \text{mm})^2/0.742\ \text{mm} = 134.8\ \text{mm}$이다. 5 cm = 50 mm < 134.8 mm로 주어진 영역은 기하학적 영역이다. 따라서 빔폭은 약 1 cm이다. 반면 20 cm의 경우 위의 경계점을 넘어선다. 이러한 경우 빔의 폭은 다음과 같이 근사치로 계산된다.

$$
\begin{aligned}
w &= \frac{\lambda z}{D} \\
&= \frac{cz}{Df} \\
&= \frac{1484\ \text{m/s} \times 0.2\ \text{m}}{2 \times 10^6\ \text{s}^{-1} \times 0.01\ \text{m}} \\
&= 1.48\ \text{cm}
\end{aligned}
$$

10.5.2 회절 공식 유도

회절 공식 유도(diffraction formulation)는 평평한 판으로 구성된 음파발생기에 의하여 생성되는 필드 패턴을 좀 더 정확히 모델화하기 위하여 필요하다. 공식을 유도할 때, 우선 음파발생기와 이를 구동하는 전기회로간의 상호작용과 음파의 발생 후 매질로 전달되는 부분의 상호작용은 무시되며, 또한 음파에 대한 근사치화가 적용된다. 이러한 단순화에도 불구하고, 회절 공식 유도의 결과는 프라운호퍼 영역인 파 필드에서 매우 정확한 공식을 제공한다.

협역 펄스(Narrowband Pulse) 발생된 음파의 압력 신호를 협역 펄스라고 가정하는 것은 매우 유용하며 이를 수학적으로는 다음과 같이 표현할 수 있다.

$$n(t) = \text{Re}\{\tilde{n}(t)e^{-j2\pi f_0 t}\} \tag{10.50}$$

여기서 $\tilde{n}(t) = n_e(t)e^{j\phi}$로 복소 엔빌롭(complex envelope)이며 $n_e(t)$는 엔빌롭이다. 엔빌롭은 협역 펄스 정점들이 연결되어 생성되는 낮은 주파수의 신호를 의미한다. 그림 10.6에서는 협역펄스의 엔빌롭을 보여 준다. 여기서 엔빌롭이 $1/f_0$에 비하여 길어질 경우 $n(t)$가 협역이

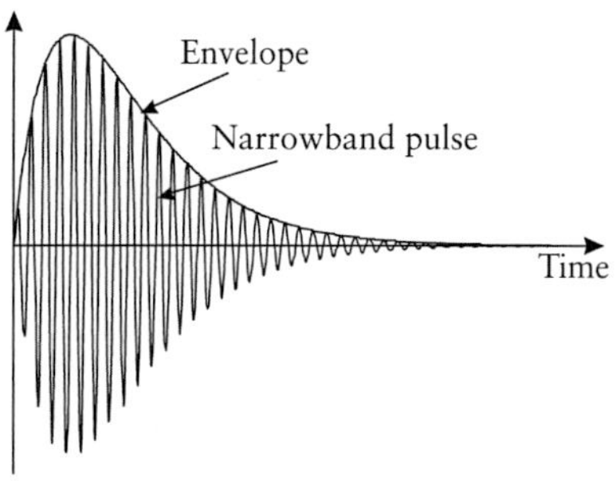

그림 10.6 협역펄스와 그 엔빌롭.

라고 할 수 있다. 그림 10.6의 경우는 위의 조건을 만족함으로 협역 펄스라 할 수 있다. 초음파 영상시스템의 경우 실제로는 훨씬 적은 수의 고주파 신호가 엔빌롭에 포함되어 있으나(일반적으로 3~5개), 협역으로 가정하여도 일반적으로 충분한 근사치를 얻을 수 있다.

음향 시스템에서의 입력을 복소수 신호로 가정하면 편리하여 신호를 다음과 같이 표현한다.

$$\mathrm{n}(t) = \tilde{n}(t)e^{-j2\pi f_0 t} \tag{10.51}$$

위의 모델에서 실제 입력 신호를 얻으려면 아래와 같은 연산이 필요하다.

$$n(t) = \mathrm{Re}\{\mathrm{n}(t)\} \tag{10.52}$$

그리고 입력 신호의 엔빌롭은 다음의 연산을 통하여 얻을 수 있다.

$$n_e(t) = |\mathrm{n}(t)| \tag{10.53}$$

여기서 $|\cdot|$는 절대값 기호이다. 음향 시스템 자체는 물리적인 시스템이므로, 출력도 역시 실수 신호여야 한다. 따라서 복소수 신호가 입력인 시스템에서 실제 물리적 신호를 유추하려면 복소수 출력의 실수부를 취하면 된다. 같은 식으로, 출력 신호의 엔빌롭도 역시 복소수 출력의 절대값을 취함으로써 얻을 수 있다. 복소수 공식을 이용하는 주된 이유는 초음파 시스템에서는 협역 신호가 아닌 엔빌롭이 출력신호의 주된 요소이며 이를 공식으로 표현하는 데 있어 복소수 표현법이 편리하기 때문이다.

필드 패턴에 의거한 수신 신호 그림 10.7은 우리가 고려해야 할 기하학적 형태를 보여 준다. 주어진 평판이 z 방향으로 진동하고 있으며 평판상의 각 점 $(x_0, y_0, 0)$에서는 독립적으로 음파를 생성하고 있다고 가정한다. 평판위 각 음원에서 생성되는 음파는 독립적임으로 이에 의한 필드 패턴은 단순히 선형적인 합이 된다. 평판자체가 z방향으로 진동을 하기 때문에 평판 위의 각 점은 음파적 단극이 아닌 이중극이 된다. 이에 따라, 각 점에서 생성된 음

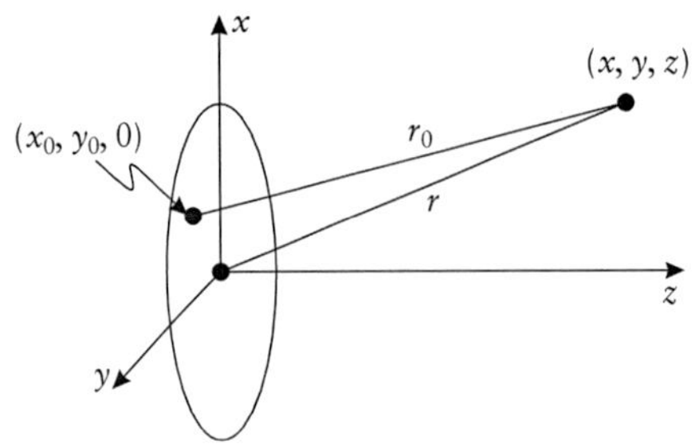

그림 10.7 필드패턴 분석을 위한 좌표계.

파는 구면파가 아니라 다음에서 나타나는 형태의 파가 된다.

$$p(x, y, z, t) = \frac{z}{r_0^2}\mathrm{n}(t - c^{-1}r_0) \tag{10.54}$$

여기에서 $r_0 = \sqrt{(x-x_0)^2 + (y-y_0)^2 + z^2}$로 평판 위의 한 점에서부터 임의의 점 (x, y, z)까지의 거리를 의미한다. 복소수 형태의 협역 신호 $n(\cdot)$를 가정하였기 때문에 실제 신호는 실수부를 취하여야 하고 엔빌롭 신호는 절대값이다. z축에서는 전달된 음파의 압력은 정확히 구면파의 공식과 일치하나 z축으로부터 90도 떨어진 음원과 같은 평면상에서는 압력이 0이 된다.

점 (x, y, z)에서의 총 압력은 평판위 모든 점에서 생성된 음파 압력의 총합이 됨에 따라 다음 과 같은 적분식으로 표현된다.

$$p(x, y, z; t) = \int_{-\infty}^{\infty}\int_{-\infty}^{\infty} s(x_0, y_0)\frac{z}{r_0^2}\mathrm{n}(t - c^{-1}r_0)dx_0dy_0$$

여기서 $s(x, y)$는 음파발생기를 함수로 표현하면 다음과 같다.

$$s(x, y) = \begin{cases} 1, & \text{음파발생기 평면내부} \\ 0, & \text{음파발생기 평면외부} \end{cases} \tag{10.55}$$

이제 공간상의 한 점 (x, y, z)에 반사체가 있어 압력이 $R(x, y, z)$인 구면파를 반사하고 있다고 가정하자. 이 구면파는 음파발생기로 되돌려 보내질 것이고 이때 음파발생기 표면에의 한 점 (x_0', y_0')에서의 압력은 다음과 같이 결정될 것이다.

$$p_s(x_0', y_0'; t) = R(x, y, z)\frac{1}{r_0'}p(x, y, z; t - c^{-1}r_0') \tag{10.56}$$

이때 r'_0은 점 (x, y, z)에서부터 (x'_0, y'_0)까지의 거리를 나타낸다. 음파발생기의 경우 이중극 방향으로만 감도가 좋게 작용함으로 모든 점에서의 반응은 이중극 방향에 따른 가중치를 사용하여야 한다. 따라서 이를 고려한 음파발생기내 모든 점에서의 신호를 전부 합하여 보면 다음과 같음을 알 수 있다.

$$\mathrm{r}(x, y, z; t) = K \int_{-\infty}^{\infty}\int_{-\infty}^{\infty} s(x'_0, y'_0)\frac{z}{r'_0} p_s(x'_0, y'_0; t)dx'_0dy'_0 \tag{10.57}$$

여기서의 K는 음파발생기의 발신 및 수신 감도 및 신호증폭기에 따른 이득 인자(gain factor)이다. 위의 공식에 이전의 수식을 대입하면 그 결과는 다음과 같다.

$$\begin{aligned}\mathrm{r}(x, y, z; t) &= KR(x, y, z) \\ &\times \int_{-\infty}^{\infty}\int_{-\infty}^{\infty} s(x'_0, y'_0)\frac{z}{r'^2_0} \\ &\times \int_{-\infty}^{\infty}\int_{-\infty}^{\infty} s(x_0, y_0)\frac{z}{r_0^2}\mathrm{n}(t - c^{-1}r_0 - c^{-1}r'_0)dx_0dy_0dx'_0dy'_0\end{aligned} \tag{10.58}$$

평면파 근사화 이제 근사화의 여러 단계 중 첫 번째 근사화를 적용한다. 평면파 근사화란 펄스 엔필롭이 z축에 수직인 평면에서 동시에 도착하는 평면파로 여긴다는 것이다. 이를 수학적으로 표현하면 다음의 두 개의 식으로 나타낼 수 있다.

$$\mathrm{n}(t - c^{-1}r_0 - c^{-1}r'_0) \approx \tilde{n}(t - 2c^{-1}z)e^{-j2\pi f_0(t - c^{-1}r_0 - c^{-1}r'_0)} \tag{10.59}$$

$$\mathrm{n}(t - c^{-1}r_0 - c^{-1}r'_0) \approx \mathrm{n}(t - 2c^{-1}z)e^{jk(r_0 - z)}e^{jk(r'_0 - z)} \tag{10.60}$$

여기의 근사화를 이용하면 수신된 신호식 (10.58)은 네 개의 적분식에서 두 개의 똑 같은 독립적인 적분식으로 된다. 이때 필드 패턴을 아래와 같이 정의하자.

$$q(x, y, z) = \int_{-\infty}^{\infty}\int_{-\infty}^{\infty} s(x_0, y_0)\frac{z}{r_0^2}e^{jk(r_0 - z)}dx_0dy_0 \tag{10.61}$$

그리고 이를 (x, y, z)에 위치한 산란체에서의 되돌아온 신호에 적용하면 다음과 같은 식을 얻을 수 있다.

$$\mathrm{r}(x, y, z; t) = KR(x, y, z)\mathrm{n}(t - 2c^{-1}z)[q(x, y, z)]^2 \tag{10.62}$$

각 산란체에서 반사된 음파가 선형적 관계를 만족한다고 가정하면, 분포된 산란체로부터 얻어지는 신호는 이들의 합으로 다음과 같이 정리된다.

$$\mathrm{r}(t) = \int_{0}^{\infty}\int_{-\infty}^{\infty}\int_{-\infty}^{\infty} r(x, y, z; t)dx\,dy\,dz \tag{10.63}$$

$$= \int_0^\infty \int_{-\infty}^\infty \int_{-\infty}^\infty KR(x,y,z)\mathrm{n}(t-2c^{-1}z)[q(x,y,z)]^2 dx\,dy\,dz \tag{10.64}$$

최종적인 완성을 위하여 음파의 왕복에 의한 감쇠를 포함시키면 펄스-에코 신호 관계식은 다음과 같다.

$$\mathrm{r}(t) = K \iiint R(x,y,z)\mathrm{n}(t-2c^{-1}z)e^{-2\mu_a z}[q(x,y,z)]^2 dx\,dy\,dz \tag{10.65}$$

위 관계식은 초음파 영상에서 근간이 되는 수식으로 다음 장에서 중요하게 사용하게 된다. 우선은 필드 패턴을 이해하기 위하여 주어진 식을 좀 더 근사화하여 삼중 적분을 다루기 쉽게 만들 것이다.

파락시얼 근사화(Paraxial Approximation) 파락시얼 근사화란 음파발생기의 z축 근처의 부분으로만 한정되어 $r_0 \approx z$로 가정할 수 있는 경우의 근사치를 의미한다. 또한 여기서의 근사화란 위상각과는 상관없이 진폭에만 적용된다. 이 조건을 식 (10.61)에 대입하면 다음과 같은 관계식을 구할 수 있다.

$$q(x,y,z) \approx \frac{1}{z} \iint s(x_0,y_0)e^{jk(r_0-z)}dx_0dy_0 \tag{10.66}$$

위의 식은 음파발생기의 모든 점이 이중극이 아닌 구면파를 생성하는 점들로 가정하여 얻는 결과와 일치한다는 점에 주목하여야 한다.

프레넬 근사화(Fresnel Approximation) 프레넬 근사화는 식 (10.66)의 위상각항(phase term)에 대하여 적용된다. 이를 위하여 거리의 수식을 재정리하면 다음과 같다.

$$\begin{aligned} r_0 &= \sqrt{(x-x_0)^2+(y-y_0)^2+z^2} \\ &= z\sqrt{1+\frac{(x-x_0)^2}{z^2}+\frac{(y-y_0)^2}{z^2}} \end{aligned} \tag{10.67}$$

여기서 z가 다른 항에 비하여 충분히 크다고 가정하면, 이항식의 근사화에 의하여 위의 수식은 다음과 같이 근사화 할 수 있다.

$$\begin{aligned} r_0 &\approx z\left[1+\frac{1}{2}\left(\frac{(x-x_0)^2}{z^2}+\frac{(y-y_0)^2}{z^2}\right)\right] \\ &\approx z+\frac{(x-x_0)^2}{2z}+\frac{(y-y_0)^2}{2z} \end{aligned} \tag{10.68}$$

이를 식 (10.66)의 위상각항에 적용하면 다음의 결과를 얻을 수 있다.

$$q(x,y,z) \approx \frac{1}{z}\int_{-\infty}^{\infty}\int_{-\infty}^{\infty} s(x_0,y_0)e^{jk\left(\frac{(x-x_0)^2}{2z}+\frac{(y-y_0)^2}{2z}\right)}dx_0dy_0 \tag{10.69}$$

위의 결과는 x와 y에 대한 컨볼루션(convolution) 연산이 됨에 따라 프레넬 빔 패턴은 다음과 같이 재구성된다.

$$q(x,y,z) = \frac{1}{z}s(x,y) ** e^{jk(x^2+y^2)/2z} \tag{10.70}$$

여기서 $**$는 2차원 컨볼루션을 의미한다(2.39 및 2.40 참조).

식 (10.70)을 식 (10.5)에 대입하면 다음의 식이 된다.

$$\mathrm{r}(t) = K\int_{0}^{\infty}\int_{-\infty}^{\infty}\int_{-\infty}^{\infty} R(x,y,z)\mathrm{n}(t-2c^{-1}z)\frac{e^{-2\mu_a z}}{z^2}\left[s(x,y) ** e^{jk(x^2+y^2)/2z}\right]^2 dx\,dy\,dz \tag{10.71}$$

여기서 $n(t)$가 충분히 짧은 신호라면 감쇠부분과 $1/z^2$ 부분은 적분식 바깥으로 나올 수 있고 $z = ct/2$의 관계를 이용하면 수신되는 신호는 다음과 같이 정리될 수 있다.

$$\mathrm{r}(t) = K\frac{e^{-\mu_a ct}}{(ct)^2}\int_{0}^{\infty}\int_{-\infty}^{\infty}\int_{-\infty}^{\infty} R(x,y,z)\mathrm{n}(t-2c^{-1}z)\left[s(x,y) ** e^{jk(x^2+y^2)/2z}\right]^2 dx\,dy\,dz \tag{10.72}$$

본 식에서 상수 4는 K항에 포함되어 정리되었음에 주의하여야 한다.

예제 10.8

초음파 음파발생기가 x-y평면에 위치하고 있으며 z 방향을 바라보고 있다. 음파발생기의 크기는 1 mm × 10 mm로 그림 10.8에 보이는 바와 같다. 음파발생기의 주파수는 2 MHz이고 음파의 속도는 1540 m/s이다.

문제 15 cm 위치에서 음파의 첫 번째 x방향과 y방향으로의 sidelobe의 정점은 각각 어느 위치에서 생성되겠는가?

해답 주어진 초음파의 파장은

$$\lambda = c/f = 1540\text{m/s}/2 \times 10^6\text{Hz} = 0.77\,\text{mm}$$

이다. x-z 평면을 기준으로 하면, 음파발생기의 크기는 1 mm이고 따라서 far field 영역은 이다. 반면 y-z 평면을 기준으로 보면, 음파발생기의 크기는 10 mm이며 이에 의해 far field 영역은 $z \geq D^2/\lambda$ = 129.82 mm = 12.98 cm이다. 문제에서는 15 cm 위치 조건임으로 두 방향 모두에서 far field 영역임을 알 수 있다. 따라서 main lobe의 너비가 x 축 및 y 축 방향으로 각각

$$w_x = \lambda z / D_x = 11.55\,\text{cm}$$

이고

$$w_y = \lambda z / D_y = 1.16\,\text{cm}$$

이다. 따라서 첫 번째 sidelobe의 정점의 위치는

$$p_x = \pm 1.5 w_x = 17.32\,\text{cm}$$

이고

$$p_y = \pm 1.5 w_y = 1.73\,\text{cm}$$

이다.

프라운호퍼 근사화(Fraunhofer Approximation) 프레넬 근사화식에서 사용된 (10.68)의 에 관한 식을 전개해 보면 다음과 같다.

$$r_0 \approx z - \frac{xx_0}{z} - \frac{yy_0}{z} + \frac{x^2+y^2}{2z} + \frac{x_0^2+y_0^2}{2z} \tag{10.73}$$

이를 식 (10.66)에 대입하면 아래와 같이 프레넬 필드 패턴의 또 다른 표현식이 나오게 된다.

$$q(x,y,z) = \frac{1}{z} e^{jk(x^2+y^2)/2z} \int_{-\infty}^{\infty}\int_{-\infty}^{\infty} s(x_0,y_0) e^{jk(x_0^2+y_0^2)/2z}\, e^{-jk\left(\frac{x_0 x}{z}+\frac{y_0 y}{z}\right)} dx_0 dy_0 \tag{10.74}$$

$q(x, y, z)$에 근사화를 이용하여 좀 더 간략하게 하기 위하여 다음의 조건을 정의한다.

$$D = 2\sqrt{\max_{x_0, y_0 \in \text{face}} (x_0^2 + y_0^2)}$$

위에서 정의 된 D는 근본적으로 음파발생기의 직경을 의미한다. 만약 $z \geq D^2/\lambda$이면 $\exp[jk(x_D^2 + y_D^2)/2z]$항은 대략 1이라 할 수 있다. 이러한 근사화를 프라운호퍼 근사화라하며 이는 파필드(far field) 즉 프라운호퍼 영역에서만 적용이 가능하다. 위의 근사화를 취하

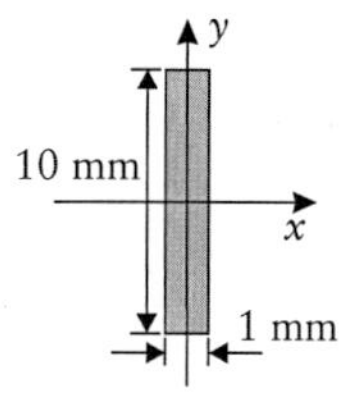

그림 10.8 음파 변환기의 형태(x-y 평면상): 음파진행 방향은 z 방향.

며 식 (10.74)의 이중적분 부분은 $s(x, y)$를 퓨리에 변환(Fourier transform) 한 후 공간주파들을 $u = x/\lambda z$와 $v = y/\lambda z$로 치환하여 얻을 결과와 같아진다. 따라서 프라운호퍼 근사화는 다음과 같이 정리된다.

$$q(x, y, z) \approx \frac{1}{z} e^{jk(x^2+y^2)/2z} S\left(\frac{x}{\lambda z}, \frac{y}{\lambda z}\right), \quad z \geq D^2/\lambda \tag{10.76}$$

$$S(u, v) = \int_{-\infty}^{\infty}\int_{-\infty}^{\infty} s(x, y) e^{-j2\pi(ux+vy)} dx\, dy \tag{10.77}$$

식 (10.76)을 (10.65)에 대입하여 정리하면 프레넬 근사화에서와 유사한 근사화 결과를 다음과 같이 얻을 수 있다.

$$\mathrm{r}(t) = K\frac{e^{-\mu_a ct}}{(ct)^2} \int_0^{\infty}\int_{-\infty}^{\infty}\int_{-\infty}^{\infty} R(x, y, z)\mathrm{n}(t - 2c^{-1}z) e^{jk(x^2+y^2)/z} S^2\left(\frac{x}{\lambda z}, \frac{y}{\lambda z}\right) dx\, dy\, dz \tag{10.78}$$

프라운호퍼 근사화는 D가 음파발생기의 최대 크기라고 가정할 때, D^2/λ보다 먼 영역에서 적용할 수 있다. 예를 들어 2 MHz 주파수를 사용하는 1 cm 크기의 음파발생기의 경우 파 필드 영역은 약 13 cm에서 시작된다. 만약 이 음파발생기가 정사각형이라고 하면, 파필드에서 빔의 너비는 $\lambda z/D$이다. 따라서 $z = D^2/\lambda$ 위치에서 빔의 너비는 음파발생기 크기와 일치한다. 거리를 두 배로 하는 경우 빔 너비도 두 배가 되며, 따라서 26 cm에서의 빔의 너비는 2 cm가 된다. 횡방향으로 해상도가 약 0.5 cm이기를 원한다고 가정해 보자. 기하학적 영역이 D^2/λ로 파필드가 시작하는 영역까지이다. 따라서 $D = 0.5$cm인 음파발생기의 경우는 3 cm까지 위의 기준을 충족시킨다. 빔 너비는 6 cm에서 1 cm, 12 cm에서 2 cm, 24 cm에서 4 cm로 커진다. 따라서 작은 크기의 음파발생기가 그 크기에 맞는 파필드까지는 높은 해상도를 보이지만, 파필드 영역이 큰 음파발생기의 경우보다 매우 짧기 때문에 빔 너비가 빨리 커지게 된다.

10.5.3 초점 형성

의료용 초음파에서 사용되는 거의 모든 음파변환기들은 적어도 어느 정도는 초점이 형성되어 있다. 여기서 초점형성(focusing)이란 진동하는 평판을 이용해서 얻어지는 빔보다는 좁은 폭으로 모이게 만드는 것이다. 초점형성은 선형적으로 배열된 소자든, 동심원의 고리 형태로 배열된 소자든 곡면형태로 제작하거나, 평면 크리스털에 렌즈를 부착하거나, 혹은 전자적으로 배열된 소자들을 조절하여 구현할 수 있다. 전자적 초점형성은 음파발생기의 재질과 구성에 대한 설명과 함께 11장에서 논의 될 것이다. 여기서는 렌즈 혹은 곡면 형태 진동자의 초점형성에 대한 물리적 탐구를 하게 된다.

그림 10.9에 보이는 기하학적 구조에 대하여 생각해 보자. 곡면의 곡률 반지름이 d이고 이에 따라, 주어진 곡면에서 동시에 발생하는 음파의 펄스는 위치 $(0, 0, d)$에 동시에 도착하게 된다. 따라서 초점의 깊이(focal depth)는 $z = d$의 위치하게 된다. 이와 같은 기하학적 구조에 의한 필드 패턴을 분석할 때 $z = 0$에 위치한 평판에서 생성되는 펄스를 가정하면 편리하다. 초점에 생성된 음파가 동시에 도착하도록 가장 멀리 위치한 $(x_m, y_m, 0)$에서 음파를 먼저 발생하고 가장 가까이 위치한 원점에서 음파를 늦게 발생하여야 한다. 따라서 여기서의 목표는 이러한 시간 지연(time delay)을 구하는 것이다. 또한 역으로 초점에서 반사되어 돌아오는 음파가 음파발생기 평면에 도착하는 시간 지연(time delay)을 구하는 것이다. 이를 통해 곡면 음파발생기와 렌즈를 모두 시뮬레이션할 수 있다.

기하학으로부터 점 $(x_0, y_0, 0)$에 생성된 펄스가 갖는 시간 지연은 근사치로 다음과 같이 표현할 수 있다.

$$\tau \approx \frac{1}{dc}[r_m^2 - (x_0^2 + y_0^2)] \tag{10.79}$$

여기서 $r_m^2 = x_m^2 + y_m^2$이다. 주어진 시간 지연을 복소수 신호에 적용하여 평면파에 대한 프레넬 근사화를 적용하면 그 결과로부터 얻는 $z = d$에서의 프레넬 필드 패턴은 다음과 같다.

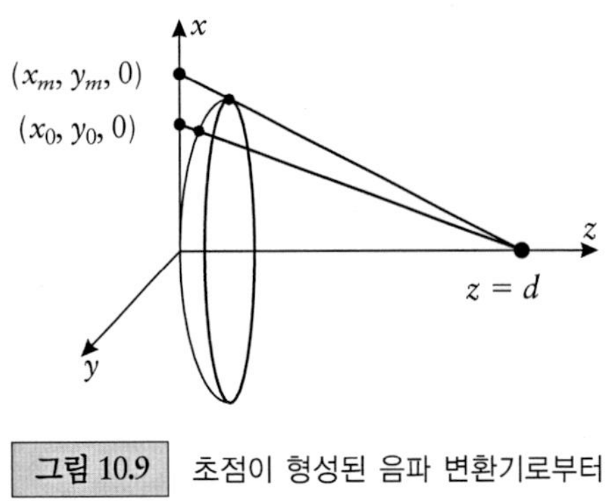

그림 10.9 초점이 형성된 음파 변환기로부터 생성되는 필드패턴 분석을 위한 좌표계.

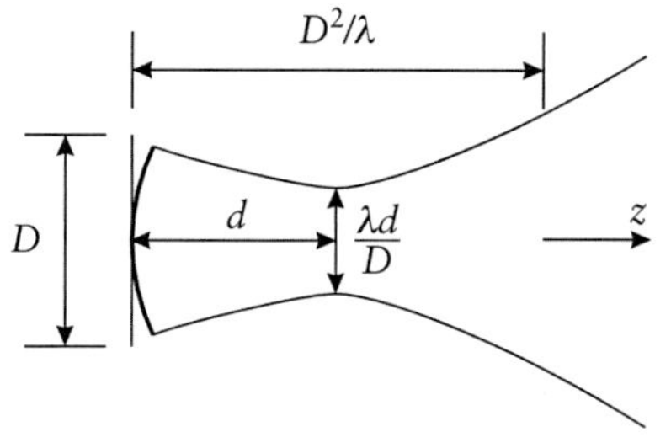

그림 10.10 초점이 형성된 음파 변환기의 필드패턴 근사치.

$$q(x, y, d) = \frac{1}{d} e^{jk(x^2+y^2)/2d} S\left(\frac{x}{\lambda d}, \frac{y}{\lambda d}\right) \tag{10.80}$$

식 (10.80)에 나타난 필드 패턴은 평판 음파발생기에 의한 프라운호퍼 필드와 z가 d로 바뀐 점을 제외하고는 일치함을 식 (10.76)을 통하여 알 수 있다. 실질적으로 말하면, 그림 10.10에서 보이듯 상대적으로 큰 음파발생기가 초점의 위치에서 좁은 빔을 형성할 수 있다는 것을 의미한다. 다음 장에서 좁은 빔이 공간 해상도를 향상시키는 것을 보게 될 것이다. 이렇게 향상된 공간해상도로 인한 불이익은 초점을 지난 후에는 빔이 초점이 없는 음파발생기에서 생성된 빔보다 빨리 발산한다는 것이다. 따라서 초점과 그 부근에서의 높은 해상도를 얻을 수 있으나, 이로 인하여 좀 더 가깝거나 먼 거리에서는 초점이 없는 음파발생기에서 보다 훨씬 낮은 해상도를 갖게 된다.

10.6 요약 및 핵심 개념

초음파 영상은 3차원 파동방정식에 의하여 나타나는 초음파 물리를 기반으로 한다. 초음파 영상은 완전 비침습적이며 일반적으로 휴대가 가능하다. 본 장에서는 독자가 반드시 이해해야 하는 다음의 중요 개념을 설명하였다.

1. 초음파는 주파수가 20 kHz 이상의 소리이다.
2. 초음파 시스템은 전기신호를 음파로 변환시키고, 역으로 음파를 전기신호로 변환시키는 음파변환기를 이용하여 초음파를 발신하거나 수신한다.
3. 초음파 영상은 신체 조직으로부터 반사 혹은 산란되어 돌아온 에코를 탐지하여 보여 주는 것을 기반으로 한다.
4. 음파란 압력파로 매질을 따라 매질자체의 압축(compression)과 팽창(expansion)에 의해 전달되며, 이러한 파들은 서로 다른 기하학적 형상 혹은 패턴을 띠고 있다.

5. 평면파는 가장 흔한 파의 형태로 음파발생기로부터의 거리에 따라 기하학적 근사화, 프레넬 근사화, 혹은 프라운호퍼 근사화 등을 통해 간략히 표현될 수 있다.
6. 평면파는 평면의 경계에 따라 반사되거나, 굴절되거나, 혹은 감쇠되거나, 투과된다.
7. 도플러 효과란 음원과 수신부간 상대적인 움직임에 따라 소리의 주파수가 변화하는 것을 의미한다.

▣ 참고문헌

- Kremkau, F. W. *Diagnostic Ultrasound: Principles and Instruments*, 5th ed. Philadelphia, PA:W. B. Saunders, 1998.
- Macovski, A. *Medical Imaging Systems*. Englewood Cliffs, NJ: Prentice Hall, 1983.
- Pierce, A. D. *Acoustics: An Introduction to Its Physical Principles and Applications*. New York: McGraw Hill, 1981.
- Wells, P. N. T., *Biomedical Ultrasonics*. NY: Academic Press, 1977.

▣ 연습문제

파동방정식

10.1 $w_1(z, t) = \xi(z - ct)$이고 $\xi(\tau)$가 2차 미분이 가능한 함수일 때, $w_1(z, t)$가 일차원 파동방정식 (10.6)의 해임을 보여라. $w_2(z, t) = \xi(z - ct) + \xi(z + ct)$도 역시 해가 됨을 보여라. 또한 파동 함수 $w_2(z, t)$의 물리적 의미는 무엇인가?

10.2 식 (10.8)에 의거하여 모델화된 정현파 모양의 평면파 파장임을 보여라.

10.3 예제 10.2에서 $\tau_2 = \tau_1 = 5\mu$sec라 가정하자.

(a) 음파의 압력정점이 경계면에 다다르는 시간을 언제이겠는가?

(b) 경계면에 음파가 도착한 후, 뒤로 되돌아가는 음파도 함께 생성될 것이다. 이렇게 되돌아가는 파의 방정식을 기술하여라.

(c) 음파변환기의 표면에 되돌아온 파의 정점이 도착하게 될 시간은 언제인가?

10.4 음원이 원점에 위치한 경우 식 (10.13)의 구면파 방정식을 유도하여라. 이때 식 (10.4)의 3차원 파동방정식에서 시작하고, 입자의 변위가 반지름 r과 시간 t에 대한 함수로만 제한된다고 가정한다.

10.5 $w(r, t) = \xi(r - ct)/r$이고 $\xi(\tau)$가 2차 미분이 가능한 함수일 때, $w(z, t)$가 구면 파동 방정식 (10.13)의 해가 됨을 보여라.

10.6 구면 파동 방정식의 일반해는 다음과 같음을 식 (10.13)에 대입하여 증명하여라.

$$p(r, t) = \frac{1}{r}f(t - c^{-1}r) + \frac{1}{r}g(t + c^{-1}r)$$

파의 전파

10.7 평면파에서 $v(0, t) = \mathrm{Re}\{Ve^{j\omega t}\}$와 $p(0, t) = \mathrm{Re}\{Pe^{j\omega t}\}$일 때 주어진 파는 $x = 0$에서 평균파워가 $I_{av} = (1/2)\mathrm{Re}\{VP^*\}$로 되는 것을 보여라. 이 때 $*$는 켤레 복소수를 의미한다.

10.8 (a) 식 (10.25)과 식 (10.26)으로부터 압력 반사계수 R과 압력 투과계수 T에 대한 (10.27)와 식 (10.28)을 구하여라.

(b) 인텐서티 투과계수와 인텐서티 반사계수의 식 (10.29)와 (10.30)을 각각 유도하여라.

10.9 음향 이중극점은 가까이 위치하고 서로 위상차가 180도 나는 두 개의 음원으로 모델링할 수 있다. 점으로 된 음원 1이 위치 $(0, 0, -d)$에 있고 음원 2가 위치 $(0, 0, d)$에 있으며 d가 매우 작다고 가정하자. 또한 음원 1에서는 협역 신호 $f(t)$가 발생하여 구면파 $p(r_1, t) = f(t - c^{-1}r_1)r_1$가 되며, 음원 2에서는 $-f(t)$를 발생하여 구면파 $p(r_2, t) = -f(t - c^{-1}r_2)r_2$가 된다고 가정하자. 이 때 r_1과 r_2는 각 음원에서부터의 반경을 의미한다.

(a) 파필드에서의 압력은 $p(r, t) = zf(t - c^{-1}r)r_2$로 근사화 할 수 있음을 증명하여라.

(b) 위의 field pattern으로부터 x, z 평면상에 같은 압력선을 그래프로 표시하여라.

10.10 바깥쪽으로 퍼져나가는 구면파를 고려하자.

(a) 음원이 원점에 위치한 감쇠를 고려한 구면파의 일반식을 기술하여라.

(b) 작은 표적이 (x, y, z)에 위치하고 있을 때, 산란되는 파의 표현식을 유도하여라.

(c) 임의의 점 (x_0, y_0, z_0)음원이 있다고 가정할 때 (b)에서의 산란파 표현식을 유도하여라.

10.11 (a) 압력 반사계수 및 투과계수로부터 인텐서티 반사계수와 투과계수를 유도하여라.

(b) $T - R = 1$임을 보여라.

(c) T_I와 R_I에 대한 간략한 관계식을 구하여라.

도플러 효과

10.12 고정된 음원이 주파수 f_0로 평면파를 발생하고 있다고 가정하자. 수신체가 음원을 향하여 속도 v로 움직이고 있고 매질에서의 음파의 속도가 c라고 할 때 관측되는 주파수는 $f_R = (c - v)f_c/c$가 됨을 증명하여라. 만약에 수신체가 음원으로부터 멀어지는 방향으로 움직일 때는 어떻게 되겠는가?

10.13 위의 유도식을 이용하여 수신체가 음원 방향 혹은 반대 방향으로 이동 중일 때 그 속도관계가 다음과 같다고 한다면 도플러 효과는 어떻게 나타나는 가에 대하여 논의하여라.

(a) $c > v$

(b) $c = v$

(c) $c < v$

초음파 필드 패턴

10.14 실수 신호 $n_e(t)$의 퓨리에 변환이 $n_e(\omega)$이라 할 때 $\tilde{n}(t) = n_e(t)e^{j\phi}$와 $n(t) = \text{Re}\{\tilde{n}(t)e^{-j2\pi f_0 t}\}$의 퓨리에 변환을 구하여라.

10.15 두 개의 정사각형 음파변환가 갖춰진 초음파 영상시스템이 있다. 하나는 5 MHz, 또 다른 하나는 12 MHz의 주파수를 사용한다. 5MHz 음파발생기의 크기는 2 cm × 2 cm이고 12 MHz 음파발생기는 0.4 cm × 0.4 cm이다. 음파의 속도가 1560 m/s인 매질에서 위의 시스템을 시험하고자 한다.

(a) 본 매질에서 흡수 계수 $\alpha_{5\text{MHz}}$와 $\alpha_{12\text{MHz}}$는 얼마인가?

(b) 각 음파 발생기의 파필드 영역은 어떻게 되는가?

10.16 그림 P10.1에서와 같이 음파발생기는 구형태의 곡면 크리스털로 구성하여 초점을 형성할 수 있다. 그러나 음파발생기를 평면으로 가정하고 각 소자의 시간지연을 독립적으로 조절할 수 있다고 가정하면 필드 패턴을 분석하는 데 용이하다. 이러한 평면의 가장 먼 위치를 $(x_m, y_m, 0)$라고 가정하자.

(a) 평면의 한 점 $(x_0, y_0, 0)$에서의 시간 지연 근사치가 다음과 같음을 보여라.

$$\tau \approx \frac{1}{dc}[r_m^2 - (x_0^2 + y_0^2)]$$

이 때 $r_m^2 = x_m^2 + y_m^2$이고 d는 초점의 깊이이다.

(b) 정상상태의 근사화를 이용하여 $z = d$에서의 프레넬 필드 패턴이 다음과 같음을 보여라.

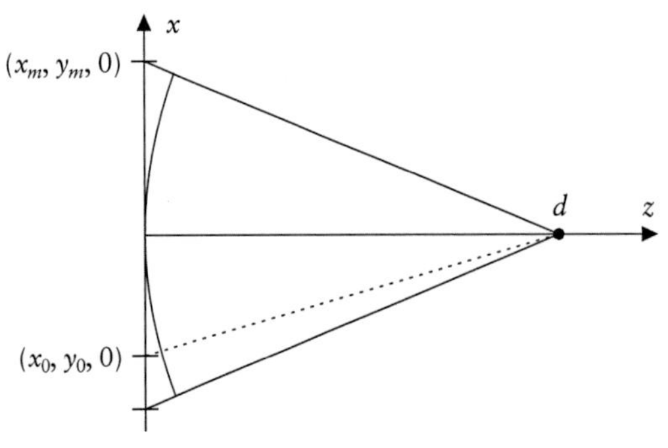

그림 P10.1 문제 10.16

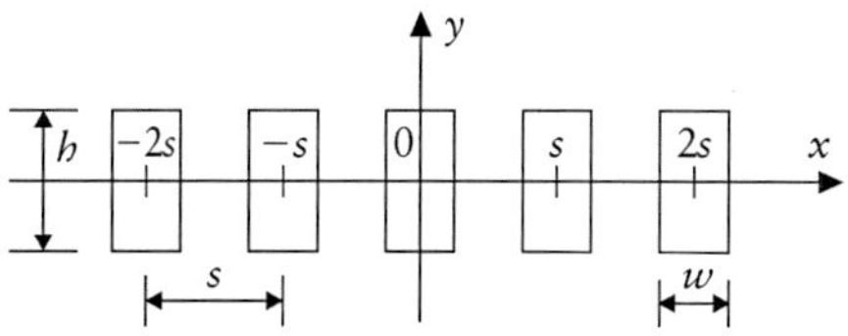

그림 P10.2 문제 10.16.

$$q(x, y, d) = \frac{1}{d} e^{jk(x^2+y^2)/2d} S\left(\frac{x}{\lambda d}, \frac{y}{\lambda d}\right)$$

이때 $S(u, v)$는 $s(x, y)$의 2차원 퓨리에 변환이다.

(c) Focusing의 장점에 대하여 논하여라.

10.17 그림 P10.2에서는 일차원 배열로 된 음파발생기의 일부를 보여 주고 있다. 여기서 $h > w$임에 주의하자. 그림의 배열은 각각이 x, y 평면에 위치한 z 방향으로 진동하는 다섯 개의 음파변환기(소자라 불림)로 이루어져 있다. 아래의 모든 문제에서 파필드(프라운호퍼) 근사화를 기준으로 한다고 가정하자.

(a) 중심에 위치한 소자로부터의 파필드 패턴 $q_0(x, y, z)$는 어떻게 되는가?

(b) 이 패턴에서 x 방향으로 첫 번째 0이 되는 위치가 $x = -s$와 $x = +s$의 위치와 일치하는 영역 z_0를 구하여라.

(c) z_0가 중심 소자의 파필드 영역을 충족시키기 위해 s는 얼마가 되어야 하는가?

(d) 다섯 개의 소자 모두가 함께 사용될 때의 파필드 패턴 $q(x, y, z)$를 구하여라.

(e) z_0에서의 빔 너비는 x축 방향과 y축 방향으로 각각 얼마인가? (보기보다 훨씬 쉬울 수 있으니 무작정 시작하기 전에 자세히 살피도록 하여라.)

CHAPTER

11 초음파 영상시스템

11.1 서론

본 장에서는 초음파 영상시스템의 원리에 대하여 탐구한다. 초음파 영상시스템은 필름 X-ray 시스템 다음으로 세계에서 가장 많이 사용되는 의료 영상시스템이다. 이는 진단에 사용되는 음파의 인텐서티를 관점에서 볼 때 환자에게 무해한 영상시스템이기 때문이다. 또한 의료영상기기 중 가장 저렴하며, 더불어 손쉽게 휴대 혹은 이동이 가능한 장점도 있다.

11.2 장치

전형적인 초음파 영상시스템의 블록 다이어그램은 그림 11.1에 나타나 있다. 대부분의 의료용 초음파 영상시스템에서는 초음파를 생성하고 수신하는 음파변환기가 동일한데, 이를 펄스-에코 모드라 한다. 신체로 젤(acoustic gel)을 통해 연결된 음파변환기에서 펄스 형태의 짧은 음파를 발생시킨다. 발생된 파는 신체로 전달되어 각종 표면들과 작은 산란체들에서 반사된다. 이렇게 산란되거나 반사된 음파가 음파변환기로 되돌아온다. 음파변환기는 되돌아온 음파를 전기신호로 변환하며, 이 신호를 증폭하고, 저장하며, 그리고 보여 주게 된다. 본 장에서는 이러한 영상의 근본적 패러다임을 수행하는 각 구성요소들을 탐구한다. 이러한 탐구를 토대로 영상 방정식의 유추, 영상 품질 분석, 그리고 펄스 도플러 영상시스템에 대한 소개가 이어질 것이다.

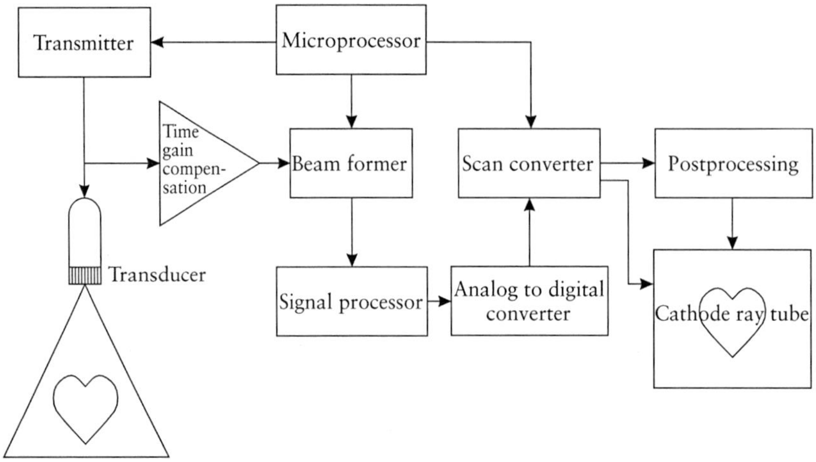

그림 11.1 초음파 영상시스템의 블록도

11.2.1 초음파 음파변환기

음파변환기 재질 의료용 음파변환기는 압전 크리스털(piezo crystal)를 이용하여 신호를 발신하고 수신한다. 이러한 크리스털들에 인가된 전기장이 기계적 변위(strain)를 유발하는 특성을 지니고 있고 이를 통해 음파가 발생한다. 또한 이러한 물질들은 역으로 인가된 기계적 변위을 전압으로 변환시켜주는 데 이를 기반으로 음파를 감지할 수 있다. 이러한 개념들은 그림 11.2을 통하여 설명된다.

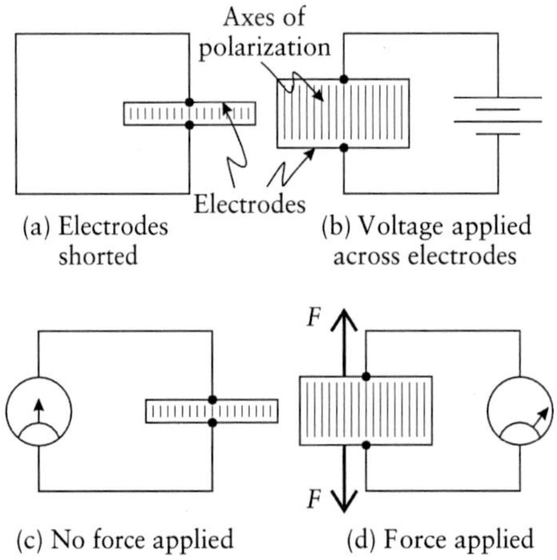

그림 11.2 음파변환기 크리스탈의 압전현상.

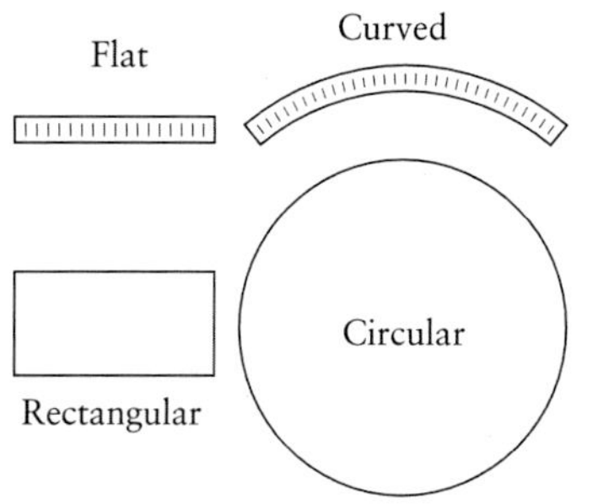

그림 11.3 초음파 영상시스템의 블록도

Lead zirconate titanate 혹은 PZT라고 불리는 압전 물질이 거의 모든 의료용 초음파 발생기에서 사용된다. 이 크리스털은 거의 모든 모양으로 제작이 가능하며, 그 극성의 축(그림 11.2 참조)도 그림 11.3에서와 같이 임의의 방향으로 조절할 수 있다. 단일 크리스털로 된 음파변환기의 경우 대부분이 원형 형태이며, 다중 소자로 구성된 음파변환기의 경우 대부분이 사각형 형태를 띄는데 뒷부분에서 다루게 될 선형 배열(linear array)과 위상 배열(phased array)이 여기에 속한다.

펄스-에코 모드에 적절한 이상적인 음파발생기 물질은 음파 생성 효율이 높고, 동시에 수신 감도 높아야 한다. 발신 상수(transmitting constant) d는 단위 전기장에 의하여 생성되는 기계적 변위를 의미하며 단위는 m/V이다. 수신 상수(receiving constant) g는 단위 압력에 의하여 생성되는 전압으로 V/(N/m)의 단위를 갖는다. PZT의 경우 $d = 300 \times 10^{-12}$ m/V이고 $g = 2.5 \times 10^{-2}$ V/(N/m)이다. 비교를 위하여 수정의 상수들을 살펴보면, $d = 2.3 \times 10^{-12}$ m/V이고 $g = 5.8 \times 10^{-2}$ V/(N/m)이다. 이는 수정이 PZT에 비하여 음파를 발생하는 효율은 약 100배 정도 떨어지고, 수신하는 효율은 거의 비슷하다는 것을 의미한다. 폴리머 필름(Polymer film)의 일종인 Polyvinylidene fluoride(PVDF)도 역시 압전 특성을 갖고 있어, 다른 음파변환기의 음향 특성을 측정하는 프로브(probe)를 만드는 데 주로 사용된다. PVDF의 경우 $d = 15 \times 10^{-12}$ m/V이고 $g = 14 \times 10^{-2}$ V/(N/m)이다. 확실히 PVDF는 음파를 발신하는 데 비효율적이나 수신하는 데 있어서는 PZT나 수정에 비하여 훨씬 효율적이다.

공진 음파변환기는 공진 현상을 보인다. 음파변환기에 전기적 여기를 시킨 후 음파변환기가 정현파적으로 진동하는 것을 의미한다. 여기서 진동 주파수를 음파변환기의 기본 공진 주파수 f_τ라고 한다. 대부분의 시스템에 사용되는 음파변환기들은 1~20 MHz 사이의 공진 주파수를 가지며 초음파 스캐너에 플러그 형태로 연결되어 사용된다. 상이한 음파변환기간의 서로 다른 공진 주파수는 영상 품질에 매우 큰 영향을 끼친다.

음파변환기의 공진주파수는 대체로 압전 크리스털의 두께에 의하여 결정된다. 전기적으로 유도된 기계적 변위에 의하여 음파변환기의 전면이 앞으로 움직일 때, 음파가 매질 앞쪽으로 유발되고 음파변환기 내에서는 뒤쪽으로 유발된다. 뒤쪽으로 이동한 음파는 음파발생기의 후면에서 반사되어 다시 전면으로 돌아온다. 공진은 반사되어 돌아온 음파가 다시 전면에 새로이 발생하는 음파와 일치하면서 서로 보강을 하여 일어나게 된다. 이는 다음과 같은 조건이 충족될 때 발생한다.

$$f_T = \frac{c_T}{2d_T} \tag{11.1}$$

여기서 c_T와 d_T는 음파변환기 내에서의 음파의 속도와 음파변환기의 두께를 각각 의미한다. $\lambda_T = c_T/f_T$이므로 공진 조건은 다시 아래와 같이 표현된다.

$$\lambda_T = 2d_T \tag{11.2}$$

예제 11.1

음파변환기의 공진주파수 압전 크리스털의 두께에 의하여 결정된다.

문제 음파의 속도가 c_T = 8000 m/s PZT 크리스털로 만들어진 음파변환기를 생각해 보자. 사용할 주파수가 10 MHz라고 한다면 크리스털의 두께는 얼마가 되겠는가?

해답 크리스털의 두께와 공진주파수와의 관계는

$$f_T = \frac{c_T}{2d_T}$$

이다. 여기서 f_T = 10 MHz이고 c_T = 8000 m/s이다. 따라서 크리스털의 두께는

$$d_T = \frac{c_T}{2f_T} = 0.4\,\text{mm}$$

이다.

의료용 음파발생기들을 쇼크 여기(shock excitation) 기반으로 사용하는데, 이는 인가되는 전기신호가 임펄스(impulse)에 가깝다는 뜻이다. 다시 말해, 매우 높은 전압과 매우 짧은 지속 기간을 갖는 전기 신호를 인가한다. 일단 여기되면 음파변환기 내부의 음파에너지를 감폭 현상(damping)에 의하여 모두 잃을 때까지 공진하게 된다. 음파변환기 내부의 에너지

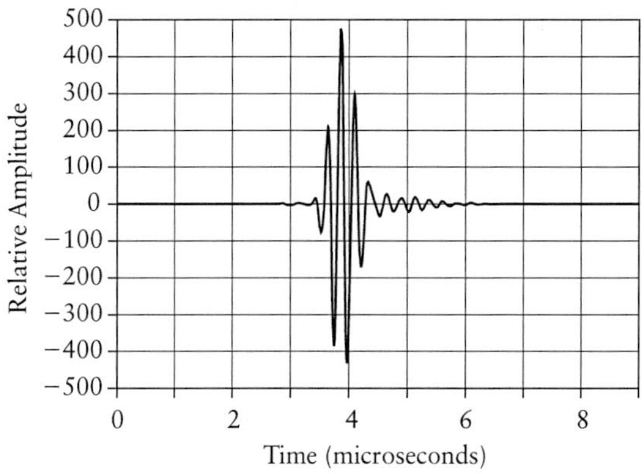

그림 11.4 음파변환기에서 출력되는 전형적 펄스

를 잃는 방식에는 세 가지가 있다. 크리스털 내에서 흡수되거나, 음파발생기 후면으로 나가거나, 신체와 닿아있는 전면으로 나가는 경우이다. PZT와 조직간의 반사계수는 높고, PZT의 흡수계수는 낮기 때문에 과도한 진동을 방지하기 위하여 음파발생기의 후면은 PZT와 임피던스가 거의 일치하는 에폭시 재질로 지지한다. 파는 3~5개의 사이클 내에서 사라지게 되며 중심 주파수가 뚜렷한 음파를 발생하기 위하여 모든 요소들을 조절한다. 그림 11.4은 전형적인 발신 펄스의 형태를 보여 준다.

11.2.2 초음파 프로브

단일 소자 프로브 초음파 프로브라고도 불리는 가장 단순한 형태의 음파발생기는 그림 11.5에서와 같이 구성되어 있다. 단일 소자 프로브는 10.5.2에서 유도된 진동하는 평판의 모델을 이용하여 그 필드 패턴을 적절히 모델링할 수 있다. 이러한 기본 디자인에 렌즈를 첨부하거나 곡면 크리스털을 이용하여 초점형성(focusing)을 할 수 있다. 영상을 위하여 초음파 빔은 신체 내 하나의 평면상에서 방향 조절(steering)이 될 수 있어야 한다. 초기 초음파 시스템의 경우 단일 소자 프로브로 신체의 단면을 수동적으로 스캔하였다. 그러나 이후에는 기계적 혹은 전자적으로 빔을 스캔하여 사용한다. 이러한 스캔 기술을 토대로 실시간 영상이 가능해졌다.

기계적 스캐너 기계적 스캐닝은 그림 11.6에서처럼 음파변환기의 크리스털을 기계적으로 흔들거나 회전시킴으로써 구현할 수 있다. 이러한 디자인에서는 각 영상부위(imaging sector)사이를 이동 중인 크리스털에 빠른 펄스를 인가하여 사용하였다. 각 음파 펄스는 앞 장에서 탐구한 것과 같은 필드패턴을 따라 각 영상부위에 맞는 음향창(acoustical window)을 통해 전파된다. 이때 하나의 스캔 라인에서 되돌아오는 메아리 신호를 받아 처리한 후 다

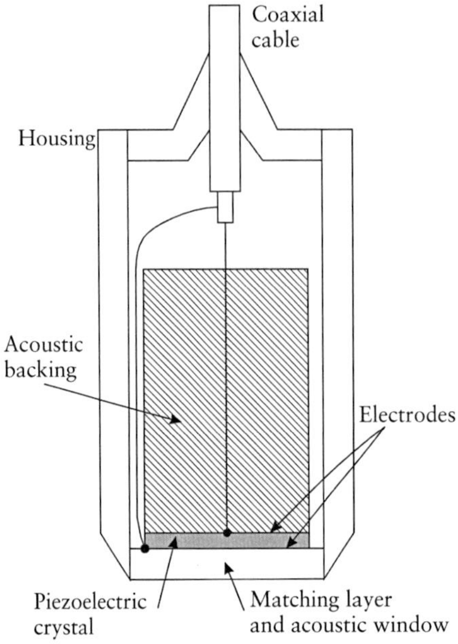

그림 11.5 초음파 프로브의 구조

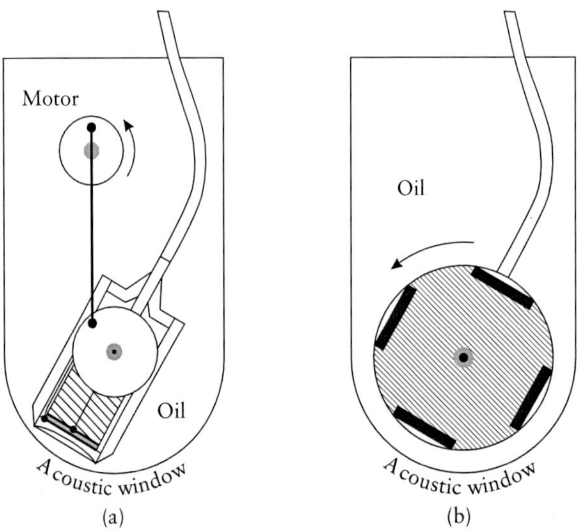

그림 11.6 기계적 스캐너 형태의 프로브 디자인

음 번 펄스를 생성하는 식으로 영상을 구성한다. 그림 11.6(a)에서와 같이 흔들기 형태의 디자인인 경우 음파변환기는 같은 부위를 반복적으로 시계방향 또는 반시계방향으로 지나

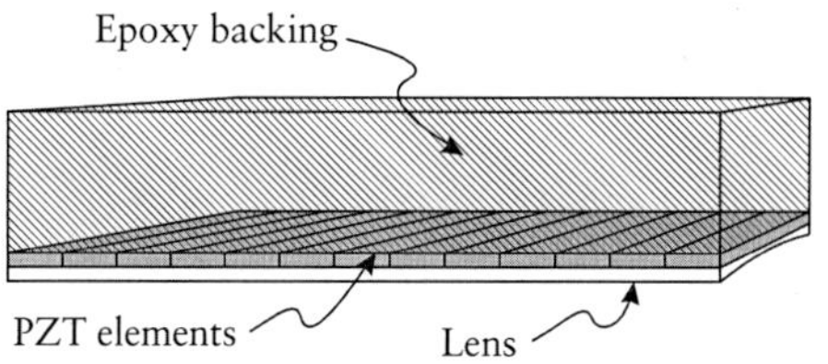

그림 11.7 선형배열 및 위상배열 음파변환기 소자들의 기본 배치

간다. 그림 11.6(b)와 같이 회전기 형태의 디자인의 경우는 새로운 음파변환기가 영상 부위로 들어오면서 켜지게 되어 모든 스캔은 언제나 반시계방향으로 이루어진다. 디자인에 관계없이 기계적 스캐너의 시야는 언제나 파이 조각 같은 모양을 이룬다.

전자적 스캐너 여러 개의 소자로 구성된 음파변환기는 시야를 전자적으로 스캔할 수 있다. 근본적인 소자의 배열은 그림 11.7에서 보이듯 일차원 선형적인 형태이다. 각 소자는 직사각형으로 긴 방향으로 렌즈 혹은 곡면 형태의 소자를 이용하여 초점을 형성한다. 각 소자의 너비와 연결된 전자 회로에 따라 신체를 영상화하는 방식이 결정된다. 실질적으로는 각 소자의 너비는 파장 크기 정도이며, 여러 개의 소자를 하나의 소자인 것처럼 단순히 전자적으로 그룹 짓는데, 이러한 경우 선형 배열 프로브(linear array probe)라 부른다. 다른 한편으로, 소자의 너비가 음파의 약 1/4 정도이며 빔 초점형성이나 방향 조절을 전자적으로 조작하는 경우 위상 배열 프로브(phased array probe)라 부른다. 여기서 기본 디자인을 좀더 자세히 살피어, 기본 조작, 필요한 전자 회로, 그리고 이러한 디자인에서의 여러 변형 등에 대하여 탐구하게 될 것이다.

예제 11.2 회전하는 디자인의 기계적 스캐너에 대하여 생각해 보자. 이때 시야각은 90°라 하자.

문제 90°의 음향창에 N개의 펄스-에코가 필요로 한다고 가정하자. 15 cm 영역까지의 에코만이 요구된다고 하면, 음파의 속도일 때 음파변환기의 최대 회전율을 얼마인가?

해답 15 cm 영역까지 전달된 음파가 반사되는 시간은

$$T = 2 \times \frac{15\,\text{cm}}{1540\,\text{m/s}} = 195\,\mu s$$

이다. D_l 시간 동안 스캐너 프로브는 90° 이상을 움직일 수 없는데 이는 음파발생기가 주어진 window를 벗어나기 때문이다. 따라서 가능한 최대 회전율은

$$r = \frac{1/4}{T} = 1283 \text{ revolutions per second}$$

이다.

11.3 펄스-에코 영상

다음 절에서는 초음파 영상을 위한 수학적 기초를 마련하고자 한다. 이 과정에서 처음에는 과감할 정도로 단순화된 가정을 적용하지만 점차 이해가 커짐에 따라 이를 좀 더 세밀하게 논의하게 된다. 다음절에서 기본 영상에서의 매우 중요한 두 개의 주제를 확대하여 탐구하게 되는데 이는 위상 배열(phased array)과 도플러 영상이다.

이상적인 초음파 영상시스템은 공간에 분포된 반사계수 $R(x, y, z)$를 재구성하여 보여 주는 것이다. 이는 두 가지 이유에서 불가능하다. 첫째, 부분적으로는 필드 패턴에 의하여 결정되는 음파변환기 임펄스 응답은 실제 반사계수 분포를 흐릿하게 보이도록 만든다. 둘째, 엔비롭 검출은 스페클(speckle)이라 불리는 노이즈 같은 인공물(artifact)을 만들어낸다. 이는 얼룩투성이 형태의 초음파 영상의 원인이기도 하다. 여기에는 다른 원인이 있어 문제를

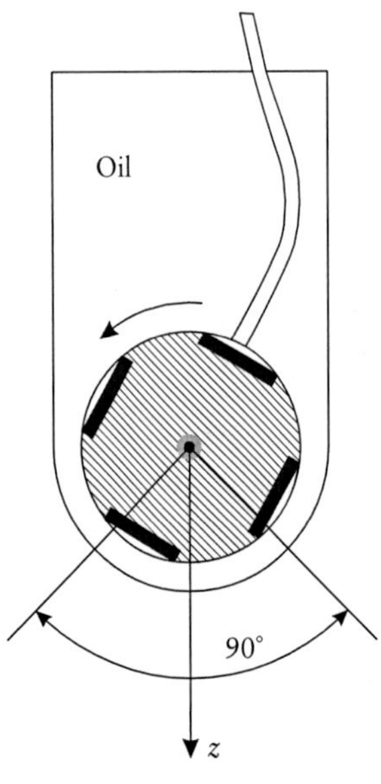

그림 11.8 회전형식의 기계적 스캐너 디자인

더욱 복잡하게 만든다. 경우에 따라서는 음파를 산란하기보다는 반사하는 사물이 있어 이로 인하여 반사계수를 이용한 산란특성을 적용할 수 조차 없게 된다.

11.3.1 펄스-에코 관계식

초음파 영상시스템에 대한 분석은 10장에서 탐구한 펄스-에코 신호 방정식으로부터 시작된다. 식 (10.72)는 프레넬 근사화에서, 한편 식 (10.78)은 프라운호퍼 근사화를 통해서 얻을 수 있었다. 두 식 모두 좀 더 일반화하여 다음과 같이 표현될 수 있다.

$$\mathrm{r}(t) = K\frac{e^{-\mu_a ct}}{(ct)^2}\int_0^\infty\int_{-\infty}^\infty\int_{-\infty}^\infty R(x,y,z)\mathrm{n}(t-2c^{-1}z)\tilde{q}^2(x,y,z)\,dx\,dy\,dz \tag{11.2}$$

$$\tilde{q}(x,y,z) = zq(x,y,z) \tag{11.3}$$

여기서 $q(x, y, z)$는 음파변환기 필드 패턴이다. 식 (11.2)의 입력파형이 복소수 형태이므로 실제로 수신되는 신호는 $r(t)$의 실수부이다. 엔빌롭은 $r(t)$에 절대값을 취하여 얻을 수 있다.

식 (11.2)에서 적분식 앞에 있는 시간에 대한 함수부가 신호의 급격한 손실을 나타낸다. 따라서 모든 시스템에서는 시간 이득 보정(time gain compensation: TGC) 회로가 있어 그림 11.1에서 보이듯 시간에 따라 변화하는 증폭기능을 수행한다. 일반적으로 기본 조건으로 (11.2)에서 나오는 이득(gain) 항을 다음 수식에 나오듯 상쇄시키도록 되어 있다.

$$g(t) = \frac{(ct)^2 e^{\mu_a ct}}{K} \tag{11.4}$$

실질적으로 대부분의 시스템에서는 추가적인 슬라이드형태의 증폭기가 있어 사용자가 필요에 따라 이득을 조절할 수 있도록 하고 있다. 경우에 따라 이득을 자유로이 높이거나 낮출 수 있게 하여 영상에서의 미세한 특징들을 관측할 수 있게 해 준다. 이제부터는 신호 감쇠와 이득부가 상쇄된 것으로 가정하여 다음 신호의 식을 기점으로 전개할 것이다.

$$\mathrm{r}_c(t) = g(t)\mathrm{r}(t) = \int_0^\infty\int_{-\infty}^\infty\int_{-\infty}^\infty R(x,y,z)\mathrm{n}(t-2c^{-1}z)\tilde{q}^2(x,y,z)\,dx\,dy\,dz \tag{11.5}$$

이때의 실제 신호는 위와 같이 $r_c(t)$의 실수부가 되고 엔빌롭은 $r_c(t)$의 절대값이 된다.

예제 11.3 이득 K가 80 dB인 시스템이 주파수 f = 5 MHz에서 구동된다고 가정하자. 음파의 속도는 c = 1540 m/s, 감쇠관련 계수들은 a = 1 dB·cm^{-1}MHz^{-1}, b = 1이다.

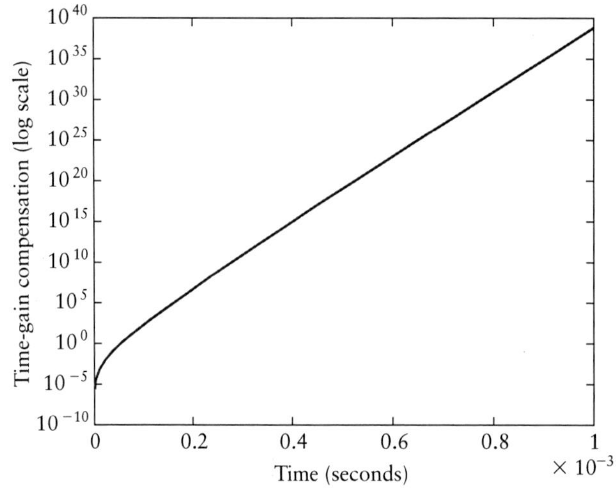

그림 11.9 시간 이득 보정

문제 시간 이득 보정(time gain compensation)은 얼마인가?

해답 감쇠계수는

$$\alpha = af^b = 5\,\text{dB} \cdot \text{cm}^{-1}$$

이다. 진폭 감쇠 요인

$$\mu_a = \alpha/8.7 = 0.575\,\text{Np} \cdot \text{cm}^{-1}$$

이다. 이득이 80 dB이므로 $K = 10000$이다. 따라서 시간 이득 보정식은

$$g(t) = \frac{(ct)^2 e^{+\mu_a ct}}{K} = 2.37 \times 10^6 t^2 e^{88550t}$$

이다.

5 MHz의 공진 주파수를 갖는 음파변환기가 있다고 가정하면 발신하는 신호의 대부분의 에너지는 스펙트럼 상에서 5 MHz 부근에 집중된다. 예를 들어, 전형적인 시스템은 중심주파수 대비 60% 밴드영역(bandwidth)을 갖는데 이는 시스템에서 사용되는 주파수가 3.5~6.5 MHz임을 뜻한다. 모든 시스템은 선형적 모델화됨으로 수신된 신호 역시 5 MHz에 집중된다. 영상에서는 반사되어 오는 신호의 강도가 중요한데, 협역 신호의 강도는 엔빌

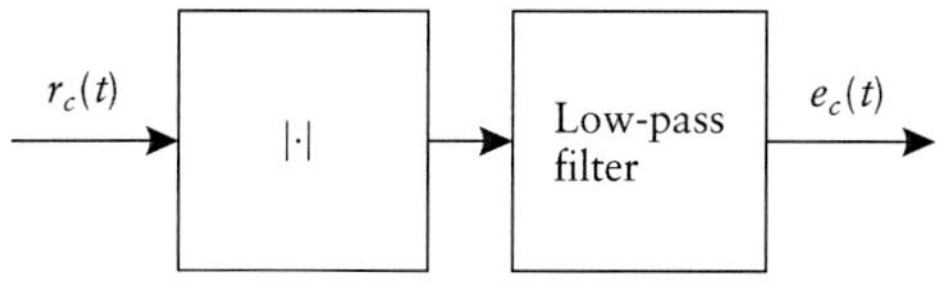

그림 11.10 엔빌롭 검출

롭에 의하여 획득된다. 따라서 초음파 영상에서 첫 단계는 복조(demodulation) 혹은 엔빌롭 검출이다.

저가의 초음파 시스템은 그림 11.10에 나타나 것 같이, 단순 이 단계의 엔빌롭 검출 과정을 이용한다. 절대값은 정류 회로를 이용하여 얻을 수 있으며, 저주파수용 필터는 단순한 저항-커패시터(RC) 회로로 구현할 수 있다. 전기 엔지니어들은 이것이 단순한 AM(Amplitude Modulation) 방식임을 알 수 있을 것이다. 수학적으로는 수신된 복소수 신호로부터 엔빌롭을 검출하는 것은 매우 간단한 일이다. 수신된 복소수 신호는 협역 신호이므로 이를 다음과 같이 나타낼 수 있다.

$$\mathrm{r}(t) = r_e(t)e^{j\phi}e^{-j2\pi f_0 t}$$

수학적으로 보면 신호의 엔빌롭은 절대값을 취하면 검출할 수 있다. 이득 보정 및 엔빌롭 검출을 연결하여 보면 다음의 실수로 된 신호를 얻을 수 있다.

$$e_c(t) = \left| \int_0^\infty \int_{-\infty}^\infty \int_{-\infty}^\infty R(x, y, z)\mathrm{n}(t - 2c^{-1}z)\tilde{q}^2(x, y, z)dxdydz \right| \tag{11.6}$$

식 (11.6)은 협역신호 n을 이용한 10.5.2절 참조하면 더욱 단순화할 수 있다.

$$\mathrm{n}(t) = n_e(t)e^{j\phi}e^{-j2\pi f_0 t} \tag{11.7}$$

식 (11.7)을 식 (11.6)에 대입하여 보면 그 결과는 다음과 같다.

$$\begin{aligned} e_c(t) = \Bigg| &\int_0^\infty \int_{-\infty}^\infty \int_{-\infty}^\infty R(x, y, z)n_e(t - 2c^{-1}z) \\ &\times e^{j\phi}e^{-j2\pi f_0(t-2c^{-1}z)}\tilde{q}^2(x, y, z)\, dx\, dy\, dz \Bigg| \end{aligned} \tag{11.8}$$

x, y, z에 무관한 위상각도 값은 절대값 연산자에 의하여 사라지게 되므로 다음에서 보는 바와 같이 단순해진다.

$$e_c(t) = \left| \int_0^\infty \int_{-\infty}^\infty \int_{-\infty}^\infty R(x, y, z)n_e(t - 2c^{-1}z)e^{j2\pi f_0 2c^{-1}z}\tilde{q}^2(x, y, z)\, dx\, dy\, dz \right| \tag{11.9}$$

여기에 $k = 2\pi f_0/c$를 적용하면

$$e_c(t) = \left| \int_0^{\infty} \int_{-\infty}^{\infty} \int_{-\infty}^{\infty} R(x, y, z) n_e(t - 2c^{-1}z) e^{j2kz} \tilde{q}^2(x, y, z) \, dx \, dy \, dz \right| \tag{11.10}$$

11.5절에서는 $e_c(t)$신호가 A 모드 신호이며, 이것이 모든 초음파 영상에서 기본적인 신호가 됨을 보게 될 것이다. 이 신호는 A 모드, M 모드, 및 B 모드에서 사용된다.

11.4 음파발생기의 움직임

지금까지의 분석은 음파변환기는 움직임이 없이 고정되어 있고, z축 방향으로 향하고 있다는 전제하에서 진행되었다. 그러나 영상을 얻기 위하여 음파변환기는 이동해야 한다. 본 절에서는 음파발생기가 (x, y) 평면상에서 이동하는 것을 고려할 때의 결과적인 영상에 관한 방정식을 분석한다.

$z = 0$인 평면에 있는 음파변환기가 움직인다고 상상해 보자. 영상의 대상이 아닌 음파발생기의 필드 패턴이 이에 따라 이동하게 된다. 따라서 $(x_0, y_0, 0)$에 위치한 음파변환기에서의 A 모드 신호는 다음과 같다.

$$e_c(t; x_0, y_0) = \left| \int_0^{\infty} \int_{-\infty}^{\infty} \int_{-\infty}^{\infty} R(x, y, z) n_e(t - 2c^{-1}z) \times e^{j2kz} \tilde{q}^2(x - x_0, y - y_0, z) \, dx \, dy \, dz \right| \tag{11.11}$$

발신된 펄스의 엔빌롭이 매우 짧기 때문에, 시간 t 시점에서 반사되어 돌아오는 신호는 다음의 위치에서의 반사된 신호임을 알 수 있다.

$$z_0 = ct/2 \tag{11.12}$$

이때 c는 신체내 음파의 속도이다. 왕복운동을 하는 시간임을 고려할 때 실제 거리는 2로 나누어 주어야 함에 주의하여야 한다. 식 (11.12)을 거리 방정식이라 하며 이는 펄스-에코 영상에서 시간과 공간상의 위치에 관한 가장 근본적인 수식이다.

거리 방정식이 z_0와 t간의 관계식이므로 e_c는 이전의 x_0, y_0, t의 함수가 아닌 x_0, y_0, z_0의 함수로 표현할 수 있다. 따라서 e_c는 공간에 분포된 반사계수의 근사치로 생각할 수 있다. 이러한 관점을 공식화해 보면 다음과 같다.

$$\hat{R}(x_0, y_0, z_0) = e_c(2z_0/c; x_0, y_0) \tag{11.13}$$

식 (11.11)과 식 (11.13)을 합하여 보면 다음과 같다.

$$\hat{R}(x_0, y_0, z_0) = \left| \int_0^{\infty} \int_{-\infty}^{\infty} \int_{-\infty}^{\infty} R(x,y,z) e^{j2kz} n_e(2(z_0 - z)/c) \tilde{q}^2(x - x_0, y - y_0, z)\, dx\, dy\, dz \right| \tag{11.14}$$

기하학적 가정 식 (11.14)의 내용에 대해 깊이 이해하기 위하여 다음의 극단적 가정을 해본다.

$$\tilde{q}(x,y,z) = s(x,y) \tag{11.15}$$

위의 방정식은 음파에너지가 z방향으로 진행하면서도 음파변환기 표면에서와 필드 패턴을 유지하며 진행함을 가정하는 것이다. 이 경우 식 (11.14)는 다음과 같이 줄어든다.

$$\hat{R}(x,y,z) = K \left| R(x,y,z) e^{j2kz} * \tilde{s}(x,y) n_e \left(\frac{z}{c/2} \right) \right| \tag{11.16}$$

여기서 $\tilde{s}(x,y) = s(-x,-y)$이고 $*$는 3차원 convolution 연산을 의미한다.

식 (11.16)에서 e^{j2kz}을 무시한다면, 모든 항이 실수가 됨으로 절대값을 취할 필요가 없어진다. 이 경우 측정된 반사계수 분포는 원래의 반사계수 분포보다 번져 보이게 한다. 음파발생기의 표면 모양과 엔빌롭 함수의 곱으로 정의되는 임펄스 응답함수와 반사계수의 콘벌루션 연산이 된다. 따라서, 임펄스 응답함수는 영상을 번져 보이게 하는 요인이다. 여기서 임펄스 응답함수의 3차원상에서의 형태가 초음파 영상시스템의 분해능 셀(resolution cell)를 결정한다. 펄스가 매우 짧고 음파변환기의 크기가 작으면 분포된 반사계수를 좀 더 정확하게 예측할 수 있을 것처럼 보이지만, 실제로는 음파변환기의 크기가 작으면 빔이 넓게 퍼지게 된다. 이것이 기하학적 가정의 문제점이다. 또한 펄스가 짧아지게 되면 더 이상 협역 신호로 볼 수 없어 주파수에 따른 감쇠문제가 부각된다. 따라서 이러한 여러 요인들간의 균형이 잘 맞추어진 초음파 시스템을 구성해야 한다.

위에서 무시되었던 e^{j2kz}항을 살펴보자. 이것이 초음파 영상에서 보이는 가장 큰 인공물(artifact)인 스페클을 생성하는 원인이다. 위상각항 e^{j2kz}을 실제 공간상에 분포된 반사계수에 곱한다는 점에 주의하여야 한다. 실제 분해능 셀은 π/k이기 때문에 e^{j2kz}는 하나의 실제 분해능 셀 안에서 많은 주기를 갖고 변화할 수 있다. 따라서 임의로 주어진 시간에서 보면, 실제 분해능 셀에 존재하는 하나의 산란체에는 특정 위상각이 인가되는데, 이를 확률변수상에서 $[0, 2\pi)$ 사이에 균일하게 분포하는 모델로 생각할 수 있다.

완전히 무작위적인 복소수 $R(x,y,z)e^{j2kz}$들의 합으로 분해능 셀에서의 값이 구현된다. 이러한 값의 분포는 Rayleigh 확률분포를 따르게 되며 그 평균값은 산란체의 분포에 따라 결정된다. 분해능 셀은 시간축(공간축에서의 음파의 진행방향 축)과 횡방향 축에 걸쳐 어느 정도의 길이 가짐으로, 수신된 신호의 한 점에서의 값은 주위의 값들과 서로 상관 관계를 갖고 있다. 다시 말해, Rayleigh 확률분포에 따라 서로 상관관계를 갖는 무작위적 패턴이 형성된다. 이러한 패턴을 스페클 패턴(speckle pattern)이라 하며 알갱이 모양의 반점 형태로 보인다. 이에 따라 영상이 어두워졌다 밝아졌다 하며, 그 알갱이의 크기는 분해능 셀의 크기, 산란체의 공간상의 분포, 그리고 주파수에 의해 결정된다. 이는 비록 바람직하지 않은 현상이지만, 의료용 초음파 영상의 가장 큰 특성이라 할 수 있다.

프레넬과 프라운호퍼 근사화 식 (11.14)를 좀 더 단순화 하기 위하여, $\tilde{q}$에 실제 음파변환기의 필드패턴 표현식을 대입할 수 있다. 이때 10.5.2절에서 유도된 프레넬과 프라운호퍼 근사화를 참조하자.

식 (10.70)과 식 (11.3)으로부터 $\tilde{q}$에 대한 프레넬 근사치를 구할 수 있다. 식 (11.14)에 그 결과를 삽입하여 정리하면 다음 식과 같다.

$$\hat{R}(x_0, y_0, z_0) = \int_0^{\infty}\int_{-\infty}^{\infty}\int_{-\infty}^{\infty} R(x, y, z)e^{j2kz} \times n_e\left(\frac{z_0 - z}{c/2}\right)[s'(x - x_0, y - y_0, z)]^2\, dx\, dy\, dz \tag{11.17}$$

여기서

$$s'(x, y, z) = s(x, y) ** e^{jk(x^2+y^2)/2z} \tag{11.18}$$

이다. 안타깝게도 식 (11.17)은 더 이상 단순화 될 수 없으며 R과 $\hat{R}$간의 관계식을 좀 더 쉽게 사용할 수 있도록 하는 표현식으로 변환시킬 수도 없다.

식 (10.76)과 식 (11.3)으로부터 $\tilde{q}$에 대한 프라운호퍼 근사치를 구할 수 있다. 이를 다시 식 (11.14)에 대입하여 정리하면 다음과 같다.

$$\hat{R}(x_0, y_0, z_0) = \int_0^{\infty}\int_{-\infty}^{\infty}\int_{-\infty}^{\infty} R(x, y, z)e^{j2kz}e^{jk(x^2+y^2)/z} \times \left[S\left(\frac{x}{\lambda z}, \frac{y}{\lambda z}\right)\right]^2 n_e\left(\frac{z_0 - z}{c/2}\right) dx\, dy\, dz \tag{11.19}$$

여기서는 두 가지 특성을 관측할 수 있다. 첫째, $\exp[jk(x^2+y^2)/z]$는 z축 부근에서 충분히 먼 영역(프라운호포 영역)에서는 1이라는 것이다. 둘째, n_e는 z축 방향으로 짧은 펄스이지만, $S^2(\cdot,\cdot)$는 z축 방향으로는 매우 느리게 변화한다는 것이다. 따라서 z의 영역에 따라 서로 다른 몇몇을 선택하여 사용할 수 있다. 이러한 두 가지 특성을 적용하면 $S^2(\cdot,\cdot)$의 z 방향 적분을 단순화 할 수 있다. 여기에 컨볼루션 연산자를 첨가하면 다음과 같은 표현식을 구할 수 있다.

$$\hat{R}(x, y, z) = \left|R(x, y, z)e^{j2kz} * \left[S\left(\frac{x}{\lambda z}, \frac{y}{\lambda z}\right)\right]^2 n_e\left(\frac{z}{c/2}\right)\right| \tag{11.20}$$

결과적으로 얻어지는 영상은 사물이 부분적으로 번져 보이는 영상이다. 이때 번져 보이게 하는 부분의 함수의 형태는 깊이에 따라 점점 넓어진다. 따라서 초음파 시스템은 위치에 따라 변화하는 시스템이다. 그러나 짧은 영역에서는 이를 위치 불편시스템(spatially invariant system)으로 가정하여 사용한다.

식 (11.20)에서 초음파 영상시스템의 시각적 특성을 유추해 볼 수 있다. 첫째, 프레넬과 프라운호퍼 근사화 모두에서 e^{j2kz}항이 존재함으로 스페클이 존재한다. 둘째, 펄스가 조직에 깊이 전달되더라도 깊이 방향의 해상도는 일정하다. 셋째, 깊이에 따라 횡방향의 해상도는 떨어진다. 끝으로, 분해능 셀 모양은 횡방향으로 보면 부엽(sidelobe)가 존재하는데 이는 $S^2(\cdot,\cdot)$가 일반적으로 sinc 형태의 함수이기 때문이다.

11.5 초음파 영상의 모드

11.5.1 A 모드 스캔

초음파 영상의 시작은 식 (11.11)의 엔빌롭을 검출한 신호 $e_c(t)$를 기본으로 한다. 이 신호를 A 모드 신호 혹은 진폭 모드 신호라 한다. 음파변환기에서 신호를 반복적으로 발사하며 수신한 이러한 신호를 오실로스코프에 연속적으로 보여줄 수 있다. 이러한 표시 방식을 A 모드 스캔이라 하며 그 일례가 그림 11.11에 있다. 연속적인 펄스의 발신 사이의 시간을 반복 시간(repetition time)이라 하며 이를 T_R로 표시한다. 이 시간은 반복되어 되돌아오는 신호가 모두 사라지는 시간보다는 충분히 길어야 하지만 동시에 의학적으로 관심 있는 부분에 움직임이 존재한다면 그 속도보다는 빨라야만 한다. 이러한 A 모드 표시방식은 심장 밸브의 움직임에 유용하다.

11.5.2 M 모드 스캔

M 모드 스캔은 A 모드 스캔의 신호를 2차원 영상 내 하나의 열로 연속적으로 표시하여 얻어진다. 여기서는 A 모드 신호의 진폭이 M 모드 영상의 밝기가 된다. 연속적인 A 모드의 신호들이 각각의 열을 구성하는 방식을 따르며 가장 오랜 된 A 모드 신호를 순차적으로 지워가는 식으로 표시한다. 그림 11.12에서 나타난 것처럼, 밝기로 표시된 부분의 음파변환기 축으로의 상하 운동을 잘 보여 준다. 이 모드는 심장 밸브의 운동을 영상화하는 데 많이 사용되며 또한 ECG 신호와 연결하여 보여지기도 한다.

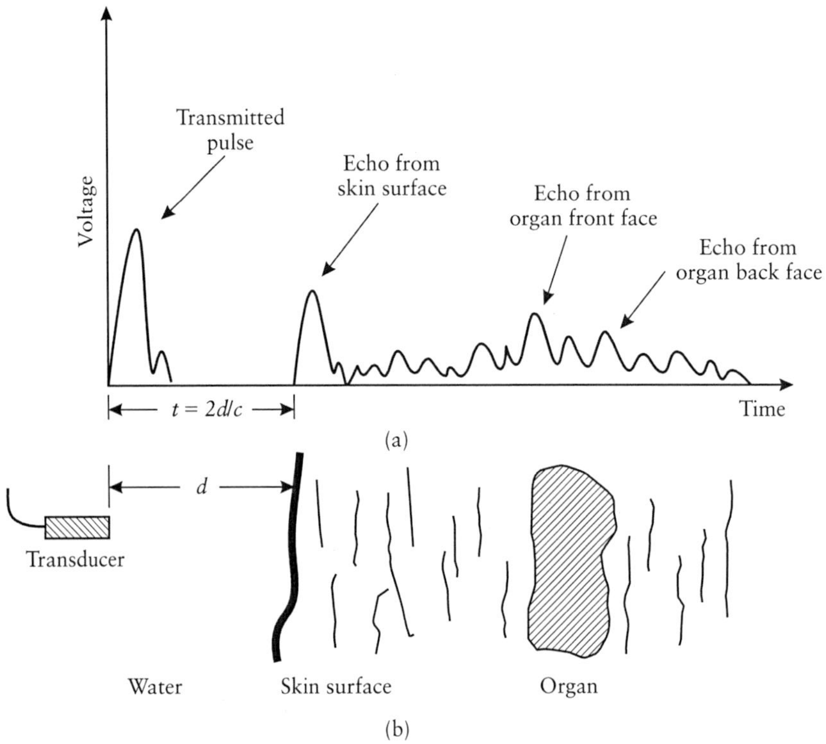

그림 11.11 전형적 A 모드 표시방식

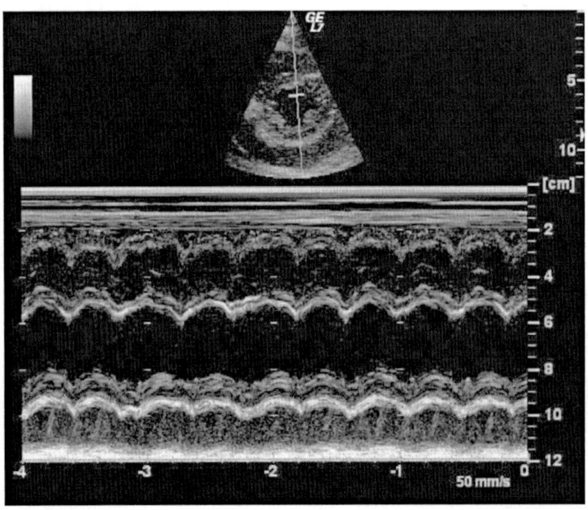

그림 11.12 M 모드스캔(GE Healthcare의 동의하에 사용)

11.5.3 B 모드 스캔

B 모드 스캔은 음파변환기의 빔을 평면에 스캔하여 얻어진다. 이를 구현하는 한 가지 방법은 그림 11.13에서 같이 음파변환기를 z 축방향으로 향한 상태에서 x 축 방향으로 기계적으로 움직여주는 것이다. 주기적으로 발신하는 펄스는 연속적인 A 모드 신호를 생성하고 그것이 음파발생기의 각 x위치에서의 신호가 된다. B 모드 영상은 각 열에서의 A 모드 신호를 그 위치에 따라 CRT에 밝기로 표시하여 생성한다. 초기의 초음파 시스템에서는 단일 소자 음파변환기를 기계적으로 움직이는 형식이 주로 사용되었다. 기계적 스캐닝 시스템에서는 이러한 수평이동형식의 스캐너보다는 음파변화기를 기계적 고정장치에 장착하여 이를 회전하며 그 각도적 위치를 조절하여 스캔닝하는 방식이 좀 더 많았다. 많은 경우에 있어 사용자는 음파변환기 구조물을 정해진 특정 방향으로 위치하여야만 2차원 영상을 얻을 수 있었다. 음파변환기를 조절하여 특정 위치와 각도에서 펄스를 발생시키고 신호를 수신하며 이를 CRT에 표시하여 주는 것은 상대적으로 어렵지 않은 구현 방식이다.

수동적인 스캐닝 시스템의 하나의 장점은 신체 내부의 같은 점을 여러 다른 각도에서 볼 수 있다는 것이다. 만약에 그 점에서 강한 반사체가 존재한다면 가장 강한 반사 신호는 그 평면에 수직인 경우에 나타난다. 따라서 각 위치에서 되돌아온 신호의 가장 강한 부분들을 이용하여 영상을 할 수 있다. 이와 같이 B 모드 영상에서 같은 조직을 여러 각도에서 접근하여 얻은 영상들을 포괄적으로 사용하는 경우 컴파운드(compound) B 모드 스캔이라고 한다. 공교롭게도 이러한 식으로 얻어지는 영상은 굴절에 의하여 강한 인공물(artifact)을 보인다. 음파는 표면에 입사하는 각도에 따라 상이한 굴절을 보이며 이는 깊이 존재하는 조직을 측정하는 전자적 스캔닝에서 종종 오류를 야기시킨다. 그 결과, 물질에 따라 영상이 번져 보이는 정도가 다르게 생기며, 몇몇 산란체들은 스크린상에 다른 점에 그려지기도 한다. 이러한 현상을 제거하기 위하여 초기의 시스템들에서는 가장 강한 반사체에 해당하는 신호만을 종종 표시하여 사용하기도 했다.[1] 이러한 초기의 영상들은 해부학적 스케치에서 보이듯

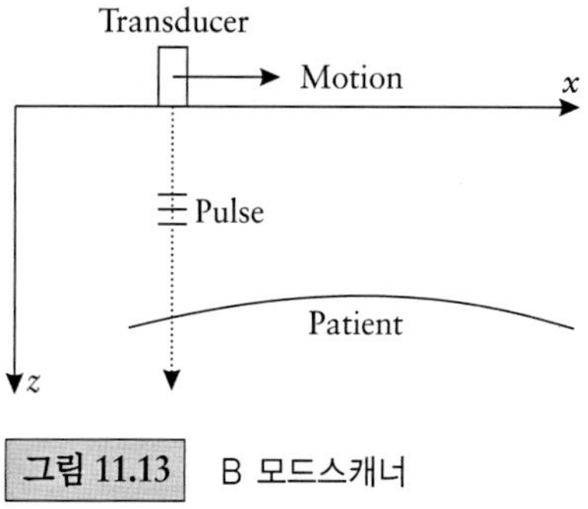

그림 11.13 B 모드스캐너

1) 또한 초기 시스템에서는 저장형 오실로스코프를 통하여 반사신호에 따라 희거나 검은 두 가지 값만을 표현할 수 있었다.

기관 혹은 암조직의 윤곽선만을 나타내곤 했다.

이러한 초기 시스템의 또 다른 단점은 실시간 영상이 아니었다는 것이다. 최근의 시스템들은 일반적으로 컴퍼운드 스캐너가 아닌 실시간 영상기계이다. 따라서 영상에서의 한 점의 밝기로 표현되는 반사계수는 하나의 방향에서 본 반사계수이다. 음파변환기의 디자인과 펄스-에코 전자회로의 발전으로 인하여 비록 반사체의 방향이 최적이 아닌 경우에도 밝기에 따른 흑백 영상이 수용할 수 있을 정도로 발전하였다. 그림 11.14에서 보이듯, B 모드에서 가장 주가 되는 스캐너는 세 종류가 있으며, 이는 선형 스캐너, 기계적 섹터 스캐너(sector scanner), 위상 배열 섹터(phased array sector) 스캐너들이다.

선형 스캐너는 작은 음파변환기들이 하나의 선위에 정렬되어 있는 형태이다. 이는 단일 음파변환기의 선형적 위치 이동과 같고 단 이때 기계적 움직임이 없을 뿐이다. 일반적으로 몇몇 음파변환기들이 하나의 묶음으로 하여, 함께 발신과 수신을 함으로써 마치 좀 더 큰 음파변환기를 사용하는 것과 같은 효과를 낸다. 이는 큰 음파변환기가 초점을 형성하고 보다 높은 파워의 신호를 발신하는 데 유리하기 때문이다. 선형 스캐너의 경우 신체상에 접촉을 유지하기 위하여 넓고 평평한 면이 필요하고 따라서 복부 영상과 산부인과에서 가장 많이 사용된다.

섹터 스캐너는 기계적 스캐너와 위상 배열 스캐너 방식으로 모두 가능하다. 기계적 섹터 스캐너는 단순히 하나의 음파변환기를 음파변환기 축에 수직인 방향으로 회전하는 형식을 따른다(그림 11.14 참조). 회전 축을 중심점으로 일련의 빔이 방출되는 것으로 가정하여 영상화 할 수 있다. 빔이 깊이에 따라 넓게 퍼지게 되므로 가까운 영역에서는 샘플링이 필요한 것보다 초과되며 먼 영역에서는 거꾸로 모자라게 된다. 모든 초음파 영상시스템에서는 초점이 있는 음파변화기를 사용함으로 실제로 횡방향 해상도는 초점 부근에서 가장 높으며 음파변환기에서 아주 가깝거나 먼 영역에서는 해상도가 떨어진다.

위상 배열 섹터 스캐너는 매우 작은 음파변환기 소자들이 한 줄로 정렬되어 있는 형태이다. 전체적으로 볼 때 선형 스캐너에 비하여 위상 배열 섹터 스캐너의 크기는 현저히 작다. 초음파의 빔이 각 섹터별로 나갈 수 있도록 전자적으로 조절되는데 이때 각 소자에 서로 다른

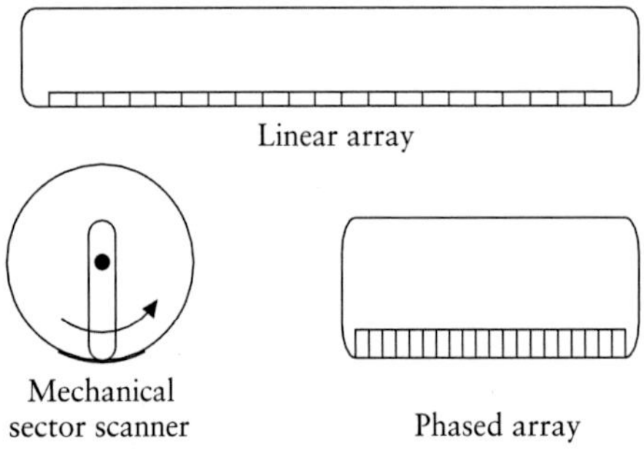

그림 11.14 세 가지 스캐너 타입

시간지연(위상각 지연)을 적용한다. 여기서 한 가지 매우 중요한 장점은 되돌아온 신호의 초점 깊이를 조절할 수 있는 다이나믹 초점 기법을 사용할 수 있다는 것이다. 반면에 단점으로는 위상각 지연에 따른 그레이팅 로브(grating lobe)가 생성될 수 있고 이는 영상에 인공물(artifact)을 가져올 수 있다는 것이다.

섹터 스캐너를 이용하는 경우 극좌표계로서 얻어진 데이터를 직교 좌표계의 영상으로 변환시켜줘야 한다는 공통점이 있다. 이러한 극좌표와 직교좌표간의 변환 과정을 스캔 컨버젼(scan conversion)이라고 한다. 적절한 스캔 컨버젼을 사용하면 과도한 저역 필터 없이도 샘플링에 의한 인공물(artifact)을 줄일 수 있다.

예제 11.4

선형 음파변환기를 물속에서 2MHz 주파수로 사용하고 있다. 각 소자의 크기는 x 방향으로 1 mm, y 방향으로 10 mm이다.

문제 10 cm 깊이까지 유용한 기하학적 근사화를 이용한다면 몇 개의 음파변환기 소자가 하나의 그룹으로 사용되어야 하나?

해답 2 MHz 음파의 물에서의 파장은 $\lambda = c/f = 1484\ \text{m/s}/2 \times 10^6\ \text{s}^{-1} = 0.742$ mm이다. 음파변환기가 기하학적 영역에서 far field 영역으로 변화되는 위치는 $z = D^2/\lambda = D^2/0.742\ \text{mm} = 10$ cm이므로

$$D = \sqrt{100 \times 0.742} = 8.61\ \text{mm}$$

이다. 따라서 9개의 소자를 하나의 그룹으로 하여 사용하면 된다.

투과 깊이(penetration depth) 여러 가지 요인들이 복합적으로 관련되어 있지만, 감쇠가 초음파 시스템에서 깊이 방향 영상의 한계를 정하는 결정적 요인이다. 음파변환기와 프리앰프가 최소한 L dB의 손실을 다룰 수 있다고 가정하자. 예제 10.5에 의하면

$$20 \log \frac{A_z}{A_0} = -L \tag{11.21}$$

로 이때 A_z는 z 만큼의 깊이를 왕복한 음파의 진폭으로 해석된다. 식 (10.33)로부터

$$\alpha = -\frac{1}{z} 20 \log \frac{A_z}{A_0} \tag{11.22}$$

이고

표 11.1 주파수에 따른 일반적 투과깊이 추이

Frequency (MHz)	Depth of Penetration (cm)
1	40
2	20
3	13
5	8
10	4
20	2

$$\alpha \approx af \tag{11.23}$$

이다. 시스템 한계에서의 음파가 최대 이동할 수 있는 깊이는 다음과 같다.

$$z = -\frac{L}{af} \tag{11.24}$$

투과 깊이 d_p는 왕복운동을 고려하면 이에 절반이 되어 다음과 같다.

$$d_p = \frac{L}{2af} \tag{11.25}$$

표 11.1은 d_p에 대한 짧은 표로 a = 1 dBcm^{-1}MHz^{-1}로 L = 80 dB로 가정하여 구한 결과이다.

펄스 반복률(pulse repetition rate) 새로운 펄스는 이전 펄스에 의한 모든 에코 신호가 사라진 후에 생성할 수 있다. 최대 투과 깊이에 위치한 조직을 영상화한 후 잔재하는 모든 반사 신호는 검출할 수 있는 수준 이하로 떨어진다. 따라서 펄스 반복시간 T_R은 투과 깊이에 의하여 한정되며 다음과 같이 표현될 수 있다.

$$T_R \geq \frac{2d_p}{c} \tag{11.26}$$

따라서 펄스 반복률은 다음과 같이 정의된다.

$$f_R = \frac{1}{T_R} \tag{11.27}$$

a = 1 dBcm^{-1}MHz^{-1}로 L = 80 dB로 가정하면 최소 펄스 반복시간은 0.267 ms이다. 다시 말해 반사신호의 혼돈을 주지 않는 상태에서 매초마다 f_R = 3750 펄스를 발생시킬 수 있다는 것이다.

B 모드 영상 프레임률 2차원 영상을 생성하는 데 있어 N개의 펄스가 요구된다고 생각해 보자. 그러면 영상의 프레임률은 다음과 같이 결정된다.

$$F = \frac{1}{T_R N} \tag{11.28}$$

위의 예제에 연속적으로 적용한다면, N-256일 경우 F = 14.6 frames/sec이다. 통상적 초음파 영상시스템의 경우 프레임률은 일반적으로 10-100 frames/sec이다.

15 frames/sec의 동영상에서 깜빡임이 많고, 이는 초음파 시스템에서 수용할 수 없다. 이러한 문제는 스캔 컨버젼을 통하여 해결할 수 있다. A 모드 데이터는 이중 연결 메모리(dual port memory)에 의하여 최대한 빨리 읽혀지게 된다. 동시에 스캔 컨버터에서 60 frames/sec의 속도로 데이터를 CRT로 전해준다. 깜빡임이 아니더라도 15 frames/sec보다 빠른 움직임을 감지할 필요가 있는 경우가 있다. 최근의 초음파 시스템에서는 시야를 줄일 수 있도록 하는 기능이 있다. 즉 영상 전체가 담당하는 각도 혹은 영역을 줄여주는 것이다. 이를 적용하면 하나의 프레임을 구성하는 펄스 N의 수가 줄어들기 때문에 프레임률이 급격히 증가된다.

예제 11.5

초음파 영상시스템을 B 모드에서 사용하고 있는데 이때 하나의 영상을 위해 256 펄스가 필요하다. 음파변환기의 감도가 최대 80 dB 손실까지 감수할 수 있다.

문제 영상 대상 물질에서의 음파의 속도 c = 1540 m/s이고 a = 1 dBcm^{-1}MHz^{-1}이라고 한다면 프레임률을 15 frames/sec으로 할 수 있는 주파수 영역은 얼마인가?

해답 주어진 프레임률과 펄스의 수를 기반으로 계산해 보면 펄스 반복률은

$$T_R = \frac{1}{FN} = 0.26 \text{ ms}$$

이다

$$T_R \geq \frac{2d_p}{c} = \frac{L}{afc}$$

임으로

$$f \geq \frac{L}{acT_R} = 1.99 \text{ MHz}$$

이다.

11.6 방향조절과 초점형성

위상 배열 형태의 음파변환기 경우 B 모드 영상에서 음파변환기의 움직임 없이 방향조절(steering)과 초점형성(focusing)을 한다. 전체 길이가 1~3 cm 정도인 작은 소자들의 선형적 배열로 구성된 음파변환기를 이용하여 이를 구현하게 된다. 각 소자의 너비는 음파 파장의 1/4로 이는 0.2~0.75 mm이다. 한쪽이 긴 사각형 형태의 소자를 사용함으로써 영상의 평면에서는 음파의 초점이 잘 형성되고 (긴 방향) 반대 방향으로는 거의 점 음원에 가깝게 만들 수 있다. 발신할 때에는 각 소자에서의 출력 시간차를 주어 원하는 방향으로 빔이 형성되고 다른 방향으로는 빔이 감쇠되도록 한다. 수신하는 경우, 특정한 방향에 대한 선택성은 각 소자에서 수신된 신호들을 적절한 시간차를 두어 더해 주어 구현한다. 다음의 두 절에서 이러한 아이디어를 확장하고 기본적인 삼각함수 법칙을 이용하여 위상 배열 시스템을 분석한다.

11.6.1 발신 방향조절과 초점형성

그림 11.15에서 보이듯, 음파변환기의 각 소자들에 서로 다른 지연 시간을 가해 줌으로써 초음파 빔의 방향을 바꿀 수 있다. 이러한 현상을 분석하기 위하여 시간 $t = 0$에서 소자 T_0가 펄스를 생성한다고 가정하자. 평면파가 θ방향으로 생성되기 위하여 다른 소자들에서 필요한 지연 시간을 계산하고자 한다. 시간 t가 되면 소자 T_0에서 발생한 파는 거리 $r_0(t) = ct$만큼 진행한다. 따라서 선 $L(t, \theta)$가 시간 t일 때 θ 방향의 평면파의 선두 부분을 나타낸다면 이를 수학적으로 다음과 같이 표현할 수 있다.

$$L(t,\theta) = \{(x,z) \mid z\cos\theta + x\sin\theta = r_0(t)\} \tag{11.29}$$

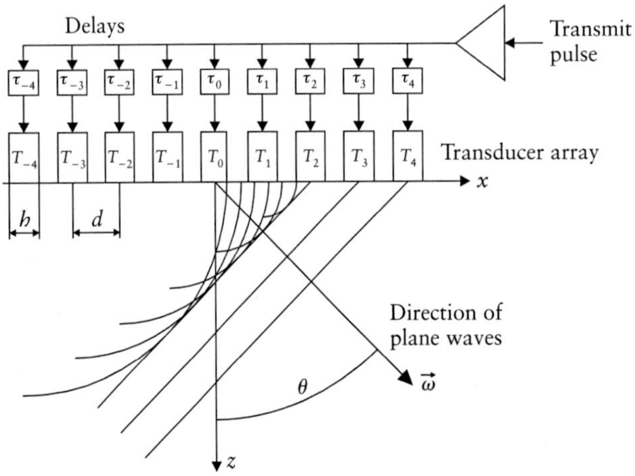

그림 11.15 위상 배열을 이용한 방향조절 분석

단순한 기하법칙에 따라 음파변환기의 i번째 소자 T_i로부터 이 선까지의 거리는 다음과 같다.

$$r_i(t) = r_0(t) - id\sin\theta \tag{11.30}$$

따라서 파의 선두가 직선 $L(t, \theta)$가 되기 위하여 각 소자에서는 다음의 시간지연을 갖고 펄스를 생성해야 한다.

$$t_i = \frac{r_0(t) - r_i(t)}{c} = \frac{id\sin\theta}{c} \tag{11.31}$$

그림 11.16(a)에서는 이러한 시간을 갖는 펄스를 보여 주고 있다. 실제에서는 음수인 시간이 존재하지 않는다. 결과적으로 모든 시간은 양수가 되도록 같은 시간만큼 이동되어야 한다. 중심이 원점인 $2N + 1$개의 소자로 된 음파발생기가 있어 $t_{\min} = \min\{t_i, i = -N, \ldots, N\}$라고 가정하자. 이 경우 시간지연은 다음과 같이 결정된다.

$$\tau_i = t_i - t_{\min} \quad \text{and} \quad i = -N, \ldots, N \tag{11.32}$$

위상 배열은 일반적으로 초점이 형성되어 사용되는데 이는 그림 11.17에서 보이는 바와 같이, 빔 방향 조절의 개량으로 생각할 수 있다. 방향조절과 초점형성을 함께 분석하기 위하여 초점위치가 (x_f, z_f)이고 T_i의 위치는 $(id, 0)$라 가정해 보자. 이에 따라 T_i에서 초점까지의 거리는 다음과 같이 결정된다.

$$r_i = \sqrt{(id - x_f)^2 + z_f^2} \tag{11.33}$$

T_0 소자에서 음파가 발생하는 시간을 $t = 0$라 하면, T_i에서는 다음의 시간에 음파가 발생하여야 초점에서 동일한 시간대에 음파가 도달한다.

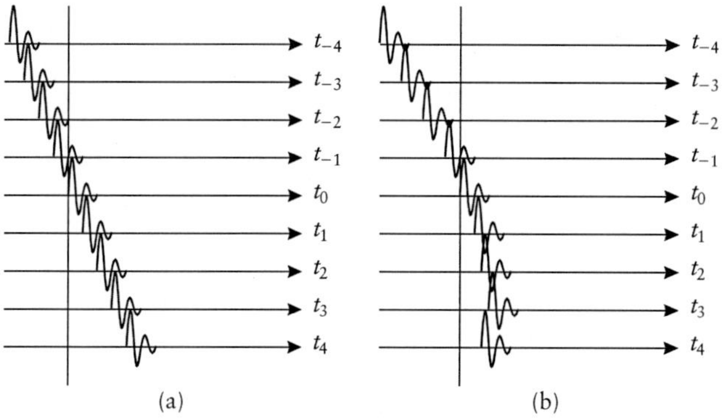

그림 11.16 (a) 방향조절, (b) 초점형성을 위한 타이밍도

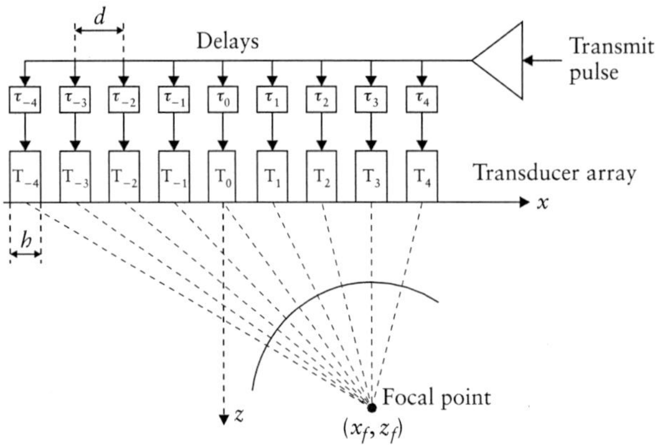

그림 11.17 위상 배열을 이용한 방향조절 및 초점형성 방식 분석

$$t_i = \frac{r_0 - r_i}{c} = \frac{\sqrt{x_f^2 + z_f^2} - \sqrt{(id - x_f)^2 + z_f^2}}{c} \tag{11.34}$$

초점이 형성된 빔을 생성하기 위하여 식 (11.32)를 적용한 펄스의 타이밍을 사용할 수도 있다. 그림 11.16(b)는 초점이 형성된 펄스 타이밍을 그림으로 보여 주고 있다. 빔의 방향조절과 이러한 초점이 더해진 시간지연과의 차이점은 (1) 단순한 방향 조절을 위한 기본 시간지연이 아니라는 점 (2)기하학적 위치 순서에 따라 소자에서의 발생시간이 순차적으로 적용되지 않는다는 점이다. 초점의 전형적인 깊이 $z_f = d_p/2$이다.

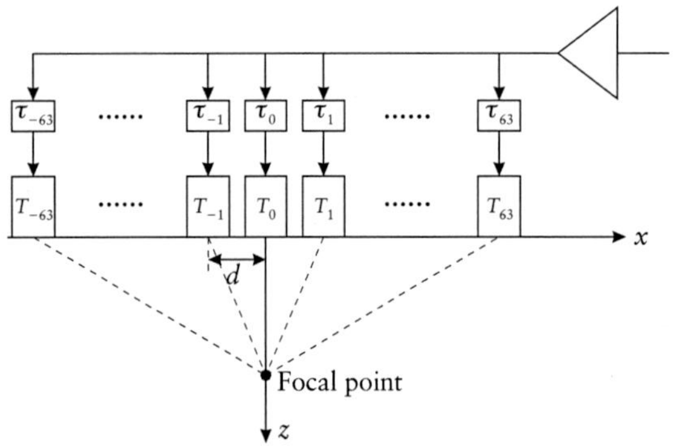

그림 11.18 선형배열 음파 변환기를 이용한 초점형성 방식(중심축에 초점 존재)

예제 11.6

127개의 소자로 구성된 음파변환기를 물속에서 이용한다. 각 소자간의 거리 d = 0.8mm이다(그림 11.18 참조).

문제 z축 상에서 $z = 5$ cm 위치에 초점을 형성하고자 한다. 가장 외각에 위치한 소자의 음파 생성 시간이 $t = 0$이라 한다면 중심에 위치한 소자에서 언제 음파를 발생시켜야 하는가?

해답 가장 외각에 위치한 소자로부터 초점까지의 거리는

$$r_{63} = \sqrt{(63d)^2 + (5\text{ cm})^2} = 7.1\text{ cm}$$

이다. 그러므로 r_{63}과 r_0간의 차이는 $r_{63} - r_0 = 2.1$ cm이다. 물속에서의 음파의 속도는 1484 m/s이므로, 중심소자에서 음파를 발생시켜야 할 시간은

$$\tau_0 = \frac{2.1\text{ cm}}{1484\text{ m/s}} = 14.15\,\mu\text{s}$$

가 된다.

11.6.2 빔포밍과 다이나믹 초점형성

위상 배열에서 생성되는 펄스에 적절한 시간지연을 이용해 일정 방향 혹은 한 점에 음향 에너지가 집중되도록 할 수 있지만, 실질적으로 각 소자에서의 음파는 구면파 형태로 진행되기 때문에 에너지는 상당히 넓게 펴져 나간다. 되돌아온 신호에서 원하는 방향(초점 방향)으로 가장 높은 감도를 형성하기 위해서 사용되는 일반적인 두 가지 기술로 빔포밍 기술과 다이나믹 초점형성 기술이 있다.

빔포밍(beamforming)이란 빔의 방향 조절과 유사하여 음파변환기의 감도를 특정 방향으로 높여 주는 것이다. 그림 11.19(a)에서 보는 것과 같이 음파변환기 소자들에 특정한 방향 θ로의 평면파가 오면, 각 소자는 순차적으로 음파에 반응하게 된다. 한 소자에 음파가 도달하고, 그 다음 소자에 음파가 순차적으로 도달하게 된다. 각각의 소자의 음파 도달 지연시간을 고려하여 이를 상호 보정하여 더하여 주면 전체 음파변환기 소자들의 특정한 방향 θ에 대한 감도가 높아지게 된다. 여기서 수신된 시간지연은 식 (11.31)과 (11.32)에서 유추된 발신 시간지연과 일치한다. 같은 식으로 정해신 초점에 대한 시간지연은 빔의 방향조정과 초점형성을 위한 식 (11.32)와 (11.34)을 이용하여 구현할 수 있다.

특정 시점에 특정 위치에 대한 음파변환기의 수신 감도를 높일 때는 다이나믹 초점형성(dynamic focusing)이라는 추가적인 복잡한 과정을 거친다. 그림 11.19(b)에서 보이는 것

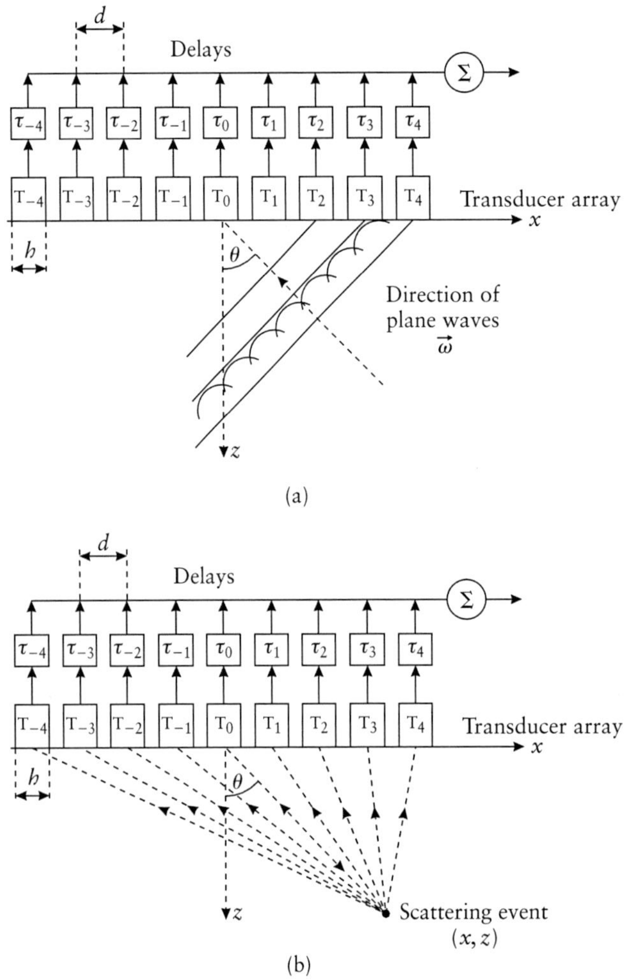

그림 11.19 위상배열에서 (a) 빔도밍, (b) 다이나믹 포커싱 비교분석

처럼 소자 T_0에서 방향 θ로 시간 $t = 0$에서 신호를 발신한다고 생각해 보자. 음파가 산란되는 위치가 (x, z)라고 가정하면 음파가 T_0에서부터 T_i까지 반사되어 전달되는 시간을 다음과 같이 결정된다.

$$r_i = \sqrt{x^2 + z^2} + \sqrt{(id - x)^2 + z^2} \tag{11.35}$$

T_0와 T_i에 도달하는 펄스의 시간차는 다음과 같다.

$$t_i = \frac{\sqrt{x^2 + z^2} - \sqrt{(id - x)^2 + z^2}}{c} \tag{11.36}$$

실질적으로 발신된 펄스는 θ방향으로 진행하면서, 펄스 산란 중심이 되는 위치 (x, z)가 변하게 된다. 따라서 시간이 다르게 되면 시간에 대한 함수 자체도 변화하게 된다. θ 방향으로 발신된 펄스의 위치 $(x, z) = (ct \sin\theta, ct \cos\theta)$로 주어진다. 따라서 시간차에 이를 대입하여 다시 계산하면 다음과 같은 수식으로 정리된다.

$$t_i(t) = \frac{\sqrt{x^2(t) + z^2(t)} - \sqrt{(id - x(t))^2 + z^2(t)}}{c} \tag{11.37}$$

$$= t - \frac{\sqrt{(id)^2 + (ct)^2 - 2ctid \sin\theta}}{c} \tag{11.38}$$

시간지연이 음수가 되는 것을 방지하기 위하여, 만큼의 시간을 여기서 빼 줌으로써 전체적인 시간지연을 이동시킬 수 있다. 따라서 다이나믹 초점형성은 수신되는 신호의 시간지연을 다음과 같이 다이나믹하게 변화시켜 줌으로써 구현할 수 있다.

$$\tau_i(t) = t - \frac{\sqrt{(id)^2 + (ct)^2 - 2ctid \sin\theta}}{c} + \frac{Nd}{c} \tag{11.39}$$

예제 11.7

127개의 소자로 구성된 위상 배열 형식의 음파변환기를 이용하여 다이나믹 초점형성을 한다고 생각해 보자. 각 소자간의 거리 $d = 0.8$mm이다. z축 5 cm에 위치한 산란체가 시간 $t = 0$에 속도 $v = 5$cm/s로 $+z$축 방향으로 움직이기 시작했다.

문제 음파의 속도 $c = 1500$ m/s라 가정한다. 이때 $\tau_{63}(t)$과 $\tau_0(t)$ 간의 시간지연 차이를 그래프로 표시하시오.

해답

$$\tau_d(t) = \tau_{63}(t) - \tau_0(t)$$

라 하자. 시간 t에서의 63번째 소자로부터 산란체와의 거리는

$$r_{63}(t) = \sqrt{[(63 * 0.8) \text{ mm}]^2 + [(5 + 5t) \text{ cm}]^2}$$

이다. 이에 비하여 중심에 위치한 소자에서 산란체간의 거리는

$$r_0(t) = (5 + 5t) \text{ cm}$$

이다. 따라서 시간지연의 차이는

$$\tau_d(t) = \frac{r_{63}(t)}{c} - \frac{r_0(t)}{c} = \frac{1}{c}[r_{63}(t) - r_0(t)]$$

로 그 그래프는 그림 11.20에서와 같다.

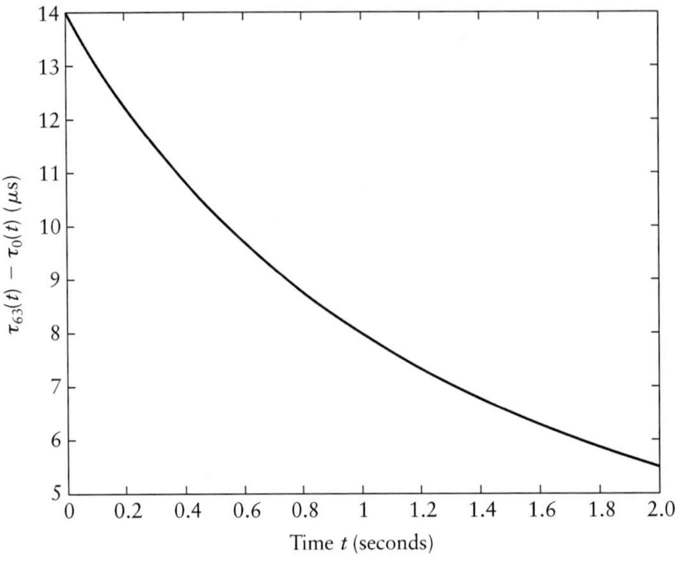

그림 11.20 이동중인 산란체를 관측하는 위상 배열 음파 변환기의 중심에 위치한 소자와 가장 외곽에 위치한 소자 간의 시간지원

11.6.3 3차원 초음파 영상

3차원 초음파는 기존의 선형 혹은 위상 배열을 y축 방향으로 스캐닝하거나 2D 위상 배열을 사용하면 가능하다. 실시간 3차원 영상은 1997년 2차원 위상 배열이 상용화되면서 가능하게 되었다. 이러한 시스템에서는 256개의 발신 채널과 256개의 수신 채널에 16:1 병렬연산을 수신부에 장착하여 사용한다. 이러한 병렬연산의 의미는 음파의 수신된 신호를 동시에 16가지 다른 위상 각에 따라 처리하여 16개의 서로 다른 방향에 발신하는 대신 한 방향으로 발신 후 16개의 수신 방향으로 해석한다는 의미이다. 이는 프레임률을 16배 향상시키는 효과를 가져온다. 최근 들어서는 32:1 병렬처리와 64:1 병렬처리 등에 대한 개발이 진행되고 있다.

11.7 요약 및 핵심 개념

초음파 영상은 일반적으로 음파변환기를 기반으로 한 펄스-에코 시스템으로 구현된다. 이러한 시스템들은 높은 성능과 낮은 가격의 특성을 갖는다. 본 장에서는 다음의 핵심 개념들에 대하여 설명하였다.

1. 초음파 영상시스템의 가장 근본적인 구성 요소인 음파변환기는 펄스-에코 모드에서 활용되며 이는 음파를 생성하고 수신하는 주체이다.

2. 대부분의 음파변환기는 압전 크리스털을 기반으로 만들어지며 특성에 따른 기본 공진 주파수에서 공진한다.
3. 신체에 대한 유용한 시야를 확보하기 위하여 초음파 빔 방향이 조절되거나, 빔이 스캔을 하거나, 빔으로 전체 영역을 지나쳐야 한다.
4. 펄스-에코 방정식에 근간이 되는 영상 수식은 프레넬 혹은 프라운호퍼 근사화로부터 유도된다.
5. 실질적 초음파 영상에서는 음파변환기의 움직임이 요구되는데 이에 따라 근본적 영상 수식을 수정하여 한다.
6. 근본 영상 방정식은 조직의 반사 계수 분포를 표현하는 방정식으로 변형될 수 있다
7. 초음파 영상 모드에는 A 모드 스캐닝, M 모드 스캐닝, B 모드 스캐닝, 그리고 3차원 초음파 영상이 있다.
8. 실질적인 B 모드 영상을 위해서 초음파 빔의 방향 조절 혹은 빔포밍과 초점형성이 요구된다.

▣ 참고문헌

- Kremkau, F. W. *Diagnostic Ultrasound, Principles and Instruments*, 5th ed. Philadelphia, PA:W. B. Saunders Company, 1998.
- Macovski, A. *Medical Imaging Systems*. Englewood Cliffs, NJ: Prentice Hall, 1983.
- Pierce, A. D. *Acoustics: An Introduction to Its Physical Principles and Applications*. New York: McGraw−Hill, 1981.
- Wells, P. N. T. *Biomedical Ultrasonics*. London, England: Academic Press, 1977.

▣ 연습문제

초음파 영상 형성 및 영상 모드

11.1 $L \times L$의 음파변환기가 물속에 잠기어 있다. 중심점이 원점이고 방향은 $+z$ 방향을 향하고 있다. 두꺼운 균질의 지방층이 $z = z_0$에서부터 시작하여 투과 깊이까지 존재하여 수신 가능한 유일한 신호는 물과 지방의 경계에서만 존재한다. 음파변환기는 x축 방향으로 θ까지 회전이 가능하다. 물속에서 감쇠는 없다고 가정한다. 또한 진폭이 A_0이고 펄스의 길이가 T인 정현파가 발신된다고 가정하자.

(a) z_0의 위치가 파필드라고 가정하고 반사되어 되돌아오는 신호의 강도를 각도에 대한 함수로 표현하라. 적절한 근사화를 하며 이때 부엽을 잊지 않도록 하라.

(b) 음파변환기와 프리앰프를 통하여 발신된 신호보다 80 dB 낮은 신호까지 검출할 수 있다고 가정하자. 또한 B 모드 영상에서는 검출가능 신호 이상인 경우에는 검은색으로 그리고 모든 검출이 되지 않는 신호는 흰색으로 표시한다고 가정

하자. 이 경우 실험 결과로 얻게 될 영상을 스케치하라.

11.2 두 개의 너비가 1cm로 똑같은 정사각형 음파변환기가 서로를 마주보고 있다. 첫 번째 음파변환기는 원점에서 $+x$ 방향으로 향하고 있고, 두 번째 음파변환기는 위치 (10cm, 0,0,)에서 원점방향으로 향하고 있다. 첫 번째 음파변환기로 두 번째 음파변환기를 영상화 하고자 한다. 매질은 일정하며 $\rho_0 = 1000\ \mathrm{kg/m^2}$, $c = 1500\mathrm{m/s}$, $\alpha = 1\ \mathrm{dB/cm}$라 가정하자. 첫 번째 음파발생기에서는 완벽한 기하학적 형태의 빔의 초음파를 발신하는데 이때 음파의 진폭이 12.25 $\mathrm{N/cm^2}$이고, 두 번째 음파변환기는 완벽한 반사체라고 가정하자.

(a) A 모드 신호를 스케치해 보아라. 각 축에 대한 표시를 신중히 하며, 되돌아온 신호의 최대 진폭 및 시간을 기술하라.

(b) $t = 2s$에 두 번째 음파변환기가 앞뒤로 움직이기 시작하여 그 위치가 $x(t) = 10 + \sin 2\pi(t - 2)\mathrm{cm}$, $t \geq 2\mathrm{sec}$이다. 시간 $0 \leq t \leq 5$에서의 M 모드 영상을 스케치하라. 이때에도 역시 각 축에 대한 표시를 정확히 하며 또한 중요점을 표시하라.

(c) 이제는 두 번째 음파변환기는 정지하고 첫 번째 음파변환기가 y축을 따라 이동하는 경우를 생각해 보자. B 모드 영상의 결과를 스케치하라. 각 축에 대한 표시를 정확히 하며 또한 중요점을 표시하라. 영상에서 반사신호가 최대가 되는 점을 첫 번째 음파변환기의 y 위치에 따라 정확하게 표시하라.

11.3 심장밸브를 검사하기 위하여 단일 소자 음파변환기를 사용하고 있다. 심장밸브의 움직임이 $z(t) = 16 + 0.5e^{-t/\tau}u(t)$, $\tau = 10\ \mathrm{ms}$, $u(t)$는 유닛 스텝(unit step) 함수, 음파의 속도는 1540 m/s로 주어진다고 가정하자.

(a) 심장 박동이 1 Hz라 가정하고 심장 박동 두 번 동안 $z(t)$를 그려라.

(b) 음파변환기에서 시간 $t = 0$에 전형적인 음파의 형태를 갖는 음파를 발신한다고 가정하자. 이때 오실로스코프에서 관측되는 A 모드 신호를 그려라.

(c) 음파변환기에서 매 1 ms마다 신호가 반복적으로 나간다고 가정하자. 생성될 M 모드 영상을 스케치해 보자. 이때에 각 축의 표시를 정확히 하라.

(d) 밸브의 움직임을 B 모드 영상을 통해서 영상화하고자 한다. 주어진 16 cm에서의 빔의 크기를 고려하여 10개의 스캔선으로 밸브를 보여줄 수 있는 영상이 가능하다면, 이 영상을 실시간으로 하기 위하여 어떠한 단계가 필요한가? 이것이 가능하겠는가?

11.4 음파변환기가 z축 방향을 향하고 있는데, 프라운호퍼 영역인 z_1과 z_2의 위치에 두 개의 산란체가 있다. 음파변환기에서는 사각형 모양의 엔빌롭을 갖는 짧은 음파를 $+z$방향으로 발신하였다. 엔빌롭 $n_e(t) = \mathrm{rect}[(t + T/2)/T]$, $T = \lambda/2c$이고 여기서 λ는 음파의 파장, c는 음파의 전달 속도이다. 다음의 경우 각각 반사신호를 예측하여 그려라.

(a) $z_2 - z_1 = \lambda/2$

(b) $z_2 - z_1 = \lambda/8$

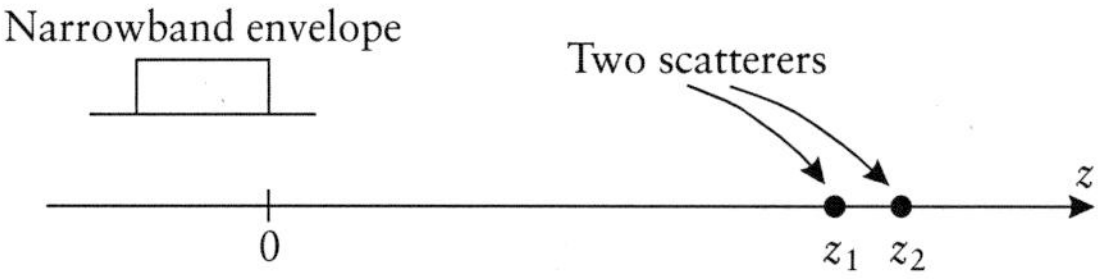

그림 P11.1 음파변환기 중심 축에 위치한 두 산란체

음파변환기 배열

11.5 101개의 소자로 되어 있으며 각 소자의 크기 d = 0.1 mm, 소자간의 거리 b = 0.1 mm인 선형 음파변환기가 있다. 그림 10.5의 단순한 필드 패턴을 갖고 c = 1540m/s 라 가정해 보자.

(a) 주어진 음파발생기로 θ = 30°까지 평면파를 생성할 수 있는 최대 주파수는 얼마인가?

(b) 위의 (a)에서 언급된 평면파를 생성하는 일련의 과정이 걸리는 시간은 얼마나 되는가?

11.6 그림 11.15의 선형적인 배열을 생각해 보자. 원하는 영상이 그림 P11.2의 환자의 단면이고, 스캔은 $\Delta\theta$ = 1° 마다 한다고 가정하자. 또한 101개의 소자로 구성된 음파변환기가 2 MHz, c = 1540 m/s, d = 0.6 mm 조건에서 사용된다고 가정하자.

(a) 평면파가 발신하는 경우, i번째 소자가 갖는 시간지연 관계식을 각도 θ에 대한

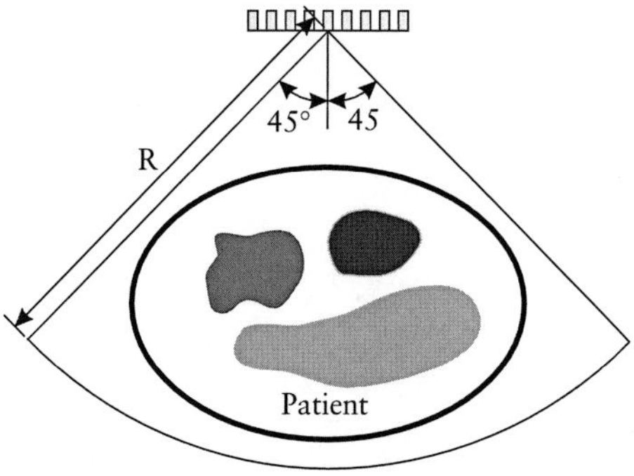

그림 P11.2 문제 11.6

함수로 표현하라.

(b) $R = 20$ cm라고 할 때 전체 시야를 스캔하는 데 걸리는 시간은 얼마인가?

11.7 각 소자의 크기가 너비 1.5 mm, 길이 2.1 cm이며, 100개로 구성된 3.0 MHz 음파변환기를 생각해 보자. 문제의 단순화를 위해 각 소자들이 서로 맞붙어 있어 15 cm 너비에 2.1 cm 길이의 음파변환기가 된다고 가정해 보자. 음파변환기는 음파의 속도가 1500 m/s에서 시현되고 있다.

(a) 만약에 14개의 근접한 소자들을 하나로 묶어 발신과 수신을 한다고 하면 파필드 깊이는 얼마나 되겠는가?

(b) 7 cm 깊이의 영역에 있는 사물을 펄스-에코로 영상화하고자 할 때 펄스간의 간격을 얼마로 하여야 하는가?

(c) 14개의 인접한 소자들을 이용해 하나의 그룹으로 하고, 그 그룹 내의 소자를 하나씩 순차적으로 변경해 가면서 B 모드 영상을 만들고자 한다. 투과 깊이가 20 cm라고 하면 프레임률은 어떻게 되는가?

(d) 프레임률을 증가시킬 수 있는 두 가지 방법에 대하여 기술하라.

11.8 그림 P11.3에서 보이는 것처럼, 너비 $h = 3$ mm이고 소자간의 거리 $d = 8$ mm인 세 개의 소자(L, C, R)로 구성된 위상 배열 음파변환가 있다. 각 소자의 정사각형으로 $s(x, y) = \text{rect}(\frac{x}{h}, \frac{y}{h})$이다. 첫 번째 경우 피부와 음파변환기 사이에 두께 $s = 2$ mm인 실리콘 판이 놓여 있다. 실리콘과 피부의 음향 임피던스와 음속은 각각 아래의 표에 주어진 것과 같다. 문제 (a)~(e)에서는 하나의 소자 C만이 음파를 발신하고 수신한다고 가정하자. 음파의 엔빌롭 $n_e(t) = \text{rect}(\frac{t}{10})$이며 주파수는 2 MHz이다.

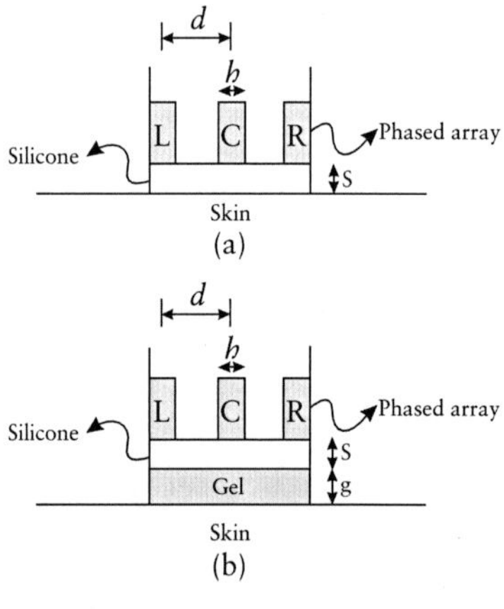

그림 P11.3 문제 11.8

	Silicone	Skin
Acoustic impedance (Z) (kg/m^{2}sec)	1.4×10^6	1.5×10^6
Speed of sound (c) (m/sec)	1500	1550

(a) 파가 처음 생성될 때부터 실리콘과 피부의 경계면에서 반사될 때까지의 A 모드 신호를 스케치하라. 기하학적 근사화를 가정하고 또한 감쇠와 스페클 현상은 무시하자. 핵심적인 시간과 진폭을 정확히 명시하라. 피부로부터의 반사되는 파의 진폭을 줄이기 위하여 그림 P11.3에서와 같이 g = 3mm의 음향 젤을 실리콘과 피부 사이에 추가하였다. 젤의 음향 임피던스 $Z_{gel} = \sqrt{Z_{silicone} Z_{skin}}$이다.

(b) 입사각에 관계없이 젤에서 굴절이 없도록 하는 음파의 속도 c_{gel}을 구하라.

(c) 파가 처음 생성될 때부터 젤과 피부의 경계면에서 반사될 때까지의 A 모드 신호를 스케치하라. 기하학적 근사화를 가정하고 또한 감쇠와 스페클 현상은 무시하자. 핵심적인 시간과 진폭을 정확히 명시하라.

(d) 피부로부터 반사되는 파에 대하여 무감하도록 시스템을 만든다고 가정하자. 감도 L은 얼마가 되겠는가? 다음의 (e)와 (f)에서는 실리콘과 젤을 무시하자.

(e) 그림 P11.4에 있는 F는 니어 필드(near field)와 파필드 중 어디에 위치하는가?

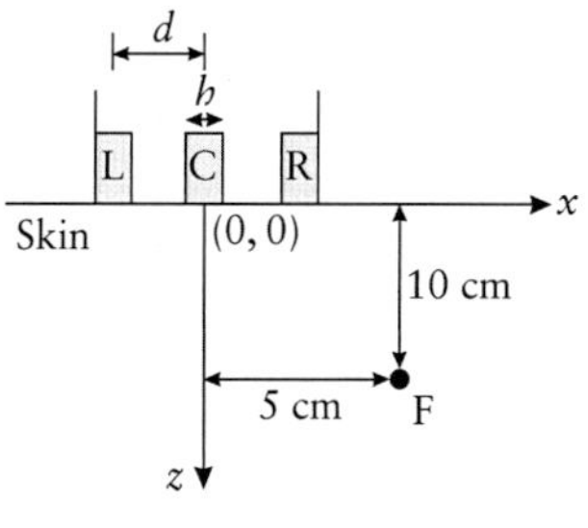

그림 P11.4 문제 11.8

(f) 점 F에 초점을 형성하기 위하여 τ_L, τ_C, τ_R의 시간지연을 계산하라.

초음파 영상시스템 디자인 및 영상의 품질

11.9 z = 0 에 위치한 1cm × 1cm 크기의 음파변환기가 $+z$ 방향을 향하고 있다. 음파변환기의 각 면은 x와 y축과 나란하게 위치하였고, 그 중심은 원점에 위치한다. 위의 음파변환기가 음속 c = 1540m/s인 균일한 매질에 담겨 있다. 또한 주파수는 2.5 MHz이다. y축에 나란한 선형태의 산란체가 (0, 0, 5) cm인 점을 지나며 이를 영상화 하고자 한다.

(a) 주어진 산란체에 대한 수학적 표현식을 구하라.

(b) 측정될 반사계수는 얼마이겠는가?

(c) 또 다른 선형태의 산란체가 주어진 산란체와 나란히 위치한다고 가정하면, 두 산란체간의 거리가 얼마일 때 주어진 시스템이 이를 서로 다른 두 개의 산란체로 인식하기 시작하겠는가?

(d) $Z = 20$cm일 때 위의 (b)와 (c)를 다시 계산하라.

11.10 깊은 곳에 위치한 작은 조직을 영상화하기 위한 최적의 초음파 파라미터들을 골라야 한다. 음속이 $c = 1500$ m/s, 흡수 계수는 를 따르며 $a = 1.0$ dB/(cm-MHz)인 균일한 조직 속 20 cm 깊이에 영상의 대상물이 위치한다고 가정하자. 또한 주어진 시스템이 100 dB의 손실까지 감지할 수 있다고 가정하자.

여기서 $f = 1$ MHz, $f = 2$ MHz, 혹은 $f = 5$ MHz의 세 가지의 주파수를 선택할 수 있다. 또한 각각의 주파수에서 직경 $D = 1$cm 혹은 $D = 2$cm인 두 가지 음파변환기를 선택할 수 있다. 모든 음파변환기는 평평한 형태이고, 필드 패턴은 각각의 영역에 따라 서로 다른 근사화(기하학적 영역 혹은 파필드)를 적용한다고 가정하자. 어떠한 f와 D의 조합이 주어진 조직의 영상을 가장 잘 구현할 수 있겠는가? 그 충분한 근거를 제시하라.

11.11 크기가 $L \times L$인 음파변환기가 그 중심이 원점과 일치하며 $+z$ 방향으로 향하고 있다. 협역 신호가 음파변환기에서 생성되며 그때의 엔비롭은 다음과 같다.

$$n_e(t) = \text{sinc}\left(\frac{\pi t}{\Delta T}\right)$$

반사계수가 R인 두 개의 산란체가 $(0, 0, z_0)$와 $(0, 0, z_0+\Delta z)$에 위치하고 있다. 감쇠와 다중 반사를 무시하고 다음 문제를 풀어보자.

(a) 산란체들이 기하학적 영역에 존재한다고 가정하고 예측되는 반사신호 $\hat{R}(x, y, z)$을 구하라.

(b) 영상에서 각 산란체가 구분되려면 얼마나 멀리 떨어져 있어야 하는가?

(c) 프라운호퍼 근사치가 적용되는 파필드에 산란체들이 위치한다면 예측되는 반사신호 $\hat{R}(x, y, z)$는 어떻게 표현되겠는가?

(d) 파필드에서의 깊이 방향으로의 해상도를 z_0의 함수로 표현하라.

11.12 두 개의 정사각형 음파변환기를 갖춘 초음파 영상시스템이 있다. 하나는 5 MHz에서 또 다른 하나는 12 MHz에서 사용된다. 5 MHz 음파변환기의 크기는 2.0 cm × 2.0 cm이고, 12 MHz 음파변환기의 크기는 0.4 cm × 0.4 cm이다. 각각의 주파수에서 영상시스템을 음파의 속도가 1560m/s인 매질에 넣고 실험하고자 한다. 주어진 매질에서의 진폭을 감쇠 요인이 다음과 같다.

$$\mu[\mathrm{cm}^{-1}] = 0.04\ \mathrm{cm}^{-1} \cdot \mathrm{MHz}^{-1} \times f[\mathrm{MHz}]$$

사물을 20 cm깊이까지 영상하고자 할 때 다음의 문제들을 풀어라.

(a) 시스템의 감도 $L_{5\mathrm{MHz}}$와 $L_{12\mathrm{MHz}}$를 구하라.

(b) 20 cm 깊이에서 주엽의 너비는 얼마인가? (단순화를 위하여 3dB 영역을 이용하시오)

(c) 최대 펄스 반복률은 얼마인가?

(d) B 모드 영상을 위하여 음파변환기가 앞뒤로 스캐닝을 한다고 가정하자. 하나의 프레임을 위하여 128개의 스캔 선이 필요하다면 최대 프레임률은 얼마가 되겠는가?

(e) 만약에 매질에서 음파의 속도가 일정하지 않은 상태에서 일정한 음속을 가정하고 영상을 구성한다면, B 모드 영상은 어떻게 되겠는가?

11.13 크기가 1 cm × 1 cm 인 음파변환기가 중심이 원점과 일치하며 $+z$ 방향으로 향하고 있다. 그리고 그림 P11.5에서와 같이 기름에 잠기어 있다. 큰 지방층이 깊이 z_0 = 20 cm 위치에서부터 무한대까지 존재하여 반사될 수 있는 신호는 기름과 지방층의 경계에서만 가능하다.

음파변환기가 1 MHz에서 작동된다고 가정하자. 각 매질의 밀도, 음속 그리고 흡수 계수가 다음과 같다.

$$\rho_{\mathrm{oil}} = 950\,\mathrm{kg/m^3},\ c_{\mathrm{oil}} = 1500\,\mathrm{m/s},\ \alpha_{\mathrm{oil}} = 0.95\,\mathrm{dB/cm};$$

$$\rho_{\mathrm{fat}} = 920\,\mathrm{kg/m^3},\ c_{\mathrm{fat}} = 1450\,\mathrm{m/s},\ \alpha_{\mathrm{fat}} = 0.63\,\mathrm{dB/cm}.$$

음파변환기의 감도 한계가 최대 L = 65dB의 압력 손실이라고 가정하자.

(a) 기름 내에서의 투과 깊이는 얼마인가?

(b) 주어진 기름과 지방간의 경계에서의 빔의 너비는 대략 얼마인가?

(c) 생성된 음파 압력의 진폭이 20 N/cm^{2}라 가정하자. 되돌아오는 펄스의 진폭은 얼마인가? 주어진 음파변환기 시스템으로 감지가 가능한가? 이 결과는 (a) 질문의 해답과 상충되는가? 그렇다면 왜 그런지, 그렇지 않다면 왜 그렇지 아니한지를 설명하라.

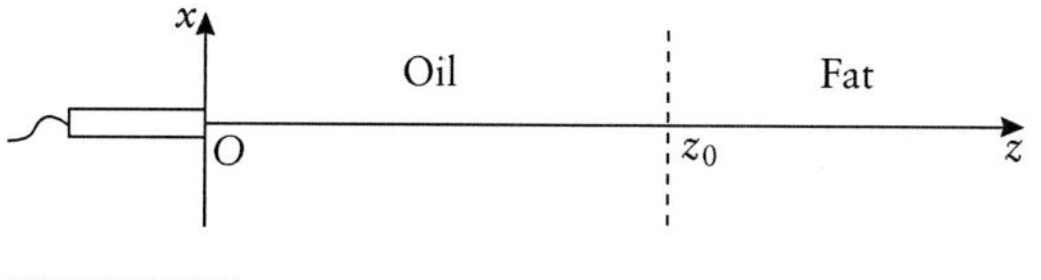

그림 P11.5 문제 11.13

경계면이 고정되어 있지 않다고 가정하자. 그 대신 $z_0(t) = 20 - 5\cos(2\pi f_0 t)$cm로 움직이며 $f_0 = 100$ Hz이다.

(d) 펄스가 $t = 0$에 발신되었다고 가정하자. 이 경우 A 모드 신호를 스케치하라. 축 및 시간의 표시를 정확히 하라.

(e) 음파발생기에서 $t = 0$에서부터 매 10 ms마다 음파를 발신한다고 가정하자. 생성되는 M 모드 영상을 스케치하라.

11.14 공지주파수가 2.5 MHz이고, 단면의 길이가 0.5 cm인 단일 소자의 평면형 정사각형 음파변환기를 사용한다고 가정하자. 주어진 음파변환기가 밀도 $\rho = 920$ kg/m^3, 음향 임피던스 $Z = 1.35 \times 10^6$ kg/m^{2}s인 균등한 매질에 잠겨 있다고 생각하자.

(a) 현재의 매질에서 주어진 음파변환기를 사용할 때 파필드 영역이 되는 깊이 z_f는 얼마인가?

(b) 전형적인 일반적인 시스템 수치를 가정하고, 투과 깊이가 20 cm가 되도록 하려면 흡수 계수 α는 얼마가 되어야 하겠는가?

(c) 깊이 $z = 10$ cm에서 횡방향으로 해상도(FWHM)는 얼마인가?

(d) 주어진 음파변환기를 이용하여 x방향으로 매우 빠르게 스캔하며 펄스를 생성할 수 있어, 사각형 모양의 B 모드 영상을 만든다고 가정하자. 12 cm의 영역을 스캔하는데, A 모드 데이터가 x축 방향으로 1 mm씩 떨어져 있는 게 바람직하다고 가정하자. 이 경우 기계적 스캐닝에 따른 문제가 없다고 하면, (b)에서 주어진 투과 깊이까지 영상화하는 데 있어 최대 프레임률은 얼마가 되겠는가?

PART

5 자기공명 영상

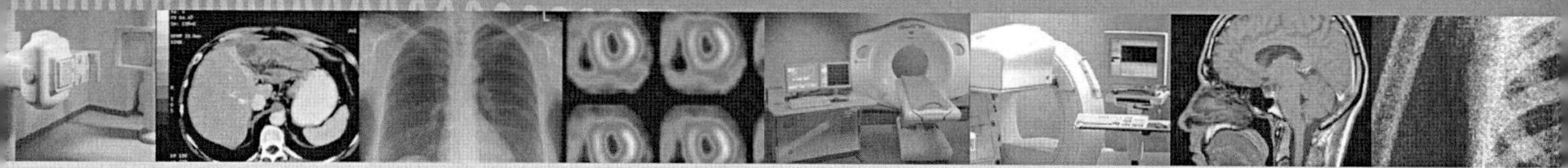

제5부에서는 자기공명영상(MRI: magnatic resonance inaging)에 대하여 다룰 것이다. 전산화 단층촬영장치(computed tomography)와 같이 MRI는 신체 전반에 대해 높은 해상도와 대조도의 해부학적 영상을 얻을 수 있다. 또한 초음파 영상장치와 같이 MRI도 비침습적인 수단이다. 높은 영상 품질과 위해성 없이 영상을 획득하는 두 가지 뛰어난 특성의 결합이 근래 MRI의 빠른 성장을 이끌어 내었다.

자기공명 영상에서 신체조직의 핵자기공명 특성에 대한 신호를 얻는데, 이 핵자기공명 특성들은 정자계 안에서 가변 무선주파수의 자계에 의하여 여기된다. 이러한 자계는 조작자에 의하여 시간축 상에서 다양하게 설정된 펄스 시퀀스(pulse sequence)로 신체조직에 가해지는데, 이것을 이용하여 핵의학 기술처럼 MRI는 기본 신호로부터 다양한 형태의 영상을 얻을 수도 있다. 더구나 펄스 시퀀스를 잘 조합하면 동적(dynamic) 영상도 얻을 수 있는데, 이것으로 혈액의 흐름을 관찰하는 것도 가능하다. 자기공명기능 영상(fMRI)은 강력한 연구용 수단이 되어가고 있어 특히 뇌 기능의 연구에 뛰어난 연구 수단으로 쓰이고 있고, 임상적으로 쓰이는 해부학적 영상에 대한 보완 역할도 하고 있다. 또한 방사선 촬영이나 핵의학에서 사용하는 것과 유사한 상자성체 '조영제(contrast agent)' 또는 '추적자(tracer)'가 영상의 대조도를 증가시키고 추가적인 기능들에 대한 정보를 얻기 위해 개발되고 있다. 궁극적으로

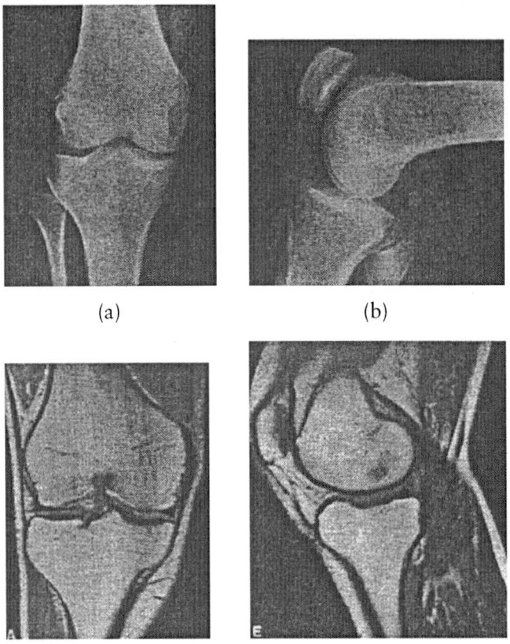

(a) (b) (c) (d)

그림 V.1 무릎에 대한 X-선 투영영상과 자기공명 영상의 비교 (a) 앞쪽, (b) 옆쪽 선 투영 영상 및 대응하는 (c) 두정면과 (d) 시상면의 자기공명 영상

MRI는 위험성 없이 구조적 영상과 기능적 영상을 함께 얻을 수 있는 이상적인 장치가 될 것이다.

일반적인 MRI에서 CT와 같이 환자는 갠트리(gantry)안의 '동굴(tunnel)'과 같은 공간에 누워서 들어가게 된다. 이 갠트리에는 자계 발생장치와 고주파자계 발생장치 및 자기공명 신호를 수신하는 수신 코일(receive coil)이 설치된다. MRI는 CT와 같이 단면 또는 단층 영상부터 영상을 변환하여 얻어낸다.

임상에서 MRI는 주로 해부학적 영상을 얻는 데에 사용된다. MRI는 높은 대조도를 갖는 단면 영상을 몸통(그림 I.1(d) 참조)과 뇌(그림 I.4(b) 참조)에 대해 얻을 수 있어 많은 임상 분야에서 CT를 대체하고 있다. 2장과 3장에서 몇 개의 기본 개념을 설명하기 위하여 머리의 시상면(sagittal) 자기공명 영상을 집중적으로 이용하였다. 다른 임상 예를 그림 V.1에 나타내었다. 그림 V.1(a)와 (b)는 무릎의 안쪽(anterior)과 옆쪽(lateral)의 방사선 투영영상이고, 그림 V.1(c)와 (d)는 여기에 대응하는 MRI 두 정면(coronal)과 시상면(sagittal) 영상이다.

CHAPTER

12 자기공명 물리

12.1 서론

자기공명 영상(MRI; magnetic resonance imaging)은 핵자기공명(NMR; nuclear magnetic resonance) 현상을 이용한 것이다. 이번 장은 MRI를 이해하는 데 필요한 NMR 현상에 대하여 개괄적인 설명을 기술하고 있다. 핵자기공명 관련 양자물리학 지식이 자기공명 영상을 이해하기 위해 꼭 필요하지는 않지만, 자기공명 영상의 근본에 대한 이해와 자기공명 영상을 깊게 이해할 때는 반드시 필요한 지식이다. 따라서 고전 물리학 원리를 바탕으로 양자물리학부터 미시세계에 대한 물리학까지 간략하게 짚어 나가겠다. 미시적인 스핀계(spin systems) 및 이것과 전자계의 상호작용으로부터 자기공명 영상을 만드는 신호가 발생된다. 이 스핀계의 행동은 현상학적 결과식인 Bloch 방정식으로 표현된다.[1)] Bloch 방정식은 스핀계의 세 가지 중요한 물리적 특성(양자밀도, 종자화 이완, 횡자화 이완)과 핵자기공명 장치로 검출하여 영상을 구성하기 위한 신호의 발생을 설명하는 방정식으로 다음 장에서 설명할 것이다.

---

1) '현상학적' 이라는 표현은 방정식이 근본원리로부터 유도된 것이 아니라 현상의 관찰을 기반으로 해서 얻어진 것임을 의미한다.

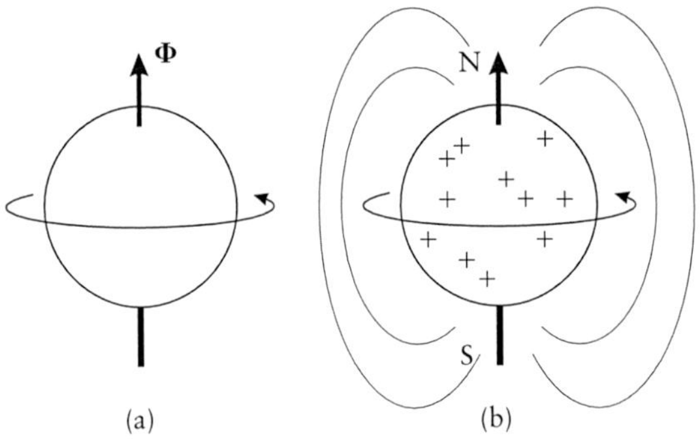

그림 12.1 (a) 원자핵 각운동량의 도시화, (b) 원자핵 미소자화의 묘사도

12.2 미시 자화

자기공명 영상은 원자의 핵과 관련이 있지만 핵의학에 관련된 방사능과는 전혀 관계가 없으며, 핵자기공명과 관련된 어떤 임의 원자핵이 갖는 전하와 각운동량과 관련이 있을 뿐이다. 물론 모든 원자핵이 양성자와 중성자로 구성되었기 때문에 양전하를 띄는 것은 잘 알고 있는 것이다. 또한 홀수 원자번호나 홀수 질량수를 갖는 원자핵이 각운동량(**Φ**)을 갖는 것도 알려진 사실인데, 이러한 스핀을 갖는 원자핵들은 핵자기공명에 능동적이다. 이러한 원자핵들은 그림 12.1(a)처럼 한 축에 대하여 회전운동을 하는 작은 구체로 나타낼 수 있다.

동일 원자핵의 집합체는 이것들이 속한 분자환경과 무관하게 핵 스핀계(nuclear spin system)라고 부른다. 수소(^{1}H)와 탄소(^{13}C), 불소(^{19}F), 인(^{31}P)은 생체 구성원소의 대부분을 차지하고, 이 원소들의 원자핵으로부터 배경잡음 이상으로 충분히 큰 NMR 신호를 검출할 수 있으므로 NMR에서 중요한 원자핵들이다. 그러나 전신에 대한 해부학적 구조를 바탕으로 하는 자기공명 영상에서는 수소의 원자핵만을 대상으로 한다. 그 이유는 수소가 인체에 다량으로 포함된 물 때문에 몸에 매우 높은 밀도로 존재할 뿐만 아니라, 수소(^{1}H) 원자핵은 매우 강한 NMR 신호를 발생하기 때문이다. 수소 원자핵은 단일 양성자이기 때문에 MRI 영상을 종종 양성자 영상(proton image)이라 부르는데, 엄격하게 보면 틀린 표현이다. 그 이유는 보통의 MRI에서는 영상에 기여를 하지 않지만, 다른 원소의 원자핵에도 양성자가 존재하기 때문이다.

스핀을 갖는 각각의 원자핵은 동시에 미소자계를 갖는다. 이 사실에 대한 정확한 물리학적 전개는 양자물리학 이론을 사용하여 끌어내야 하지만, 여기에서는 고전물리학을 이용하여 기술하려고 한다. 각각의 원자핵이 그림 12.1(b)처럼 양전하를 띄며, 한 축을 중심으로 회전운동을 하는 것으로 생각해 보자. 회전하는 전하는 고리형태의 전류처럼 자계를 발생하므로 원자핵들은 자계를 갖게 된다. 이 미소 자계는 자기운동량벡터 $\boldsymbol{\mu}$를 갖는다.

표 12.1 대표적인 원자핵의 Gyromagnetic Ratio

Nucleus	$\bar{\gamma}$ [MHz/T]
^{1}H	42.58
^{13}C	10.71
^{19}F	40.05
^{31}P	11.26

$$\boldsymbol{\mu} = \gamma \boldsymbol{\Phi} \tag{12.1}$$

위 식에서 γ는 gyromagnetic ratio로 rad/s/tesla의 단위를 가지며, 이것을 다음과 같이 정의하여 쓰는 것도 유용한데, 이 경우 Hz/tesla의 단위를 갖는다.

$$\bar{\gamma} = \frac{\gamma}{2\pi} \tag{12.2}$$

표 12.1은 핵자기공명과 자기공명 영상에서 공통적으로 쓰이는 몇 가지 원자핵의 gyromagnetic ratio 값이다.

외부자계의 세기와 방향은 다음의 벡터 $\boldsymbol{B}_0$로 표현된다.

$$\boldsymbol{B}_0 = B_0 \hat{z} \tag{12.3}$$

위 식에서 B_0[tesla]는 자계의 세기이고, $\hat{z}$는 고정 직각 좌표계에서 $+z$ 방향으로 향하는 단위벡터이다. 직관적으로는 모든 미소 스핀들이 가해진 외부자계 방향을 따라 정렬할 것으로 보이지만, 양자물리학에서는 다르게 예측을 한다. 각각의 핵종은 스핀양자수 I를 갖는데, 1/2의 음수가 아닌 정수배 값을 가진다. 표 12.1의 모든 원자핵은 $I = 1/2$이므로 1/2 스핀계로 부른다. 평형상태인 1/2 스핀계에서 미소자화(magnetization)의 방향은 z축에 대하여 2가지가 가능한데, z축에서 54° 기울어진 것과 180° − 54° = 126° 기울어진 것이다. 이때 54°의 가능성이 매우 조금 높은데, 이 방향을 업(up)방향으로 부르는 낮은 에너지 상태가 된다. 이러한 요소들을 모두 결합해 보면 전체 스핀계는 아주 약하게 z-방향으로 자화가 된다. 이것으로부터 거시자화(macroscopic magnetization) 또는 체적자화(bulk magnetization) 개념을 이끌어내게 되는데, 자기공명 영상에 대한 깊은 이해에 이 개념을 사용하게 된다.

12.3 거시 자화

어떤 물체의 적당한 체적 안에 들어있는 수소원자핵과 같은 특정 스핀계에 대하여 생각해 보자. 외부자계 $\boldsymbol{B}_0$가 가해질 때 이 스핀계는 자화가 되어 거시자화벡터 $\boldsymbol{M}$으로 나타낼 수

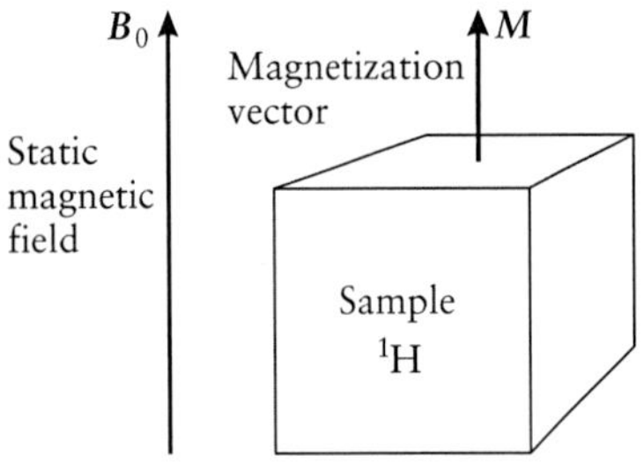

그림 12.2 자화벡터 M

있는데, 이것은 매우 많은 수(N_S)의 모든 개별 핵자기모멘트의 합이 된다.

$$\mathbf{M} = \sum_{n=1}^{N_s} \boldsymbol{\mu}_n$$

그림 12.2는 이 상황에 대한 설명이다. 만약 이 물체 시료가 정자계 $\mathbf{B}_0$ 안에 긴 시간 동안 고정되어 있었다면,[2] 거시자화 벡터 $\mathbf{M}$은 $\mathbf{B}_0$ 방향으로 향하며 평형상태 값 M_0를 갖게 된다. 자화의 크기 M_0는 다음 식으로 표현된다.

$$M_0 = \frac{B_0 \gamma^2 \hbar^2}{4kT} P_D \tag{12.4}$$

위 식에서 k는 볼츠만 상수이고, T는 절대온도, P_D는 양성자밀도로 대상 원자핵의 단위체적당 개수다. 전신 영상에서 수소원자핵은 단순한 양성자로 보이는 것이 양성자밀도라는 명칭을 사용하는 이유이다. M_0가 증가하면 자기공명 신호도 커진다. 따라서 더 강한 자석과 더 높은 양성자 밀도는 모두 더 큰 자기공명 신호를 이끌어 낸다. 13장에서 자기공명 영상의 공간부호화(spatial encoding)를 다룰 때, 공간의 P_D 편차는 자기공명 신호 크기의 차이를 만들고 이것이 영상의 대조도로 나타나는 것을 알게 될 것이다.

핵자기공명과 자기공명 영상에서 $\mathbf{M}$은 기본적으로 시간의 함수이다. 이 벡터가 자석 안에서 평형상태로 근접해 가는 변화 외에 공간에 따라 달라지는 외부 고주파를 이용한 여기나 공간에 따라 달라지는 외부 자계를 이용하여 적절한 조작을 할 수 있다. 이때 $\mathbf{M} = \mathbf{M}(\mathbf{r}, t)$로 표현되는데, $\mathbf{r}$은 고정좌표계의 3차원 좌표이고 t는 시간이다. 원자핵 규모에서 미소 각운동량과 시료의 체적 각운동량 $\mathbf{J}$는 시료의 자화와 다음의 관계가 있다.

$$\mathbf{M} = \gamma \mathbf{J} \tag{12.5}$$

---

2) 긴 시간과 짧은 시간에 대한 기준은 이후 이완시간을 배우고 나면 명확해질 것이다.

자기공명 영상에서 시료는 작은 체적의 신체조직으로 체적소(voxel)가 된다. 어떤 체적소에서 자기공명 영상의 값은 조직의 특성과 영상기법의 두 가지 주요 요인의 의해 결정된다. 자기공명 영상에 영향을 주는 조직의 특성은 여러 가지가 있는데, 다음에 정의할 두 종류의 이완시간 T_1 및 T_2와 양성자밀도 등이다. 다음으로 중요한 요소는 펄스시퀀스(pulse sequence)에 따라 자기공명 영상장치에서 자화벡터를 조작하는 방법이다. 다음에 설명하겠지만, $\boldsymbol{M}$을 공간축과 시간축을 따라 조작하기 위해 관심영역(FOV; field of view) 안의 자계를 펄스시퀀스에 따라 조작을 한다. 지금 단계에서는 특정 표본(체적소)에 대해 $\boldsymbol{M} = \boldsymbol{M}(t)$가 어떻게 시간에 따라 변하는지 설명하는 것에 집중하려고 하는데, $\boldsymbol{M}(t)$의 운동방정식을 바탕으로 하는 Bolch 방정식으로부터 시작하려고 한다.

12.4 세차운동과 Larmor 주파수

$\boldsymbol{M}(t)$가 자기모멘트이므로 외부자계 $\boldsymbol{B}(t)$가 가해지면 토크(torque)가 발생하는데, 이 관계는 다음 식으로 표현된다.

$$\frac{d\boldsymbol{J}(t)}{dt} = \boldsymbol{M}(t) \times \boldsymbol{B}(t) \tag{12.6}$$

위 식에서 $\boldsymbol{J}$는 $\boldsymbol{M}$에 의한 각운동량벡터이다. 위 식을 식 (12. 5)와 함께 정리하면서 $\boldsymbol{J}$를 소거하면 다음 식이 된다.

$$\frac{d\boldsymbol{M}(t)}{dt} = \gamma \boldsymbol{M}(t) \times \boldsymbol{B}(t) \tag{12.7}$$

위 식은 다음에 정의할 짧은 시간 구간에서만 정의된다.

$\boldsymbol{B}(t)$가 z-방향 정자계인 $\boldsymbol{B}(t) = \boldsymbol{B}_0$로 가정하자. 만일 초기 자화벡터 $\boldsymbol{M}(0)$가 z-축에 대해 α만큼 기울어졌다면 식 (12. 7)의 해는 다음과 같다.

$$M_x(t) = M_0 \sin\alpha \cos(-\gamma B_0 t + \phi) \tag{12.8a}$$

$$M_y(t) = M_0 \sin\alpha \sin(-\gamma B_0 t + \phi) \tag{12.8b}$$

$$M_z(t) = M_0 \cos\alpha \tag{12.8c}$$

위 식에서

$$M_0 = |\boldsymbol{M}(0)| \tag{12.9}$$

이고, $\boldsymbol{M}(t) = [M_x(t), M_y(t), M_z(t)]$, ϕ는 임의의 각도이다. 위 식들은 $\boldsymbol{M}(t)$가 $\boldsymbol{B}_0$를 따라 다

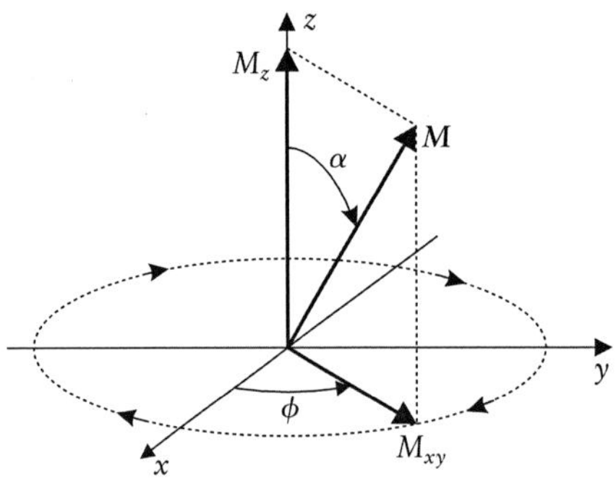

그림 12.3 z-축 주위를 회전하는 자화벡터 **M**

음의 주파수로 세차운동(precession)하는 것을 나타내는데, 이 주파수는 Larmor 주파수라고 한다.

$$\omega_0 = \gamma B_0 \tag{12.10}$$

식 (12.10)의 Larmor 주파수는 rad/sec의 단위를 갖는데, 이 책에서 radian 대신 cycle을 사용하는 Hz를 주파수의 단위로 사용하겠다. 따라서 식 (12.10)은 다음과 같이 바뀌어야 한다.

$$\nu_0 = \gamma B_0 \tag{12.11}$$

식 (12.11)과 식 (12.2)를 대입하면 식 (12.8)의 세차운동 식은 다음과 식이 된다.

$$M_x(t) = M_0 \sin\alpha \cos(-2\pi \nu_0 t + \phi) \tag{12.12a}$$

$$M_y(t) = M_0 \sin\alpha \sin(-2\pi \nu_0 t + \phi) \tag{12.12b}$$

$$M_z(t) = M_0 \cos\alpha \tag{12.12c}$$

세차운동은 핵자기공명과 자기공명 영상에서 중요한 개념이다. 대부분의 사람들이 아이들의 팽이에서 세차운동을 보았을 것이다. 회전하는 팽이는 회전축이 수직인 상태에서 시작하지만, 회전이 느려지면서 팽이의 회전축이 수직축을 중심으로 회전을 하게 되는데 이것이 바로 세차운동이다. 핵자기공명에서 $\mathbf{M}(t)$는 팽이의 회전축에 대응하는 셈인데, 정자계의 방향인 z-축이 바로 수직축이 된다. 그림 12.3은 이러한 좌표축 관계를 나타낸다. 이 세차운동은 정자계의 반대방향에서 보았을 때 시계방향으로 일어난다.

시료 안의 수소처럼 특정 스핀계에서 gyromagnetic ratio는 상수이고, B_0가 일정하다고 가정하면 Larmor 주파수도 상수라고 가정할 수 있다. 실제로는 B_0가 확고한 상수일 수는 없다. 자기공명 영상에서 세 가지의 B_0 변동 요인이 있는데, (1) 자계 불균일(inhomogeneity)과

(2) 자화감수성(magnetic susceptibility), (3) 화학적 천이(chemical shift)가 그것이다. 따라서 MRI에서 자석의 설계와 교정은 매우 중요한 문제이며, 다음 장에서 MRI의 주자석이 균일한 자계를 발생하도록 보정(shimming)하는 것이 영상의 품질에 매우 밀접하게 영향을 주는 것을 확인할 수 있을 것이다. 일반적으로 주자계의 불균일도는 수 ppm 정도로 유지되며, 전 관심영역에 걸쳐 서서히 변하기 때문에 그 영향을 무시하거나 후처리 과정에서 보정할 수도 있다.

자화감수성은 주변 자계에 대하여 물질 내부의 자계를 증가시키거나 감소시키는 물질의 특성이다. 반자성(diamgnetic) 물질은 내부 자계를 약간 약하게 하고, 상자성(paramagnetic) 물질은 약간 강하게 하며, 강자성(ferromagnetic) 물질은 매우 강하게 한다. 탄소와 산소분자는 둘 다 반자성 물질이라서 결과적으로 인체는 대부분 반자성을 갖는다. 그러므로 인체 내의 자계는 인체 밖의 자계보다 약간 약하며, 인체 내외의 경계에서 갑작스러운 자계의 변화가 생긴다. 이러한 갑작스러운 자계 변화의 영향으로 영상의 열화가 일어난다.

화학적 천이는 영상대상 원자핵의 Larmor 주파수가 주변의 화학적 환경에 따라 달라지는 정도이며, 수소원자가 속한 여러 분자들에서도 나타난다. 화학적 천이 현상에서 핵 주변의 전자구름이 주 자계에 대해 핵을 차폐시키는 외피 효과를 일으킨다. 화학적 천이는 다음 식과 같이 자계의 변화량으로 나타낼 수 있다.

$$\hat{B}_0 = B_0(1 - \varsigma) \tag{12.13}$$

위 식에서 ς는 차폐상수로 화학적 천이의 크기가 된다. 이에 대응하는 Larmor 주파수의 천이는 다음 식이 된다.

$$\hat{\nu}_0 = \nu_0(1 - \varsigma) \tag{12.14}$$

화학적 천이는 보통 ppm 단위로 나타낸다.

$$\varsigma(\mathrm{ppm}) = \varsigma \times 10^6 \tag{12.15}$$

예를 들어보면, 물(H_2O)의 수소에 대해 지방(CH_2)에 있는 수소의 화학적 천이는 3.35 ppm이 되는데, 1.5 T에서는 지방 속 수소 원자핵의 Larmor 주파수가 214 Hz 낮은 것을 의미한다.

특정 스핀계에서 일단의 원자핵들이 (화학적 천이를 포함하여) 동일한 Larmor 주파수를 가질 때 동주파수 원소(isochromat)라 부른다. 예를 들면, 물속의 수소 원자핵들은 동주파수 원소이며, 지방 속의 수소 원자핵도 역시 동주파수 원소이다. 관찰 대상 스핀계에서 동주파수 원소의 중요성은 그것들이 매우 작은 Larmor 주파수 차이를 가진다는 것이며, 이것이 영상에 주는 영향은 계속 규명을 해갈 것이다.

12.5 종자화와 횡자화

자기공명 영상에 대해 깊게 이해하려면 자화벡터 $\mathbf{M}(t)$가 두 개의 성분을 갖는 것으로 개념화할 필요가 있다. 첫 번째 성분은 종축성분으로 정자계 방향으로 정의되는 축으로 정렬된 것이다. 다음은 횡축성분으로 정자계 축에 수직인 평면으로 향한 성분이다. 종축성분은 $M_z(t)$로 표시하는데, 간단하게 $\mathbf{M}(t)$의 z-방향 성분으로 부른다. 횡축성분은 다음 식으로 표현된다.

$$M_{xy}(t) = M_x(t) + jM_y(t) \tag{12.16}$$

위 식은 두 개의 수직 성분 $M_x(t)$와 $M_y(t)$를 복소수 형태로 나타낸 것이며, 이 복소수 M_{xy}의 각도는 다음 식으로 계산하는데, 횡자화의 위상 또는 위상각으로 부른다.

$$\phi = \tan^{-1}\frac{M_y}{M_x} \tag{12.17}$$

그림 12.3에 z-축과 x-y 평면에 대해 자화벡터 $\mathbf{M}(t)$를 투영한 개념을 볼 수 있다. 직각좌표계에서 $\mathbf{M}(t)$의 세 축 성분은 위의 두 성분으로 표시할 수 있는데, 그 중 한 성분은 복소수가 된다. 그러므로 $M_{xy}(t)$와 $M_z(t)$의 거동을 이해하는 것은 $\mathbf{M}(t)$의 3 공간성분에 대한 시간축 거동을 이해하는 것과 같은 것이다.

12.5.1 핵자기공명 신호

식 (12.12)와 (12.16)을 결합하면 횡자화는 다음 식으로 표현된다.

$$M_{xy}(t) = M_0 \sin\alpha e^{-j(2\pi\nu_0 t - \phi)} \tag{12.18}$$

위 식에서 관찰하는 MRI 신호의 근원을 이해할 수 있을 것이다. 시료 안에서 빠르게 회전하는 횡자화는 고주파 여기를 발생시킨다. 이 고주파 여기는 시료 밖에 위치하는 도선 코일에 측정 가능한 수준의 고주파 전압을 유기시키고, 이 신호는 MRI에서 사용하기 위해 기록이 된다. 이것 때문에 MRI가 인체 영상을 얻기 위해 전파를 사용한다고 오해를 받기도 하는데, 사실이 아니다. 실제로는 핵스핀을 조작하고 능동적인 NMR 시료로부터 신호를 얻는 데는 모두 Faraday 유도 현상을 이용한다. 비록 전신 영상에서 신호의 주파수가 무선주파수 대역이기는 해도 전파 자체는 자기공명 영상에서 매우 적은 역할만 하고 환자에게 고주파 피폭을 일으키지는 않는다.

횡자화를 신호라고 생각하는 것이 일반적이지만, 회전하는 스핀들로부터 전압신호를 얻기 위해서는 고주파 코일(RF coil)로 부르는 도선 코일이 시료 가까이에 있어야 한다. 13장에서 영상에 쓰이는 다양한 고주파 코일의 설계에 대해 다루겠지만, 간단한 상관관계는 알고 있을 필요가 있다.

유도에 관한 Faraday 법칙에 따르면 도선에 쇄교하는 시변자계는 도선에 전압을 유기한다. 이 유기전압의 크기는 가역정리(principle of reciprocity)를 이용하여 결정할 수 있는데, 우선 전류가 흐르는 코일에서 떨어진 한 점에 코일의 전류가 만드는 자계를 보기로 하자. 정확하게 하기 위해 단위 직류전류가 흐르는 코일이 $\boldsymbol{r}$ 점에 만드는 자계를 $\boldsymbol{B}^r(\boldsymbol{r})$로 가정하자. 이 가정을 거꾸로 해서, 물체 전체 안에 (자기모멘트인) 시변자계 $\boldsymbol{M}(\boldsymbol{r}, t)$가 있다면 코일의 유기전압은 다음 식으로 표현된다.

$$V(t) = -\frac{\partial}{\partial t}\int_{\text{object}} \boldsymbol{M}(\boldsymbol{r}, t)\cdot\boldsymbol{B}^r(\boldsymbol{r})\,d\boldsymbol{r} \tag{12.19}$$

위 식에서 ·은 벡터 내적을 나타낸다.

핵자기공명에서 이 유기전압을 더 간단하게 표현하기 위해 $\boldsymbol{M}(\boldsymbol{r}, t) = \boldsymbol{M}(t)$로 물체가 전체 공간에서 균일하다고 가정하자. 또 코일이 $\boldsymbol{B}^r(\boldsymbol{r}) = \boldsymbol{B}^r$로 균일한 자계를 발생한다고 가정하자. 자화의 z-축 성분은 느리게 변하는 양이라서 (뒤에 설명함) 시간미분 값은 매우 작고 식에서 제외할 수 있다는 것도 기억을 하자. 식 (12.19)에 이러한 가정을 적용하고 자계를 각각의 성분으로 분해하면 다음 식이 된다.

$$V(t) = -\frac{\partial}{\partial t}\int_{\text{object}} M_x(t)B^r_x + M_y(t)B^r_y\,d\boldsymbol{r} \tag{12.20a}$$

$$= -V_s\frac{\partial}{\partial t}\left[M_x(t)B^r_x + M_y(t)B^r_y\right] \tag{12.20b}$$

위 식에서 V_s는 시료의 체적이다.

횡자화 성분 $M_{xy}(t)$는 식 (12. 18)에서 실수와 허수로 나누어지므로,

$$M_x(t) = M_0\sin\alpha\,\cos(-2\pi\nu_0 t + \phi) \tag{12.21a}$$

$$M_y(t) = M_0\sin\alpha\,\sin(-2\pi\nu_0 t + \phi) \tag{12.21b}$$

이다. 식 (12. 20)을 이용하면,

$$V(t) = -2\pi\nu_0 V_s M_0\sin\alpha\left[B^r_x\sin(-2\pi\nu_0 t + \phi) - B^r_y\cos(-2\pi\nu_0 t + \phi)\right] \tag{12.22}$$

가 얻어진다. 기준 자계의 성분들을

$$B^r_x = B^r\cos\theta_r \tag{12.23a}$$

$$B^r_y = B^r\sin\theta_r \tag{12.23b}$$

로 쓰면, 삼각함수의 성질을 이용하여 다음 식이 얻어진다.

$$V(t) = -2\pi \nu_0 V_s M_0 \sin\alpha\, B^r \sin(-2\pi \nu_0 t + \phi - \theta_r) \tag{12.24}$$

기본적인 NMR 신호는 Larmor 주파수의 정현파 신호이다.

식 (12. 24)에서 NMR 신호의 크기는

$$|V| = 2\pi \nu_0 V_s M_0 \sin\alpha\, B^r \tag{12.25}$$

인데, 이것이 중요한 이유는 늘 최대의 신호를 얻으려 하기 때문이다. 식 (12.4)로부터 M_0는 B_0에 비례하며, Larmor 주파수 ν_0도 역시 B_0에 비례한다. 따라서 식 (12.25)는 신호의 세기가 B_0^2에 비례하는 것을 나타내는데, 이것은 더 높은 자계는 더 큰 신호를 발생시키는 것을 의미한다. 현재 전신영상용 장치는 1.5 T의 자계를 주로 사용하고 있지만, 4 T까지도 인체용으로 FDA의 승인을 받았으며 구입이 가능해졌는데 이 장치들은 더욱 강한 신호를 만들어 낸다. 최대 신호가 $\alpha = \pi/2$일 때 발생하는 것도 알 수 있다. 이 각도 α는 눕힘각(tip angle 또는 flip angle)으로 부르는데, MR 신호를 얻을 때 제어할 수 있는 것의 하나이다. 다음 장에서 논의하겠지만, 때로는 빠르게 영상을 얻기 위해 작은 눕힘각을 이용하기도 하는데, 이 경우 신호가 작아지는 것을 감수해야 한다. 마지막 고려 요소는 시료의 체적 V_s인데, 이 값의 어느 범위까지는 제어 대상이 아니다. 핵자기공명 실험에서는 장치 안에 더 많은 시료를 넣어 더 큰 신호를 얻을 수 있다. 자기공명 영상에서는 V_s는 체적소가 되며 더 큰 신호를 얻으려면 더 큰 체적소를 선택해야만 한다.

예제 12.1

식 (12.25)로부터 신호크기를 동일한 수준으로 유지하면서 해상도를 높이려면 B_0를 증가시켜야 한다. B_0 = 1.5 T인 장치를 생각해 보자.

문제 영상의 해상도를 두 배 높이려 할 때, 신호 크기에 변화가 없도록 하려면 B_0는 얼마가 되는가?

해답 모든 3차원 방향으로 해상도를 2배 높이려면 모든 방향의 체적소 길이를 반으로 줄여야 한다. 이것은 체적소의 체적을 $(1/2)^3$ = 1/8로 줄이는 것이 된다. 식 (12.25)로부터 신호를 같은 크기로 유지하려면 B_0는 $8^{1/2}$배가 되어야 한다. 따라서 해상도를 2배 높이려면

$$B_0 = 1.5 \times \sqrt{8} = 4.24 \text{ tesla}$$

가 필요하다.

12.5.2 회전좌표계

자화벡터의 변화 추이를 회전좌표계라 부르는 기준 좌표 안에서 기술하는 것이 매우 편리할 수도 있다. 회전 좌표계는 z-축을 회전축으로 하고 Larmor 주파수로 회전하는 좌표계이다. 회전좌표계의 좌표와 고정좌표계의 좌표 사이의 관계는 다음 식으로 표현된다.

$$x' = x\cos(2\pi\nu_0 t) - y\sin(2\pi\nu_0 t) \tag{12.26a}$$

$$y' = x\sin(2\pi\nu_0 t) + y\cos(2\pi\nu_0 t) \tag{12.26b}$$

$$z' = z \tag{12.26c}$$

이 회전좌표계에서 식 (12.18)은 다음 식이 된다.

$$M_{x'y'}(t) = M_0 \sin\alpha e^{j\phi} \tag{12.27}$$

다시 설명하면, 회전좌표계에서 $M_{x'y'}$은 회전 복소평면에서 크기 $M_0 \sin\alpha$와 위상각 ϕ을 갖는 정지벡터가 된다.

다음에는 NMR 신호를 이끌어 내기 위해 $\boldsymbol{M}(t)$를 $\boldsymbol{B}_0$로부터 눕히는 방법에 대하여 살펴볼 것이다.

12.6 고주파 여기

앞 절에서 자화벡터 $\boldsymbol{M}$은 초기 상태가 $\boldsymbol{B}_0$에서 틀어진 방향으로 정렬된 경우 세차운동을 하며, 세차 운동에 따른 횡자화 성분은 시료를 둘러싸고 있는 안테나에 전류를 유기하는 현상에 대하여 다루었다. 시료를 둘러싼 안테나에 고주파 전류를 흘리면 스핀계가 이것에 의해 여기 되는 것을 이용하여 $\boldsymbol{M}$의 거동을 제어하게 된다. 이것이 $\boldsymbol{B}_0$에 나란하지 않은 자화벡터를 생성하는 방법의 한 예이다. 바꿔 말하면, 고주파로 스핀계를 여기 하는 것은 이 스핀계를 자극된 다음 출력으로 고주파 신호를 유기시키는 것이 된다.

식 (12. 7)으로부터 어떻게 고주파 여기로 자화벡터를 제어할 수 있는지 이해할 수 있다. $\boldsymbol{M}(t)$가 $\boldsymbol{B}_0$와 나란한 평형상태의 스핀계에 대해 생각해 보자. 주자계에 더해진 약한 자계 $\boldsymbol{B}_1 = B_x\boldsymbol{x}'$가 켜졌을 때, 식 (12. 7)에 의하면 $+y$ 방향으로 $\boldsymbol{M}(t)$의 약한 움직임이 생기게 된다. 이것이 가해진 $\boldsymbol{B}_1$ 때문에 x-축 주위로 도는 세차운동임을 이해할 수 있을 것이다. 이것이 자화벡터 $\boldsymbol{M}(t)$가 횡단면에 눕혀지는 과정의 시작이고, $\boldsymbol{B}_1$이 꺼지면 z-축에 대하여만 세차운동을 하게 된다.

그러나 스핀계의 여기에 대한 위와 같은 접근 방법에는 어려운 점이 있다. x-축에 대한 세차운동이 일어나면, 스핀계는 더 이상 평형 상태가 아니므로 자화벡터 $\boldsymbol{M}(t)$는 동시에 z-축을 따라 세차운동을 시작한다. 매우 강한 z-방향 자계 때문에 z-축을 따른 세차운동이 훨씬 더 빠르게 돈다. 그런 세차운동이 시작되면, $\boldsymbol{M}(t)$에 대한 해석으로부터 알 수 있는 사실은 (연습문제 12.4 참고) 원하던 $\boldsymbol{B}_1$의 효과를 잃어버리는 점이다. 사실 $\boldsymbol{M}(t)$를 횡단면을 향해 (대부분의 경우 바라는 결과처럼) 계속 끌어내리면 $\boldsymbol{M}(t)$의 위치는 z-축을 따라 도는 세차운동의 궤적을 따라 가며, $\boldsymbol{B}_1$ 자계는 식 (12.7)을 따라 올바른 움직임이 발생하는 방향으로 인가할 필요가 있다.

$\boldsymbol{M}(t)$가 Larmor 주파수로 세차운동을 하므로 $\boldsymbol{M}(t)$의 위치를 추적하는 첫 단계는 Larmor 주파수의 $\boldsymbol{B}_1$ 자계를 인가하는 것이다. 이것이 바로 고주파 여기(RF excitation) 방법이다. 이 방법의 바람직한 결과로 세차운동을 하는 벡터 $\boldsymbol{M}(t)$는 $\pm y$ 축과 만날 때까지 횡단면으로 눕혀 지게 된다(연습문제 12.4 참조). 그러한 여기방법은 $\boldsymbol{B}_1$ 자계가 한 개의 선형축 방향으로만 놓여있기 때문에 선형위상화(linearly polarized)되었다고 부른다. 또 하나의 y-축 방향(그러나 주자계와는 직각인) 고주파 자계를 더해 사용하는 방법으로 여기방식을 개량하는 것도 가능하다. 직각 여기(cosine 대신 sine) 고주파 자계를 y-방향 $\boldsymbol{B}_1$ 대신 인가하면 자화벡터는 연속적으로 횡평면을 향해 눕혀진다. 이러한 고주파 여기는 $\boldsymbol{B}_1$ 자계가 횡평면에서 원을 그리므로 원위상화(circularly polarized)되었다 부르기도 한다.

원위상 고주파 여기는 직각위상(quadrature) 고주파 코일(13장 참조)을 사용하면 되는데, 요즘 일반적으로 쓰이는 방식이다. 원위상 고주파 자계는 횡평면에서 복소자계로 표현된다.

$$B_1(t) = B_1^e(t)e^{-j(2\pi\nu_0 t-\varphi)} \tag{12.28}$$

위 식에서 B_1^e는 $B_1(t)$의 포락선이고, φ는 초기위상이다. 가장 간단한 포락선 형태는 단순한 사각펄스인데, 진폭이 B_1이고 시간폭이 τ_p인 고주파 버스트(burst)로 보면 된다. 회전 좌표계에서 이 고주파 자계는 다음 식으로 표현된다.

$$B_1(t) = B_1^e(t)e^{j\varphi} \tag{12.29}$$

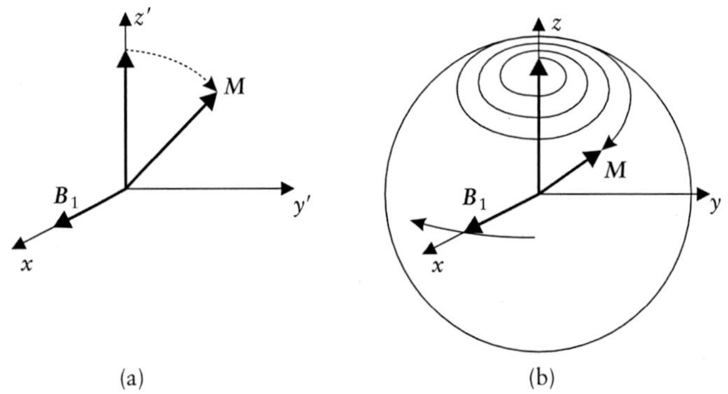

그림 12.4 (a) 회전좌표계에서 고주파 여기에 대한 응답으로 자화벡터 M은 x' 축 주위를 세차운동한다. (b) 고정좌표계에서 M의 실제 움직임은 와선이 된다.

단순하게 하기 위해 $\varphi = 0$이고, 따라서 B_1은 회전좌표계의 x' 방향이라고 가정하자. 이것에 의한 여기는 (앞에서 정자계 B_0에 대한 세차운동에서 보인 것처럼) 그림 12.4(a)와 같이 M이 $y'z'$ 평면에서 시계방향의 세차운동을 발생시킨다. M의 이런 형태 움직임은 시료 밖에서 가해진 고주파 에너지와 관련된 응답으로 발생하기 때문에 강제세차운동(forced precession)이라 부른다. 이 세차운동의 주파수는 $\nu_1 = \gamma B_1$으로 주어지며, $B_1 = |B_1^e(t)|$이다. 물론 실제 세차운동은 x-y 평면에서 회전을 포함한다. 실제 $M(t)$의 궤적은 그림 12.4(b)처럼 $+z$ 축에서 볼 때 z-축에 대해 시계방향의 와선(spiral)을 그린다.

M의 최종 눕힘각과 위상은 $B_1^e(t)$의 진폭과 시간폭에 따라 결정된다. 만일 M이 횡평면 까지 눕혀진 순간 고주파를 차단한다면 이 고주파 펄스는 $\pi/2$ (또는 90°) 펄스라 부른다. $\pi/2$ 펄스는 평형상태의 시료로부터 최대 신호를 이끌어 내기 때문에 여기펄스로 자주 쓰인다. 이것보다 2배인 고주파 펄스는 π 펄스로 M을 $-z$ 축으로 향하게 하는데, M의 방향을 뒤집기 때문에 뒤집음(inversion) 펄스라고도 한다. 고주파 여기펄스에 의한 눕힘각은 다음 식과 같다.

$$\alpha = \gamma \int_0^{\tau_p} B_1^e(t)\,dt \tag{12.30}$$

사각펄스인 경우 M의 눕힘각은 간단하게 표현된다.

$$\alpha = \gamma B_1 \tau_p \tag{12.31}$$

눕힘각이 α인 고주파 여기펄스는 α-펄스라 부른다.

예제 12.2

B_0가 $+z$ 방향이고, 이 안에 있는 시료의 양성자가 모두 평형상태일 때 고주파 펄스를 인가하였다.

문제 자화벡터 M을 3 ms에 x-y 평면에 눕히려 한다. 고주파 여기펄스의 세기는 얼마인가?

해답 자화벡터 M이 z-방향인 정렬된 상태에서 x-y 평면으로 눕히려면 $\pi/2$ 펄스가 필요하다. 양성자의 gyromagnetic ratio = 42.58 MHz/T이므로 눕힘각은

$$\alpha = \pi/2 = 2\pi \gamma B_1 \tau_p = 2\pi \times 42.58\ \text{MHz/T} \times B_1 \times 3\ \text{ms}$$

따라서 고주파 여기펄스의 세기는

$$B_1 = 1.96 \times 10^{-6}\ \text{tesla} = 0.0196\ \text{gauss}$$

12.7 이완

하나의 α-펄스를 ($\alpha \neq \pi$) 인가한 다음 M은 앞에서 설명한 것처럼 주자계 B_0에 의해 세차운동을 한다. 식 (12. 7)에 의하면 이 세차운동은 영원히 지속된다. 이것이 사실이라면 고주파 신호가 시료로부터 방사되어 나오고, 이것은 외부의 안테나에 정현파 전압으로 영원히 검출이 될 것이다. 이 상황은 명백한 오류이고, 이 운동을 제동하는 어떤 종류의 기전이 존재해야만 한다. 실제로 검출신호가 사라지도록 하는 두 종류의 독립적인 이완 작용이 존재하는데, 각각 종축 이완과 횡축 이완이다. 이들 이완효과에 대해 설명할 것이다.

횡축이완은 첫째 수신 신호를 감쇠시키는 동작을 한다. 스핀-스핀 이완으로도 알려진 횡축 이완은 가까이 있는 다른 스핀들에 의한 자계 섭동에 의해 일어난다. 이 섭동은 불규칙한 미소 운동에 강하게 영향을 받는데, 스핀을 순간적으로 가속이나 감속시켜서 그림 12.5처럼 가까운 이웃 스핀들과 상대적 위상을 변동시킨다. 이 탈위상은 스핀계가 발생시키는 고주파의 위상일치성을 손상시키고, 결과로서 수신 안테나 검출신호의 손실을 초래한다. 그림 12.6은 자유유도강하(FID; free induction decay)로 알려진 이 신호의 형태이다.

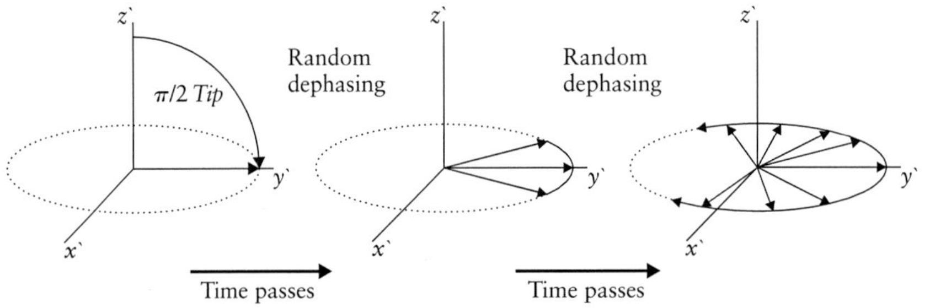

그림 12.5 횡자화 이완에 따른 탈위상

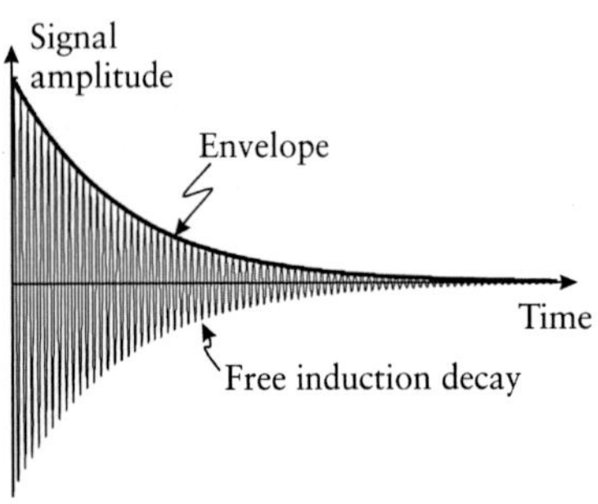

그림 12.6 자유유도강하 신호의 형태 신호의 감쇠는 횡자화 이완으로 일어난다.

자유유도강하의 신호 감쇠는 지수함수로 잘 표현된다. 이 감쇠 시상수는 횡자화 이완시간(transverse relaxation time)으로 부르며 T_2로 표기하는데, 일반적인 시상수와 마찬가지로 시간단위를 갖는다. 따라서 횡자화는 식 (12.18)처럼 무한히 지속하는 복소 지수함수로 표현하는 것보다 다음 식으로 표현하는 것이 더 정확하다.

$$M_{xy}(t) = M_0 \sin\alpha e^{-j(2\pi\nu_0 t-\phi)}e^{-t/T_2} \tag{12.32}$$

T_2는 보통 각각의 생체조직마다 다르며, 자기공명 영상에서 대조도 차이를 만드는 중요한 물리적 특성의 하나이다. 어떻게 이런 역할을 하는지는 다음 장에서 다룬다. T_2 감쇠에 의한 신호 세기 $|M_{xy}(t)|$의 감쇠는 그림 12.7(a)에서 볼수 있다.

실제 수신되는 신호는 T_2보다 빨리 감쇠를 한다. 실제로 주자계 B_0 안에서 국부적인 자계의 간섭으로 인해 수신 신호는 시상수 T_2^*(T_2 star로 읽음)로 지수 감소를 하는데, $T_2^* < T_2$이다. 이 상황은 그림 12.7(a)에 나타나 있다. 신호 감쇠에서 외부 자계와 관련된 효과로 T_2'을 사용하는 것도 유용한 방법이다. 위의 세 가지 횡자화 감쇠 시상수 사이의 관계는 다음과 같다.

$$\frac{1}{T_2^*} = \frac{1}{T_2} + \frac{1}{T_2'} \tag{12.33}$$

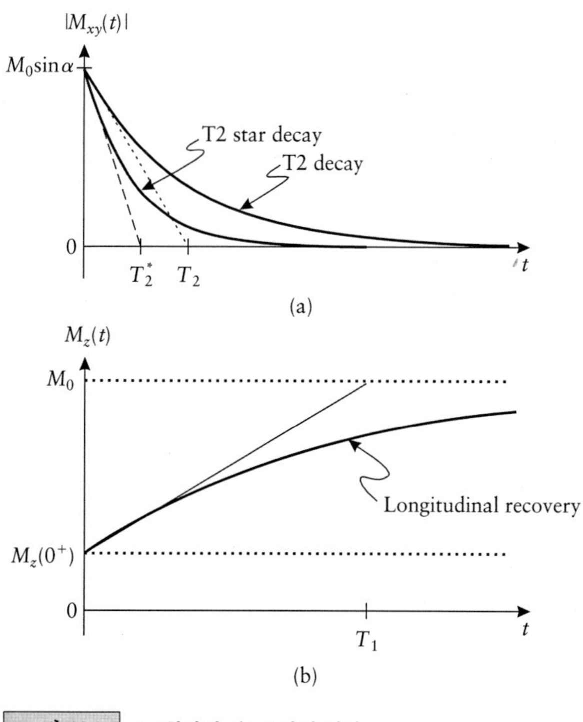

그림 12.7 (a) 횡자화, (b) 종자화 이완

T_2가 실제와 맞지 않는다면 왜 T_2 개념이 필요한 것인지 의문이 생기는 것은 당연하다. 초기의 신호 감쇠가 비록 T_2^*를 따르지만, T_2 시상수로 감쇠하도록 하는 자화의 위상 일관성을 더 오래 지속시키는 것이 있다는 사실을 곧 알 수 있을 것이다. 이것은 T_2' 효과가 가역적이라는 사실과 관련이 있다. 영상을 만들 때, 이 잠재적인 위상 일관성의 재집중에 의한 에코(echoes)의 개념을 이용한다. 비록 초기 신호가 수배의 T_2^* 후에 사라지더라도 수 배의 T_2까지 신호를 얻을 가능성이 있는 셈이다.

신호를 사라지게 하는 두 번째 이완 기전은 종축자화 이완 또는 스핀-격자 이완이라 부른다. 이 작용은 종축자화 $M_z(t)$와 관련 있는데, 그림 12.7(b)처럼 평형상태 값인 M_0까지 지수함수 증가를 한다. 횡자화 이완은 지수함수 감소를 하고 종자화 이완은 지수함수 증가를 하지만, 둘 다 NMR 신호의 손실을 초래한다.

눕힘각이 π가 아닌 $t = 0$에 가해지는 α-펄스를 가정하면, 종자화는 다음 식을 따른다.

$$M_z(t) = M_0(1 - e^{-t/T_1}) + M_z(0^+)e^{-t/T_1} \tag{12.34}$$

위 식에서 T_1은 종자화 이완시간이라 부르는 물질의 성질이다. $M_z(0^+)$는 α-펄스 인가 직후의 종자화 크기인데,

$$M_z(0^+) = M_0 \cos\alpha \tag{12.35}$$

이다. 이 설명에는 α-펄스의 폭은 종자화 이완시간보다 무시할 만큼 짧은 것을 포함하고 있다. 이것은 α-펄스의 폭은 수 ms 정도이고 종자화 이완시간은 수 100 ms에 달하므로 매우 타당한 가정이다.

그림 12.7(b)는 T_1에 따른 종자화의 회복을 나타낸다. T_2와 같이 T_1도 다양한 조직마다 다른 값을 갖기 때문에 MR 영상에서 조직 사이의 대조로 차이를 만들어 낸다. 인체의 조직에 대해 보면, 각 이완시간의 범위는 $250\text{ ms} < T_1 < 2500\text{ ms}$와 $25\text{ ms} < T_2 < 250\text{ ms}$이다. 일부 예외가 있지만 $T_2 \leq T_1$인 물질에서 $5T_2 \leq T_1 \leq 10T_2$이다.

이번 장에서 '평형'이라는 용어를 사용하고 있는데, '불변의' 또는 '안정적인' 시스템의 제한적인 의미로 써 왔다. 지금부터 '평형' 상태의 의미를 수학적으로 다룰 것이다. 시료 안의 종축 자화 $M_z(t)$가 전 시료 안에서 동일하게 최종 값 M_0를 가져야 '평형' 상태라 할 수 있다. 실제에서는 시료에 $3T_1^{\max}$($T_1^{\max}$는 시료 안에서 가장 큰 T_1) 동안 외부여기가 없으면 평형상태로 본다. 다음 장에서 안정상태(steady-state) 개념이 나오는데, 지금 이것을 평형상태와 다른 개념으로 보는 것도 의미가 있다. 평형상태는 얼마간의 과거로부터 전혀 여기가 되지 않았음을 의미하고, 안정상태는 스핀계가 주기적으로 여기되어서 스핀계가 주기적인 종자화 이완과정을 지속적으로 겪고 있는 상태이다.

예제 12.3

평형상태인 시료에 $\pi/2$ 펄스가 인가되었다.

문제 시료의 종자화에 어떤 일이 생기는가?

해답 종자화는 $\pi/2$-펄스 인가 직후에 $M_z(0^+) = M_0\cos(\pi/2) = 0$이다. 따라서 식 (12.34)로부터

$$M_z(t) = M_0(1 - e^{-t/T_1})$$

이 되고, M_0는 종자화의 평형상태 값이다.

예제 12.4

평형상태의 시료에 눕힘각이 특정되지 않은 여기펄스 α-펄스가 인가되었다.

문제 횡자화와 종자화가 각각 어떻게 되는지 회전좌표계에서 나타내라.

해답 시료의 초기 조건이 평형상태였으므로 여기펄스 직후의 종자화는 식 (12.35)가 된다. 식 (12.35)를 식 (12.34)에 대입하면 종자화는

$$M_z(t) = M_0(1 - e^{-t/T_1}) + M_0 \cos\alpha e^{-t/T_1}$$

이다. 이 식은 회전좌표계와 고정좌표계 어느 것을 적용해도 동일하다. 횡자화는 회전좌표계에서 표기하면 식 (12.32)의 M_{xy}에 $e^{+j2\pi v_0 t}$를 곱하면 된다. 따라서,

$$M_{xy}(t) = M_0 \sin\alpha e^{j\phi} e^{-t/T_2}$$

12.8 Bloch 방정식

자화스핀 시스템의 여기조작 상황과 이완동작을 결합하면 Bloch 방정식들이 얻어진다.

$$\frac{d\boldsymbol{M}(t)}{dt} = \gamma \boldsymbol{M}(t) \times \boldsymbol{B}(t) - \mathrm{R}\{\boldsymbol{M}(t) - \boldsymbol{M}_0\} \tag{12.36}$$

위 식은 고정좌표계에서 $\boldsymbol{M}$의 거동을 설명하고[3], $\boldsymbol{B}(t)$는 정자계와 고주파자계의 결합

3) 'Bloch 방정식들(equations)' 이라는 복수로 표기하는 이유는 벡터식 안에 3개의 스칼라 식이 포함되기 때문이다.

$$B(t) = B_0 + B_1(t)$$

이고, R은 다음의 이완행렬(relaxation matrix)이다.

$$\mathrm{R} = \begin{pmatrix} 1/T_2 & 0 & 0 \\ 0 & 1/T_2 & 0 \\ 0 & 0 & 1/T_1 \end{pmatrix} \qquad (12.37)$$

Bloch 방정식은 여기 과정 동안 자화벡터의 거동을 해석하는 데 쓰인다. 이 거동해석의 횡자화 성분으로부터 NMR 신호를 계산할 수 있다. 대부분의 응용에서 이 수식들은 회전좌표계로 (이번 장 끝의 연습문제에서 알 수 있듯이) 변환된다.

예제 12.5 Bloch 방정식은 고정좌표계에서 M의 거동을 설명한다.

문제 M의 x-y 평면 성분을 구하는 식을 제시하고, x-방향의 $\pi/2$ 펄스 다음에 횡자화 이완이 수식을 만족하는 것을 증명하라.

해답 식 (12.36)의 Bloch 방정식에서 벡터외적을 전개하면 다음 식이 된다.

$$\frac{d}{dt}\begin{pmatrix} M_x(t) \\ M_y(t) \\ M_z(t) \end{pmatrix} = \gamma \begin{pmatrix} M_y(t)B_z(t) - M_z(t)B_y(t) \\ -M_x(t)B_z(t) + M_z(t)B_x(t) \\ M_x(t)B_y(t) - M_y(t)B_x(t) \end{pmatrix} - \begin{pmatrix} \frac{1}{T_2}M_x(t) \\ \frac{1}{T_2}M_y(t) \\ \frac{1}{T_1}(M_z(t) - M_{0z}) \end{pmatrix}$$

$\pi/2$ 펄스 이후 고주파 자계 B_1이 차단되고 0이 아닌 B_0만 남는다. 따라서 $B_x(t) = B_y(t) = 0$이고, $M_x(t)$와 $M_y(t)$ 식은 다음과 같이 단순해진다.

$$\frac{d}{dt}\begin{pmatrix} M_x(t) \\ M_y(t) \end{pmatrix} = \gamma \begin{pmatrix} M_y(t)B_z(t) \\ -M_x(t)B_z(t) \end{pmatrix} - \begin{pmatrix} \frac{1}{T_2}M_x(t) \\ \frac{1}{T_2}M_y(t) \end{pmatrix}$$

$\pi/2$ 펄스 이후 횡자화 이완은 다음 두 식으로 표현된다.

$$M_x(t) = M_0 \cos[-(2\pi \nu_0 t - \pi/2)]e^{-t/T_2} = -M_0 \sin(2\pi \nu_0 t)e^{-t/T_2}$$

$$M_y(t) = M_0 \sin[-(2\pi \nu_0 t - \pi/2)]e^{-t/T_2} = -M_0 \cos(2\pi \nu_0 t)e^{-t/T_2}$$

고주파 펄스가 x-방향으로 가해졌으므로 초기위상은 $\pi/2$이고, 자화벡터는 y-방향으로 눕는다. Bloch 방정식에 이완 방정식을 대입하면 다음 식이 된다.

$$\frac{dM_x(t)}{dt} = \frac{d}{dt}\left[-M_0 \sin(2\pi \nu_0 t)e^{-t/T_2}\right]$$

$$= -2\pi\nu_0 M_0 \cos(2\pi\nu_0 t)e^{-t/T_2} + \frac{1}{T_2} M_0 \sin(2\pi\nu_0 t)e^{-t/T_2}$$

$$= \gamma B_0 M_y(t) - \frac{1}{T_2} M_x(t)$$

간략화 하면 다음 식을 얻는다.

$$\frac{dM_y(t)}{dt} = -\gamma B_0 M_x(t) - \frac{1}{T_2} M_y(t)$$

12.9 스핀에코

시상수 T_2로 나타내는 순수 횡자화 이완시간은 무작위 현상에 기인한다. FID가 시상수 T_2^*로 더 빠르게 감쇠한다는 사실은 자계의 고정된 간섭에 의해 일어난다. 이들 고정 간섭은 일부 스핀은 Larmor 주파수로 정해진 비율보다 더 빠르게 회전하고, 일부는 더 느리게 회전하도록 한다. 12.7절에서 설명한 대로 매우 짧은 기간에 주변의 스핀들이 크게 위상이 틀어진다. 그래서 그림 12.8의 위쪽 그림처럼 각 스핀들이 횡평면에서 서로 다른 방향을 향하게

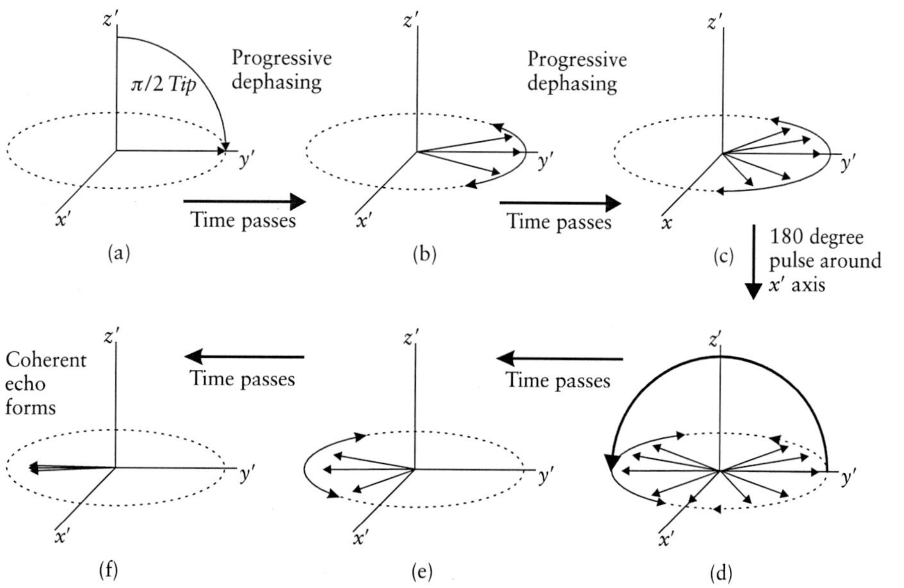

그림 12.8 스핀에코의 형성

된다.

스핀에코는 빠른 (또는 느린) 스핀들은 앞선 (또는 뒤진) 스핀계가 되고, 이것을 그림 12.8(d)처럼 짧은 주기의 180° 펄스를 써서 뒤진 (또는 앞선) 스핀계로 만들 수 있기 때문에 만들 수 있다. 이 새로운 위상으로부터, 빠른 스핀들은 느린 스핀들을 따라잡고 느린 스핀들은 뒤처지면서 그림 12.8의 아래 줄 그림처럼 스핀에코를 형성한다. 그러므로 스핀에코는 180° 고주파 펄스로 인해 횡자화 스핀들이 잃어버린 위상 일치성을 다시 복구하면서 발생되는 신호이다. 처음의 $\pi/2$ 펄스로부터 스핀에코가 생길 때까지 시간을 에코시간(echo time)으로 부르고 T_E로 표기한다. 180° 펄스를 $T_E/2$에 인가하면 되므로 에코시간은 조절할 수 있다.

이번 절까지 NMR 신호 관련 시간 맞춤을 고려할 필요가 없었고 단순하게 α-펄스를 인가하고 나서 일어나는 일을 살펴보았다. 그러나 스핀에코를 만들 때 두 펄스를 연속해 써야 하고, 첫 펄스에 대해 두 번째 펄스의 시간 맞춤이 언제 에코신호가 생기는지를 결정한다. 12.10절에서 살펴보았고, 13장에서 더욱 상세하게 기술하겠지만, 여기 형태와 순서 및 상대적인 시간 맞춤은 다른 신체조직 사이의 대조도 차이를 만들어 내며, 해상도나 잡음, 인공물(artifacts)과 같은 영상의 특성도 이끌어 낸다. 스핀에코에 대하여 그림 12.9에 에코 신호를 만들어 내는 간단한 시간 관계를 나타냈는데, 펄스시퀀스(pulse sequence)라 부른다.

스핀에코 크기를 시간에 따라 감소시키는 두 가지 기전이 있다. 첫째, 스핀에코 과정의 시간 경과 동안 종자화 이완은 횡자화 크기의 감소를 일으킨다. 이 개념은 그림 12.8에서 확실한데, 자화벡터의 횡자화 성분은 시간에 따라 점점 작아지는 것이 보인다. 둘째, 횡자화의 불규칙 효과 때문에 그림 12.8(f)처럼 다시 위상일치가 된 에코는 절대 완벽하게 같은 위상으로 정렬하지 못한다. T_2가 종종 T_1보다 매우 작기 때문에 T_1 효과는 때로는 무시 될 수 있고, 따라서 에코의 크기는 대략 T_E 동안 횡자화가 T_2로 이상적인 감쇠를 한 크기가 된다. 이것은 여러 개의 180° 펄스를 써서 다중 스핀에코를 이끌어 낼 수 있음을 의미하는데, 이 다중 에코의 크기는 신호가 약 $3T_2$에 도달해 사라질 때까지 시상수 T_2로 지수함수 감쇠를 한다.

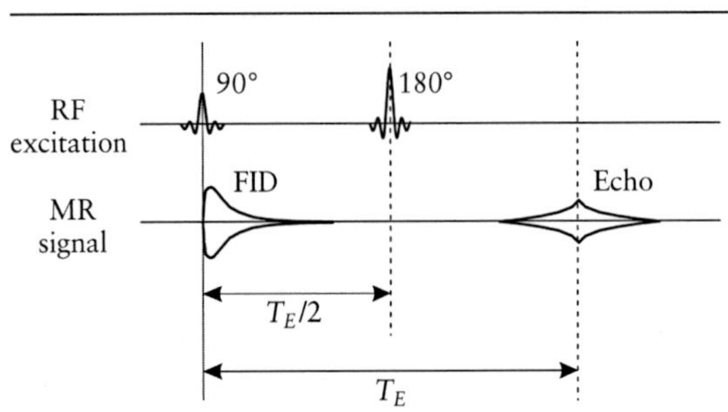

그림 12.9 스핀에코를 발생시키기 위한 펄스 시퀀스

예제 12.6

두 개의 동일위상 수소(^{1}H) 시료가 1.5 T 자석의 서로 다른 위치에 있고, 두 점의 자계 강도에 20 ppm의 차이가 있다.

문제 이 두 개의 동일 위상 수소시료가 180° 위상이 달라지는 데 얼마가 걸리는가?

해답 한 시료의 자계가 B_0이고 다른 시료는 B_0'이라 하자. 자계 세기의 차이는 다음과 같이 계산한다.

$$B_0' = B_0(1 - 20 \times 10^{-6})$$

$$|B_0' - B_0| = (20 \times 10^{-6})B_0$$

따라서 Larmor 주파수 차이는,

$$\begin{aligned}\Delta\nu &= \gamma|B_0' - B_0| \\ &= \gamma(20 \times 10^{-6})B_0 \\ &= 42.58 \text{ MHz/T} \times (20 \times 10^{-6}) \times 1.5 \text{ T} \\ &= 1277.4 \text{ Hz}\end{aligned}$$

180°는 반주기 이므로 180° 위상 차이가 나기 위한 시간은,

$$\Delta t = \frac{1/2 \text{ cycle}}{1277.4 \text{ cycle/s}} = 391 \ \mu\text{s}$$

문제 에코시간이 4 ms이면 $T_E/2$에서 위상차이는 어떻게 되는가?

해답 T_E는 에코시간이므로 $T_E/2 = 2$ ms. 2 ms 동안 주기는,

$$\begin{aligned}\text{주기} &= 1277.4 \text{ cycles/s} \times 2 \text{ ms} \\ &= 2.555 \text{ cycles}\end{aligned}$$

따라서 위상차이는,

$$\begin{aligned}\text{위상차이} &= 2.55 \text{ cycles} \times 2\pi \text{ radians/cycle} \\ &= 16 \text{ radians}\end{aligned}$$

즉, 상대적으로 짧은 시간 경과 후에 두 신호는 완전히 위상 일치성을 잃어버린다.

12.10 대조도 기전

횡자화 $M_{xy}(t)$는 측정할 수 있는 신호를 발생시키고, 횡자화가 클수록 신호도 커지는 것을 이해하였다. 조직 사이의 대조도(예를 들어 대뇌 영상에서 회색질과 백색질 사이의 밝기 차이)를 보려면 이 조직들에서 측정된 신호에 차이가 있어야 한다. 자기공명 영상에서 조직 사이의 대조도는 P_D 및 T_2, T_1과 같은 조직 고유의 핵자기공명 특성과 외부의 여기방법에 따라 달라진다. 지금까지 고주파여기에서 눕힘각와 에코시간 T_E를 조절할 수 있음을 보아 왔다. 연달아 인가되는 α-펄스 사이의 간격도 조절이 가능한데, 이 시간은 반복시간(repetition time)이며 T_R로 표시한다. 이번 절에서 다른 조직을 포함하는 작은 체적들이 동일한 외부의 고주파 여기에 대한 반응을 살펴볼 것이다. 외부의 조절 가능한 변수들로 어떻게 조직 사이의 대조도를 조작할 수 있는지 다룰 것이다.

그림 12.10은 사람 머리의 동일 단면에 대한 세 장의 영상이다. 세 장의 영상 사이에는 확연하게 보이는 조직 사이의 대조도 차이가 있다. 각 영상은 (a) P_D-강조 및 (b) T_2-강조, (c) T_1-강조 영상으로 분류된다. 이것이 각 영상의 밝기가 P_D 및 T_2, T_1에 비례한다는 의미는 아니며, 다른 조직사이에서 보이는 밝기 차이는 각각 조직의 P_D 및 T_2, T_1의 차이에 따라 결정된다는 의미이다. 대뇌에서 두 지배적인 조직이 있는데, 각각 회색질(GM)과 배색질(WM)이고, 뇌척수액(CSF)로 둘러 쌓여 있으며, 이들 세 조직에 대한 핵자기공명 특성은 표 12.2와 같다.

양성자 밀도 강조 영상 양성자 밀도 강조 영상에서 영상의 밝기는 시료 안의 수소원자핵의 숫자에 비례해야 한다. 이런 강조 정보를 얻기 위해 앞서 언급한 NMR 실험법을 사용할 수 있다. 단순하게 시료가 평형상태에서 시작을 하는데, 고주파 여기펄스 하나를 인가하고 신호가 T_2 효과로 감쇠하기 전에 재빨리 영상을 얻는 것이다. 그래서 P_D 강조 대조도는 (조직들이 평형상태에 도달할 만큼) 매우 긴 T_R로, 에코를 사용하지 않거나 (T_2 감쇠를 최소로 하는) 매우 짧은 T_E를 사용하여 얻을 수 있다. 최대 신호를 얻기 위해 선호되는 눕힘각은 $\pi/2$이다. 그림 12.10(a)의 영상은 T_R = 6000 ms 및 T_E = 17 ms, $\alpha = \pi/2$로 얻은 것이다. 이 영상은 표 12.2로부터 예상되는 대조도를 직접 반영하고 있다. 실제로는 6000 ms의 반복시간은 너무 긴 시간이다. 자기공명 영상에서 대략 3500 ms보다 긴 반복시간은 영상을 얻는데 너무 긴 시간이 걸리므로 비현실적이다.

T_2 강조 영상 다른 조직 사이의 횡자화 이완시간에 확연한 차이가 있어야 T_2 대조도가 두드러진다. T_2^* 효과 때문에 FID가 순수 횡자화 이완시간보다 더 빨리 감소하는 것을 알고 있는데, 이 시간은 조직 사이의 T_2 차이를 보기에 충분하지 못하다. 따라서 T_2 강조 영상을 얻으려면 에코를 이용해야 한다. 그러면 T_E는 어떻게 해야 하는가? 앞에서 작은 T_E로 P_D 강조를 할 수 있음을 봤다. 반대로 T_E가 커지면 잡음크기 이상으로 신호를 얻을 수 없을 만큼 신호가 작아진다. 실제로는 T_2 대조도를 위해 T_E는 영상대상 조직의 T_2와 거의 같은 수

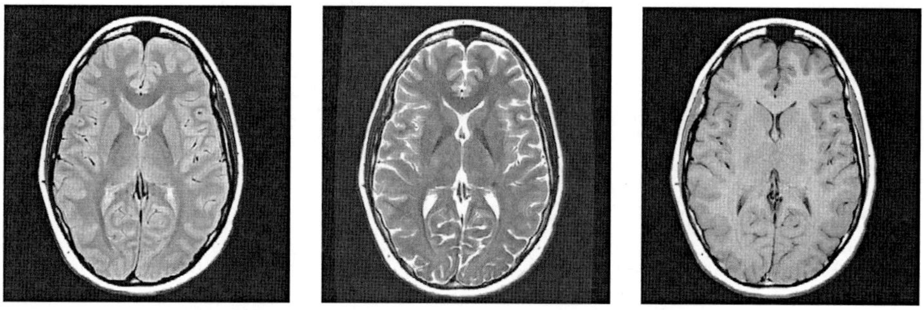

(a) (b) (c)

그림 12.10 **머리의 동일 단면에 대한 3종의 영상** 조직형태 사이의 대조도는 각각 (a) P_D-강조 및 (b) T_2-강조, (c) T_1-강조 영상으로 분류된다. (GE Healthcare의 사용 승낙 받음)

표 12.2 **1.5T에서 측정한 뇌조직의 대표적인 특성**

Tissue Type	Relative P_D	T_2 (ms)	T_1 (ms)
White matter	0.61	67	510
Gray matter	0.69	77	760
Cerebrospinal fluid	1.00	280	2650

출처: Liang and Lauterbur, 2000.

준으로 선택해야 한다. 그림 12.10(b)는 T_R = 6000 ms 및 T_E = 102 ms, $\alpha = \pi/2$로 얻은 영상이다. 여기서 긴 T_R을 쓴 것은 최대 신호를 얻기 위한 것뿐만 아니라 T_1 대조도와 섞이는 것을 줄이기 위해서이다(다음 절에서 명확해짐). 그림 12.10(b)에 보이는 것은 표 12.4의 자료와 일치하며, 특히 영상에서 밝기가 지수감쇠로 T_2와 관련 된 것을 잘 보여 준다. 특히 GM과 WM은 완전히 감쇠를 했지만 (시상수가 3배 긴) CSF는 초기 밝기에서 약 1/3로만 감쇠한 것을 볼 수 있다. 이것은 GM과 WM가 서로 작은 대조도 차이를 보이고 CSF에 대해서는 큰 대조도 차이를 보임을 의미한다. 백색질이 회색질보다 약간 어둡게 보이는 이유는 NMR 신호가 약간 빨리 감쇠하기 때문이다.

T_1 강조 대조도 T_1 강조 대조도를 얻으려면 자화의 종축 성분 차이가 강조되어야 한다. 이것은 종자화가 완전히 회복하기 전에 시료를 반복적으로 여기시키면 된다. 시료가 평형상태에 있고 α-펄스로 여기시킬 때 횡자화는 다음 식으로 표현되는 것을 알고 있다.

$$M_{xy}(t) = M_0 \sin\alpha e^{-j(2\pi\nu_0 t-\phi)} e^{-t/T_2} \tag{12.38}$$

이 (잠재적인) 신호는 시상수 T_2로 사라져 가고, $T_1 \gg T_2$이므로 $t \approx T_1$이면 무시해도 된다. 반면 다음 식으로 나타나는 종자화 성분,

$$M_z(t) = M_0(1 - e^{-t/T_1}) + M_z(0^+)e^{-t/T_1} \tag{12.39}$$

는 $t \approx T_1$일 때도 무시할 수 없다. 그래서 $T_R \approx T_1$으로 설정하면 (관심영역 안의 조직들에 대해) 횡자화 성분이 사라지는 (그래서 에코에서 조차 신호가 안나오는) 상황과 종자화 성분이 평형상태로 회복하지 못하는 상황을 만들어낼 수 있다.

이제 α-펄스가 $t = T_R$에서 인가되었다고 하자. 이때 일부 조직의 T_1은 T_R과 같을 수 있다. 이 경우 시료가 평형상태가 아니면서 과정을 시작하므로 식 (12.38)은 더 이상 적용할 수 없다. 그 대신 종자화는 식 (12.39)를 따르고 여기 직전에 종자화 $M_z(T_R)$을 갖는다. 보편성을 위해 고주파 여기 직후의 종자화를 $M_z(0^-)$로 표기하자. 그러면 여기 이후의 횡자화는 다음 식을 따른다.

$$M_{xy}(t) = M_z(0^-)\sin\alpha\, e^{-j(2\pi\nu_0 t-\phi)}e^{-t/T_2} \tag{12.40a}$$

$$= M_{xy}(0^+)e^{-j(2\pi\nu_0 t-\phi)}e^{-t/T_2} \tag{12.40b}$$

위 식에서 $M_{xy}(0^+)$는 여기 직후 횡자화의 크기를 나타낸다.

이런 각본에서 대부분의 조직에 대하여 $M_{xy}(0^+) < M_0 \sin\alpha$이고 정확한 $M_{xy}(0^+)$ 값은 특정 조직의 종자화 이완시간에 직접 의존한다. 이 과정은 그림 12.11에 짧은 T_1(위 줄)과 긴 T_1(아래 줄)인 두 종류 조직에 대해 묘사를 했다. 맨 왼쪽 그림들이 $t > 3T_2$에 시작하는 것이라면 횡자화 성분은 존재하지 않으며, 종자화 성분이 회복하기 시작한다. 중간 그림에

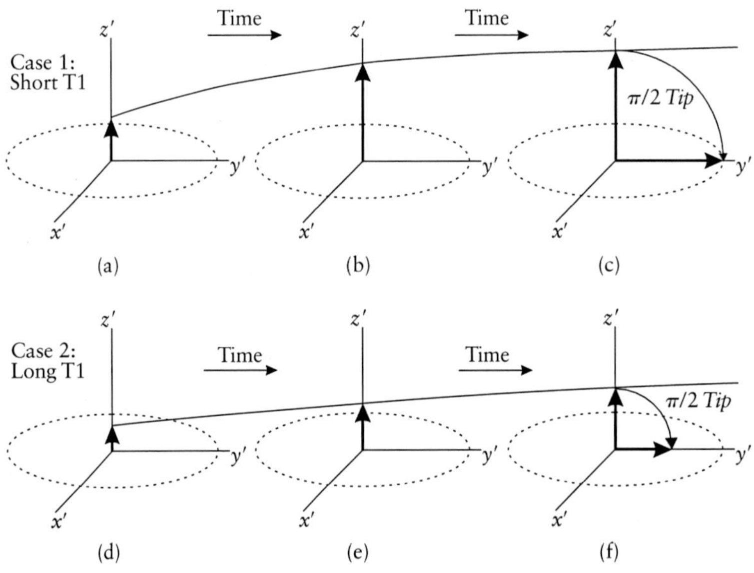

그림 12.11 T_1 강조 대조도 발생 원리

서 짧은 T_1 조직은 긴 T_1 조직보다 훨씬 더 많이 회복을 했다. 오른쪽 그림에서 $\pi/2$ 펄스로 종자화를 횡평면으로 눕힌다. 신호 크기는 자화벡터의 횡평면 위 길이와 비례하고, 이 길이는 부분적으로 조직의 T_1 값에 의해 결정된다.

그림 12.10(c)는 $T_R = 600$ ms 및 $T_E = 17$ ms, $\alpha = \pi/2$로 얻은 영상이다. 그림 12.2의 자료로부터 T_R은 GM과 WM의 T_1 사이에 있지만, CSF의 값보다는 매우 작은 것을 볼 수 있다. 따라서 GM과 WM은 모두 종자화의 약 2/3로 회복하였지만 CSF는 아주 약간만 회복할 수 있다. 결과적으로 CSF의 신호는 매우 작고 GM과 WM의 신호는 크다. 이 상황은 그림 12.10(c)에 잘 반영이 되어 있어서 GM과 WM은 상대적으로 밝고 CSF는 어둡다.

12.11 요약 및 핵심 개념

핵자기공명은 자기공명 영상의 배경이 되는 현상이다. 이 현상은 화학분야에서 잘 알려진 것이고, 요즘 의학 영상에도 활용되고 있다. 다음에 제시된 핵심 개념들은 이번 장에서 반드시 알아야 하는 것들이다.

1. 자기공명 영상은 핵자기공명 현상이 바탕이 되었다.
2. 홀수 Z 또는 A를 갖는 원자핵은 각운동량 또는 스핀을 갖고, 이런 핵의 집단을 핵스핀계라 한다.
3. 이런 스핀계에 외부자계가 가해지면 자화가 되며, 체적 자화벡터를 만드는데, 이것은 시간의 함수이다.
4. 이 자화벡터에 대한 운동방정식이 Bloch 방정식의 근거가 되었다.
5. 이 방정식은 Larmor 주파수로 알려진 주파수와 함께 외부자계 방향 주위를 자화벡터가 도는 세차운동을 묘사한다.
6. 하나의 고주파 펄스로 자화벡터가 외부 자계 주위를 세차운동 하도록 만들 수 있다.
7. 자화벡터는 두 성분으로 나뉘는데, 각각 횡자화와 종자화 성분이다.
8. 자기공명 영상장치에서 관찰되는 신호는 빠르게 회전하는 횡자화가 만들어 내는 고주파 펄스이다.
9. 이완현상은 세차운동의 (그리고 연결된 신호의) 점진적인 제동에 대한 것으로, 횡자화 또는 스핀-스핀 이완과 종자화 또는 스핀-격자 이완이 있다.
10. 자기공명 영상에서 대조도는 자기공명 신호를 만들어 내는 고주파 여기 펄스를 조작하여 얻는데, 양성자밀도와 T_1, T_2의 서로 다른 가중치에 영향을 받는다.

▣ 참고문헌

• Ernst, R. R., Bodenhausen, G., and Wokaun, A. *Principles of Magnetic Resonance in One and Two Dimensions*. Oxford, England: Oxford University Press, 1987.

- Haacke, E. M., Brown, R. W., Thompson, M. R., and Venkatesan, R. *Magnetic Resonance Imaging: Physical Principles and Sequence Design*, NY: John Wiley and Sons, 1999.
- Henkelman, R. M., "Methods of relaxation measurements." In *NMR in Medicine: The Instrumentation and Clinical applications*, Woodbury, NY: American Institute of Physics, 1985.
- Liang, Z. P. and Lauterbur, P. C. *Principles of Magnetic Resonance Imaging: A Signal Processing Perspective* Piscataway, NJ: IEEE Press, 2000.
- NessAiver, M. *All You Really Need to Know About MRI Physics*, Baltimore, MD: Simply Physics, 1997.
- Sprawls, P. and Bronskill, M. J., Eds. *The Physics of MRI: 1992 AAPM Summer School Proceedings*. Woodbury, New York: American Institute of Physics, 1992.
- Stark, D. and Bradley, W., Eds. *Magnetic resonance Imaging*. St. Louis, MO: Mosby, 1992.

▣ 연습문제

자화

12.1 양성자 시료에 z 방향을 향하는 비균일 자계 B를 인가하였다. 자계 $B[T]$는 z [cm] 방향의 다음 함수로 변화한다.

$$B(z) = 1 + 0.5z$$

자화벡터 M은 z-축을 중심으로 세차운동을 한다. 이 때 $t = 0$에서 모든 자화벡터가 동일한 위상을 갖는 것으로 가정하자. 어느 시간에 $z = 0$와 $z = 1$ cm에서 자화벡터 M의 위상이 같아지는가?

12.2 식 (12.7)의 해가 식 (12.12)이 되는 것을 증명하라.

12.3 지방에서 CH_2나 CH_3와 같이 다른 화학조성 속의 양성자는 주위 전자환경에 의한 정자계 차폐효과 때문에 약간 다른 주파수로 공명을 한다. 이 공명주파수의 변화를 화학적천이라 하며, 이것이 화학자와 물리학자들에게 NMR이 필수적인 장비로 쓰이도록 하는 이유가 된다. 시료 속에 N개의 화학조성물이 있을 때 원자핵 사이의 상호작용을 무시한다면, FID는 N개의 감쇠 진동하는 신호의 조합이 된다. 이러한 환경에서 수평자화의 거동을 나타내는 식을 제시하라.

고주파 여기와 이완

12.4 정자계 B_0 안에서 평형상태인 ^{1}H 시료가 짧은 원위상 고주파 펄스로 여기되었다.

이 고주파 펄스는 횡단면에서 다음 식으로 표현되는 자계이다.

$$B_1(t) = B_1^e(t)e^{-j2\pi \nu_0 t} \text{ gauss},$$

여기서 ν_0는 시료의 Larmor 주파수이다. 이 고주파 펄스의 포락선 형태는 펄스폭 T인 삼각함수이다.

$$B_1^e(t) = \begin{cases} \frac{1}{10}\left(1 - \frac{|t-T|}{T}\right), & 0 \le t \le 2T \\ 0, & \text{otherwise} \end{cases}.$$

(a) 구간 $0 \le t \le 2T$에서 자화벡터의 눕힘각을 t의 함수로 구하라.

(b) $B_1(t)$이 $\pi/2$ 펄스가 되기 위한 T의 값을 구하라.

12.5 고주파여기 이후 종자화와 횡자화의 이완은 (회전좌표계에서) 다음 식을 따른다.

$$\frac{dM_z}{dt} = -\frac{M_z - M_0}{T_1}$$

$$\frac{dM_{xy}}{dt} = -\frac{M_{xy}}{T_2}$$

$M_z(0)$ 와 $M_{xy}(0)$를 알고 있는 것으로 가정하고 위 식의 해를 $M_z(t)$와 $M_{xy}(t)$에 대하여 구하라.

126 예제 12.4에서 스핀계가 펄스 인가 직전에 평형상태였을 경우 펄스 다음 M의 성분은 다음 식으로 표현된다.

$$M_z(t) = M_0(1 - e^{-t/T_1}) + M_0 \cos\alpha e^{-t/T_1}$$

$$M_{xy}(t) = M_0 \sin\alpha e^{j\phi} e^{-t/T_2}.$$

시료를 $\mathrm{T_R}$ 간격의 연속적인 펄스로 여기시키는 것으로 가정하자. $\mathrm{T_R}$이 T_1보다 길 때 이 평형조건이 맞고, 여기펄스 직전의 M_z는 M_o와 같다고 가정할 수 있다. $M_z(t)$에 관하여 더 일반화된 식을 유도하라. $M_{xy}(\mathrm{T_R}) = 0$처럼 스핀의 수평자화는 고주파 펄스 전에 완전하게 탈위상되었다고 가정할 수 있다(힌트: 이 더 일반화된 식에서 M_o는 수직자화의 평형상태 값으로 대체할 수 있다. $(n+1)$번째 펄스 다음의 M_z를 M_z^{n+1}로, n번째 펄스 다음은 M_z^n으로 정의하자. 이들 두 값은 한 방정식과 관련이 있다. 매우 단순한 평형상태 조건으로부터 또 하나의 간단한 방정식을 유도하라. 문제를 풀기에 충분한 정보가 제공되었다).

12.7 다음 질문에 답하라: $\mathrm{T_R}$과 $\mathrm{T_E}$가 주어진 펄스시퀀스에서 자기공명 신호의 크기를 최대로 하는 눕힘각은 얼마인가? 이 문제를 주어진 T_1, T_2 및 T_2^* 값에 대하여 풀어라.

자화는 안정상태에 있는 것으로 가정하는데, 자화는 주기가 T_R인 시간의 주기함수가 된다. 또한 $M_{xy}(0^-) = 0$로 수평자화는 고주파 펄스 전에 완전하게 탈위상 상태가 되는 것으로 가정하라.

(a) 고주파 펄스 직전의 평형상태 자화값인 $M_z(0^-)$를 계산하라.

(b) 정상상태에서 신호크기가 되는 $M_{xy}(T_E)$를 계산하라.

(c) 최적 눕힘각을 계산하라.

12.8 (a) 그림 P12. 1 그림의 펄스시퀀스에서 FID 신호에 대한 식을 써라.

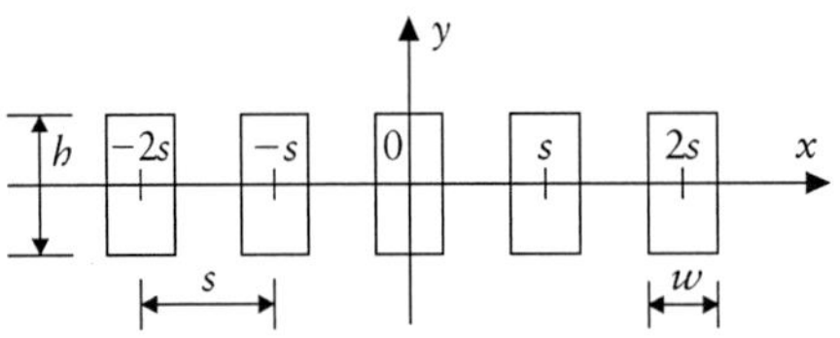

그림 P12.1 문제 12.8의 펄스시퀀스

(b) 이 펄스시퀀스를 이용하여 T_1을 측정하는 방법을 설명하라.

Bloch 방정식과 스핀에코

12.9 Bloch 방정식을 회전좌표계로 변환하라.

12.10 (a) 에코를 $t = T_E$에서 얻기 위해 π 펄스를 $T_E/2$에서 인가하는 이유를 설명하라.

(b) 시료에 $\pi/2$가 $t = 0$에 가해지고, π 펄스가 $t = \dfrac{2k+1}{2} T_E$, $k = 0, 1, \ldots$에 가해졌다고 가정하자. T_E가 T_2보다 작은 경우 $k = 0, 1, \ldots$에 대하여 $M_{xy}(kT_E)$를 표현하는 방정식를 구하라.

12.11 다음 식으로 표현되는 사각형 고주파 펄스를 자화벡터가 z방향을 향한 평형상태에서 15도 눕히기 위해 사용하였다.

$$\vec{B}_1(t) = A\,\mathrm{rect}(t/10^{-5})[\cos(2\pi\nu_0 t)\hat{x} + \sin(2\pi\nu_0 t)\hat{y}]$$

이 눕힘각을 얻기 위해 필요한 A의 값을 구하라.

12.12 폭이 매우 좁은 $\pi/2$ 펄스를 시료의 종자화를 횡평면에서 x-축 방향으로 보내는데 사용하였다고 가정하자. 그 순간에 공간에 따라 변하는 (그러나 시간에 따라서는 변하지 않는) z방향의 자계 $\Delta B(r)$가 정자계 B_0에 더해졌다. Larmor 주파수와 세차운동 위상의 공간축 위에서 다음 두 식으로 표현된다.

$$\nu_0(r) = \gamma\!\!\!^-(B_0 + \Delta B(r)),$$

$$\nu_0(\mathbf{r}) = \gamma(B_0 + \Delta B(\mathbf{r})),$$

(음의 부호가 필요한 이유는 통상의 x-y 평면위 + 위상은 반시계방향이지만, 물리학에서 $+z$방향으로 향하는 자계에서 세차운동은 시계방향으로 일어나기 때문이다.) 폭이 좁은 π 펄스는 시간 τ에 가해졌다.

(a) π 펄스 직전과 직후의 위상 $\phi(\mathbf{r}, t)$는 어떻게 되는가?

(b) TE = 2τ에서 위상 $\phi(\mathbf{r}, t)$는 어떻게 되는가?

(c) 공간에 따라 변하는 경사자계가 쓰일 때, 스핀에코의 이용에 대한 결론을 제시하라.

대조도 기전

12.13 양성자 밀도를 강조하는 대조도에 대하여 설명하라. 양성자 밀도 대조도를 얻기 위해 영상 변수들을 어떻게 선택해야 하는지 기술하라. 왜 긴 T_E를 사용할 수 없는지 설명하라.

12.14 인간의 뇌 영상을 얻고 있다고 가정하자(여러 뇌 조직들의 NMR 특성은 표 12.2 참조). 문제 12.6의 방법을 사용하고, 신호는 스핀계가 안정상태에 있을 때 획득한다. 간단하게 하기 위해 재구성한 MR 영상의 밝기가 고주파 펄스 직후의 횡자화 크기에 직접 비례하는 것으로 가정하자. 최대 신호를 얻기 위해 $\pi/2$ 펄스를 사용한다.

(a) 회색질과 CSF 사이의 대조도를 최대로 하기위한 최적의 T_R 값은 어떻게 되는가?

(b) T_R 값으로 (a)에서 계산한 것을 사용했을 때 회색질과 CSF 사이의 대조도는 어떻게 되는가? 또 회색질과 백색질 사이의 대조도는 어떻게 되는가?

12.13 인간의 뇌영상을 얻기 위해 그림 P12.2의 펄스시퀀스를 사용하고 있다. 평형상태에서 $\pi/2$ 펄스를 가하였다. 고주파펄스의 시간폭은 무시할 만큼 좁다. 시간 τ 동안 FID 신호를 수집한다. 펄스의 반복주기는 T_R이다.

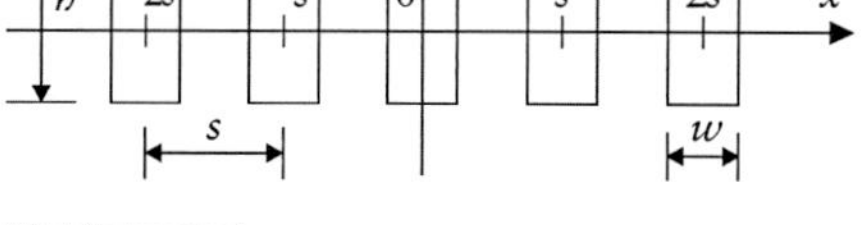

그림 P12.2 문제 12.15의 펄스시퀀스

T_R = 6000 ms이고 τ = 20 ms이다. T_2 강조 영상법인가? 그렇지 않을 경우 T_2 강조영상을 얻기 위해 무엇을 변경해야 하는가? 그림 P12.2와 펄스시퀀스가 달라질

경우 간단히 그림으로 그려라. 새 펄스시퀀스에 추가해야 할 변수와 τ, T_R, 눕힘각 등의 합리적인 값을 제시하라.

CHAPTER

13 자기공명 영상

앞 장에서 자기공명 영상(MRI: Magnetic Resonance Imaging)의 물리학적 배경이 되는 핵자기공명(NMR: Nuclear Magnetic Resonance)에 대해 학습했었다. 핵스핀 시스템을 어떤 방법으로 조작할 수 있고, 그래서 대상 물체로부터 자유유도강하(FID: Free Induction Decay) 형태의 신호가 발생되는 것을 보았다. 또 스핀에코로 아주 짧거나 과도적인 FID 대신 재집중 신호를 만드는 것도 알았다. 그리고 다양한 여기 방법의 시간관계를 조작하여 여러 가지 다른 조직 사이의 대조도를 얻는 방법도 다루었다. 그러나 어떻게 관찰하는 대상으로부터 공간정보를 얻어 영상을 만드는 지는 다루지 않았었다.

사실 앞 장으로 되돌아가 보면, 그 곳에서는 항상 시료는 단일 구조이고, 시료에서 나오는 신호 FID는 항상 하나의 코히런트 신호로 가정했었다. 초기 40여년의 NMR 응용에서 단일시료와 그것에 따른 단일신호는 당연한 관점 이였다. 그 후 1970년대에 Paul Lauterbur가 영상을 만들기 위해 NMR 신호를 공간부호화하는 방법을 고안해냈다. 최초의 자기공명(MR) 영상장치는 1970년대 후반에 만들어졌고, 그 후 지속적으로 기술적인 진보와 임상응용이 이루어져 왔다.

이번 장에서는 우선 자기공명 영상을 만들어 내기 위해 필수적인 장치 요소들에 대해 다루어 보겠다. 그 다음 영상 구성 과정을 영상 방정식으로부터 시작한 다음, 이들 방정식으로부터 자기공명 영상을 만들어 내는 컴퓨터 알고리즘에 대한 것으로 마칠 것이다. 마지막으로 자기공명 영상의 제한요소와 향후 기능성에 대한 개념을 제공하기 위해 영상의 품질에 영향을 주는 인자들에 대해 논의할 것이다.

13.1 자기공명 영상장치

13.1.1 시스템 구성 요소

그림 13.1과 같이 자기공명 영상장치는 다음의 5개 주요부로 구성된다: (1) 주자석, (2) 주자석 안에서 단속 가능한 공간상 자계 경사를 만들어 내는 코일 조합(경사자계 코일), (3) 고주파 펄스의 발생과 수집을 위한 공진기 또는 코일(고주파 코일), (4) 고주파 펄스의 인가와 신호 수집 시간을 프로그래밍하는 전자장치, (5) 영상의 판독과 조작 및 저장을 하기 위한 콘솔. 그림 13.2(a)는 환자이송장치를 포함한 주자석 사진이고, 그림 13.2(b)는 제어콘솔의 사진이다.

주자석과 경사자계 코일, 고주파 코일은 신호가 간섭을 받지 않도록 외부의 무선신호와 같은 전기적 잡음으로부터 격리되어야 한다. 따라서 이들 장치들은 Faraday 새장(cage)로 동작하는 구리로 둘러싸인 장소(차폐실; shield room)에 설치된다. 경사자계 코일 구동 전류나 전력선과 같이 차폐실 안으로 공급되는 모든 전기신호는 수신장치의 주파수 대역 신호를 포함하지 않도록 대역통과 필터를 거쳐야 한다. 경사자계 증폭기나 고주파 송수신장치 등이 설치된 랙(rack)은 보통 차폐실에 가까운 공간에 설치된다.

전산화 단층촬영기(CT)나 양전자방출 단층촬영기(PET)처럼 시판 중인 자기공명 영상장

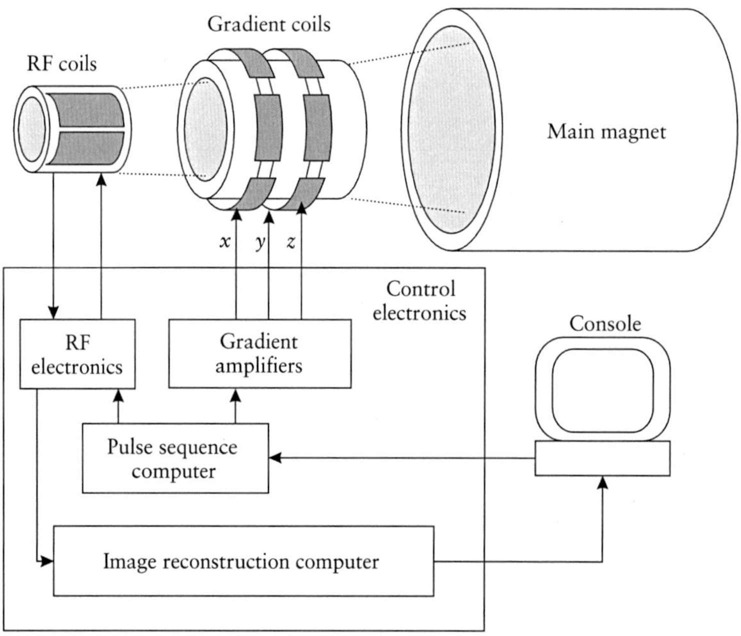

그림 13.1 자기공명 영상장치의 계통도

치도 주자석 공간 안에 누워 있는 환자를 집어넣기 위한 이송장치를 갖추고 있다. 이런 기하학적 구조 때문에 (직경 1m 이상의) 커다란 초전도체 솔레노이드 코일이 (1 tesla 이상의) 강한 주자기장을 만들어 내기 위해 쓰이고 있다. 주자석의 다른 기하학적 구조는 수직 또는 수평의 자극 쌍을 갖는 개방형 자석이다. 이런 장치는 환자의 취급이 쉬워지지만, 주자계가 약해 (1 tesla 이하) 자기공명 신호의 강도가 약해진다. 이번 장에서는 현재 시장을 주도하고 있는 1.5T 자기공명 영상장치를 중점적으로 설명할 것이다.

13.1.2 주자석

가장 일반적으로 쓰이는 자기공명 영상장치의 주자석은 (보편적으로 1 m 내경의) 원통형 초전도 자석이다. 그림 13.3처럼 초전도 자석에서 니오비움-티탄 권선이 약 4° K의 액체 헬륨에 잠겨 있다. 니오비움-티탄은 9.5° K 이하에서 초전도체가 되는데, 액체 헬륨의 비등점은 4.2° K이다. 단열용기(dewar) 또는 초저온용기(cryostat)가 헬륨의 비등을 막기 위해 쓰인다. 초저온용기는 반드시 다층(sandwich) 구조를 갖고, 액체질소와 진공층 사이에 액체 헬륨을 담고 있어 헬륨에 대한 단열효과를 높이고 있다.

자기공명 영상장치에서 주자계 세기는 0.5 T(21 MHz)부터 3.0 T(128 MHz) 범위인데, 소수의 장치는 9 T(383 MHz)로 동작하기도 한다. 대다수의 전신 영상용 주자석은 1.5 T이다. 이 자계강도에 특별하게 선택해야 하는 이유가 있는 것은 아니고, 다만(1970년대 말기에) 자기공명 영상장치 시장이 시작되었을 당시에 구현 가능한 최고 강도였을 뿐이다. 이들 주자석이 초전도선을 쓰고 있으므로 영속적인 전류가 흐른다. 1.5 T 자석 안에 이 영속전류로 저장된 에너지는 대략 2.8백만 줄(Jule) 정도인데 달리 설명하면 주자석의 솔레노이드 코일인 단일 도선일 때 이 도선에는 740 암페어의 전류가 흐른다.

초전도 자석의 설계와 유지에는 두 가지 큰 어려움이 있다. 첫 번째, 주자석 내경(영상 영역) 안의 자계 균일도는 ±5 ppm보다 좋게 유지되어야 한다. 자계 보정(shimming) 과정을 수행하여 자계 균일도를 높이기 위해 자계 맞추기를 한다. 수동(passive) 보정은 단순하게 자석 내경 안에 작은 쇠 조각들을 붙이는 방법을 쓴다. 이 쇠 조각들은 초전도 권선이 만드는 자계를 뒤트는데, 적절하게 붙이면 더 균일한 자계를 얻을 수 있다. 능동(active) 보정은 자석 내경 안에 설치된 30개의 코일에 흐르는 전류를 적절하게 설정하는 방법을 쓴다. 이 방법은 수동 보정보다 더 자동화가 되었지만, 제조비용이 더 높아진다.

초전도 자석의 설계에서 두 번째 어려움은 자석 바깥의 자계인 주변자계(fringe field)를 최소로 하는 것이다. 이 자계들이 매우 강하기 때문에 주변자계는 신용카드와 같은 자기저장 매체를 이용하는 장치나 음극선관(CRT; cathode-ray tube)과 같은 전류흐름을 이용하는 장치들에 심각한 문제를 일으킨다. 이런 종류의 주변자계가 일으키는 해로운 영향 때문에 자기공명 영상장치는 일반적으로 병원이나 의료용 건물에서 임의의 장소에 설치할 수는 없다.

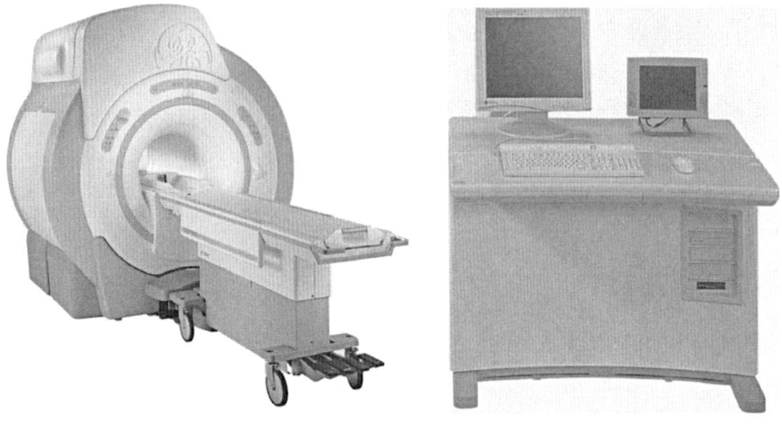

(a) (b)

그림 13.2 (a) 주자석과 환자 이송장치, (b) 제어콘솔(GE Healthcare)

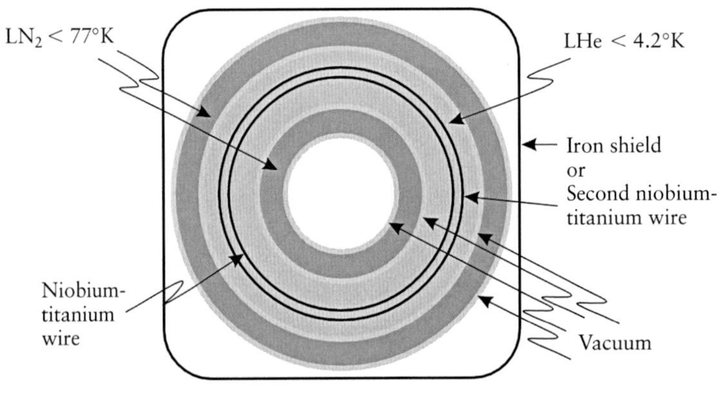

그림 13.3 초전도 코일을 냉각시키기 위한 냉매의 배치도

주변자계를 줄이기 위해 수동식과 능동식 두 가지 방법을 사용한다. 수동차폐는 단순하게 거대한 철 차폐물로 초전도 자석 전체를 둘러싸는 방법이다. 이 방법은 철 차폐 밖의 주변자계를 줄이지만, 자석 안의 자계에 나쁜 영향도 준다. 능동차폐는 주 초전도 권선 바깥에 부가적인 초전도 권선을 추가하는 방법(그림 13.3 참조)이다. 부가 권선에는 반대 방향 전류가 흘러서 자석 바깥쪽 자계를 현격하게 줄여준다. 이런 부가 권선은 자석 안쪽 자계를 감소시키기도 하므로 주자계를 원하는 세기로 유지하기 위해 주권선의 전류를 더 크게 해야 한다. 이 능동차폐는 건물 벽에 설치한 많은 쇠기둥 같은 영상장치를 둘러싼 거대한 철제 구조물을 쓰는 것보다 더 뛰어난데, 자석 내경의 자계에 끼치는 영향이 더 적다.

13.1.3 경사자계 코일

경자자계 코일은 그림 13.1과 같이 자석의 내경 안쪽에 꼭 들어맞게 위치하는데, 능동 보정 코일이 있다면 보정코일 안쪽에 위치한다. 경사자계 코일은 주자석 내경 안에서 위치에 따라 주자계 *Bo*의 세기를 순간적으로 변경시키는 역할을 한다. 이 동작은 12장에서 기술한 과정에서는 필요로 하지 않았고, 오히려 주자계를 일정하게 유지하는 데 모든 노력을 다 해왔었다. 그런데 왜 의도적으로 주자계가 공간에 따른 변화를 일으키는 자계를 추가해 일부러 이러한 '완벽함'을 흔들려고 할까? 이것은 영상을 얻어내는 열쇠가 되는 NMR 신호를 공간부호화하는 열쇠임이 밝혀질 것이다.

경사자계 코일은 선택적 영상에서 신체의 단면을 선택하는 수단을 마련해 준다. 이 방법으로 인해 자기공명 영상장치가 단면의 영상을 얻을 수 있는 '단층적(tomographic)'인 것이 된다. 경사자계 코일은 또 영상 단면의 화소를 공간부호화하는 수단을 제공하는데, 그렇기 때문에 수천 개의 화소로부터 나오는 각각의 FID와 에코들을 풀어서 영상을 만들어 낼 수 있다. 이 과정이 어떻게 이루어지는지 13.2절에서 다룰 것이다. 지금 당장은 경자자계 코일 자체를 다루어 보자.

그림 13.4은 물리적인 *x*와 *y*, *z*축에 대응하는 3개의 서로 직교인 경사자계 코일이다. 원통형 자석이라면 경사자계 코일도 원통형 지지물 위에 감기는데, 에폭시수지 고정시킨다. 물이나 공기를 순환시켜 전류가 흐르는 권선을 냉각시킨다. 경사자계 코일은 Lorentz 힘이

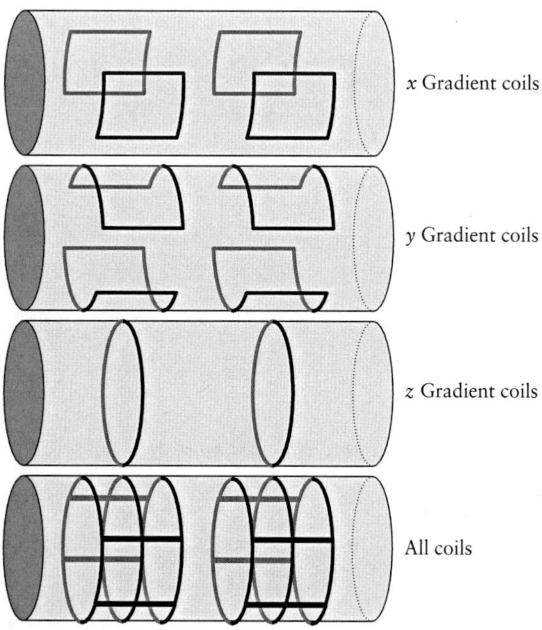

그림 13.4 경사자계 코일의 구성

라 부르는 커다란 힘을 겪는데, 강한 자계 안에서 전류가 흐르기 때문이다. 더구나 영상을 얻기 위해 경사자계 전류의 반복적인 단속이 일어나므로 심한 진동을 일으킨다. 이것은 에폭시가 파손되고, 그에 따라 전기적 접속을 약화시킬 수 있는 가능성에 더해 자기공명 영상 신호를 수집하는 동안 심하게 두드리는 소음을 유발하는 원인이 된다.

각 경사자계 코일의 목적은 주자계에 공간에 따라 자계를 더하거나 빼는 것이다. 만일 3축의 모든 경사자계 코일을 각각 G_x와 G_y, G_z의 세기로 동작시키면 주자계는 (이상적인 경우) 다음 식으로 표현된다.

$$\boldsymbol{B} = (B_0 + G_x x + G_y y + G_z z)\,\hat{z} \tag{13.1}$$

경사자계 코일이 자계의 방향을 바꾸지는 않는 것에 주목해야 한다. 그 대신 경사자계는 주자계에 더해져 주자계를 더 강하게 하거거나 약하게 한다. 이것이 자기공명 영상를 처음 배울 때 공통적으로 혼동을 일으키는 내용이라서 확실하게 이해를 해야 다음으로 나아갈 수 있다. 이상적인 경우 경사자계 코일에 흐르는 전류에 의한 자계 강도의 변화가 공간 위치에 대해 선형함수이다. 이러면 다음에 살펴 볼 것처럼 영상을 재구성하는 알고리즘의 개발에 큰 도움이 된다. 경사자계 진폭은 상수 G_x 및 G_y, G_z로 정의하고, gauss/cm의 단위를 쓴다 (역자 주; 현재 경사자계 세기의 단위로 mT/m가 주로 쓰인다). 경사자계는 종종 다음의 벡터형태로도 쓰인다.

$$\boldsymbol{G} = (G_x, G_y, G_z) \tag{13.2}$$

벡터의 공간위치 표시로 $\boldsymbol{r} = (x, y, z)$의 표기를 사용하면, 식 (13.1)은 다음의 벡터 내적이 된다.

$$\boldsymbol{B} = (B_0 + \boldsymbol{G} \cdot \boldsymbol{r})\,\hat{z} \tag{13.3}$$

경사자계 코일은 앞에서 설명했듯이 자계의 공간에 따른 선형변화를 일으키도록 설계한다. 그림 13.4처럼 x와 y 경사자계는 각각 한 쌍의 안장코일로 만들고, z 경사자계는 주자석 원통의 원주를 따라 감은 두 개의 역방향 코일로 만든다. 최대 경사자계 진폭은 코일에 흘릴 수 있는 최대 전류로 결정된다. 전형적으로 x 및 y, z 코일에 각각 100~200암페어의 전류를 흘릴 수 있다. 임상용 장치에서 최대 경사자계 진폭은 보통 1~6 gauss/cm(또는 10~60 mT/m) 범위이다.

다음에 경사자계를 빠르게 켤 수 있을수록 빠르게 영상을 얻을 수 있음을 볼 것이다. 경사자계를 영으로부터 최대 진폭까지 스위칭하는 시간은 코일과 증폭기의 설계에 따라 달라진다. 전형적인 스위칭 시간은 0.1~1.0 msec 범위이다. 경사자계 코일과 경사자계 증폭기 쌍의 성능을 나타내는데 슬루율(slew rate)이 더 일반적으로 쓰인다. 슬루율은 경사자계 값 변화의 가능한 최대 비율로 mT/m/msec 단위를 쓴다. 전형적인 값은 5~250 mT/m/msec 범위이다.

경사자계 코일은 경사자계 구조물 바깥의 자계변화를 최소화 하기 위해 코일 원통 바깥쪽에 별도의 차폐코일을 갖고 있어야 한다. 이 차폐가 없으면 변화라는 자계로 인해 주자석 외피와 같이 경사자계 코일 주변의 금속 구성물에 심한 와전류(eddy current)를 일으키며, 이 와전류는 수 msec에서 수초 동안 유지가 된다. 이들 유도 와전류는 경사자계의 시간축 응답을 완전히 바꿔 놓는다. 자기공명 영상장치의 개발에서 나타난 가장 혁신적인 기술 중에 경사자계 코일의 설계가 있는데, 이 혁신적인 코일들로 인해 주자석의 금속 구조물에 큰 와전류를 유기시키지 않으면서 빠른 스위칭이 가능해졌다.

자기공명 영상기법에서 경사자계는 매우 빠르게 단속 동작을 한다. 이상적으로는 이런 자계 세기의 변화가 순간적으로 이루어져야 하는데, 이것을 막는 몇 가지 물리적 제한이 존재한다. 첫 번째 제한은 경사자계 코일의 자기유도용량(self inductance)인데, 고전압 증폭기를 쓰거나 코일이 작아지도록 재설계를 해서(보통 z-방향 길이가 짧아지는 것을 의미함) 극복할 수 있다. 경사자계 코일을 더 작게 만들 때 자계가 선형적으로 변하는 영역이 줄어들어 결국 영상 가능 영역이 좁아지는 것은 절충해야 할 사항이다. 두 번째 제한은 환자 신체에 와전류를 유기하는 것인데, 이것이 신경은 자극하여 근육의 떨림을 일으킨다. 미국의 식품의약청(FDA; Food and Drug Administration)은 자계 스위칭 노출을 최대값을 40 tesla/sec로 제한하고 있다. 이 한계 이상에서는 신경 자극의 가능성을 무시할 수 없다.

예제 13.1

주자석의 내경이 1m이지만, 신체는 현격하게 좁은 공간만 사용한다. 확실하게 하기 위해 인체의 직경을 $d(d \approx 0.5\ \text{m})$라 하면, 이것이 관심영역(FOV)이 된다. 주자석 중심에서 경사자계가 만드는 추가 자계는 0이고 반경 $r = d/2$인 관심영역의 경계에서 최대가 된다.

문제 신체 영역에서 40 mT/m의 경사자계를 법적 제한 안에서 얼마나 빨리 생성할 수 있으며, 이 때 필요한 슬루율은 얼마인가?

해답 경사자계로 인해 인체에 더해지는 최대 자계는

$$G_{\text{max}} = 40\ \text{mT/m} \times \frac{d}{2} = 10\ \ \text{mT}$$

이다. 경사자계가 최대값에 도달할 때까지 파형이 선형 변화를 한다고 가정하자. 그러면 최대값에 도달할 때까지 최소 시간은

$$t_{\text{min}} = \frac{G_{\text{max}}}{40\ \text{Tesla/s}} = \frac{10\ \text{mT}}{40\ \text{Tesla/s}} = 0.25\ \text{ms}$$

이다. 이것을 위한 슬루율은

$$SR = \frac{40 \text{ mT/m}}{0.25 \text{ ms}} = 160 \text{ mT/m/ms}$$

이다.

13.1.4 고주파 코일

앞 장에서 고주파 여기가 NMR에서 얼마나 중요한 지 보았었다. Larmor 주파수로 시료 주위에 공급된 전류는 핵스핀의 세차운동을 유발하여 횡단면으로 눕힌다. 스핀계가 한 번 여기 되면, 코히런트하게 회전하는 스핀들은 가까이에 있는 안테나에 Larmor 주파수로 고주파 전류를 유기시켜 FID나 에코 형태의 측정 가능한 신호를 생성한다. 자기공명 영상장치에서 그림 13.1의 고주파 코일(공진기로 부르기도 함)은 스핀의 세차운동을 유발하고, 스핀으로부터 유도전류를 얻어내는 두 가지 역할을 한다.

두 가지의 기본적인 고주파 코일 형상이 있는데, 그것은 체적코일과 표면코일이다. 체적코일은 (대부분) 영상대상 물체를 둘러싸는 형태이고, 표면코일은 영상대상 물체의 표면에 아주 가까이 근접해 설치되는 구조를 갖는다. 그림 13.5는 다른 형태의 고주파 코일들이다. 대부분의 경우 체적코일이 표면코일보다 선호되는데, 신체 영역 전체에서 균일 감도(또는 자계) 분포를 갖기 때문이다. 이것은 발생하는 고주파 에너지가 시료 안에서 매우 고르게 영향을 주는데, 예를 들자면 눕힘각 $\pi/2$를 의도했을 때 어느 곳에서나 $\pi/2$에 매우 근접한 결과가 얻어진다는 의미이다. 또한 체적코일을 쓰면 고주파 여기의 결과로 시료에서 발생되는 신호가 전 공간에서 거의 균일하게 수신된다. 대조적으로 표면코일은 코일 가까이에서는 감도가 매우 높지만 거리가 멀어지면 급격하게 감도가 떨어진다. 표면 배열코일은 예를 들면,

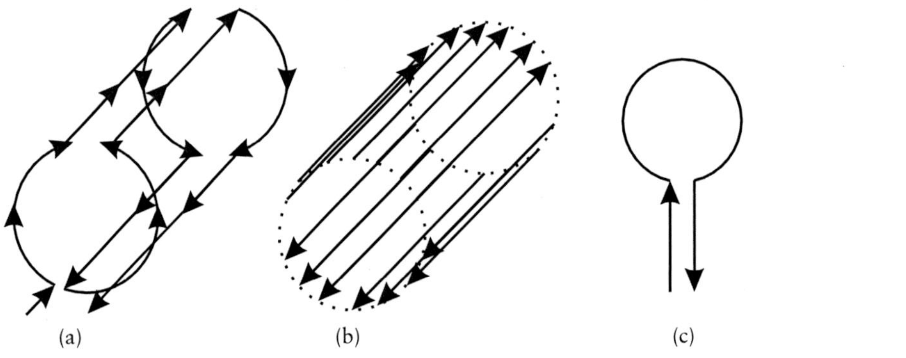

그림 13.5 다양한 고주파 코일의 구조 (a) 안장코일, (b) 새장코일, (c) 표면코일

흉부를 둘러싸는 띠 속에 4개의 코일이 있는 것과 같은 형태인데, 균일도 면에서는 잘 설계된 체적코일보다 떨어진다.

모든 영상장치는 몸통코일을 갖고 있는데, 이 코일은 그림 13.1에서 고주파 코일로 표시된 것처럼 경사자계 코일 안쪽에 꼭 들어맞는다. 몸통코일은 일반적으로 그림 13.5(b)의 새장 공진기 구조이다. 대부분의 영상장치는 좀 더 작은 머리코일을 포함하는데, 새장코일이나 안장코일, Aldermann-Grant 코일 구조로 인체 머리를 근거리에서 둘러싸는 형태를 갖는다. 다른 특수 체적코일로 무릎 코일과 목 코일, 소형 말단부 코일 등을 대부분의 영상장치가 구비하고 있다. 표면코일[그림 13.5(c)]은 영상대상 장기에 근접해 위치하는 개별 고리 코일인데, 단일 코일보다 선형성과 감도를 개선하기 위해 여러 개를 조합한 (그래서 '위상배열코일' 로 부름) 형태도 쓰인다.

송신코일로 고주파 여기를 하는 동안 고주파 증폭기로부터 상대적으로 대전류가 코일 요소에 공급되는데, 인체 영상을 위해서는 약 2 kW의 전력을 사용한다. 이상적인 경우 송신코일은 전 영상역역에 걸쳐 균일한 B_1을 생성한다. 수신할 때는 미약한 자계로 코일에 유기되는 매우 낮은 전압을 검출해야 한다. 송신과 수신에서 매우 다른 크기의 전류를 코일에서 다루어야 하기 때문에 두 개의 코일로 나누기도 한다. 실제로는 몸통코일이 경사자계 코일의 바로 안쪽에 위치해서 다른 코일을 사용할 때도 송신 역할을 하며, 머리코일이나 표면코일 위상배열 코일과 같은 다른 코일들은 관심영역 가까이에 위치해 신호를 수신하는 것에만 쓰이도록 해 준다. 이것은 영상신호의 신호 대 잡음비를 높이는 매우 좋은 방법으로 다음에 더 논의할 것이다. 송신과 수신코일 둘 다 중요한 사항은 발생 자계 중 주자계 축과 직각인 성분만 영상에 쓰인다는 것이다.

13.1.5 콘솔과 컴퓨터

그림 13.1과 그림 13.2(b)의 전형적 MRI 장치의 콘솔은 장치 운용자가 영상기법 선택과 환자의 심전도(ECG)나 호흡에 대한(주기적인 생리작용에 동기시켜 신호를 수집하기 위해) 동기 설정, 영상 단면 위치의 선택, 획득 영상의 관찰, 조직 사이의 대조도를 변경시키기 위한 펄스시퀀스의 변수 바꾸기 등을 쓴다. 사용자 콘솔은 영상 재구성을 수행하는 병렬처리기와 같은 고성능 연산장치와 접속된다. 최신 영상장치는 1초에 10~50장의 영상을 재구성할 수 있는데, 여러 단면의 실시간 처리에 적합한 수준이다. 영상 재구성 속도는 종종 신호 수신 전자장치에서 병렬처리기로 정보를 전달하는 속도에 의해 제한된다. 어떤 장치는 초음파처럼 실시간 영상을 제공하는데, 이 경우 사용자가 영상 단면을 설정하는 데 한 단면의 실시간 영상을 활용할 수 있다.

13.2 자기공명신호 획득

방사선 영상에서는 검출기에 들어오는 X-선으로 물체의 공간위치를 부호화 한다. 방사선 영상에서 공간위치 부호화에 영향을 주는 요인들은 X-선의 퍼짐에 의한 확대와 겹쳐지는 물체에 의한 중첩이다. 방사선 영상에서 구조물의 중첩은 절대 역부호화가 안되는데, 방사선 전문가는 이런 영향과 함께 영상을 판독하는 방법을 배운다. 전산화 단층촬영기는 각기 다른 방향인 수많은 투영 안의 이런 영향을 관찰하여 물체의 공간위치를 부호화한다. CT에서 물체의 위치는 측정 정보의 조합 안에 매우 복잡한 방식으로 퍼져 존재한다. 그러므로 영상 재구성 알고리즘은 수학적인 필터와 적분 과정을 거쳐 공간위치를 찾아내는데, 한 예로 컨볼루션 재투영(convolution back projection) 기법이 있다.

지금까지는 자기공명 영상에서 공간부호화에 경사자계 코일을 쓴다는 것만 설명했다. 그런데 이것이 어떻게 이루어지는가? 어떻게 정보를 재부호화 하는가? 여기에 쓰이는 기교는 Larmor 주파수와 횡자화의 위상을 모두 이용하여 공간부호화를 하는 것이다. 이번 절에서는 공간 위치에 대한 주파수와 위상 부호화 방법 및 기초적인 자기공명 영상법에 대해 다루겠다.

13.2.1 공간위치의 부호화

공간위치의 부호화를 논하기 전에 "공간좌표계란 무엇인가?"를 우선 생각해 보아야 한다. 습관적으로 주자계 B_0 방향을 $+z$로, 위쪽을 $+y$로 정한다. 그러면 당연히 $+x$ 방향은 수평 방향으로 오른손 좌표계를 따른 것과 같이 정해진다. 환자를 그림 13.6과 같이 반듯하게 눕혀 머리가 전방을 향하게 하면 $+z$는 머리에서 발쪽으로 향하고, $+y$는 등에서 앞쪽으로, $+x$는 오른쪽에서 왼쪽으로 정해진다. 이 상황에서 z-축 값이 상수인 단면은 종단면(axial)

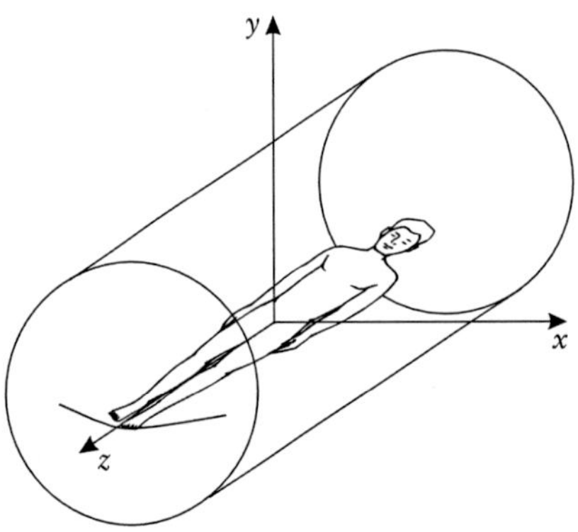

그림 13.6 자기공명 영상장치에서 고정 좌표계

영상이 되고, y를 상수로 하면 관상면(coronal) 영상, x를 상수로 하면 시상면(sagital) 영상이 된다.

자기공명 영상장치로 임의의 단면 영상을 얻을 수 있지만, 앞으로 논의를 간단하게 하기 위해 종단면 영상을 얻는 경우만 다루겠다. 이 경우 z-방향은 통과평면이 되고, x-와 y-방향은 평면 위 방향이 된다. 이런 식으로 시상면이나 관상면 또는 경사면(oblique plane)을 얻는 것도 간단하게 된다. 경사면은 고정좌표계의 어떤 좌표축에도 수직이 아닌 단면이다. 다음에 다룰 종단면 영상기법을 약간 변형시키면 다른 축 방향의 단면을 얻을 수 있다.

주파수로 공간위치를 부호화 하려면 Larmor 주파수를 공간 좌표축의 함수로 변화시켜야 한다. 자계 $B(B = |\boldsymbol{B}|)$에서 자화벡터 $\boldsymbol{M}(t)$의 세차주파수가 $\nu = \gamma B$인 것을 다시 기억해 두자. 세 축의 경사자계 코일에 직류전류를 흘려서 일정한 경사자계 $\boldsymbol{G} = (G_x, G_y, G_z)$를 발생시켰다. 이때 총 자계는 식 (13.3)이 되고, Larmor 주파수는

$$\nu(\boldsymbol{r}) = \gamma(B_0 + \boldsymbol{G} \cdot \boldsymbol{r}) \tag{13.4}$$

인데, 이 식에서 Larmor 주파수 $\nu(\boldsymbol{r})$가 공간위치 $\boldsymbol{r} = (x, y, z)$에 의존하는 것은 명확하다.

자기공명 영상에서 공간위치를 부호화하는 두 방법 중 먼저 살펴볼 것이 주파수 부호화의 개념이고, 다음은 위상 부호화이다. 주파수 부호화 개념은 13.2.2의 단면선택과 13.2.3의 Fourier 공간 정보 수집에 모두 쓰인다. 위상 부호화 개념은 13.2.6의 Fourier 공간 위치 결정에 쓰인다.

예제 13.2

주파수 부호화 개념을 적용할 때 한 방향 경사자계만 사용하는 것이 매우 일반적이다.

문제 시료가 B_0 = 1.5 tesla인 자계에 들어 있고 G_z = 3 gauss/cm인 경사자계가 가해졌을 때, z = 0인 평면에서 Larmor 주파수는 어떻게 되는가? 두께 0.5 m의 단면 영상을 z = 0에서 얻으려 할 때, 이 단면에서 Larmor 주파수의 범위는 어떻게 되는가?

해답 이 경우 G에서 0이 아닌 성분은 하나 뿐이다.

$$\boldsymbol{G} = (0, 0, G_z)$$

식 (13.4)를 적용하면,

$$\nu(\boldsymbol{r}) = \gamma(B_0 + \boldsymbol{G} \cdot \boldsymbol{r}) \tag{13.5a}$$

$$= \gamma(B_0 + G_z z) \tag{13.5b}$$

수소원자핵인 양성자에서 γ = 42.58 MHz/tesla이다. 따라서 z = 0인 평면에서

Larmor 주파수는

$$\nu_0 = \gamma B_0 = 63.87\,\text{MHz}$$

이다. z-방향 경사자계가 가해지면 자계는

$$B(z) = B_0 + G_z z$$

가 된다. 선택단면에서 이 자계의 최소와 최대 값은 다음과 같다.

$$B_{\text{min}} = B_0 - G_z \times 0.25\,\text{m} = 1.5\,\text{Tesla} - 7.5\,\text{mTesla} \tag{13.6a}$$

$$B_{\text{max}} = B_0 + G_z \times 0.25\,\text{m} = 1.5\,\text{Tesla} + 7.5\,\text{mTesla} \tag{13.6b}$$

따라서 선택단면에서 Larmor 주파수의 범위는 다음과 같다.

$$63.55\,\text{MHz} \le \nu \le 64.19\,\text{MHz}$$

13.2.2 단면선택

앞에서 인체의 2차원 단면 영상을 얻는 기술인 CT나 SPECT, PET, 초음파 등에 대해 다루었다. 전산화 단층촬영과 초음파에서 영상을 획득하는 데 쓰이는 에너지가 단면 자체를 결정한다. 이 방식에서 선택된 단면 안의 신경생리학적 물성만이 대조도에 영향을 주며 신체의 다른 영역에서는 신호가 전혀 나오지 않는다. 단광자 방출 단층촬영이나 PET에서는 신체의 전 영역이 잠재적인 신호원이 되는데, 콜리메이터를 써서 특정 단면에서 나오는 신호만 선택적으로 검출한다.

자기공명 영상에서는 위의 두 가지 기본 원리를 모두 쓸 수 있다. 한 단면만 여기해서 이 선택단면에서 나오는 신호만 수집하는 것도 가능하고, 전 체적을 여기하고 나서 선택단면의 영상만 추출하는 것도 역시 가능하다. 첫 번째 방식을 2차원 자기공명 영상법이라 하고, 두 번째 방법을 3차원 자기공명 영상법이라 한다. 이번 장에서는 2차원 영상법에 대해서만 설명을 하고, 3차원 영상법은 간략하게만 짚고 넘어가겠다. 2차원 영상의 첫 번째 단계는 단면선택(slice selection)인데, 한 단면에 있는 핵스핀만을 선택적으로 여기시킨다. 위에 지적한 대로 전개를 쉽게 하기 위해 종단면을 선택하는 단면선택을 먼저 다루고 나서 영상기법에 대해 설명할 것이다.

단면선택의 원리 연습 13.2에서 경사자계 $G = (0, 0, G_z)$를 인가하면 Larmor 주파수가 z의 함수가 되도록 할 수 있었다. 이 공간에 따라 변하는 Larmor 주파수는 다음 식으로 표현된다.

$$\nu(z) = \gamma(B_0 + G_z z) \tag{13.7}$$

그림 13.7은 이 관계를 나타낸다. 순수 정현파의 특정 주파수 고주파로 여기하면 무한하게 얇은 단면에서 강제 세차운동을 겪을 것이다. 그 단면의 위치는 z-축에서 여기 주파수에 대응하는 Larmor 주파수 자리가 된다. 그러나 이와 같은 정현파를 구현하는 것은 가능하지 않고, 실제 바람직하지도 않다. 그 대신 일정 범위 주파수를 여기하는 파형을 만들어 쓰는데, 이것은 일정 범위의 조직을 여기하므로 두께가 있는 단면 즉, 널판 형태(slab)를 선택하게 된다.

그림 13.8은 두 경우의 단면선택 장면을 보여 주고 있다. 우선 그림 13.8(a)는 z-경사자계로 $G_z = G_A$를 쓰는데, 주파수 범위 $\nu \in [\nu_1, \nu_2]$의 신호가 발생된다(아래에서 이 신호가 어떻게 보이는지 설명할 것임). 이 조합은 그림에서 목 부근의 모든 스핀의 강제 세차운동을

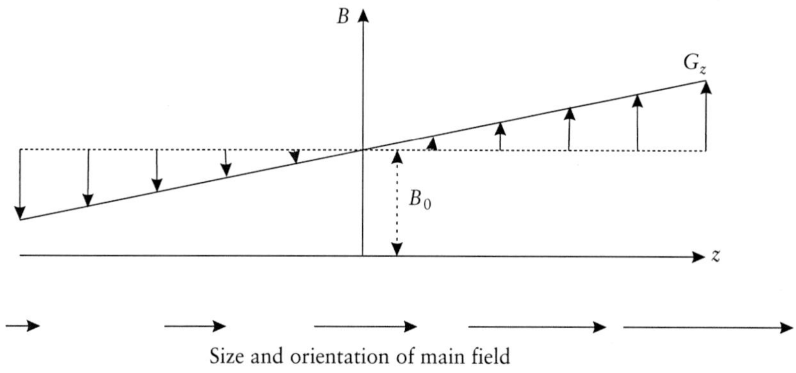

그림 13.7 주자계에 대한 z-경사자계의 효과

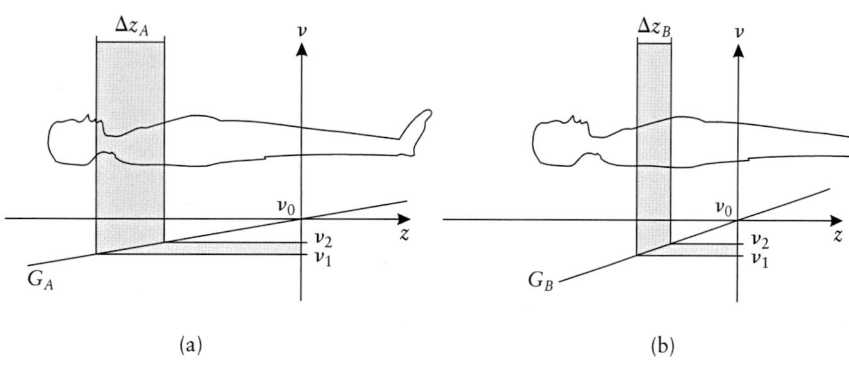

그림 13.8 특정 주파수 범위에 대한 여기와 z-경사자계를 인가하여 단면을 선택하는 방법 (a) 약한 경사자계, (b) 강한 경사자계

유발한다. 이때 선택된 단면은 일반적으로 바람직한 경우보다 많이 두껍다. 다음은 그림 13.8(b)와 같이 고주파 펄스에 대해 강한 경사자계 $G_z = G_B$를 인가한 경우이다. $|G_B| > |G_A|$로 주파수 범위 $[\nu_1, \nu_2]$의 같은 고주파펄스와 함께 인가되는 그림 13.8(a)보다 더 강한 경사자계는 더 얇은 단면의 스핀에 대해서만 강제 세차운동을 유발시킨다. 이 경우 단면의 위치가 가슴 쪽으로 낮아진 것도 주목해야 한다.

그림 13.8에 대한 설명으로부터 실제로는 세 가지 변수가 함께 단면 선택에 작용하는 것을 알 수 있다. 이 세 가지는 z-경사자계 강도와 고주파 중심 주파수,

$$\overline{\nu} = \frac{\nu_1 + \nu_2}{2} \tag{13.8}$$

그리고 다음의 고주파 주파수 범위이다.

$$\Delta\nu = |\nu_2 - \nu_1| \tag{13.9}$$

예를 들어 그림 13.8의 z-경사자계 중 하나를 써서 목 부위의 얇은 단면 영상을 얻으려 한다고 가정해 보자. 두 가지 방법으로 이 목적을 달성 할 수 있다. 그림 13.8(a)처럼 약한 z-경사자계 G_A를 사용한다면 고주파의 중심 주파수는 적당하지만 여기되는 단면을 얇게 하기 위해 고주파의 주파수 범위를 더 좁혀야 한다. 이 방법이 첫 번째 접근법이다. 두 번째 접근법은 그림 13.8(b)처럼 더 강한 z-경사자계 G_B를 사용하는 방법이다. 이 경우 고주파 주파수 범위는 이미 얇은 단면을 선택하므로 적당하지만, 선택 단면이 가슴 쪽에서 목 쪽으로 이동하도록 고주파 중심 주파수를 낮추어야만 한다.

세 가지 변수를 이용하여 선택단면 위치와 단면두께 Δz를 제어할 수 있다. 식 (13.7)을 z에 대해 풀면 여기 주파수의 하한 1과 상한 2을 구하게 되고, 다음의 단면 경계를 얻는다.

$$z_1 = \frac{\nu_1 - \gamma\!\!\!{}^-B_0}{\gamma\!\!\!{}^-G_z} \tag{13.10a}$$

$$z_2 = \frac{\nu_2 - \gamma\!\!\!{}^-B_0}{\gamma\!\!\!{}^-G_z} \tag{13.10b}$$

위 식에서 $\nu_1 = \nu(z_1)$이고 $\nu_2 = \nu(z_2)$이다. 단면위치 $\overline{z}$는,

$$\overline{z} = \frac{z_1 + z_2}{2} \tag{13.11a}$$

$$= \frac{\overline{\nu} - \nu_0}{\gamma\!\!\!{}^-G_z} \tag{13.11b}$$

가 된다. 선택단면 두께는 다음과 같다.

$$\Delta z = |z_2 - z_1| \tag{13.12a}$$

$$= \frac{\Delta\nu}{\gamma G_z} \tag{13.12b}$$

예제 13.3

선택단면 두께 2.5 mm를 얻으려 하는데, z-경사자계는 $G_z = 1$ gauss/cm라 가정하자.

문제 여기에 사용하는 고주파의 주파수 범위는 어떻게 되는가?

해답 식 (13.12)를 풀어 주파수 범위를 계산하면 다음과 같다.

$$\begin{aligned}\Delta\nu &= \gamma G_z \Delta z \\ &= \gamma \times 1\ \text{G/cm} \times 2.5\ \text{mm} \\ &= 4.258\frac{\text{kHz}}{\text{G}} \times 1\frac{\text{G}}{\text{cm}} \times 0.25\ \text{cm} \\ &= 1.06\ \text{kHz}\end{aligned}$$

특정 주파수 ν_1과 ν_2의 선정은 선택하려는 단면의 원점 $z = 0$에 대한 상대 좌표로 결정된다.

단면이 얇을수록 포함된 원자핵 수가 줄어듦을 지적했는데, 이것은 더 작은 NMR 신호가 생성됨을 의미한다. 선택단면을 점점 얇게 하다 보면, 어느 시점부터 수신되는 NMR 신호의 크기가 안테나의 잡음 이상의 크기로 검출할 수 없을 만큼 매우 작아져 버린다. 따라서 이렇게 얇은 단면은 실제로는 선택할 수 없게 된다. 전신 영상에서 1.5 mm보다 얇은 단면을 선택하려면 특수한 펄스시퀀스를 쓰거나 또는 긴 영상시간을 소비해야 한다.

실용 고주파 파형 앞 절에서 단면선택을 할 때 일정한 경사자계와 함께 주파수 폭이 있는 고주파 여기펄스를 사용함을 설명했었다. 그러면 이제부터 어떤 고주파 파형이 주파수 폭 $[\nu_1, \nu_2]$로 여기하기 위해 쓰이는지 살펴보자. 다음의 주파수를 포함하는 신호를 얻고자 한다.

$$S(\nu) = A\ \text{rect}\left(\frac{\nu - \overline{\nu}}{\Delta\nu}\right) \tag{13.13}$$

Fourier 변환 이론(2.2.4와 연습문제 2.7 참조)에 따르면 신호는 다음과 같아야 한다.

$$s(t) = A\Delta\nu\ \text{sinc}(\Delta\nu t)e^{j2\pi\nu t} \tag{13.14}$$

이 해석 결과는 고주파 여기과정 동안 경사자계가 일정하고, 고주파 여기 기간이 짧을 때 유효하다. 그림 13.9는 이 고주파 신호의 형태로, 그림 13.9(a)와 (b)는 각각 신호 파형과 신호의 포락선이다.

$$\alpha = \gamma \int_0^{\tau_p} B_1^e(t)\, dt \tag{13.15}$$

고주파 신호 $B_1 = s(t)$가 스핀계에 주는 정확한 효과에 대해 고려해 보자. Larmor 주파수가 ν인 단일물질에 대해 회전좌표계에서 여기 신호는,

$$B_1^e(t) = s(t)e^{-j2\pi\nu t} \tag{13.16}$$

이다. 약간의 정리과정(연습문제 13.5 참조)을 거치면 다음 결과가 도출된다.

$$\alpha(z) = \gamma A \operatorname{rect}\left(\frac{z - \bar{z}}{\Delta z}\right) \tag{13.17}$$

이 결과에서 식 (13.14)의 파형은 이상적인 단면을 여기하며 눕힘각은 앞의 직관적 논의와 정확하게 일치한다. 이론적으로, 상수 A는 최대 신호 여기각도인 90°처럼 단면 안에서 임의의 눕힘각이 실현되도록 선택할 수 있다.

눕힘각 관점에서 단면형태가 어떤 모습인지 아는 것도 유용하지만, z-축을 따라 자기공명 신호 크기가 어떠한지 아는 것이 좀 더 중요하다. 횡자화의 크기가 $\sin\alpha$에 비례하는 점을 상기해 보자. 작은 눕힘각 여기의 경우 $\sin\alpha \approx \alpha$는 $|M_{x'y'}(t)|$가 사각 형태를 가지는 것을 의미한다. 이 작은 눕힘각 근사해석은 $\alpha = 90°$인 경우까지 설계의 초기에 종종 사용된다. 실제 여기 펄스의 정밀한 설계는 Bloch 방정식의 모든 여기각도에 대한 컴퓨터 모의해석을 바탕으로 할 수 있다.

완벽한 sinc 함수를 만들어 내는 것은 현실적으로 불가능하다. 그래도 앞의 해석을 잘라낸(truncated) sinc 함수 여기 방법에 적용할 수 있다. 이 경우 눕힘각 분포의 결과는

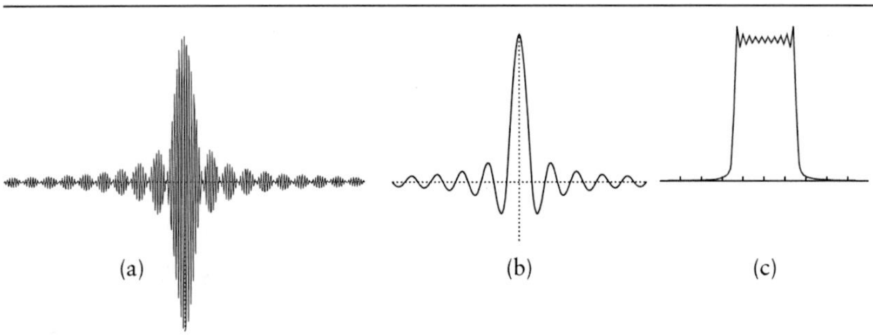

그림 13.9 단면선택 여기 펄스 (a) 펄스파형, (b) 펄스의 포락선, (c) 펄스의 Fourier 변환

$$\alpha(z) = \gamma A \tau_p \text{rect}\left(\frac{z-\bar{z}}{\Delta z}\right) * \text{sinc}\left(\tau_p \gamma\!\!\!{}^- G_z(z-\bar{z})\right) \quad (13.18)$$

이 되며, τ_p는 펄스폭이다 (펄스의 $[-\tau_p/2, \tau_p/2]$구간을 잘라냄). 잘라낸 sinc 펄스에 의해 여기된 단면형태는 그림 13.9(c)와 같은데, 이것은 단면선택 파형의 Fourier 변환과 같다. 잘라내기 때문에 위 예의 단면 모양이 완벽한 사각형이 아니다. 이것은 단면의 경계가 약간 뭉개지면서, 이상적인 sinc 함수를 잘라내는 사각함수와 컨볼루션 한 것으로부터 기인한 리플이 존재한다. 일반적으로 고주파 펄스의 폭 및 파형과 단면 형태에서 경계의 깨끗함 및 리플 사이에 절충 관계가 존재한다. 짧은 폭의 고주파 펄스파형에 Hamming 창문 함수(window function)를 곱한 결과가 단면 경계가 깨끗하게 떨어지지 않는 단점이 있지만 보통 바람직한 형태로 쓰이고 있다.

예제 13.4

연습문제 13.3에서 경사자계 G_z = 1 gauss/cm와 대역폭 1.06 kHz의 고주파 펄스로 2.5 mm 두께의 단면을 여기할 수 있었다.

문제 리 단면 두께를 얻기 위한 고주파 펄스에서 주 로브(lobe)와 두 옆 로브의 폭은 얼마인가?

해답 이 파형의 포락선은 sinc($\Delta\nu t$)이다. 파형의 첫 번째 0 교차점 t_1은 다음을 만족한다.

$$t_1 = 1/\Delta\nu = 943\ \mu s$$

주 로브와 두 주변로브의 폭 T는 이 값의 4배이다. 따라서,

$$T = 3.77\ \text{ms}$$

주 로브와 두 개의 주변로브만으로 구성된 펄스를 2주기 sinc 근사(two-period sinc approximation)라 한다.

재집중 경사자계 고주파 여기과정 동안 여기 단면 안의 스핀계는 강제 세차운동을 겪는다. 선택단면의 단면형태는 최종 눕힘각의 차이로 결정되는데, 이것은 z-위치에 따라 횡자화 크기가 다르다는 점을 의미한다. 스퓨리어스(spurious) 리플을 줄이기 위해 창문 함수를 씌우는 것과 같은 합리적인 고주파 여기펄스 설계를 가정하면 최종 영상에서 이런 차이는 무시할 만하다. 경사자계 세기와 고주파 파형을 선택단면의 중심에서 (영상을 얻기 위한 90°와

같은) 원하는 눕힘각이 얻어지도록 조정한다.

고주파 여기 과정 동안 일어나는 다른 효과가 있는데, 이것은 선택단면 내 탈위상 효과로 무시할 만한 양이 아니다. 강제 세차운동 동안 단면의 하측에 있는 스핀은 상측의 스핀보다 느리게 세차운동을 하는데, 간단하게 서로 다른 Larmor 주파수를 갖는 것으로 생각하면 된다. 이 결과로 단면 두께를 가로 질러 스핀들의 위상이 서로 흩어지게 된다. 적절한 근사 결과로 보면 이 효과로 생기는 위상은 선형으로 $\gamma G_z(z - \bar{z})\tau_p/2$가 되는데, τ_p는 고주파 펄스폭이다. 이 효과를 수학적으로 확인하려면 Bloch 방정식을 풀어야 한다. 그러나 $B_1(t)$ 자계가 최대인 펄스의 중간에서 최대의 작용이 일어난다고 보는 것으로 정확하게 파악할 수 있다. 전체 고주파 펄스가 경사자계 펄스의 중간에 집중되었다면 위상은 전체 펄스 구간이 아니라 $\tau_p/2$ 동안 축적될 것이다. 이 결과의 FID나 에코가 위상이 정렬된(in-phase) 세차운동으로부터 나오는 것이므로 단면 안의 스핀을 반드시 위상 재집중(또는 재정렬)을 시켜줘야 한다.

스핀의 재위상화는 z-경사자계 파형의 위상 재집중 로브에 의해 이루어진다. 간단한 재집중 펄스는 처음의 고주파 여기 바로 뒤에 일정한 부극성 경사자계 $-G_z$를 폭 $\tau_p/2$로 가하는 것이다. 이어지는 고주파 여기가 없으면, 이 부 극성 경사자계는 z-축을 따라 Larmor 주파수를 바꾼다. 재집중 로브 동안 $\bar{z}$에 대해 축적되는 위상은 $\gamma(-G_z)(z - \bar{z})\tau_p/2$이다. 이것을 첫 고주파 여기 동안 축적되는 위상과 더해 0이 되도록 하는데, 이것으로 전 단면에 걸쳐 위상 재집중이 이루어져 FID를 생성하거나 통상의 방법으로 에코를 형성할 수 있게 된다. 재집중 로브는 사각형 이외에 다른 형태도 가능한데, 요점은 이 파형의 적분이 단면선택 경사자계 면적의 반이 되면서 극성은 반대인 것이다. 대다수의 펄스시퀀스가 폭이 최소인 파형을 선택해서 펄스시퀀스가 가능한 고속으로 동작하도록 한다.

간단한 펄스시퀀스 앞에서 단면선택의 기본 요소를 이해했었다. 폭 τ_p의 고주파 펄스가 인가되는 동안 일정한 z-경사자계도 인가된다. 고주파 펄스 인가가 끝난 이후 단면 안의 스핀의 위상을 재집중하기 위한 경사자계가 다시 인가된다. 이다음 선택 단면의 여기된 스핀들이 생성하는 FID의 획득을 기대할 수 있게 된다.

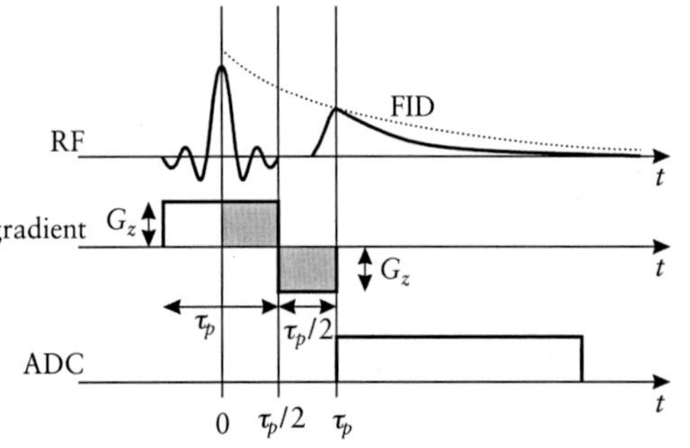

그림 13.10 재집중을 포함하는 단면선택 과정을 구현한 펄스시퀀스

그림 13.10은 간략화한 펄스시퀀스로 단면 선택의 개념을 보여 주고 있다. 그림에서 경사자계는 계단함수로 순식간에 파형이 변하는데, 실제로는 자기공명 영상장치에 있는 경사자계 장치의 슬루율과 스위칭 시간 제한 때문에 물리적으로 실현이 불가능하다. 실제 경사자계 파형은 통상 파형의 상승과 하강의 기울기가 장치의 슬루율과 같은 사다리꼴이다. 이 사다리꼴 파형을 적용하면 계산이 좀 더 복잡해지지만, 펄스시퀀스 설계의 원리는 동일하게 적용된다. 여기에서는 교육적 목적에 충실하기 위해 실현이 불가능한 사각파형을 계속 사용하겠다.

재집중 경사자계 펄스가 끝나면 선택단면 안의 모든 자화벡터의 위상은 같아지고, 이 자화벡터들은 신호가 커지는 방향으로 더해진다. 이것이 FID를 획득할 수 있게 하고, 통상의 방법으로 에코를 형성할 수 있게 해 준다. 선택된 단면을 가로질러 탈위상이 일어나지 않는다면 고주파 펄스의 중간에서 시작되는 FID를 기대할 수 있을 것이다. 그림 13.10과 같이 이 점이 단면선택 과정에서 $t = 0$인 원점이 된다. 탈위상 때문에 FID의 출현이 재집중 로브가 완료될 때까지 지연된다.

펄스시퀀스 전반에 약한 FID나 에코가 존재할 수 있지만, 펄스시퀀스에서 ADC(analog-to-digital converter) 창의 위치는 영상을 만들어 내기 위한 정보가 있는 곳이다. 그림 13.10에서 ADC는 FID를 획득하기 위해 단면의 위상 재집중이 끝나는 순간 동작을 시작한다.

13.2.3 주파수 부호화

기본 신호 모델 균일 시료가 균일 자계 안에 있을 때 α 고주파 펄스로 여기되면 횡자화가 다음 식으로 표현되는 것을 12장에서 다루었다 [식 (12.40) 참조].

$$M_{xy}(t) = M_{xy}(0^+)e^{-j(2\pi\nu_0 t-\phi)}e^{-t/T_2} \tag{13.19}$$

위 식에서

$$M_{xy}(0^+) = M_z(0^-)\sin\alpha \tag{13.20}$$

이다. 여기된 단면 안에 동일 주파수이지만 다른 물질이 섞여 있는 경우를 가정해 보자. 양성자 밀도와 종자화 이완시간, 횡자화 이완시간을 x-와 y-방향에 대해서만 각각 함수 $P_D(x, y)$와 $T_1(x, y)$, $T_2(x, y)$로 나타내고, 이때 선택단면이 충분히 얇아 z-방향 변화는 없다고 가정하자. 여기에 고주파 여기 직후에 횡자화의 공간상 다양성이 있다는 의미가 들어 있는데, 이것을 $M_{xy}(x, y; 0^+)$로 표기할 수 있다. 그러면 수신 신호는 전 단면의 적분으로 다음 식이 된다.

$$s(t) = A\int_{-\infty}^{\infty}\int_{-\infty}^{\infty} M_{xy}(x, y; 0^+)e^{-j2\pi\nu_0 t}e^{-t/T_2(x,y)}\,dx\,dy \tag{13.21a}$$

$$= e^{-j2\pi \nu_0 t} \int_{-\infty}^{\infty}\int_{-\infty}^{\infty} AM_{xy}(x, y; 0^+)e^{-t/T_2(x,y)}\, dx\, dy \qquad (13.21b)$$

위 식에서 A는 물리적 특성과 장치에서 발생하는 서로 다른 이득의 항이고, ϕ는 일반성의 손상없이 0으로 볼 수 있다.

위 식에는 명확하게 해야 하는 몇 가지 세부 사항이 있다. 첫 번째로, 12장에서 살펴본 것처럼 FID는 T_2보다 더 빠르게 감쇄하는데, 사실은 T_2보다 작은 시정수 T_2^*로 감쇄하는 것이다. 그러므로 식 (13.21)은 이상적인 신호 모델이나 감쇠율 차이를 무시할 만큼 짧은 시간 동안에만 적용 가능한 것으로 봐야 한다. 그러면 식 (13.21)에서 왜 T_2 대신 T_2^*를 쓰지 않는가? 그렇게 하면 신호를 매우 정확하게 기술할 수 있지만, 영상 획득에서 매우 중요한 개념으로 이어지는 절에서 계속 기술할 에코로 신호를 생성하는 과정을 설명하고 이해하기 매우 어려워진다. 지금까지 논의해 온 것처럼 스핀에코를 얻을 때 T_2를 적용하는 것이 가장 적절함을 알게 될 것이다. 자기공명 신호로 경사자계 에코를 사용하는 경우를 13.2.5에서 다루는데, 이때는 T_2^*를 사용하게 된다.

두 번째로, 단면 선택 고주파 파형의 중심이 그림 13.10과 같이 $t = 0$가 됨을 주목해야 한다. 이것은 고주파 펄스를 무한히 좁게 했을 때, 종자화와 횡자화의 이완이 시작되는 시간과 일치한다. 세 번째로, 위 식에는 단면 선택 경사자계의 위상 재집중 로브 뒤에 나오는 FID까지 소요되는 짧은 간격 τ_p가 무시되어 있다. 거의 모든 영상기법에서 FID보다 에코를 사용하므로 이 짧은 간격은 보통 중요성이 별로 없다.

명확성을 위해 유효 스핀밀도를 다음과 같이 정의하자.

$$f(x, y) = AM(x, y; 0^+)e^{-t/T_2(x,y)} \qquad (13.22)$$

위 식은 영상에 나타날 자기공명 값이 된다. 변수 t가 $f(x, y)$에 포함되지 않은 이유는 신호수집 기간이 T_2보다 짧다고 가정했기 때문이다. 식 (13.22)와 (13.21)의 정의로부터 수신된 신호는 다음과 같이 표현된다.

$$s(t) = e^{-j2\pi \nu_0 t} \int_{-\infty}^{\infty}\int_{-\infty}^{\infty} f(x, y)\, dx\, dy \qquad (13.23)$$

수신 신호는 항상 MRI 장치에서 복조가 되어 다음의 기저대역 신호로 바뀐다.

$$s_0(t) = e^{+j2\pi \nu_0 t} s(t) \qquad (13.24a)$$

$$= \int_{-\infty}^{\infty}\int_{-\infty}^{\infty} f(x, y)\, dx\, dy \qquad (13.24b)$$

이 신호는 일정한 값으로 x와 y 뿐만 아니라 (매우 짧은 신호수집 기간을 가정했으므로) t에도 독립적이다. 신호 $s_0(t)$는 전 공간의 적분이라는 점을 식 (13.24)이 증명하고 있다. 따라

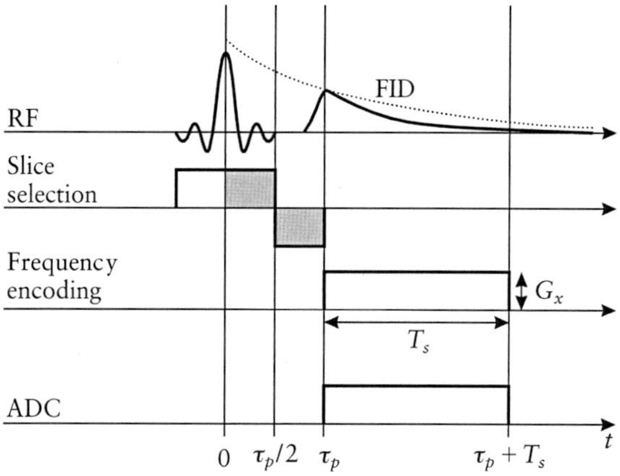

그림 13.11 일정한 경사자계를 사용한 주파수 부호화

서 이 신호에서 공간위치는 단면선택의 선택적 여기 외에는 전혀 부호화되어 있지 않다.

주파수 부호화 경사자계 자기공명 신호의 공간부호화로 첫 번째 개념은 주파수 부호화(frequency encoding)이다. 주파수 부호화에서 그림 13.11과 같이 FID가 나타날 때 경사자계가 가해지고, 공간위치에 따라 Larmor 주파수가 달라지게 한다[식 (13.4) 참조]. (같은 개념이 에코에도 적용됨은 나중에 기술할 것이다.) 주파수 부호화 경사자계의 방향을 판독방향(readout direction)으로 부르는데, 판독된 (또는 디지털화 된) 신호가 이 방향으로 공간부호화되기 때문이다. 판독방향은 (단면선택 경사자계와 수직이어야 하는 것 외에) 임의 방향이 되지만, 이해를 쉽게 하기 위해 x-방향으로 고정해 사용하겠다. 결과적으로 주파수 부호화 경사자계가 가해진 동안 Larmor 주파수는

$$\nu(x) = \gamma\!\!\!{-}(B_0 + G_x x) \tag{13.25}$$

가 되고, 이것은 식 (13.7)의 단면선택 경사자계가 인가된 동안의 Larmor 주파수와 비교할 수 있다.

단면 선택 하에서 FID의 응답은 여기 단면 내 모든 스핀의 적분이 되지만, Larmor 주파수는 식 (13.25)가 적용되어야 한다. 따라서,

$$s(t) = A\int_{-\infty}^{\infty}\int_{-\infty}^{\infty} M_{xy}(x, y; 0^+)e^{-j2\pi(\nu_0+\gamma\!\!\!{-} G_x x)t}e^{-t/T_2(x,y)}\,dx\,dy \tag{13.26a}$$

$$= e^{-j2\pi\nu_0 t}\int_{-\infty}^{\infty}\int_{-\infty}^{\infty} AM_{xy}(x, y; 0^+)e^{-t/T_2(x,y)}e^{-j2\pi\gamma\!\!\!{-} G_x xt}\,dx\,dy \tag{13.26b}$$

가 된다. 식 (13.22)의 유효 스핀밀도 정의로부터 복조된 기저대역 신호는 다음 식으로 표

현된다.

$$s_0(t) = \int_{-\infty}^{\infty}\int_{-\infty}^{\infty} f(x, y)e^{-j2\pi\gamma G_x x t}\, dx\, dy \tag{13.27}$$

식 (13.27)에 자기공명 영상의 중요한 개념 하나가 들어나는데, 좀 더 설명이 필요하다. 특히 식의 우변 2중적분은 $f(x, y)$의 2차원 Fourier 변환으로 주파수 변수가 쉽게 확인된다. 우선, x-방향의 공간주파수 변수는

$$u = \gamma G_x t \tag{13.28}$$

가 되고, 길이의 역수 (보통 cm^{-1}) 단위를 갖는다. 다음으로 y-방향 공간주파수 변수는 0이 되어야 함을 알 수 있다.

$$v = 0 \tag{13.29}$$

$f(x, y)$의 2차원 Fourier 변환을 $F(u, v)$로 표기하면 다음 관계를 확인할 수 있다.

$$F(u, 0) = s_0\left(\frac{u}{\gamma G_x}\right) \tag{13.30}$$

위 식은 복조된 FID가 유효 스핀밀도의 2차원 Fourier 변환을 주사(scan)한 것임을 보여주고 있다.

자기공명 영상에서 Fourier 공간을 보통 k-공간(k-space)으로 부른다. 이것은 물리학의 관습으로 파동수로 k를 사용한 것을 공간주파수에 적용한 것이다. 통상 파동수의 단위로 단위길이당 라디안을 사용하는데(라디안 주파수라 함), 이것은 초기 자기공명 영상 분야의 관습이기도 했다[식 (10.10) 부근에서 논의되었음]. 최근에 자기공명 영상 연구자들이 k의 단위를 길이의 역수로 규정했다. 이 경우 k-공간 변수는 Fourier 주파수로 정의될 수 있다.

$$k_x = u \tag{13.31a}$$

$$k_y = v \tag{13.31b}$$

비록 약간 관습에서 벗어나기는 하지만, 라디안(radial) 주파수와 주기(cycle) 주파수 사이의 혼동을 피하기 위해, 또 이 책의 일관성 유지를 위해 Fourier 주파수로서 u와 v를 MRI에 적용하겠다. 최근의 자기공명 영상 관련 저서를 읽을 때, 식 (13.31)의 설정을 직접 비교해 보면 된다.

Fourier 공간의 주사 자기공명 영상법이 2차원 Fourier 공간의 주사(scanning)로 표현되는 것은 매우 중요한 개념이다. 2차원 Fourier 공간에서 중심 단면으로 1차원 투영을 묶

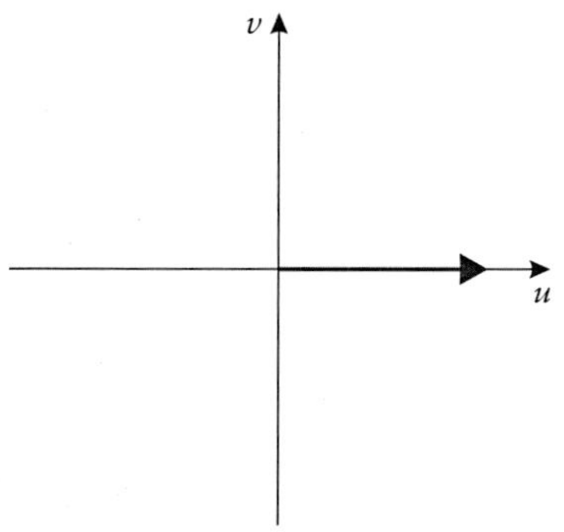

그림 13.12 간단한 주파수 부호화 FID 판독에 대한 Fourier 공간 궤적

는 투영단면정리(projection slice theorem)가 적용되는 CT처럼 펄스시퀀스를 Fourier 공간을 주사하는 방법으로 보면, 그림 13.11처럼 단순한 펄스시퀀스의 조합을 조건을 바꿔가며 반복을 하는 것으로 왜 2차원 단층영상(tomograpic image)에 충분한 정보가 얻어지는지 이해할 수 있다.

예를 들어서, 그림 13.11의 펄스시퀀스로 얻어지는 Fourier 공간 정보를 살펴보자. 식 (13.30)에서 단일 판독은 Fourier 공간에서 수평 u-축의 Fourier 정보만 제공하는데, 그 이유는 $v = 0$이기 때문이다. 더구나 관측이 $0 < t < T_S$ 구간에서만 이루어지기 때문에 u-축의 양수 구간 특정 영역 정보만 얻을 수 있다. Fourier 궤적이라 부르는 이 Fourier 주사는 그림 13.12에 제시되어 있다. 이 그림으로부터 위의 작은 펄스시퀀스 하나로는 Fourier 공간의 아주 작은 영역의 정보만 얻을 수 있음을 알 수 있다. 따라서 어떻게든 더 많은 영역을 주사하는 방법을 찾아야 한다. 어떻게 Fourier 공간의 원점으로 되돌아가고, 그래서 다른 방향으로 주사를 할 수 있을까? 어떻게 또 다른 방향으로 주사를 할 수 있을까?

다음의 여러 절에서 매우 유연한 방법으로 Fourier 공간을 가로지르고 Fourier 공간 정보를 원하는 대로 획득하는 여러 기법을 제시할 것이다. 전산화 단층촬영기에서와 마찬가지로, 획득한 정보의 특정 양상에 일치하는 특정 영상재구성 알고리즘을 사용해야 한다. 이런 관점에서 자기공명 영상은 CT보다 더 없이 유연한데, 앞서 제시한 직각선형과 극좌표 주사가 자기공명에서 일반적으로 쓰이는데, 각각 고속 Fourier 변환(FFT; fast Fourier transform) 알고리즘과 컨볼루션 재투영 알고리즘이 영상재구성에 쓰인다. 계속되는 여러 절에서 이해를 돕기 위한 순서로 꾸몄는데, 역사적 발달 순서나 실제 중요도 순서는 고려하지 않았다. 더구나 제시하는 펄스시퀀스 중 일부는 전혀 또는 거의 쓰이지 않으므로 폭 넓게 쓰이거나 더욱 자세히 살펴볼 가치가 있는 것은 그때그때 지적을 할 것이다.

예제 13.5

양성자(수소) 시료에 대해 k-공간에서 $u = 0$ 및 $v = 0$으로부터 $u = 0.5\ \text{cm}^{-1}$ 및 $v = 0$까지의 선을 주사하려고 한다.

문제 판독 경사자계의 크기가 $G_x = 1$ gauss/cm라 할 때, 이 판독 경사자계는 얼마 동안 지속되어야 하는가?

해답 식 (13.28)로부터

$$u = \gamma G_x t$$

이다. k-공간에서 $u = 0$ 및 $v = 0$으로부터 $u = 0.5\ \text{cm}^{-1}$ 및 $v = 0$까지의 선을 주사하려면,

$$\gamma G_x T_s = 0.5\,\text{cm}^{-1}$$

가 필요하다. 양성자의 γ는 다음과 같다.

$$\gamma = 42.58\,\text{MHz/Tesla} = 4.258\,\text{kHz/gauss}$$

따라서 판독 경사자계의 시간폭은 다음과 같다.

$$T_s = \frac{0.5}{4.258 \times 10^3 \times 1} = 0.117\,\text{ms}$$

13.2.4 극좌표 주사

주파수 평면에서 주사 방향을 바꾸는 것은 단순하게 주파수 부호화(또는 판독) 경사자계를 바꾸면 된다. 앞 절에서 x-방향을 주파수 부호화 방향으로 정했고, x-경사자계가 FID에 이 부호화를 정보를 주는데 쓰였다. 그러나 x와 y 방향 경사자계가 그림 12.13(a)처럼 모두 Larmor 주파수의 부호화에 쓰일 수 있다.

$$\nu(x, y) = \gamma(B_0 + G_x x + G_y y) \tag{13.32}$$

앞 절의 식 (13.27)과 같은 과정을 따르면 다음의 기저대역 신호가 얻어진다.

$$s_0(t) = \int_{-\infty}^{\infty}\int_{-\infty}^{\infty} f(x, y)e^{-j2\pi\gamma(G_x x+G_y y)t}\,dx\,dy \tag{13.33}$$

이것으로부터 다음의 Fourier 주파수들이 나온다.

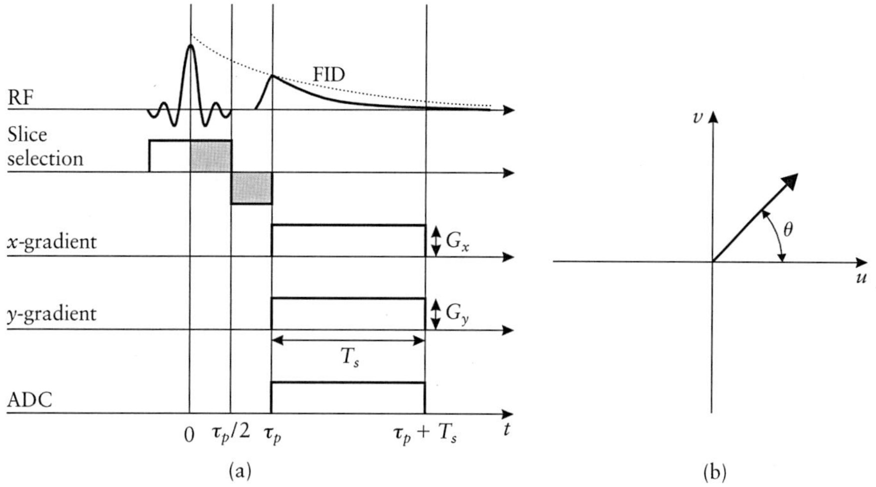

그림 13.13 (a) 임의의 극좌표 주사를 위한 펄스시퀀스, (b) 이 극좌표 주사의 Fourier 궤적

$$u = \gamma G_x t \tag{13.34a}$$

$$v = \gamma G_y t \tag{13.34b}$$

그리고 Fourier 궤적은 원점으로부터 그림 13.13(b)과 같이 다음의 방향으로 방사하는 선이 된다.

$$\theta = \tan^{-1} \frac{G_y}{G_x} \tag{13.35}$$

더욱 보편적인 이러한 주사 방식은 완전한 영상을 얻는 방법의 제시할 가능성을 갖는다. 극좌표 방사선들이 전 Fourier 공간을 덮을 만큼 충분한 횟수로 기본 펄스시퀀스를 반복하는 것이 필요해 보인다. 이것은 한 가지 답을 구하지 않은 것 말고는 뛰어난 생각이다. 그것은 '어떻게 다음 극좌표 주사를 위해 원점으로 돌아가는가?' 이다. 사실 가장 간단한 해답은 단순히 횡자화가 감쇄할 때까지 기다리는 것이다. 이것에 대해 두 가지 유용한 개념이 있는데, 다음 절에서 그 중 하나에 대해 다룰 것이다.

13.2.5 경사자계 에코

스핀에코의 개념에 대해 12장에서 다루었는데, 이것을 다시 조금만 뒤돌아보자. 첫째, 경사자계 에코라는 새로운 에코 형성 기전을 살펴보겠다. 이 개념은 좀 전에 설명한 Fourier 궤적과 스핀에코와 단면선택에서 재위상화와 같은 스핀 자신들의 위상 재집중에 대한 직관적

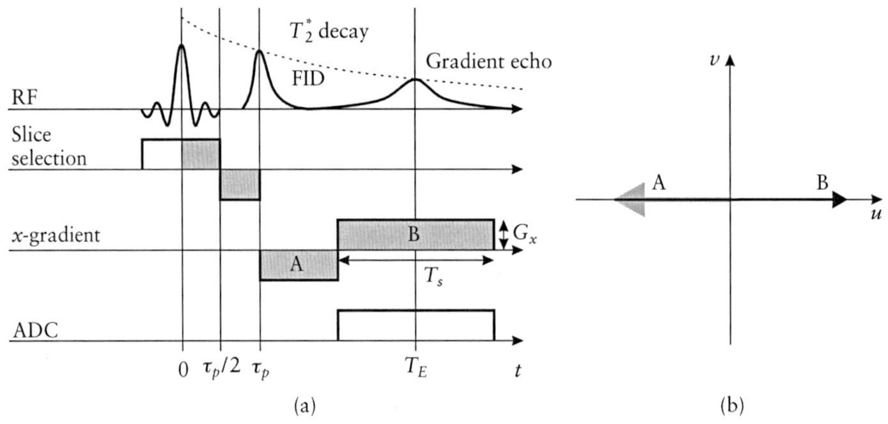

그림 13.14 x-방향의 간단한 경사자계 에코

인 개념과 쉽게 연결이 된다.

그림 13.14(a)의 펄스시퀀스를 고려해 보자. 이 펄스시퀀스의 첫 부분은 아주 알아보기 쉽다. 사실 시간이 $t = T_E - T_s/2$가 될 때까지 펄스시퀀스는 앞서 도입한 단순 주파수 부호화 펄스와 같아 보인다. 그러나 이번 경우는 x-경사자계가 음의 부호인데, 이것은 단순하게 Fourier 공간에서 궤적이 앞서 배운 것처럼 $+u$ 방향으로 움직이지 않고 $-u$ 방향으로 움직이는 것을 의미한다. 이것은 그림 13.14(a)에서 경사자계 펄스 A로, 그림 13.14(b)에서 Fourier 공간 궤적 A로 표시되어 있다.

이 펄스시퀀스에서(FID가 있는 동안 ADC 창이 없는 것처럼) FID 신호는 무시하였다. 그 대신 부극성 x-경사자계의 목적은 Fourier 공간의 위치를 $-u$ 축으로 이동시키는 것이고, 그 다음에 바로 그림 13.14(b)의 펄스 B처럼 정극성 주파수 부호화 경사자계가 가해졌을 때 Fourier 궤적이 $+u$ 방향으로 바뀌어 움직이면서 원점을 거치고 $+u$ 축으로 그림 13.14(b)처럼 계속 움직이게 된다.

왜 시간 T_E에서 에코가 솟아나기를 기대할 수 있는지 명백해 보이지는 않는다. 그래서 단면선택 경사자계 바로 다음에 $-G_x$ 강도로 가해지는 x-방향 부극성 경사자계 펄스의 효과에 대해 고려해 보자. 물론 이것이 주파수 부호화 경사자계라면 이 펄스도 공간주파수 부호화를 한다는 것을 알 수 있다. 따라서 $-x$축의 스핀은 $+x$축의 스핀보다 더 빠르게 회전을 한다. 이 더 빠른 스핀들은 다음 식으로 표현되는 위상을 축적한다.

$$\phi(x,t) = \gamma \int_{\tau_p}^{t} -G_x x\, dt = -\gamma G_x x(t - \tau_p), \quad \tau_p < t < \tau_p + T_s/2 \tag{13.36}$$

이 위상 일치성의 손상은 가해진 경사자계 때문에 T_2^*보다도 더 빨리 일어난다. 시간이 $t = \tau_p + T_s/2$일 때 G_x 세기로 양의 x-경사자계가 가해진다. 이 경사자계가 가해지는 동안 위상 축적은 다음 식과 같다.

$$\phi(x,t) = -\gamma G_x x T_s/2 + \gamma \int_{\tau_p+T_s/2}^{t} G_x x dt \tag{13.37a}$$

$$= -\gamma G_x x T_s/2 + \gamma G_x x(t - \tau_p - T_s/2) \tag{13.37b}$$

직접 치환을 하면 시간 $t = \tau_p + T_s$일 때 실제 경사자계 값 G_x나 위치 x에 관계없이 축적된 위상이 동일하게 0이 된다. 이 스핀의 위상 재 정렬은 그림 13.14(a)과 같이 에코시간 T_E라 부르는 주파수 부호화 경사자계의 중간에서 일어난다.

따라서 경사자계 에코는 두 가지 방법으로 보일 수 있다. 이것은 Fourier 공간 안을 움직일 때 Fourier 원점에서 신호가 가장 커지는 당연한 결과로서 나타나거나, 위상 축적의 재배열에 의한 $t = T_E$에서 스핀의 재정렬로 나타난다. 경사자계 에코에 대한 접근에서 스핀의 재정렬보다는 Fourier 공간 안의 움직임의 관점이 핵심 특성이 된다. 그 특성은 그림 13.14(b)에서 점선으로 나타낸 경사자계 에코의 신호 감쇄와 관련이 있다. 경사자계 에코에서 신호의 감쇄는 12장에서 살펴 본 것처럼 스핀에코에서 신호가 시상수 T_2로 감쇄하는 것과 다르게 시상수 T_2^*로 감쇄를 한다. 경사자계 에코에서 재집중하는 것은 경사자계를 가해 일부러 만들어 낸 위상 흩어짐에 대한 것이지, 정적인 자계의 불균일 때문에 발생하는 위상 흩어짐에 대한 것이 아니다. 이것이 경사자계 에코와 스핀에코의 근본적인 차이이며, 펄스시퀀스를 설계하거나 해석할 때 명심하고 있어야만 한다.

13.2.6 위상 부호화

주파수 부호화 및 경사자계 에코와 함께 2차원 Fourier 공간을 전 영역을 덮고 단면의 영상을 재구성하기 위해 충분한 정보를 만들어 내기 위해 매우 다양한 (펄스시퀀스)기법을 설계할 수 있다. 자기공명 영상에서 공간 정보 부호화를 하는 두 번째 중요한 기전으로 위상 부호화가 있다. 주파수 부호화가 Fourier 정보를 u-방향으로 읽어 내는 방법이라면, 위상 부호화는 v-방향을 따라 읽어 내는 방법이다. 주파수 부호화와 경사자계 에코를 이해 한 다음이라면 위상 부호화는 매우 직관적인 것이 된다.

기초 개념 그림 13.15(a)의 펄스시퀀스를 살펴보자. 이 펄스시퀀스는 재집중 펄스가 붙어 있는 일반적인 단면선택 고주파 펄스를 포함하고 있다. 바로 다음의 동작은 그림에서 A로 표시한 G_y 크기와 T_p 폭의 y-경사자계에 의한다. 이 펄스로 위상 부호화라는 동작이 이루어지는데, 그림 13.15(b)에서 A로 표시된 궤적으로 Fourier 공간에서 수직방향으로 주사를 한다. 이 펄스 동안 주파수 부호화 경사자계가 없지만(이때 ADC 표본화 창이 없으므로), 식 (13.33)으로부터 이 펄스 동안 축적되는 위상은 다음 식이 된다.

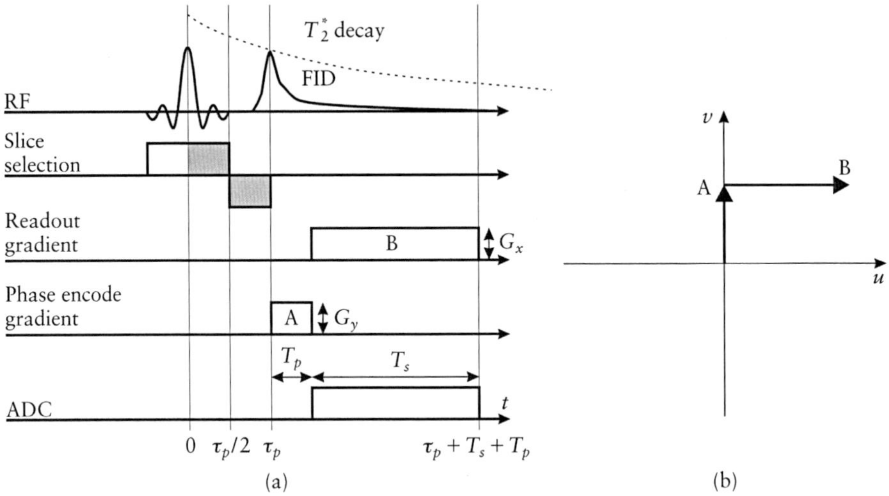

그림 13.15 (a) 한 FID에 대한 위상 부호화를 보여 주는 간단한 펄스시퀀스와 (b) 결과 Fourier 궤적.

$$\phi_y(y) = -\gamma G_y T_p y \tag{13.38}$$

이 펄스시퀀스에서 바로 다음의 동작은 표준적인 x-방향 주파수 부호화 경사자계(그림 13.15(b)의 B)인데, 그림 13.15(b)의 궤적 B를 따라 Fourier 공간에서 정보를 얻게 된다. 앞서 FID에 주파수 부호화 과정을 적용한 영상 방정식 (13.27)에 위상 부호화 단계를 더하면 다음의 기저대역 신호가 얻어진다.

$$s_0(t) = \int_{-\infty}^{\infty}\int_{-\infty}^{\infty} f(x,y)e^{-j2\pi\gamma G_x x t}e^{-j2\pi\gamma G_y T_p y}\,dx\,dy \tag{13.39}$$

이 식을 2차원 Fourier 변환식과 비교하면 다음을 얻을 수 있다.

$$u = \gamma G_x t \tag{13.40a}$$

$$v = \gamma G_y T_p \tag{13.40b}$$

그리고

$$F(u, \gamma G_y T_p) = s_0\left(\frac{u}{\gamma G_x}\right), \quad 0 \le u \le \gamma G_x T_s \tag{13.41}$$

이 된다.

2차원 경사자계 에코 펄스시퀀스 하나의 펄스시퀀스에 위상 부호화와 경사자계 에코, 주

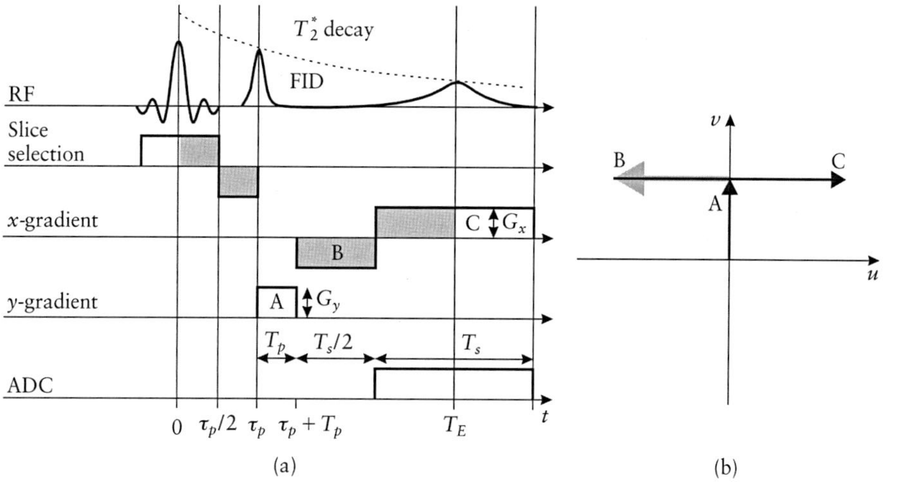

그림 13.16 (a) 경사자계 에코 펄스시퀀스와 (b) 결과 Fourier 궤적.

파수 부호화를 결합하는 것이 일반적이다. 그림 13.16(a)의 시퀀스는 그림 13.15(a)의 시퀀스에서 FID를 읽어 들이는 것이 경사자계 에코를 읽어 들이는 것으로 바뀐 것 말고는 동일한 것이다. 그림 13.16(b)의 Fourier 공간에서 펄스시퀀스의 A 및 B, C에 각각 대응하는 별개의 궤적 이동이 있다. 그 중 C만이 실제 정보 수집에 대응하는 구간이다. 이 펄스시퀀스는 Fourier 공간에서 음의 주파수로부터 양의 주파수까지 전체 궤적을 택할 수 있다. 유사한 해석을 앞의 펄스시퀀스에 적용하면 주사된(scanned) Fourier 주파수 영역은 다음 식이 된다.

$$F(u, \gamma G_y T_p) = s_0\left(\frac{u}{\gamma G_x}\right), \quad -\gamma G_x T_s/2 \le u \le \gamma G_x T_s/2 \tag{13.42}$$

그림 13.16(a)의 펄스시퀀스가 동작은 하지만, 쉽게 개량할 수도 있다. 개선된 펄스시퀀스에서는 재집중 펄스를 겹치는데, 위상정보화 경사자계와 경사자계 에코를 만드는 펄스를 겹치게 하는 것이다. 이렇게 하면 이 모든 과정이 동시에 발생하지만, 각각의 위상 축적은 서로 독립적인 과정이 된다. 이것의 장점은 T_E를 더 짧게 할 수 있어 확연하게 더 큰 에코를 얻을 수 있는 점이다. 이 가능성은 연습문제 13.15에서 더 깊이 다루었다.

예제 13.6

사각파형 위상 부호화 경사자계는 양 끝단에 불연속이 있어(근사한 결과를 얻으려 해도 매우 높은 슬루율이 필요하므로) 비현실적이다. 위상 부호화는 특정 펄스 형태보다 펄스의 면적에 의존하므로 좀 더 현실적인 펄스 파형을 적용할 수 있다.

문제 사각파형으로 $G_y = 1$ gauss/cm이고 $T_p = 0.5$ ms인 펄스와 동일한 위상 축적이 일어나는 정현파형 펄스를 사용하려고 한다. 같은 시간폭을 사용한다고 가정하고, 위상 부호화 경사자계의 식은 어떻게 되며, 최대 슬루율은 얼마인가?

해답 경사자계의 시간폭 $T_p = 0.5$ ms는 정확하게 정현 함수 주기의 반이다. 따라서 경사자계는 다음 식으로 표현된다.

$$G_y(t) = G_{y\max} \sin(2\pi t)$$

같은 위상축적이 이루어지기 위해 필요한 것을 계산하면

$$G_y T_p = \int_0^{0.5\,\text{ms}} G_{y\max} \sin(2\pi t)\, dt$$

$$0.5\,\text{gauss} \cdot \text{ms/cm} = G_{y\max} \int_0^{0.5\,\text{ms}} \sin(2\pi t)\, dt$$

$$= \frac{1}{\pi} G_{y\max}$$

가 된다. 따라서 위상 부호화 경사자계의 최대값 $G_{y\max} = \pi/2$ gauss/cm다. 따라서

$$G_y(t) = \frac{\pi}{2} \sin(2\pi t)\ \text{gauss/cm}$$

이고, 위 식에서 t의 단위는 msec다. 슬루율은 $\left|\frac{dG_y(t)}{dt}\right|$의 최대값인데, 쉽게 계산된다.

$$SR = \pi^2\ \text{gauss/cm/ms}$$

13.2.7 스핀에코

스핀에코가 T_2^* 효과(정자계 불균일 효과) 때문에 생기는 스핀계의 위상 흩어짐을 재집중시키는 데 사용할 수 있다는 것을 12장에서 다루었다. 스핀에코를 사용하여 자기공명신호를 가역적이지 않은 T_2 효과(자계의 불규칙 흩어짐의 효과)로 신호가 없어질 때까지 얻을 수 있다. 스핀에코는 $T_2 > T_2^*$이므로 초기 FID가 감쇄되어 사라진 후 한참 뒤까지 검출 가능한 신호를 생성한다. 이번 절에서 스핀에코가 영상기법에서 어떻게 쓰이고, Fourier 공간 주사에서 어떻게 표현되는지 살펴볼 것이다.

스핀에코가 처음의 α-펄스 잠시 뒤에 180° 펄스를 가해서 만들어진다는 것을 다시 생각

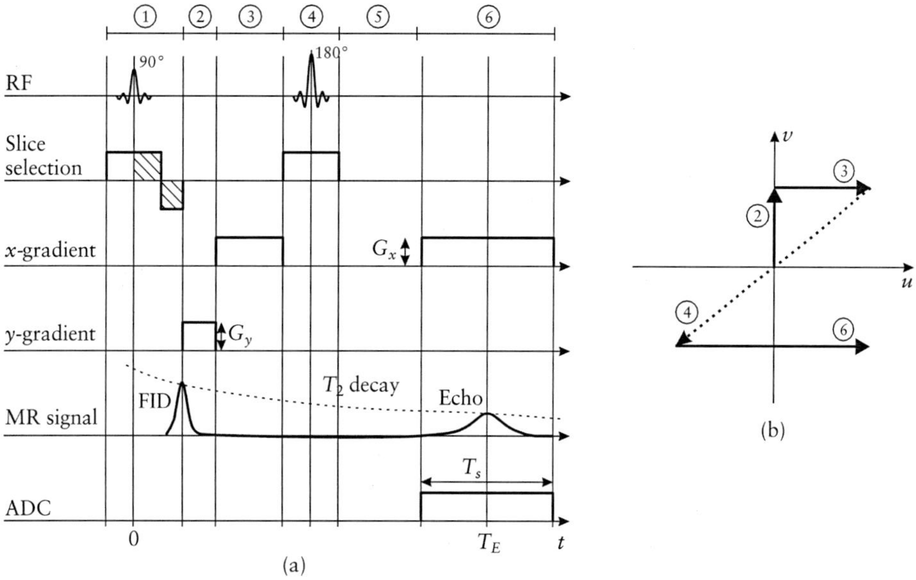

그림 13.17 스핀에코 영상을 얻기 위한 펄스시퀀스

해 보자. 이 180°에 의해 뒤진 스핀은 앞서게 되고, 앞선 스핀은 뒤지게 된다. 위상의 축적 관점에서 이것이 어떤 의미를 갖는지 생각해 보자. 위상 부호화를 위해 180° 펄스 바로 앞에 크기 G_y의 경사자계를 가했다면에서 y-축 위치에서 위상이 앞섰던 곳은 이제 위상이 뒤지게 되고, 뒤졌던 곳은 그 반대가 된다. 이것은 경사자계 $-G_y$로 위상 부호화한 것처럼 되는 것이다. 여기에서 $-G_x$인 x-경사자계를 가해 경사지계 에코를 형성했던 것처럼 180° 고주파 펄스를 가했다고 해 보자. 마찬가지로 위상이 앞섰던 스핀은 늦은 위상으로 바뀌는데, 이것은 마치 G_x 크기의 x-경사자계를 가한 것처럼 되는 것이다. 두 경우 모두 180° 펄스의 효과는 위상 앞섬과 뒤짐의 의미를 뒤바꾸는 것인데, x와 y 방향에 대해 동시에 일어난다.

Fourier 공간에서 180° 펄스의 효과는 앞 단락의 설명들을 주의 깊게 살펴보면 이해가 가능하다. Fourier 공간에서 180° 펄스 이후의 위치는 위상 부호화 경사자계와 경사자계 에코를 준비하는 경사자계 모두가 마치 반대 극성으로 가해진 것처럼 되는 것을 설명했었다. 그러므로 180° 펄스는 x-와 y-방향 모두에 대응하는 주파수들의 극성의 갑작스런 변경을 일으키는데, 이것은 Fourier 공간에서 원점에 대칭으로 일어난다. 이 고주파 펄스 전의 위치가 (u, v)였다면, 펄스 후에는 $(-u, -v)$가 된다. 이 Fourier 공간상 위치 바꿈은 매우 빠르게 일어나는데, 180° 펄스를 가하는 시간만큼으로 필요로 한다.

이런 현상을 알면 스핀에코를 쓰는 펄스시퀀스를 구성하는 것은 간단한 일이다. 가능한 결과물 한 예가 그림 13.17이다. 첫 번째 구획(①)은 보통의 단면선택을 수행한다. 두 번째 구획은 위상 부호화를 수행하는데, 그림 (b)에서처럼 Fourier 주파수를 원점에서 똑바른 위쪽으로 이동한다. 세 번째 구획에는 x-방향 전위상(prephasing) 경사자계가 있는데, 그림 (b)처럼 Fourier 공간위 위치를 제 1사분면으로 옮겨 놓는다. 네 번째 구획에서는 단면선택 경사자계와 함께 180° 고주파 펄스가 역할을 수행한다. 이 단면선택 경사자계에는 재집중 동작이 꼭 필요하지는 않은데, 그것은 180° 펄스의 독특한 성질 때문이다. 이 펄스의 전반부 동안 위상 축적은 180° 펄스로 스핀이 반전되기 때문에 후반부의 축적과 정확한 균형을 이룬다. 다섯 번째 구획은 대기 구간으로 스핀에코가 형성될 때까지 빈 시간이다. 여섯 번째 구획은 통상의 주파수 부호화 신호수집 구간으로 Fourier 공간을 가로질러 신호수집 주사를 한다.

예제 13.7

그림 13.17의 스핀에코 기법으로 균질조직 시료의 T_2를 측정할 수 있다. 이때 단순히 $G_y = 0$으로 변경하면 된다.

문제 균질조직 시료에 대해 $t = T_E$에서 기저대역의 신호는 무엇인가?

해답 식 (13.22)과 (13.27)로부터 기저대역 신호는 다음 식이 된다.

$$s_0(t) = \int_{-\infty}^{\infty}\int_{-\infty}^{\infty} AM_{xy}(x, y; 0^+)e^{-t/T_2(x,y)}e^{-j2\pi\gamma G_x xt}\,dx\,dy$$

시료가 균질이라 가정했으므로 $M_{xy}(x, y; 0^+) = M_{xy}$와 $T_2(x, y) = T_2$이다. $G_x = 0$이므로 $t = T_E$에서 기저대역 신호는

$$s_0(T_E) = AM_{xy}e^{-T_E/T_2}\Delta A$$

이고, 위 식에서 ΔA는 시료의 x-y 평면 단면적이다. 다시 동일한 펄스시퀀스를 다른 에코시간 T_E'으로 동일 시료에 사용한다고 생각해 보면, $t = T_E'$에서 기저대역 신호는

$$s_0'(T_E') = AM_{xy}e^{-T_E'/T_2}\Delta A$$

가 된다. 따라서 T_2값은 다음과 같이 계산하면 된다.

$$T_2 = (T_E' - T_E)\ln\left[\frac{s_0(T_E)}{s_0'(T_E')}\right]$$

13.2.8 펄스 반복간격

경사자계 에코와 스핀에코 펄스시퀀스로 2차원 Fourier 공간 전영역의 정보를 표본화 과정

을 거처 획득할 수 있다. 그런데, 이 경우 변수를 바꿔가면서 기본 펄스시퀀스를 반복해줘야 한다. 예를 들면 극좌표 주사에서는 주사방향 θ를 바꿔가면서 반복해야 한다. 경사자계 에코와 스핀에코 모두 다른 위상 부호화 경사자계 값 G_y로 바꿔가면서 반복해야만 한다. 이런 반복 사이의 시간간격을 펄스 반복시간(repetition time)이라 하고 T_R로 표기한다.

다음 절의 자기공명 영상 방정식은 영상기법을 저속영상기법 또는 고속영상기법 중 어느 것으로 설정하는가에 따라 달라진다. 저속영상기법에서 $T_R \gg T_2$로 가정하겠다. 이 경우 횡자화는 다음 α-펄스가 가해지기 전에 완전히 사라지고, 앞의 여기로부터 에코가 생성될 가능성은 전혀 없다. 이어 나오는 펄스시퀀스에 대한 Fourier 해석은 이것이 Fourier 원점으로부터 시작하는 것처럼 취급을 해도 틀리지 않는다. 이것은 초음파의 경우와 어느 정도 같은데, T_R이 충분히 커서 앞의 펄스로부터 에코를 수신하지 않으며 앞의 펄스에 의한 에코와 섞일 가능성도 없다.

그러나 고속영상기법에서는 한 번의 초기 고주파여기에 의한 다중 스핀에코 또는 경사자계 에코 및 다음 여기 전에 횡자화 흩트리기(spoiling) 등 여러 가지 기교로 이 경계를 허문다. 앞서 한 논의들을 바탕으로 다중 스핀에코 또는 다중 경사자계 에코를 얻기 위해 여러 기법들을 섞을 수 있다. 기본적으로 "Fourier 공간에서 움직이게 하기" 해석기법은 현상을 매우 잘 설명하며, 위상 재집중이 필요한 스핀의 보상과 T_2나 T_2^* 효과로 계속되는 신호 손실에 대해서도 이 기법으로 정확하게 다룰 수 있다. 이 책의 본문 내용에서 이 기법들을 모두 다룰 수는 없지만 몇 가지 예를 연습문제를 통해 다루어 볼 수는 있다.

하여튼 위상 흩트리기 발상은 새로운 것이다. 이 발상에서, 흩트리기 펄스라는 특별한 부가 경사자계 펄스는 각각의 다음 번 여기 전에 인가해서 앞의 여기에 기인해 에코가 발생하지 않도록 한다. 기본 발상은 z-방향 스핀들을 탈위상시키기 위해 z-경사자계를 가하는 것인데, 그렇게 하면 선택단면 양 끝 쪽의 스핀은 서로 상쇄가 되고, 따라서 신호를 만들어 내지 못한다. 다음 번 T_R 간격에서는 다른 크기의 흩트리기 경사자계를 써서 다음 시퀀스의 어느 시간에서도 스핀이 정렬될 가능성을 없앤다. 이 기법을 쓰는 경사자계 에코 시퀀스를 위상 흩트리기 경사자계 에코(SPGR; spoiled gradient echo) 영상기법이라 한다.

13.2.9 현실적인 펄스시퀀스

이제 실제 사용 가능한 펄스시퀀스 세 가지를 제시하겠다. 이들 펄스시퀀스는 앞 절에서 전개한 원리를 바탕으로 하는데, 슬루율 한계 및 펄스의 시간 겹치기, 다른 파형의 채용 등을 모두 고려하였다.

2차원 경사자계 에코 펄스시퀀스 2차원 경사자계 에코 펄스시퀀스(Two-Dimentional Gradient Pulse Sequence)의 원형은 그림 13.16과 같다. 이 펄스시퀀스에 실현불가능하거나, 비현실적이거나 바람직하지 못한 여러 양상을 포함하고 있다. 그림 13.18은 다음 이유

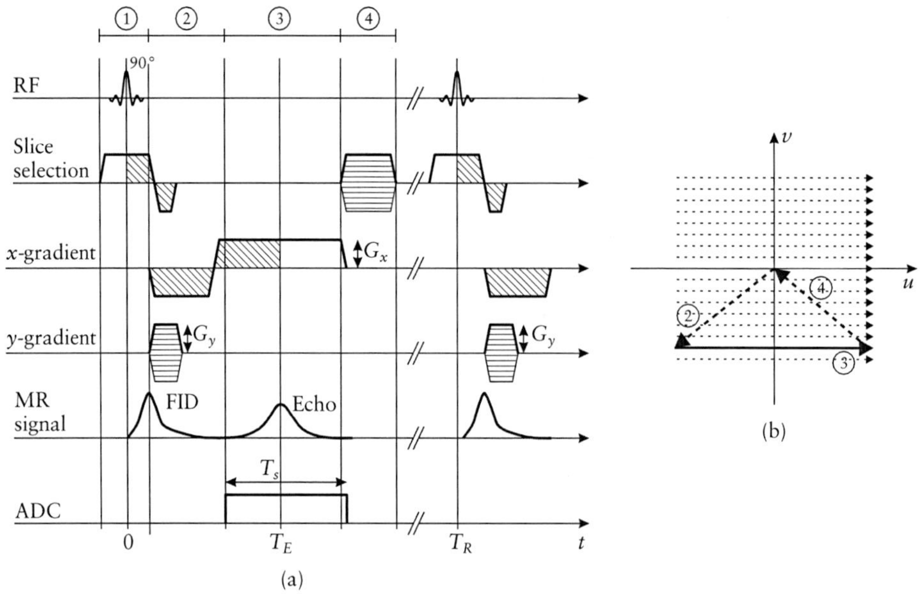

그림 13.18 (a) 실제적인 경사자계 에코 펄스시퀀스와 (b) 결과 Fourier 궤적.

때문에 좀 더 현실적인 펄스시퀀스가 된다. 첫째, 이 펄스시퀀스에서 모든 경사자계 파형은 사다리꼴로 경사자계 장치의 슬루율 한계를 고려한 것이다. 둘째, 단면선택의 재집중 펄스와 위상 부호화 펄스, 주파수 부호화의 전집중(prefocusing) 펄스는 모두 같은 시간에 가해진다. 여기서 각각의 과정이 서로 독립적이므로 다른 문제를 일으키지는 않는다. 이렇게 하는 것으로 시간을 줄이면서 Fourier 공간에서 (이 과정 동안 복잡하게 이동을 하지만) 첫 주사 위치를 정확한 곳에 맞출 수 있다.

그림 13.18이 좀 더 현실적인 세 번째 이유는, 기본 펄스시퀀스가 각각 다른 위상 부호화 값으로 반복되어야 하는 것을 알 수 있기 때문이다. 두 번째 펄스시퀀스의 시작은 시간 축 끊어짐 표시 다음에 보이는데, 반복시간은 그림에 T_R로 명시되었다. 시간 끊어짐 표시는 다음 여기가 시작 될 때까지 시간경과가 있음을 표시한다. 다른 위상 부호화 값은 굵은 외각선의 사다리꼴 기본 파형에 대해 다른 파형은 가는 사다리꼴로 나타냈다. Fourier 궤적은 (b)와 같은데, 한 화살표 선은 한 번의 여기로 얻은 주사선이고 여러 번의 여기로 전체 궤적의 주사를 하게 된다. 따라서 이 펄스시퀀스가 여러 번의 여기로 필요한 Fourier 공간 전체를 주사 할 수 있음이 명백해진다.

그림 13.18이 그림 13.16과 다른 세 번째 특징은, 구간 4의 z-경사자계이다. 이것은 앞서 언급한 위상 흩트리기 경사자계로 고속 영상기법에서 자주 쓰인다. 위상 부호화 경사자계와 같이 흩트리기 경사자계도 그림에서 굵은 사다리꼴과 가는 사다리꼴로 나타낸 것처럼 각 반복에서 서로 틀린 값을 쓴다.

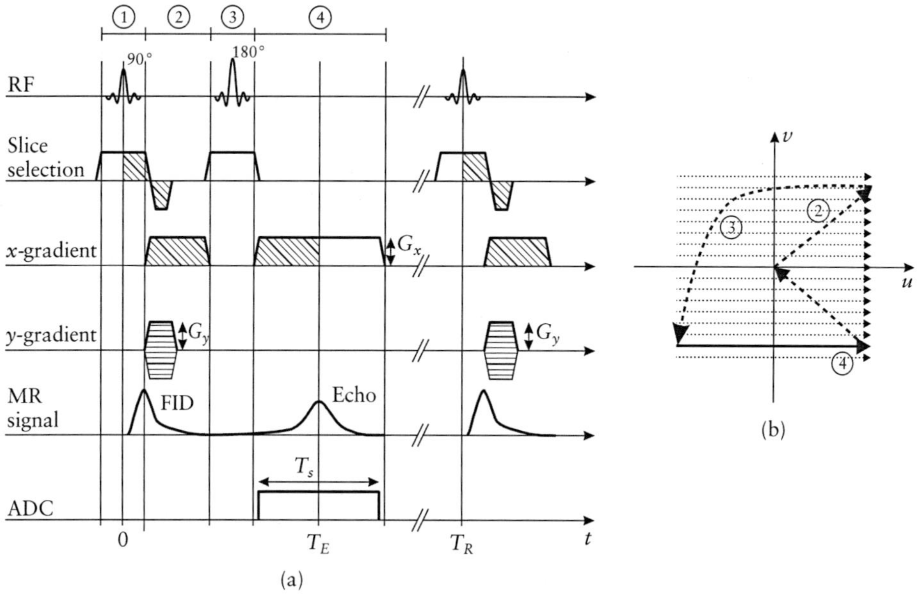

그림 13.19 (a) 실제적인 스핀에코 펄스시퀀스와 (b) 결과 Fourier 궤적.

2차원 스핀에코 펄스시퀀스 매우 실제적인 2차원 경사자계 에코 펄스시퀀스(Two-Dimentional Spin Echo Pulse Sequences)를 보았으므로, 그림 13.19의 현실적인 2차원 스핀에코 펄스시퀀스도 그리 놀랄만하지 않을 것이다. 경사자계 에코 시퀀스에서와 같이 경사자계 펄스를 사다리꼴로 그려서 경사자계 증폭기의 현실적인 성능 한계를 나타냈다. 기본 펄스시퀀스의 반복을 그림에서 시간 축을 끊어 표시하면서 반복시간 간격을 T_R로 나타냈다. 계속되는 반복 여기 동안 여러 번의 위상 부호화 값을 쓰는 것도 그림에 나타냈다.

스핀에코 시퀀스는 다음 번 여기로 진짜 에코를 만들어야 하므로 위상 흩트림 펄스를 쓸 수 없다. 스핀에코를 쓰는 고속 영상기법도 있는데 연습문제에 이에 관한 몇몇 논제가 포함되었다.

2차원 극좌표 영상 그림 13.20은 현실적인 2차원 극좌표 영상기법(Two-Dimentional Polar Imagng)의 펄스시퀀스다. 극좌표 영상기법에 스핀에코 시퀀스의 채용이 일반적이지만 경사자계 에코나 위상 흩트림 경사자계 에코로도 설계할 수 있다. 위의 두 현실적 시퀀스에서 기본 펄스시퀀스의 반복구간은 모두 선 끊어짐으로 표시했고, 다중 선 사다리꼴은 각 여기 구간에서 파형의 바뀜을 나타낸다. 위상 부호화와 주파수 부호화에 쓰이는 x-와 y-경사자계는 극좌표 펄스시퀀스에서 주사방향이 올바르도록 선택해야 한다. n-번째 여기에서 각도 θ_n으로 주사하려면 식 (13.35)에서 경사자계는 다음 관계가 성립되어야 한다.

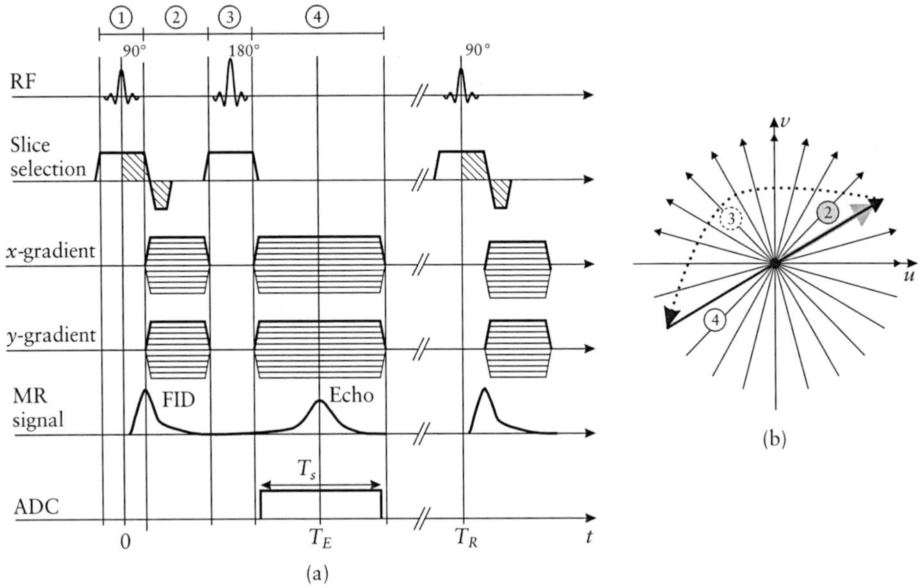

그림 13.20 (a) 실제적인 스핀에코 극좌표 주사 펄스시퀀스와 (b) 결과 Fourier 궤적.

$$\theta_n = \tan^{-1} \frac{G_{y,n}}{G_{x,n}} \tag{13.43}$$

13.3 영상의 재구성

2차원 MR 영상기법에서 획득한 정보는 Fourier 공간의 주사로 나타낼 수 있으며, 자기공명 영상에서 영상 재구성 알고리즘은 Fourier 역변환이 된다. 앞에서 직각선형과 극좌표 정보획득 기법을 보았는데, 다음은 각각에 해당하는 영상 재구성 알고리즘을 제시하겠다.

13.3.1 직각선형 정보

일반적인 펄스시퀀스는 직각선형 방식으로 정보를 획득하는데, 앞에서 살펴본 경사자계 에코나 스핀에코 시퀀스에서 기저주파수 신호는 (음의 부호일 수 있는) 위상 부호화 경사자계의 면적 A_y에 관계된 시간파형이다. 식 (13.39)에 따르면 기저주파수 신호는 다음과 같다.

$$s_0(t, A_y) = \int_{-\infty}^{\infty}\int_{-\infty}^{\infty} f(x,y) e^{-j2\pi\gamma G_x x t} e^{-j2\pi\gamma A_y y}\, dx\, dy \tag{13.44}$$

위 식이 t와 A_y 둘의 함수임은 앞에서 명확하게 설명했다. Fourier 주파수[식 (13.40) 참조]는 다음과 같이 정의된다.

$$u = \gamma G_x t \tag{13.45a}$$

$$v = \gamma A_y \tag{13.45b}$$

이것으로부터 $f(x, y)$의 Fourier 변환은 다음과 같이 정의된다.

$$F(u, v) = s_0\left(\frac{u}{\gamma G_x}, \frac{v}{\gamma}\right), \quad 0 \leq u \leq \gamma G_x T_s \tag{13.46}$$

자기공명 영상은 $F(u, v)$의 2차원 Fourier 역변환으로 재구성하는데, 식 (13.46)은 다음 식이 된다.

$$f(x, y) = \int_{-\infty}^{\infty}\int_{-\infty}^{\infty} s_0\left(\frac{u}{\gamma G_x}, \frac{v}{\gamma}\right) e^{+j2\pi(ux+vy)}\, du\, dv \tag{13.47}$$

이 식이 바로 자기공명 영상의 진정한 근본식이다. 그러나 이 식의 단순함에는 잘못 이해할 수 있는 자기공명 영상 관련 양상들이 숨어 있다. 예를 들면 현 단계에서는 $f(x, y)$가 실제로 무엇을 의미하는지 알기 어렵다. $f(x, y)$의 의미는 전산화 단층촬영기(CT)에서 선형 감약계수나 단전자방출 단층촬영기(SPECT)에서 활성방사능 농도, 초음파에서 반사도와 같은 직접적인 개념이 아니다. 사실 $f(x, y)$는 조직의 여러 가지 NMR 특성과 펄스시퀀스의 변수들로 결정되는 함수이며, 13.4절에서 좀 더 논의할 것이다.

반드시 짚고 넘어가야 할 식 (13.47)의 또 다른 특성은 두 주파수 변수 u와 v가 표본화된 것이라는 점이다. 따라서 식 (13.47)은 2차원 이산 Fourier 역변환으로 계산해야 함을 알 수 있다[고속 Fourier 변환(FFT; fast Fourier transform)을 일반적으로 씀]. 이 책에서 디지털 신호처리에 대한 배경지식을 필요로 하지는 않으므로 특정 알고리즘의 구현에 대해 논의하지는 않겠다. 그래도 자기공명 영상에서 Fourier 공간이 이산공간이라는 사실은 영상의 품질에 밀접한 관계를 갖는데, 13.4절에서 논의할 것이다.

예제 13.8

2차원 자기공명 영상이 Fourier 공간의 표본화로부터 재구성되었다. 스핀에코시퀀스(그림 13.19)로 영상정보를 얻었고, Fourier 공간의 $(u, v) = (0, 0)$를 중심으로 사각형 공간을 직각선형 주사방식을 썼다.

문제 변수들은 $T_R = 50$ ms 및 $T_s = 3$ ms, $G_x = 1$ gauss/cm, $\Delta G_y = 0.1$ gauss/cm, $\gamma = 4.258$ kHz/gauss, $T_p = 0.3$ ms로 고정되었다. Fourier 공간에서

얼마나 많은 직선주사를 해야 하는가? 전체 영상을 얻는 데 얼마의 시간이 걸리는가?

해답 Fourier 주파수는 다음 식이 된다.

$$u = \gamma G_x t$$

$G_x = 1$ gauss/cm이고 $T_s = 3$ ms이므로 u의 신호수집 범위는

$$u_{\max} - u_{\min} = \gamma G_x T_s = 12.774\,\text{cm}^{-1}$$

이다. Fourier 공간에서 신호수집 범위 사각형에서 $v_{\max} - v_{\min} = 12.774\ \text{cm}^{-1}$이다. 고정 T_p와 $\Delta G_y = 0.1$ gauss/cm이므로 Fourier 공간에서 인접한 선은 서로 다음의 간격을 갖는다.

$$\Delta v = \gamma \Delta G_y T_p = 0.128\,\text{cm}^{-1}$$

Fourier 공간에서 신호획득 사각형의 전 영역을 덮으려면

$$N = \frac{12.774\,\text{cm}^{-1}}{0.128\,\text{cm}^{-1}} = 100\,\text{lines}$$

이 필요하다. 소요되는 영상시간은

$$T = NT_R = 5\,\text{s}$$

이다.

13.3.2 극좌표 신호

Fourier 공간에서 극좌표 신호를 얻는 펄스시퀀스는 시간과 방향 모두에 의존하는 $s_0(t, \theta)$를 얻는데, θ는 식 (13.35)과 같다. 이 경우 주파수 변수는 극좌표에서 정의된다.

$$\varrho = \gamma \sqrt{G_x^2 + G_y^2}\ t \tag{13.48}$$

전산화 단층촬영의 투영단면 법칙(projection slice theorem)에서 $F(u, v)$의 단면을 $g(\ell, \theta)$의 Fourier 변환의 방정식으로 나타내는데, 이것이 바로 $f(x, y)$의 투영이다.

$$G(\varrho, \theta) = F(\varrho \cos\theta, \varrho \sin\theta) \tag{13.49}$$

위 식에서

$$G(\varrho, \theta) = \mathcal{F}_{1D}\{g(\ell, \theta)\} \tag{13.50}$$

이고,

$$g(\ell, \theta) = \int_{-\infty}^{\infty}\int_{-\infty}^{\infty} f(x, y)\delta(\ell - x\cos\theta - y\sin\theta)\, dx\, dy \tag{13.51}$$

이다.

기저대역 신호는 Fourier 공간의 극좌표 주사로, 다음이 도출된다.

$$G(\varrho, \theta) = s_0\left(\frac{\varrho}{\gamma\sqrt{G_x^2 + G_y^2}}, \theta\right) \tag{13.52}$$

6장에서 설명한 2차원 Radon 변환 법칙으로부터 $f(x, y)$를 필터 역투영[식 (6.23) 참조]으로 재구성할 수 있음을 알고 있다. 이 관계는 다음 식으로 표현된다.

$$f(x, y) = \int_0^{\pi}\left[\int_{-\infty}^{\infty} |\varrho| G(\varrho, \theta) e^{j2\pi\varrho\ell}\, d\varrho\right]_{\ell = x\cos\theta + y\sin\theta} d\theta \tag{13.53}$$

컨볼루션 역투영[식 (6.26) 참조] 방법이 동등한 방법임도 알고 있으며, 극좌표 - 직각좌표 보간법도 직각선형(rectilinear) 신호 행렬을 만들기 위해 쓸 수 있음도 알고 있다. 따라서 영상 재구성 방법으로 표준적인 2차원 Fourier 역변환을 쓸 수 있다.

13.3.3 영상 방정식

자기공명 영상의 대조도 기전에 대하여 12.10절에서 제시하였다. 기본적인 조직 변수인 P_D 및 T_2, T_1이 대조도와 관련 있으며, 펄스시퀀스 변수인 α 및 T_E, T_R도 영상의 대조도를 조작하여 재구성한 영상에 나타나도록 할 수 있다. 표 13.1은 앞 장에서 살펴본 것들의 정리로, 일차적으로 P_D 및 T_2, T_1에 따라 달라지는 영상 대조도를 생성해 내는 기본적인 방법들을 나타내고 있다. 그림 12.10을 다시 보고 동일 단면에 대해 영상을 생성하는 대조도 기전에 따라 영상의 대조도가 얼마나 달라지는지 뒤돌아보자.

표 13.1 기본적인 자기공명영상의 대조도를 생성하는 방법

대조도	영상변수
P_D	Long T_R, read FID or use short T_E
T_2	Long T_R, $T_E \approx T_2$
T_1	Read FID or use short T_E, $T_R \approx T_1$

표 13.1의 목록이 타당하더라도 여기 주어진 영상 변수만으로 목표 대조도를 얻을 수 있는 것은 아니다. 특히 눕힘각 α로 대조도를 바꿀 수 있음은 표에 포함되지 않았다. 대조도에 대한 여러 가지 가능성을 더욱 완벽하게 이해하기 위해서는 주어진 펄스시퀀스에 대한 영상 방정식을 유도할 필요가 있다. 표의 세 가지가 자기공명 영상에서 대조도 기전의 전부가 아니라는 것을 꼭 지적해야만 하겠다. 자기공명 영상의 다른 주요 대조도 기전으로 T_2^*와 유체흐름, 확산, 화학적 천이가 있다. 이것들에 관한 논의는 별도 논제로 남겨 놓을 것인데, 이번 장 끝의 참고문헌들에 잘 기술되어 있다.

자기공명 영상에서 실효 스핀밀도 $f(x, y)$가 다음 식에 의해 재구성되는 것을 확인했었다.

$$f(x, y) = AM(x, y; 0^+)e^{-t/T_2(x,y)} \tag{13.54}$$

여기서 먼저 알아야 하는 것은 시간 t가 신호를 표본화하는 시간으로 대체되어야 하는 사실이다. FID를 표본화하는 경우 $t = 0$가 스핀을 표본화할 때는 $t = T_E$가 된다. 눕힘각 α로 연속해서 일정하게 여기시키는 펄스시퀀스를 생각해 보자. 이때 $T_R \gg T_2$로 가정하자(이것은 횡자화가 각각의 연속여기 고주파펄스가 가해지는 시간에 따라 표현됨을 의미한다). 만일 (최소한 일부 조직에서라도) $T_R \approx T_1$이라면 시료는 평형상태에 있지 못하는데, 이것은 종자화가 다음 번 여기펄스 전에 안정상태의 값에 도달하지 못함을 의미한다. 그러나 각 화소는 어떤 면에서 보면 안정상태(steady-state)의 z 자화를 형성하는 것과 같다. 지금부터 이 안정상태 펄스시퀀스의 개념에 대해 살펴보자.

식 (13.34)로부터 첫 번째 α펄스 가해지면 종자화가 다음과 같이 표현됨을 알고 있다.

$$M_z(t) = M_z(0^+)e^{-t/T_1} + M_0(1 - e^{-t/T_1}) \tag{13.55}$$

위 식에서 영상을 얻을 때 M_0 및 M_z, T_1이 여기된 영상영역 안에서 x와 y의 함수인 것도 알고 있다. 눕힘각 α인 펄스를 사용하면

$$M_z(0^+) = M_z(0^-)\cos\alpha \tag{13.56}$$

이고 첫 번째 펄스에서는 $M_z(0^-) = M_0$이다. 따라서

$$M_z(t) = M_0\cos\alpha e^{-t/T_1} + M_0(1 - e^{-t/T_1}) \tag{13.57}$$

인데, 두 번째 여기에서는 다음의 값을 갖는다.

$$M_z(T_R) = M_0\cos\alpha e^{-T_R/T_1} + M_0(1 - e^{-T_R/T_1}) \tag{13.58}$$

이 종자화는 다음 번 여기에 의해 눕혀지며, 그러고 나서 복귀 과정을 더 겪게 될 것이다.

n번 째 펄스 직전의 자화가 다음 식을 따르는 것을 증명하는 것은 쉬운 일이다.

$$M_z(nT_R) = M_z([n-1]T_R)\cos\alpha e^{-T_R/T_1} + M_0(1 - e^{-T_R/T_1}) \tag{13.59}$$

식 (13.59)는 차분식으로 인정상태 값 $M_z^\infty(0^-)$로 해석될 수 있다. 특히 안정상태 값은

$$M_z^\infty(0^-) = M_z^\infty(0^-)\cos\alpha e^{-T_R/T_1} + M_0(1 - e^{-T_R/T_1}) \tag{13.60}$$

을 따라야 하는데, 약간의 과정을 거치면 다음 식이 산출된다.

$$M_z^\infty(0^-) = M_0\frac{1 - e^{-T_R/T_1}}{1 - \cos\alpha e^{-T_R/T_1}} \tag{13.61}$$

유효 스핀밀도[식 (13.54)]를 다시 보면, 식 (13.61)의 종자화는 NMR 신호의 근원인 횡자화를 형성하기 위해 고주파 여기 과정에서 α로 눕혀진다. 따라서 안정상태 펄스시퀀스에서 재구성된 스핀밀도는 다음 식으로 쓸 수 있다.

$$f(x, y) = AM_z^\infty(x, y; 0^-)\sin\alpha e^{-T_E/T_2(x,y)} \tag{13.62}$$

위 식에서 FID 영상의 경우 $T_E = 0$이다. 위 식을 식 (13.61)과 결합하면 다음 식이 된다.

$$f(x, y) = AM_0\sin\alpha e^{-T_E/T_2(x,y)}\frac{1 - e^{-T_R/T_1}}{1 - \cos\alpha e^{-T_R/T_1}} \tag{13.63}$$

위 식은 매우 일반적인 자기공명 영상 방정식이다. $T_R \gg T_2$일 때 안정상태 영상에 적용해야 함을 기억해야 한다.

예제 13.9

식 (13.63)으로부터 영상 변수 T_E 및 T_R, α가 서로 다른 조직 사이에서 최대 국부 대조도를 얻기 위해 최적화 될 수 있음을 알 수 있다.

문제 두 조직이 같은 양성자 밀도와 T_2를 갖지만 서로 다른 T_1(T_1^b 및 T_1^f)을 갖는다고 가정하자. 눕힘각 $\alpha = \pi/2$일 때 유효 스핀밀도에서 최대 국부 대조도를 보여 주는 최적 T_R은 얼마인가?

해답 눕힘각 $\alpha = \pi/2$이므로 두 조직의 유효 스핀밀도는 다음과 같다.

$$f^{\mathrm{b}}(x, y) = AM_0e^{-T_E/T_2}(1 - e^{-T_R/T_1^{\mathrm{b}}})$$

$$f^{\mathrm{f}}(x, y) = AM_0e^{-T_E/T_2}(1 - e^{-T_R/T_1^{\mathrm{f}}})$$

유효 스핀밀도의 국부대조도는

$$C = \frac{f^{\mathrm{f}}(x, y) - f^{\mathrm{b}}(x, y)}{f^{\mathrm{b}}(x, y)} = \frac{e^{-T_R/T_1^{\mathrm{b}}} - e^{-T_R/T_1^{\mathrm{f}}}}{1 - e^{-T_R/T_1^{\mathrm{b}}}}$$

이다. $T_R \gg T_1^b$로 가정하면

$$C \approx e^{-T_R/T_1^{\mathrm{b}}} - e^{-T_R/T_1^{\mathrm{f}}}$$

이다. C를 T_R에 대해 미분을 취하고 0으로 하면 다음과 같다.

$$\frac{dC}{dT_R} = -\frac{1}{T_1^{\mathrm{b}}} e^{-T_R/T_1^{\mathrm{b}}} + \frac{1}{T_1^{\mathrm{f}}} e^{-T_R/T_1^{\mathrm{f}}} = 0$$

최대 국부대조도를 얻기 위한 최적 T_R은 다음과 같다.

$$\hat{T}_R = \frac{T_1^{\mathrm{b}} T_1^{\mathrm{f}}}{T_1^{\mathrm{b}} - T_1^{\mathrm{f}}} \ln\left(\frac{T_1^{\mathrm{f}}}{T_1^{\mathrm{b}}}\right)$$

13.4 영상 품질

자기공명 영상에서 영상 품질에 관한 좋은 감각을 갖추기 위해서 반드시 이해해야 하는 몇 가지 개념들이 있다. 이번 절에서 표본화 및 분해능, 잡음, 신호 대 잡음비, 인공물(artifacts)에 대한 개념을 다루겠다. 이 문제들이 대부분의 의학 영상장치에서 보다 더 깊이 연관되기는 하지만, 이번 장에서는 가장 기본적인 개념에 대해서만 다루겠다. 더 깊은 이해는 참고문헌을 보기 바란다.

13.4.1 표본화

자기공명 영상이 한 단면의 유효 스핀밀도를 2차원 공간주파수 공간(spatial Fourier space)에서 표본화하는 방법으로 표현되는 것을 알고 있다. 이 신호획득에서 가장 기초적인 부분은 아날로그-디지털 변환기(ADC)로 판독(또는 주파수 부호화) 경사자계가 가해진 동안(FID나 에코로) 기저대역 신호 $s_0(t)$를 표본화하는 과정이다. 판독 경사자계 G_x가 가해지고, T 간격으로 N_a개의 표본을 획득한다고 가정하자. 그러면 ADC는 다음 시간 동안 신호를 획득한다.

$$T_s = N_a T \tag{13.64}$$

이 변수는 모든 펄스시퀀스에 동일하게 적용된다. 이 경우 표본화비율(또는 표본화 주파수)은 다음과 같다.

$$f_s = \frac{1}{T} \tag{13.65}$$

이 주파수는 자기공명 영상에서 수신대역폭(RBW; receiver bandwidth)이 된다. 그 이유는 시간 축 엘리어싱(aliasing)을 막기 위해 주파수 폭 $[-f_s/2, f_s/2]$ 바깥의 주파수를 잘라내는 엘리어싱 방지필터(antialiasing filter)를 ADC 앞에 쓰기 때문이다. 이 수신대역폭의 넓이는 $f_s/2 - (-f_s/2) = f_s$이다.

주파수 부호화 경사자계가 x-방향으로 스핀계의 Larmor 주파수를 부호화함을 다시 생각해 보자. 관심영역(FOV; field of view)의 한쪽에서 주파수 표본화 기간 동안 스핀이 더 높은 주파수를 가질 때, 다른 쪽은 더 낮은 주파수를 가진다. 수신 신호 $s(t)$는 Larmor 주파수 $\nu_0 = \gamma B_0$로 복조되므로 Larmor 주파수가 ν_0인 곳이 관심영역의 중심이 된다. 따라서 관심영역의 중심에 대해, 주파수 부호화 동안 관심영역 한쪽의 기저신호 주파수가 양의 주파수를 가질 때 다른 쪽은 음의 주파수를 가진다.

표본화 과정에서 엘리어싱 방지필터를 쓰므로 표본화 이후 기저대역 신호는 $[-f_s/2, f_s/2]$ 바깥의 신호를 갖고 있지 않다. 이것은 (양과 음 양쪽으로) 아주 높은 주파수의 스핀은 볼 수 없음을 의미하는데, x-방향의 관심영역은 ADC 표본화 과정에서 제한이 된다. 따라서 x-방향의 관심영역 크기인 FOV_x는 수신대역폭 안에 들어가는 스핀계의 공간범위로 정해진다. 결과적으로,

$$\gamma G_x \text{FOV}_x = f_s \tag{13.66}$$

이고, 다음 관계가 성립한다.

$$\text{FOV}_x = \frac{f_s}{\gamma G_x} \tag{13.67a}$$

$$= \frac{1}{\gamma G_x T} \tag{13.67b}$$

위 식 중 (b)의 관계는 식 (13.65)로부터 도출이 가능하다. 식 (13.76a)와 (13.40a)의 분모를 비교하면 $\gamma G_x T$가 Fourier 공간에서 주파수 부호화 간격 Δu와 같음이 명백해진다. 따라서,

$$\Delta u = \gamma G_x T \tag{13.68}$$

는 표본화된 자기공명신호에서 u-방향의 k-공간 표본화 간격이다.

위상 부호화(v)방향의 표본화는 사용하는 위상 부호화 경사자계로 결정된다. 보통 위상 부호화 경사자계의 면적 ΔA_y의 변화폭을 선택하는데, 어떤 위상 부호화 경사자계 파형이라도 면적은 ΔA_y의 정수배가 된다. 따라서,

$$\Delta v = \gamma \Delta A_y \tag{13.69}$$

이고,

$$\mathrm{FOV}_y = \frac{1}{\gamma \Delta A_y} = \frac{1}{\Delta v} \tag{13.70b}$$

이다.

주파수 부호화와 위상 부호화 방향의 관심영역에 대한 수식이 유사하지만, 둘 사이에는 조심스럽게 다루고 구현해야 하는 중요한 차이가 있다. 주파수 부호화 방향에서 엘리어싱 방지필터가 이 방향 관심영역보다 높은 주파수를 제거하기 위해 쓰인다. 이것의 효과는 이 방향 관심영역 바깥의 조직으로부터 나오는 신호를 제거하는 것으로 나타난다. 그러나 위상 부호화 방향에는 엘리어싱 방지필터가 없고, 위상 부호화 방향의 Fourier 공간 선은 불연속 정보를 표본화한 것이 된다. 그래서 계산된 위상 부호화 방향의 관심영역 바깥에 조직이 있다면, 그 부분이 재구성된 영상에서 위상 부호화 방향으로 관심영역 안쪽에 겹쳐지는 현상(aliasing)이 생긴다.

너무 큰 위상 부호화 경사자계 변화폭 때문에 생기는 엘리어싱 문제는 2장의 엘리어싱 개념과 비슷하다. 자기공명에서는 영상공간 대신 Fourier 공간을 표본화하고, 엘리어싱이 Fourier 공간에서 생기는 대신 영상의 접혀 겹침으로 나타난다. 한 예로, 통상의 종단면 머리영상에서 위상 부호화 방향을 전후 방향으로 잡았을 때, 위상 부호화 방향 표본화 간격을 너무 넓게 하면 머리 뒤 쪽이 얼굴 앞쪽에 겹쳐지고 얼굴 앞쪽은 머리 뒤 쪽에 겹쳐진 영상이 얻어진다.

예제 13.10

자기공명 영상의 FOV는 Fourier 공간에서 표본화 간격과 관련이 있다. 재구성된 자기공명 영상의 x-와 y-방향 해상도가 동일하다고 가정하자.

문제 T_s와 G_x, f_s를 각각 3 ms와 1 gauss/cm, 85.33 kHz로 설정했다면 각 주파수 부호화 경사자계가 가해질 때 표본화 개수는 얼마인가? 또 ΔA_y는 얼마이고, FOV의 크기는 얼마인가?

해답 주파수 부호화 경사자계의 폭 T_s = 3 ms이고 RBW f_s = 85.33 kHz이다. 그러므로 각 주파수 부호화에서 표본화 개수는 $N_a = T_s f_s = 256$개가 된다. 표본화 주기는 $T = 1/f_s = 11.72$ us이다. 재구성된 영상이 양 방향으로 동일한 크기와 해상도를 가지므로

$$\Delta v = \Delta u = \gamma G_x T = \gamma \Delta A_y$$

이다. 이것은 $\Delta A_y = G_x T = 11.72$ gauss-us/cm를 의미한다. FOV는 양방향으로 같기 때문에 다음과 같이 계산된다.

$$\mathrm{FOV}_x = \frac{f_s}{\gamma G_x} = \frac{85.33\,\mathrm{kHz}}{4.258\,\mathrm{kHz/gauss} \times 1\,\mathrm{gauss/cm}} = 20.04\,\mathrm{cm}$$

13.4.2 해상도

Fourier 영상법으로 자기공명 영상을 보면 영상의 해상도를 꽤 직관적으로 논할 수 있다. 펄스시퀀스로 Fourier 공간의 한 영역에 대한 정보를 획득함을 알고 있다[그림 13.18(b), 13.19(b) 및 13.20 참조]. 펄스시퀀스의 정보 획득영역(고주파 성분 정보와 같은) 바깥에 주파수 정보가 있어도 이것이 0인 것처럼 영상에 전혀 나타나지 않는다. 따라서 펄스시퀀스는 본질적으로 획득하는 영상에 대해 저역통과 필터 특성을 갖는다. 이것에 의해 자기공명 영상의 해상도가 제한된다.

그림 13.18 및 13.19와 같이 직각선형 주사를 하는 일반적인 신호획득 방식에 대해 생각해 보자. 이 방식이 갖는 저역통과 필터는 Fourier 공간에서 다음의 크기를 갖는 사각형이 된다.

$$U = N_x \gamma G_x T \tag{13.71a}$$

$$V = N_y \gamma \Delta A_y \tag{13.71b}$$

위 식에서 N_x와 N_y는 각각 주파수 부호화와 위상 부호화 방향 표본화 개수이다. 이 저역통과 필터 함수는

$$H(u, v) = \mathrm{rect}\left(\frac{u}{U}\right)\mathrm{rect}\left(\frac{v}{V}\right) \tag{13.72}$$

로 정의되며, 이것의 등가 공간 점분포함수(PSF; point spread function)는 다음과 같다.

$$h(x, y) = UV\,\mathrm{sinc}(Ux)\,\mathrm{sinc}(Vy) \tag{13.73}$$

해상도를 정의하기 위해 식 (13.73)의 2차원 sinc 함수에서 주 로브(lobe)만 고려해도 충분하다. 이 책에서 자주 사용 하듯이 sinc 함수의 반치폭(FWHM)을 처음의 두 영점 사이 간격으로 간략화하겠다. 따라서,

$$\mathrm{FWHM}_x = \frac{1}{U} = \frac{1}{N_x \gamma G_x T} \tag{13.74a}$$

$$\text{FWHM}_y = \frac{1}{V} = \frac{1}{N_y \gamma \Delta A_y} \tag{13.74b}$$

가 된다.

식 (13.68)과 (13.69)의 정의를 적용하면

$$\text{FWHM}_x = \frac{1}{N_x \Delta u} \tag{13.75a}$$

$$\text{FWHM}_y = \frac{1}{N_y \Delta v} \tag{13.75b}$$

을 얻는데, 이것을 자기공명 영상의 Fourier 해상도라 부른다.

극좌표 표본화를 할 경우 해상도가 개념적으로 6장의 전산화 단층촬영기(CT)와 같다. 전산화 단층촬영기에서 두 요소가 공간해상도를 떨어뜨리는데, 그것은 검출기 크기와 램프 필터 창함수(window function) $W(\varrho)$이다. 자기공명 영상에서는 검출기 크기가 아니라 제한된 Fourier 공간의 주사 궤적이 해상도 저감과 연관된다. 각 극좌표 주사의 (원점 대칭인) 주파수 주사에서, 사각 창함수를 $S(\varrho)$로 가정하자. 그러면 재구성된 유효 스핀밀도는

$$\hat{f}(x, y) = f(x, y) * \mathrm{h}(r) \tag{13.76}$$

이 되며, 여기서 $r = \sqrt{x^2 + y^2}$이다. 점확산함수(PSF)는 회전대칭이고 다음의 역 Hankel 변환으로 주어진다(식 (2.109)참조).

$$\mathrm{h}(r) = \mathcal{H}^{-1}\{S(\varrho)W(\varrho)\} \tag{13.77}$$

Fourier 해상도와 화소크기를 구별해야 하는 것이 중요하다. 유효 스핀밀도 $f(x, y)$를 재구성하는 수식전개는 공간과 주파수 모두 연속변수를 사용하여 시작되지만, 이것들은 모두 디지털 세계에서 구현된다. 디지털 신호처리에 관한 사전 지식이 없다면 구현과정의 깊은 이해는 어렵지만, 화소크기의 개념을 명확하게 하는 것은 어렵지 않다.

불연속적인 u와 v 위치에서 자기공명 주사로 신호값을 얻어내는데, 식 (13.47) 또는 (13.53) 수식의 신호를 표본화한 값으로 영상을 재구성을 하게 된다. x와 y 방향 표본들의 간격 Δx와 Δy는 화소수를 정하며, 이 두 값이 화소크기를 결정한다. 이 화소수는 완전히 임의의 값이다. Fourier 공간에서 256 × 256 표본을 획득하더라도 영상공간에서 J개의 화소로 재구성이 가능한데, J는 어떤 값도 될 수 있다. 핵심 사항은 근원적 주파수 해상도는 J에 의해 달라지지 않고, 영상획득 Fourier 창의 함수일 뿐이다.

예제 13.11

자기공명 영상의 해상도는 Fourier 변환의 k-공간 크기에 관련된다. 256 × 256 영상을 1 mm × 1 mm 해상도로 얻으려 한다.

문제 주파수 부호화 경사자계가 G_x = 1 gauss/cm라 가정할 때 수신기 대역폭(RBW)은 얼마인가? 또 k-공간 영역의 크기와, T_R = 50 ms일 때 영상시간은 얼마인가?

해답 x-방향의 Fourier 해상도는

$$\mathrm{FWHM}_x = \frac{1}{N_x \gamma G_x T} = 1\,\mathrm{mm}$$

따라서 수신기 대역폭은

$$f_s = \frac{1}{T} = N_x \mathrm{FWHM}_x \gamma G_x = 109\,\mathrm{kHz}$$

y-방향 Fourier 해상도는

$$\mathrm{FWHM}_y = \frac{1}{N_y \gamma \Delta A_y} = 1\,\mathrm{mm}$$

이다. 따라서,

$$\Delta A_y = \frac{1}{N_y \gamma \mathrm{FWHM}_y} = 9.17\,\mathrm{gauss\cdot\mu s/cm}$$

이다. k-공간 영역은 $V = U$ = 1/FWHMx = 10 cm이다. 영상시간은 T = 50 ms × 256 = 12.8 sec이다.

13.4.3 잡음

자기공명 영상에서 잡음(noise)은 수신코일로 획득한 신호인 FID 또는 에코의 통계적 변동으로 발생한다. 이 잡음의 지배적인 원인은 도체 내의 전자나 이온의 열적 동요로 인한 Johnson 잡음이다. 자기공명 영상에서 Johnson 잡음은 환자 몸의 전해질에서 주로 발생하는데, 수신코일과 관련 전자장치로부터도 잡음이 발생한다. 수신된 잡음의 분산은 다음의 특성을 갖는다고 볼 수 있다.

$$\sigma^2 = \frac{2k\mathcal{T}R}{T_A} \tag{13.78}$$

위 식에서 k는 볼츠만 상수이고, $\mathcal{T}$는 절대온도, R은 수신코일에서 보이는 유효 저항, T_A는 총 신호수집 시간이다. T_A가 전체 신호수집 시간임을 주목해야 하는데, 이 시간은 ADC가 활성화 되지 않는 기간이 있으므로 한 펄스시퀀스의 주기보다 많이 짧다.

정상적인 경우 잡음은 가능한 줄일수록 좋다. 일반적인 인체영상에서 온도 $\mathcal{T}$는 제어 대상이 아니지만 R과 T_A는 제어가 가능하다. 고주파 코일과 전자장치의 유효저항은 보통 인체의 저항보다 매우 작아서 무시 할 수 있다. 그러므로 R을 줄이려면 고주파 코일에서 보이는 인체의 저항을 줄여야 한다. 몸통코일이나 머리코일, 표면코일처럼 다른 형태의 코일이 있음을 앞에서 다루었다. 민감 영역이 더 작은 공간을 감싼 코일을 선택하면 더 적은 잡음만을 수신하게 된다. 예를 들면, 머리 영상에 머리코일을 사용하는 편이 좋은데, 장치의 내부 공간에 설치된 몸통코일에는 흉부의 넓은 영역까지 민감영역에 들어가 신호에 더 많은 잡음을 포함시키기 때문이다. 신체 말단부용 코일은 더욱 작고, 따라서 신체의 작은 부분 영상을 할 때 더욱 좋다. 표면코일은 작은 체적의 민감영역을 갖지만 민감도가 균일하지 않다. 이런 코일은 영상을 가로지르는 쪽으로 영상의 밝기가 변하므로 바람직하지 않은 점점 어두워지는(shading) 효과를 일으킨다.

몸통코일과 머리코일은 도선이 여러번 감긴 솔레노이드라 할 수 있고, 저항 R의 공식을 만들 수 있다(연습문제 13.22 참조). 이 솔레노이드가 단위길이당 N번 감겼고, 전체길이가 L, 도선의 감긴 반경이 r_0라고 가정하면 저항은 다음 식이 된다.

$$R = \frac{\pi^3 \mu_0^2 \nu_0^2 N^2 L r_0^4}{2\rho} \tag{13.79}$$

위 식에서 ν_0는 Larmor 주파수이고, $\mu_0 = 4 \times 10^{-7}$ weber/amp-mater는 투자율, ρ는 몸의 저항률이다. 식 (13.78)과 (13.79)로부터 잡음을 줄이려면 (1) 솔레노이드의 길이를 줄이거나, (2) 단위 길이당 감은 횟수를 줄이거나, (3) 솔레노이드 반경을 줄이거나, (4) Larmor 주파수 ν_0를 낮추어야 한다. 만일 솔레노이드 길이를 줄이면 영상 가능한 체적이 줄어든다. 반경을 줄이면 코일에 작은 물체만 들어맞는다(즉 작은 물체만 영상 가능하다). 이것이 정확하게 몸통코일과 머리코일의 사이의 특성을 비교한 경우가 된다. 두 코일 모두 머리영상에 쓸 수 있지만, 이 경우 머리코일이 몸통코일보다 잡음이 적으므로 더 적합한 코일이 된다.

식 (13.79)에 따르면 단위 길이당 감은 횟수를 줄이는 것이 좋은 생각 같지만, 이것은 검출하는 신호 크기를 줄이는 결과를 초래하므로 실제 영상의 품질을 높여주지는 못한다. 마지막으로 ν_0를 줄이려면 $\nu_0 = \gamma B_0$이므로 간단히 초전도자석의 전류를 줄여 B_0를 감소시키면 된다. 그러나 이것은 NMR 신호를 급격하게 감소시키고, 결국 영상 품질을 더 나쁘게 한다. 이 두 현상을 이해하려면 자기공명 영상에서 신호강도에 영향을 주는 변수를 이해하고 신호 대 잡음비를 고려해야 한다.

예제 13.12

잡음은 종종 표본화율(또는 수신 대역폭)로 조절 가능하다고 보며, 더 높은 표본화율은 영상의 잡음을 증가시킨다.

문제 표본화율 (또는 수신대역폭) f_s에 대한 MRI 잡음의 분산 관계식을 구하라.

해답 총 신호수집시간은

$$T_A = MT_s$$

이고, M은 신호수집 회수이고, T_s는 신호수집구간 폭이다. 한 펄스시퀀스에서 모든 신호수집구간 폭은 동일하다. 각 신호 수집구간에 N_a개의 표본은 T 간격으로 표본화 한다고 가정하라.

$$T_s = N_a T$$

$f_s = 1/T$이므로 T_A는

$$f_s = \frac{1}{T}$$

이것을 식 (13.78)에

$$T_A = \frac{MN_a}{f_s}$$

적용하면 다음 결과가 도출된다.

$$\sigma^2 = \frac{2k\mathcal{T}Rf_s}{MN_a} \tag{13.80}$$

따라서 f_s의 증가는 직접적으로 영상의 잡음 증가를 초래한다. 실제 상황에서 더 높은 f_s는 Fourier 공간의 더 빠른 주사로 전체 신호수집 시간의 축소를 의미하며, 따라서 신호수집 시간을 줄이면 영상의 잡음이 증가한다.

이 연습 풀이로부터, 주파수 부호화 경사자계 G_x를 바꾸면서 동시에 표본화율을 높이면서 T_s가 일정한 값을 유지하도록 하면 잡음은 동일하게 유지되는 결과를 얻게 된다. 다른 경우로 f_s를 두 배로 하면서 Fourier 공간을 두 번 주사하여 평균화를 하면 동일한 영상 잡음 결과를 얻게 된다. 그러므로 식 (13.80)이 옳기는 하지만 MRI에서 영상 잡음의 진짜 기전이 감추어져 있어 사용할 수가 없다.

13.4.4 신호 대 잡음비

강한 신호를 유지하는 동시에 신호 대 잡음비를 조절하는 요인이 무엇인가에 많은 관심이 있다. 이 개념은 신호 대 잡음비(SNR)로 구체화 할 수 있는데, 잡음에 관한 수식은 이미 알고 있으므로 신호에 대한 전개식만 찾아내면 된다. 균질 시료와 균일한 고주파 자계를 가정하면 식 (12.25)에서 필요한 결과를 얻을 수 있다. 편의를 위해 이 신호세가에 대한 식을 다시 써보자.

$$|V| = 2\pi \nu_0 V_s M_0 \sin\alpha\, B^r \tag{13.81}$$

수신코일이 (앞 절에서 다룬) 솔레노이드라면 코일 중심에서 코일에 흐르는 단위 전류 I_0로 생성된 기준자계강도 B^r은 다음 식이 된다.

$$B^r = \mu_0 I_0 N \tag{13.82}$$

위 식에서 N은 단위 길이당 감은 회수이다. 식 (13.82)를 식 (13.81)에 대입하면

$$|V| = 2\pi \nu_0 V_s M_0 \sin\alpha\, \mu_0 N \tag{13.83}$$

이 되는데, 단위 기준전류이므로 $I_0 = 1$로 가정했다.

식 (13.78)과 (13.83)으로부터 SNR은 다음 식이 된다.

$$\mathrm{SNR} = \frac{|V|}{\sqrt{\sigma^2}} = \frac{2\pi \nu_0 V_s M_0 \sin\alpha\, \mu_0 N}{\sqrt{2\mathscr{k}\mathcal{T}R/T_A}} \tag{13.84}$$

R과 M_0를 식 (13.79)와 (12.4)로 각각 대입하고 약간의 정리과정을 거치면 다음 식이 도출된다.

$$\mathrm{SNR} = \frac{\gamma \hbar^2}{\sqrt{4\pi \mathscr{k}^3}} \frac{2\pi \nu_0 P_D \sqrt{\rho}}{r_0^2 \sqrt{L\mathcal{T}^3}} V_s \sin\alpha \sqrt{T_A} \tag{13.85}$$

이 전개식은 세 기본항의 곱이다. 첫 번째 항은 물리상수들로 구상되어 바꾸거나 영향을 줄 수 없다. 두 번째 항은 영상 대상 물체나 장치 설계 관련 된 것으로 바꾸거나 선택 가능한 것들이다. 예를 들면 높은 양성자밀도 P_D의 물체나, 높은 저항률, 더 높은 정자계(따라서 더 높은 Larmor 주파수)는 더 큰 SNR을 이끌어 낸다. 반면, 온도를 낮추거나 코일을 (길이나 반경에서) 더 작게 하면 SNR을 증가 시킨다.

식 (13.85)의 세 번째 항은 영상을 얻을 때 사용자가 직접 선택할 수 있는 것들로 구성되었다. 여기서 V_s는 재구성된 영상에서 화소의 체적이다. 화소의 체적은 단면선택과 FOV 선택 두 가지와 재구성 영상에서 J의 선택으로 직접 결정할 수 있다. 눕힘각 α를 $\pi/2$로 선택하면 최대 신호를 얻을 수 있음을 앞에서부터 알고 있다. 마지막으로 Fourier 정보를 얻는데 소요되는 시간 T_A를 증가시켜 SNR을 개선할 수 있다.

13.4.5 인공물

가장 일반적인 영상의 왜곡은 기하학적인 접힘이다. 이것은 전 영상영역에서 경사자계가 균일하지 않을 때 일어나는데, 예를 들면 x-경사자계가 z의 증가에 따라 감소한다면 환자의 관상면 영상에서 z-방향 끝 부분에서 영상이 쪼그라드는 것을 볼 수 있다. 영상을 빠르게 하려는 필요성 때문에 짧은 구조의 고속 스위칭 경사자계 코일이 자주 쓰이는데, 이 경우 종종 관심영역의 끝에서 경사자계가 매우 급하게 떨어진다. 영상 재구성 단계에서 Software로 이 왜곡을 보정하기도 한다. 그러나 선택단면 두께와 단면 형태가 경사자계가 바뀌면서 달라지기도 하는데, 이것은 재구성 단계에서 보정 할 수 없다.

고스트(ghosts)는 자기공명 영상에서 가장 빈번하게 나타나는 인공물(artifacts)이다. 이것을 일으키는 가장 일반적인 원인은 Fourier 공간에서 신호를 수집하는 사이에 영상대상체가 움직이는 것으로, 예를 들면 호흡이나 삼키기, 떨기, 심박 또는 기타 유체흐름에 따른 움직임 등이다. 이들 변화 때문에 수신 신호는 하나 또는 몇 번의 수집에서 약한 신호가 나오는데, 이것이 고스트가 된다. 고스트 인공물은 호흡억제 영상이나 심박 동기 신호수집(ECG 동기화), 고속영상법으로 줄일 수 있다. 그러나 이런 해결법에는 단점이 있다. 호흡억제법은 환자에게 불쾌감을 주거나 때로는 불가능할 수도 있고, 심박동기법은 전체 영상시간을 늘리며 때로는 확실하게 동기시키는 것이 어려울 수도 있으며, 고속영상법은 항상 SNR의 감소를 초래한다.

접혀 겹쳐지는 인공물은 위상 부호화 방향의 엘리어싱 때문에 생긴다. 앞에서 다음의 관계를 다루었다.

$$\mathrm{FOV}_y = \frac{1}{\Delta v}$$

위 식에서 Δv는 위상 부호화 방향에서 Fourier 주사선 사이의 간격이다. 만약 영상대상물이 y-방향 FOV에 맞지 않으면 이것이 접혀 돌아오는데, 2장의 전형적인 표본화 신호에서 일어나는 접혀 겹침(wraparound)과 정확하게 대응이 된다. 여기서 주된 차이는 표본화가 2차원 Fourier 공간의 한 방향(위상 부호화 방향)에서 이루어지고, 결과에서 복제현상이 Fourier 축이 아니라 공간 축에서 일어나는 점이다. 주파수 부호화 방향에는 엘리어싱 방지 필터가 있기 때문에 이 현상이 일어나지 않는다.

이 접혀 겹쳐짐 인공물을 없애기 위해서는 관심영역 바깥에 영상대상물이 없도록 해야 한다. 이렇게 하기 위해 영상 단면을 회전시켜 물체의 짧은 쪽을 위상 부호화 방향에 오도록 하거나, 또는 감도 형상이 관심영역 폭에 일치하는 짧은 수신코일을 쓰면 된다. 관심영역 바깥의 물체를 포화시키는 펄스로 필요 없는 신호를 제거할 수 있는데, 이방법의 효과는 짧은 시간 동안만 유지된다.

신호수집 시간을 줄이는 한 가지 방법은 Fourier 공간에서 높은 주파수 성분을 읽는 부호화 단계를 제거하는 것이다. 불행하게도 이 방법은 영상의 해상도를 낮출 뿐만 아니라 링깅(ringing) 효과도 발생시킨다. Gibb의 링깅 또는 단절인공물(truncation artifact)은 엉성하게 설계된 저주파통과 필터에서 발생하는 고전적인 문제인데, 고주파 차단이 너무 돌연하게 일어나면 sinc형 PSF이 영상의 경계선에서 크게 진동하는 측면 로브(lobe)를 만들어 낸다. 이 인공물을 제거하는 방법은 부드러운 천이영역을 갖는 필터를 사용하거나, 어쩔 수 없이 위상 부호화 방향 정보를 더 취하는 것이다.

12장에서 화학적 천이 때문에 스핀계가 주변의 화학적 환경에 따라 Larmor 주파수를 바꾸는 것을 살펴보았다. 양성자 영상에서 지방과 물 속에 있는 두 종류의 양성자에 대해 처음으로 관심을 가졌었다. 1.5T에서 지방 성분인 CH_2의 양성자보다 물의 양성자는 공진주파수가 약 225Hz 높다. 따라서 지방 조직과 비지방 조직 사이에 주파수 부호화 방향으로 위치 이동이 생긴다. 극단적인 경우 지방조직의 위치가 물의 위치에 대해 틀린 위치로 옮겨져서 정상적인 것을 해부학적 비정상으로 보이도록 만들 수도 있다. 마지막은 자화 감수성(magnetic susceptibility) 차이가 시료가 느끼는 국부적 자계를 변화시키는 것이다. 통상 이것은 공기와 조직의 접촉면에서 신호의 사라짐(dropout)을 초래한다.

13.5 요약 및 핵심 개념

자기공명 영상장치는 비침습적으로 고해상도의 해부학적 정보를 제공하므로 의학영상에서 매우 환영을 받고 있다. 자기공명 영상장치는 영상을 얻기 위하여 눈에 띄는 장치를 더하는 방법으로 핵자기공명 장치를 대폭 변형한 것이다. 이번 장에서 다음의 핵심 개념들을 다루었다.

1. 자기공명 영상장치는 다섯 가지 주요 구성요소는 다음과 같다: (1) 주자석, (2) 스위칭 할 수 있는 경사자계 코일 조합, (3) 고주파 코일, (4) 펄스시퀀스와 수신 전자장치, (5) 컴퓨터.
2. 가장 일반적인 자석은 원통형 초전도 자석으로 0.5~7 T의 자계강도를 갖는다.
3. 경사자계 코일은 자기공명 신호에 공간정보를 부호화할 수 있도록 자계의 변화를 만들어 낸다.
4. 고주파 코일 또는 공진기는 자기공명 신호를 수신하는데, 몸통코일처럼 클 수도 있고 머리코일처럼 작을 수도 있다.
5. 경사자계 코일을 조작하여 위치의 주파수 부호화를 만들고, 고주파 여기 펄스시퀀스를 조작하여 영상의 대조도를 변화시킨다.
6. 자기공명 신호는 Fourier 공간에서 주사(scan)되고, 자기공명 영상 재구성은 2차원 Fourier 역변환으로 이루어지는 데 재구성된 영상은 유효 스핀밀도의 분포를 나타낸다.
7. 자기공명 영상의 품질은 대조도 (조직 고유의 특성과 펄스시퀀스의 선택사항으로 결정됨) 및 표본화, 잡음에 관계된다.

▣ 참고문헌

- Brown, M. A., and Semelka, R. C. *MRI Basic Principles and Applications*. Hoboken, NJ: Wiley, 2003.
- Cho, Z. H., Jones, J. P., and Singh, M. *Foundations of Medical Imaging*. New York: Wiley, 1993.
- Haacke, E. E., Brown, R. W., Thompson, M.R., and Venkatesan, R. *Magnetic Resonance Imaging: Physical Principles and Sequence Design*. New York: Wiley, 1999.
- Liang, Z. P., and Lauterbur, P. C. *Principles of Magnetic Resonance Imaging: A Signal Processing Perspective*. Piscataway, NJ: IEEE Press, 2000.
- NessAiver, M. *all* You Really Need to Know *About MRI Physics*. Baltimore, MD: Simply Physics, 1997.
- Macovski, A. "Noise in MRI." *Magnetic Resonance in Medicine* 36(1996):494-97.
- Stark, D., and Bradley, W., Eds. *Magnetic Resonance Imaging*. St. Louis, MO: Mosby, 1992.

▣ 연습문제

대조도

자기공명 영상장치

13.1 균일한 z 방향 자계 안에 시료가 있다. 여기에 x 경사자계가 가해졌다면 어떠한 변화가 자계에 일어나는가?

13.2 고주파 코일의 기능을 간단하게 설명하라.

공간좌표 부호화와 MR 영상 방정식

13.3 그림 P13.1과 같이 10 cm 폭을 갖고 중심에서 벗어나 있는 육면체의 한 단면($\bar{z}$ = 5 cm, Δz = 1 cm) 영상을 얻으려고 한다. 이 때 G_z = 1 gauss/mm이고 γ = 4.258 kHz/gauss이다.

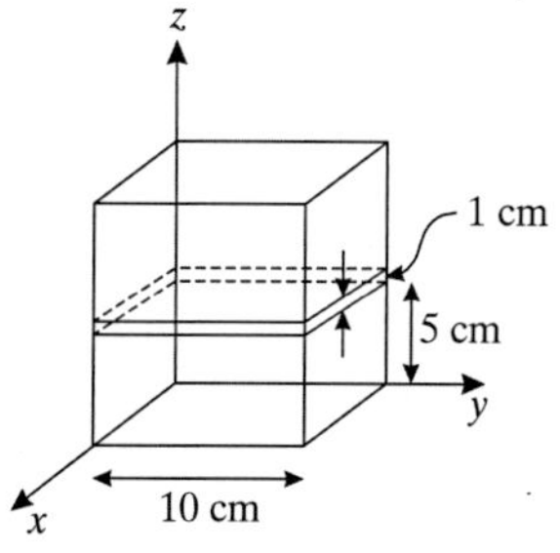

그림 P13.1 문제 13.3의 그림

(a) 이 단면을 선택하기 위한 고주파펄스의 대역폭은 몇 Hz인가?

(b) 회전좌표계에서 이 단면을 선택하기 위한 고주파펄스 $B_1(t)$의 수학적 표현을 제시하라.

13.4 (a) 단면선택 경사자계가 1 gauss/cm이고, $A(t) = A_o e^{-t^2/\sigma^2}$(여기서 $\sigma = 1$ ms)로 표현되는 가우시안 형태의 고주파 펄스를 사용하였을 때 FWHM(full-width at half maximum)으로 정의되는 단면두께는 어떻게 되는가?

(b) 경사자계를 반으로 줄이면 단면두께는 어떻게 되는가? 고주파 펄스의 모양을 바꾸어를 σ를 반으로 줄인 것으로 가정하라.

(c) 경사자계로 1 gauss/cm를 사용한다면 새로운 단면의 두께는 어떻게 되는가?

(d) 이 변경에서 어떠한 다른 것이 영향을 받는가?

13.5 고주파 신호가 다음 식으로 주어졌다.
눕힘각의 분포가 식 (13.17)로 표현됨을 보여라.

$$s(t) = A\Delta\nu \operatorname{sinc}(\Delta\nu t)e^{-j2\pi\nu t}$$

13.6 재위상 경사자계가 일반적으로 필요한 이유를 설명하고, 이 파형이 부극성의 세기 $-G_z$인 경사자계일 때 시간폭이 왜 고주파여기 주기의 반이 되는지 설명하라.

13.7 식 (13.22)를 식 (13.44)에 대입하고 T_2를 상수로 가정하면 다음 식이 된다.

$$\begin{aligned} s_0(t, A_y) &= \int_{-\infty}^{\infty}\int_{-\infty}^{\infty} Ae^{-t/T_2(x,y)}M(x,y;0^+)e^{-j2\pi\gamma G_x xt}e^{-j2\pi\gamma A_y y}dx\,dy \\ &= Ae^{-t/T_2}\int_{-\infty}^{\infty}\int_{-\infty}^{\infty} M(x,y;0^+)e^{-j2\pi\gamma G_x xt}e^{-j2\pi\gamma A_y y}dx\,dy \end{aligned}$$

재구성된 영상에서 e^{-t/T_2} 항의 영향은 무엇인가? (그림 13.15의 펄스시퀀스를 사용한 것으로 가정하라.)

13.8 하나의 점시료가 다음 궤적을 따라 x-축 위를 움직이는 것으로 가정하자.

$$x(t) = x_o + vt$$

(a) 그림 P13.2의 경사자계를 가했을 때 횡자화에 발생하는 위상천이를 계산하라.

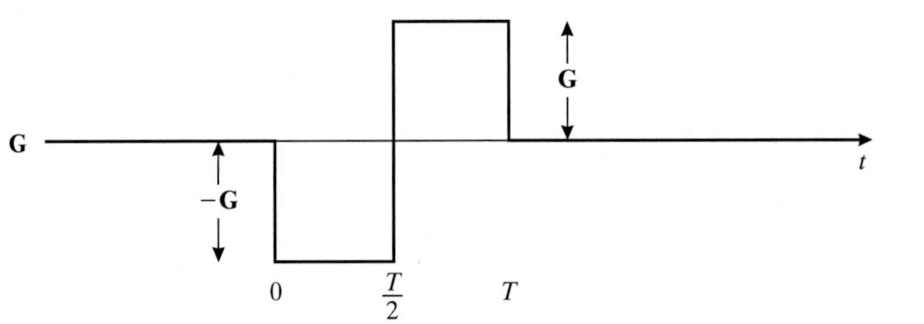

그림 P13.2 문제 13.8(a)의 경사자계 파형

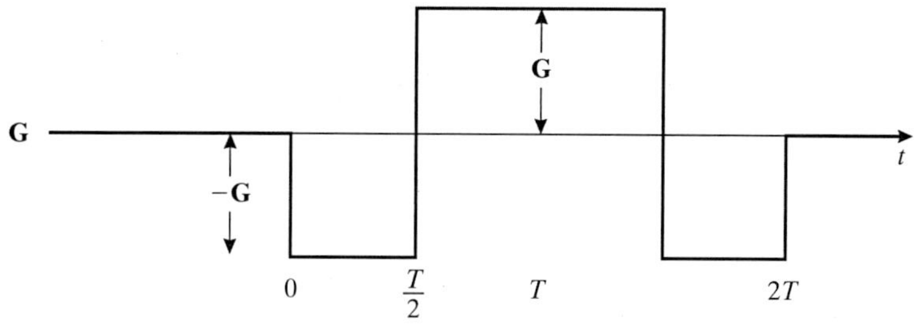

그림 P13.3 문제 13.8(b)의 경사자계 파형

(b) 그림 P13.3 파형의 경사자계가 일으키는 위상천이를 계산하라. 이 펄스파형을 속도보상 펄스라 부른다.

(c) 위의 두 파형에 대하여 $x(t) = x_o + vt + \frac{1}{2}at^2$ 로 주어진 시료의 궤적에 대한 위상천이 계산을 반복하라.

(d) 가속도 보상 펄스로 어떠한 파형의 경사자계를 사용하겠는가?

(e) 속도에 따라 변하지만 가속도에는 독립적인 위상천이를 유발하는 경사자계 파형을 설계할 수 있겠는가?

13.9 한 단면이 $5 \times 5 \times 5$ cm^3 육면체에서 선택되었다. 판독 경사자계를 사용하여 이 단면의 투영을 얻으려고 하는데, 그림 P13.4의 펄스시퀀스를 이 투영정보를 얻기 위해 사용하였다.

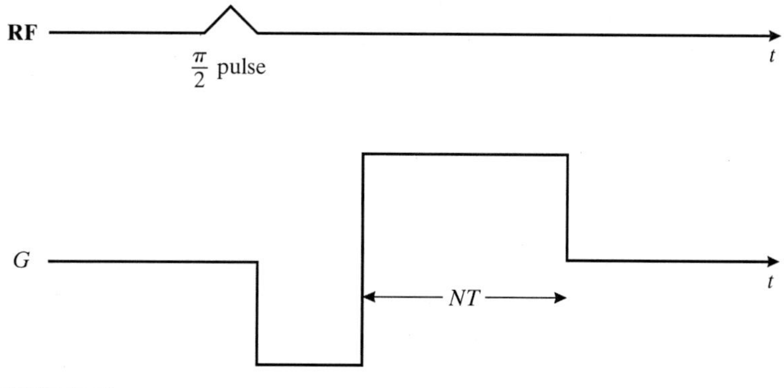

그림 P13.4 문제 13.9의 펄스시퀀스

경사자계가 G = 1 gauss/cm이고 표본화 개수 N = 256에서 총 표본화 시간 NT = 10 ms이다(여기서 T는 주파수 부호화 방향에서 표본 사이의 시간 간격이다).

(a) 이 투영공간의 크기는 얼마인가? (이것을 FOV라 한다.)

(b) 시료 폭에서 이 투영영상은 몇 개의 화소를 갖는가?

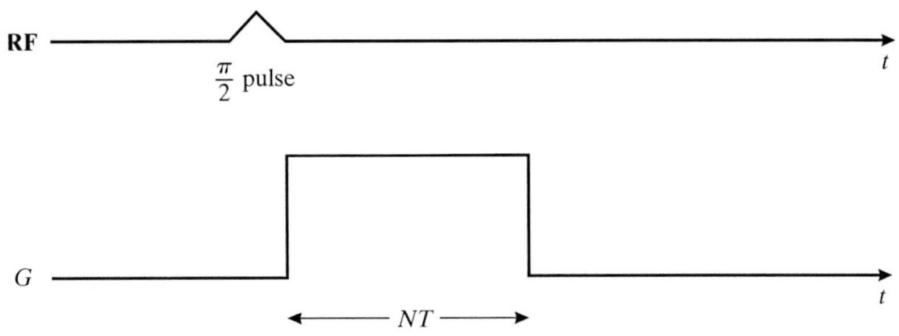

그림 P13.5 문제 13.9(d)의 펄스시퀀스

(c) $G = 0.5$ gauss/cm, 표본화 개수 $N = 256$ 및 총 표본화 시간 $NT = 20$ ms이면 (a)와 (b)는 어떤 영향을 받는가?

(d) 그림 P13.5의 펄스시퀀스로 (a)~(c)를 반복하라.

13.10 단순하게 T_1 강조가 아니라 실제 T_1 영상을 얻으려면 최소한 두 개의 다른 영상을 얻어 화소별로 T_1을 계산하는 과정이 필요하다.

(a) 식 (13.63)의 영상방정식이 다음 식과 같이 됨을 보여라.

$$\frac{f}{\sin\alpha} = e^{-T_R/T_1}\frac{f}{\tan\alpha} + AM_0 e^{-T_E/T_2}(1 - e^{-T_R/T_1})$$

(b) 눕힘각을 각각 α_1, α_2 및 α_3로 얻은 영상 f_1, f_2 및 f_3을 가정하자. 각 점($f_1/\tan\alpha_i$, $f_i/\sin\alpha_i$), $i = 1, 2, 3$이 한 선 위에 놓여야 됨을 보여라.

(c) 서로 다른 눕힘각 α_1과 α_2로 얻은 두 영상 f_1과 f_2만으로 T_1을 계산하는 식을 (b)의 결과를 이용하여 제시하라.

주파수 공간의 표본화

13.11 한 펄스시퀀스에서 그림 P13.6과 같이 x와 y 경사자계를 사용하고 있다. 이 경우의 Fourier 공간 궤적을 그려라. 이 때 축 표기에 주의하라.

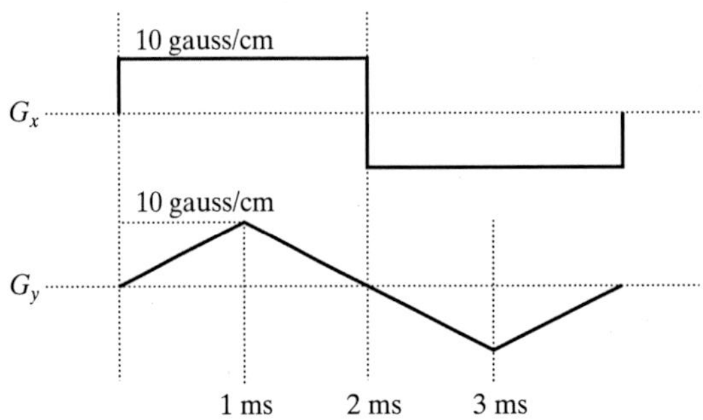

그림 P13.6 펄스시퀀스에서 x와 y 경사자계

13.12 그림 13.20의 펄스시퀀스에서 $(-0.25, -0.5)$ mm^{-1}에서 $(0.25, 0.5)$ mm^{-1}까지 방사상 궤적을 따라 128개의 표본을 얻으려 한다. 이 때 경사자계의 상승하강 기울기 부분은 무시한다.

(a) x와 y경사자계를 인가하는 기간이 0.1 ms라면 경사자계의 강도는 어떻게 되는가?

(b) $T_s = 10$ ms라면 판독경사자계 세기는 어떻게 되는가? 표본화율은 어떻게 되는가?

13.13 고주파 여기 이후 k-공간에서 두 개의 선을 주사하는 펄스시퀀스를 그려라. Fourier 공간 주사가 그림 P13.7과 같이 $(-1, 0.5)$ mm^{-1}에서 시작하고 $(-1, 0.4)$ mm^{-1}에서 끝난다. 고주파 펄스는 단면선택 펄스가 아닐 때, 이 펄스시퀀스를 시간과 경사자계 세기를 나타내어 그려라.

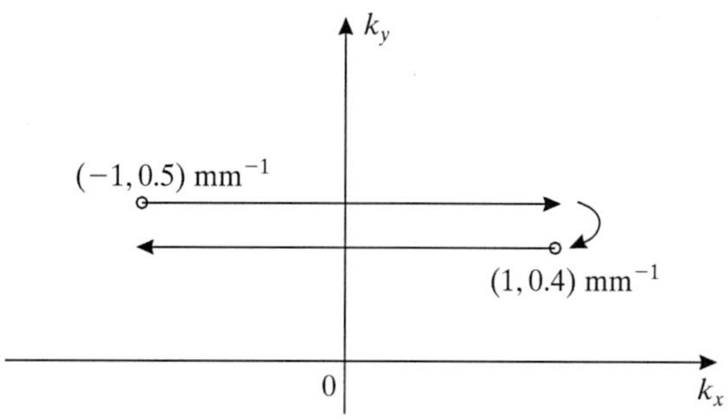

그림 P13.7 펄스시퀀스에서 x와 y 경사자계

13.14 앞에서 두 개의 점시료가 y-축 위에서 떨어져 있을 때 위상부호화 문제에 대하여 다루었다. 먼저 두 점이 모두 영상평면에서 $x = x_o$에 위치하고 y-축에서는 다른 곳에 위치하는 문제로 돌아가 보자. 이 경우 신호는 각 시료에서 나오는 개별 신호의 합이 되며, 그림 13.15와 식 (13.42)에서 볼 수 있는 것처럼 한 번의 측정으로 y-축 상 위치를 결정할 수는 없다. 위상부호화 경사자계 G_y의 값을 다르게 하여 신호를 측정하는 것으로 두 시료의 위치를 구분할 수 있음을 보여라.

13.15 재위상 로브와 위상부호화 경사자계, 경사자계에코 형성 로브가 시간축에서 겹쳐도 되는 이유를 설명하라(그림 13.18 참조).

자기공명 영상 재구성

13.16 2차원 투영 영상은 초기의 자기공명 영상기법이지만, 매우 빠른 영상이 가능해 다시 채용되고 있다. 그림 P13.8의 펄스시퀀스를 고려해 보자.
펄스시퀀스에서 $G_x = G \cos \theta$와 $G_y = G \sin \theta$로 가정하자.

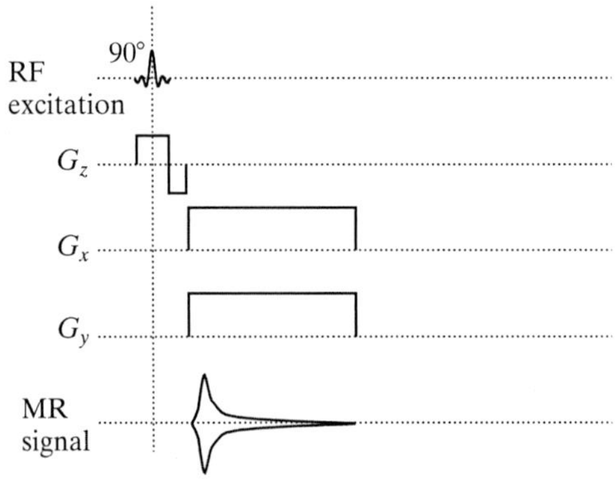

그림 P13.8 재투영 영상기법의 펄스시퀀스

(a) 신호를 주어진 θ에 대하여 표현하라.

(b) 영상대상 단면이 $(x, y) = A\delta(x - 1, y) + B\delta(x, y + 1)$일 때 $\theta = 0$과 $\theta = 90°$에 대한 신호를 그려라.

(c) 이 펄스시퀀스를 사용하여 단면의 영상을 어떻게 얻을 수 있는지 설명하라.

13.17 자계 불균일 때문에 약간 다른 정자계 속에 있는 두 개의 점시료 영상을 얻으려고 한다. 시료 1은 자계 B_o에, 시료 2는 $B_o + \Delta B$에 있다. 자기공명 영상의 2차원 투영기법을 사용하려고 할 때, 왜 이 자계 차이가 문제가 되는지 설명하라.

13.18 주파수 부호화 방향에서 영상대상의 형상을 고려해보자. 식 (13.27)로 주어진 기저대역 신호의 역 Fourier 변환이 T_2 감쇄 포락선의 역 Fourier 변환 $\mathcal{F}^{-1}[e^{-t/T_2}]$와 상관된(convolved) 영상대상 $M_{xy}(x, y; 0^+)$의 x-축 위의 투영임을 보여라(T_2는 x 및 y에 독립적인 것으로 가정하라).

자기공명 영상의 품질

13.19 시상면(y-z 평면과 평행한 면) 영상을 얻으려고 한다.

(a) 어느 방향이 각각 단면선택 경사자계, 위상부호화 경사자계 및 주파수부호화 경사자계 방향이 되어야 하는가?

(b) 위상부호화와 주파수부호화 방향의 엘리어싱을 각각 어떻게 방지해야 하는가?

13.20 2차원 자기공명 영상을 화소수 256 × 256으로 재구성하려고 한다.

(a) 어떤 변수가 위상부호화 방향의 공간크기를 결정하는가?

(b) 어떤 변수가 판독방향의 공간크기를 결정하는가?

(c) 어떤 변수가 위상부호화 방향의 공간 해상도를 결정하는가?

(b) 어떤 변수가 판독방향의 공간 해상도를 결정하는가?

13.21 자기공명 영상장치로 $25.6 \times 256\ \text{cm}^2$의 정방형 양성자 시료 단면의 영상을 얻으려 한다. 영상을 256×256 행렬 크기로 재구성할 것이고, u와 v 방향으로 Nyquist 표본화율을 사용할 것이다.

(a) 대각선 방향의 시료 크기는 어떻게 되는가? 주 대각선 방향으로 몇 개의 표본화가 되는가?

(b) Fourier공간에서 대각선 방향의 표본화율은 어떻게 되는가?

13.22 단위길이 당 N번 감고, 길이가 L, 반경이 r_0인 솔레노이드 코일을 반경이 r_0이고 균일한 저항률 ρ인 시료의 영상에 사용하였다. 코일에 공급되는 전류 $I(t) = \cos(2\pi \nu_0 t)$이다.

(a) 시료에서 발산되는 평균전력은 어떻게 되는가? 반경 r인 원통 표면에 유기되는 전압은 얼마인가?

(b) 길이 L이고, 반경 r, 원통 표면의 저항률 ρ인 원통 표면의 미분 도전률 $dG = Ldr/(2\pi r\rho)$로 주어졌다. 솔레노이드의 유효 전기저항이 식 (13.79)이 되는 것을 증명하라.

13.23 두 조직의 T_1이 각각 T_1^a와 T_1^b일 때 최대 신호차이를 얻기 위한 반복시간(T_R)은 어떻게 되는가? 최대의 '신호차이 대 잡음비(일반적으로 대조도 대 잡음비 CNR (contrast-to-noise ratio)이라 함)'를 얻기 위한 T_R은 어떻게 되는가? (주: $T_E = 0$이고, 수평자화는 각 $\pi/2$ 펄스 전에 전부 감쇄하는 것으로 가정하라.)

13.24 광학영상기법의 분해능은 레일라이 한계(Rayleigh limit)와 같은데, 이것은 사용하는 빛 파장의 반이다. 자기공명 영상이 인체를 지나가는 전파를 사용하여 이루어진다면, 일반적인 주자석에서 예상 분해능은 어떻게 되는가?

13.25 지방이 많은 세포는 자기공명 영상에서 물이 많은 세포와 위치가 달라지는데, 이것은 화학적 천이 때문이다. 지방과 물을 함께 포함하는 대상의 영상에서 화학적 천이는 어떻게 나타나는지 설명하고, $T_1(H_2O) \approx 4T_1(\text{fat})$ 정보를 이용하여 영상에서 지방을 억제하는 방법을 고안하라.

13.26 단 하나의 영상변수를 (또는 최소한의 영상변수군을) 변화시켰을 때 영상의 SNR이 어떻게 변하는지 고려해보는 것은 종종 쓸모가 있다. 아래의 변화에서 SNR에 생기는 변화를 기술하라.

(a) $G_x \rightarrow 0.5\ G_x$.

(b) $N_y \rightarrow 2N_y$.

(c) $f_s \rightarrow 2f_s$ ($N_x \rightarrow 2N_x$로 가정하라).

(d) $f_s \rightarrow 2f_s$(N_x는 고정으로 가정하라).

응용, 확장 및 고급 논제

13.27 문제 13.3의 영상문제를 다시 고려해보자. 입체안의 유효 스핀밀도는 상수이면서 1이라고 가정해 보자.

(a) 그림 P13.1을 참고해서 획득할 2차원 영상 함수 $f(x, y)$를 그려라. 또한 $|F(u, 0)|$도 그려라. 영상을 얻기 위해 그림 P13.9의 경사자계에코 펄스시퀀스를 사용하고, 경사자계는 G_x = 0.5 gauss/mm와 G_y = 0이다.

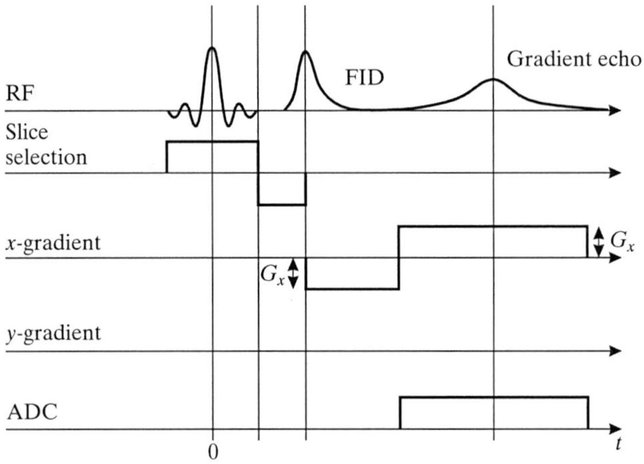

그림 P13.9 문제 13.27의 펄스시퀀스

(b) $-0.4\ \text{cm}^{-1} \le u \le 0.4\ \text{cm}^{-1}$ 범위에서 신호를 수집하기 위해 판독경사자계에 앞서 사용되는 x 경사자계의 폭은 몇 초인지 구하라.

(c) 경사자계 G_x의 부호가 바뀌고 몇 초 뒤에 에코가 나타나며, 그 이유는 무엇인가?

(d) 신호수집 동안 모은 정보로 영상을 재구성한 다음에 $g(l, 0°)$의 완벽한 재구성을 얻을 수 있는가 설명하라. 여기서 $g(l, \theta)$는 $f(x, y)$의 라돈(Radon)변환이다.

13.28 정자계 B_0 = 1.5 tesla가 영상대상에 가해졌다. 자기회전율(gyromagnetic ratio) $\gamma = 2\pi \times 4258$ (rad/s)/gauss이고 1 tesla = 10^4 gauss이다. 다음 식의 고주파 펄스 하나가 인가되었다고 가정하자.

$$B_1(t) = A\Delta f \operatorname{sinc}(\Delta f t) e^{j2\pi \nu_0 t} \operatorname{rect}\left(\frac{t}{\tau_p}\right),$$

여기서 $\Delta yf = 4.258 \times 10^4$ Hz이고, A = 2 gauss/Hz, τ_p = 2 ms, ν_0는 등가 Larmor 주파수이다.

(a) ν_0를 구하고, 눕힘각을 계산하는 식을 써라.

(b) τ_p가 충분히 길어서를 다음 식으로 간략화 할 수 있다고 가정하자.

$$B_1(t) = A\Delta f \operatorname{sinc}(\Delta f t)e^{j2\pi\nu_0 t}.$$

$B_1(t)$의 스펙트럼은 어떻게 되는가? 그 형태를 그려라. $B_1(t)$가 인가될 때 $G_z = 2$ gauss/cm인 단면선택 경사자계가 z 방향으로 동시에 가해졌다고 가정하자.

(c) 단면의 중심과 단면의 두께는 각각 어떻게 되는가?

(d) 현재의 단면에 인접한 다른 단면을 ($+z$ 방향으로 움직여서) 같은 두께로 선택하려 한다면 고주파펄스를 어떻게 바꾸어야 하는가? 이 때 G_z는 같은 값인 것으로 가정하라.

(e) (d)의 고주파펄스 직후에 현재의 단면에서 스핀의 최대 위상차이는 얼마나 되는가? 어떻게 이 스핀들을 재위상화 시킬 수 있는가?

(f) 그림 P13.10의 궤적을 따라 k 공간에서 신호 표본화를 하려고 한다. 이 때 $|G_x| = 2.5$ gauss/cm 및 $|G_y| = 1.5$ gauss/cm로 가정하라. 이 궤적의 주사를 하기 위한 펄스시퀀스를 그리고, 획득한 신호와 판독경사자계, 위상부호화 경사자계 및 단면선택 경사자계를 표시하라.

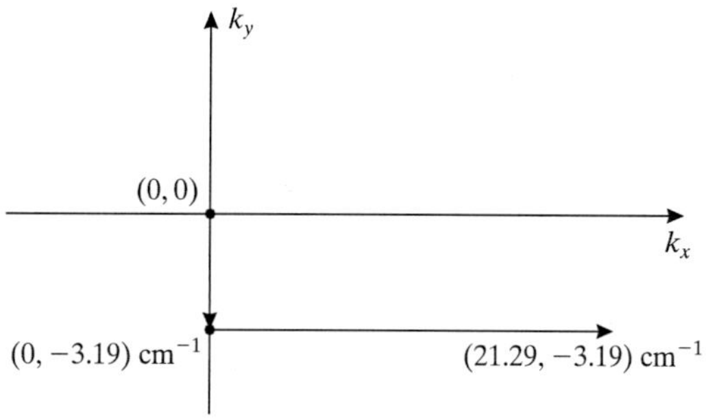

그림 P13.10 문제 13. 28의 주사 궤적

(g) FOV_x를 50 cm로 설정해야 할 때, (e)의 표본화 방법을 쓸 경우 최소 표본화율 f_s는 얼마인가?

13.29 3차원 영상을 $N \times N \times N$으로 체적소의 각 변 길이가 동일하도록 전체 영상을 얻으려는 물체가 있다. 그런데 사용할 수 있는 고주파펄스가 변조되지 않은 짧은 폭의 고주파로 제한되었다면 단면선택 기법을 쓸 수 없다.

(a) 이 경우 물체의 영상을 얻는 방법을 생각할 수 있겠는가? (힌트: 본문의 위상부호화 내용을 이 문제까지 확장해볼 것)

(b) 신호 방정식은 어떻게 되겠는가?

(c) 영상을 어떻게 재구성해야 하는가?

13.30 공간부호화의 일반화된 신호수집 절차를 생각해보자. 영상대상에서 N개 점의 신호 크기가 A_j일 때 (여기서 j는 실수), 서로 다른 진폭의 위상부호화 경사자계 $G_y^m(m = 0, 1, 2, \ldots, N)$로 얻은 N개의 신호에 대한 N개의 방정식을 풀어 영상대상의 y방향 위치 y_i를 찾을 수 있음을 증명하라.

찾아보기

▸ ㄹ ◂

▸ ㅁ ◂

▸ ㅂ ◂

▸ ㅅ ◂

▸ ㅇ ◂

▸ ㅋ ◂

▸ ㅍ ◂

▸ ㅎ ◂

▸ 기타 ◂

정가 28,000원

의학 영상 신호 및 시스템

2011년 2월 25일 초판 인쇄
2011년 3월 2일 초판 발행

저 자 : Jerry L. Prince · Jonathan M. Links	역자와의 협의하에 인지생략
역 자 : 김동윤 · 남상희 · 서종범 · 이봉수 · 이정한	
발행자 : 우명찬 · 송 준	
발행처 : 홍릉과학출판사	
주 소 : ㊐ 142-885 서울시 강북구 인수동 455-60	
등 록 : 1976년 10월 21일 제5-66호	
전 화 : 999-2274~5, 996-8341, 903-7037	
팩 스 : 905-6729	
ISBN : 978-89-7283-929-3	

hongpub@hongpub.co.kr
www.hongpub.co.kr